JN207060

ATHLETIC TRAINING
アスレティック トレーニング学

アスリート支援に必要なクリニカル・エビデンス

編集

広瀬統一 早稲田大学教授

泉　重樹 法政大学教授

上松大輔 株式会社 Function 代表

笠原政志 国際武道大学准教授

文光堂

■編者

広瀬統一	早稲田大学スポーツ科学学術院
泉　重樹	法政大学スポーツ健康学部スポーツ健康学科
上松大輔	株式会社 Function
笠原政志	国際武道大学体育学部体育学科

■執筆者一覧（執筆順）

泉　秀幸	東京有明医療大学保健医療学部鍼灸学科
細川由梨	早稲田大学スポーツ科学学術院
村田祐樹	名古屋大学大学院教育発達科学研究科
鳥居　俊	早稲田大学スポーツ科学学術院
笹木正悟	東京有明医療大学保健医療学部柔道整復学科
土屋篤生	帝京平成大学現代ライフ学部経営マネージメント学科
飯田悠佳子	駿河台大学現代文化学部現代文化学科
清野　隼	筑波大学体育系
飯田　聡	Sporting Kansas City
泉　有紀	京都医療センターWHO 糖尿病協力センター
篠原純司	九州共立大学スポーツ学部スポーツ学科
永野康治	日本女子体育大学体育学部スポーツ健康学科
小粥智浩	流通経済大学スポーツ健康科学部
成田崇矢	桐蔭横浜大学スポーツ健康政策学部スポーツテクノロジー学科
中原啓吾	株式会社ヤクルト球団
篠塚信行	有限会社トライ・ワークス
福田　崇	筑波大学体育系
山元勇樹	筑波大学アスレチックデパートメント
劔持佑起	帝京大学医療技術学部柔道整復学科
川井一廣	帝京大学医療技術学部柔道整復学科
五味宏生	帝京大学スポーツ医学センター
倉持梨恵子	中京大学スポーツ科学部スポーツ健康科学科
金村幸治	Atlanta Braves
平井晴子	日本ラグビーフットボール協会
柳下幸太郎	名古屋グランパスエイト
小出敦也	早稲田実業学校
山本邦子	有限会社トータルらいふけあ

序　文

　2012年，ロンドンオリンピックに向かう直前のことでした．オスグッド症でなかなか競技復帰できない子供をもつお母さんから1通のメールをもらいました．「子供のオスグッド症がなかなか治らず，どうしたらもう一度サッカーができるようになるのか教えてほしい」と．私がかつて東京ヴェルディ1969でユース選手対象にアスレティックトレーナーとして活動していたときの，オスグッド症を患った選手へのサポート記事を読んで，メールアドレスを探して連絡をくれたのでした．数日後にヨーロッパへ移動予定であったことから，私が信頼していたスポーツ整形外科医とアスレティックトレーナーにサポートを依頼し，その結果，競技復帰ができたようです．

　この時，私は強い考えをもちました．「わざわざ，一度も会ったこともない，記事でしか知らない1人のアスレティックトレーナーを探さなくても，安心して身体のことを相談できるアスレティックトレーナーがいつでもアスリートの身近にいるスポーツ環境をつくりたい」と．それから数年後にはスポーツ庁が設置され，スポーツ基本法の基本理念に「スポーツは，スポーツを行う者の心身の健康の保持増進および安全の確保が図られるよう推進されなければならない」ことが明記されました．さらに近年では大学スポーツ協会（UNIVAS）が設置され，その達成目的の1つにも「大学スポーツに取り組む学生が安全に，かつ，安心して大学スポーツに取り組める環境を整備する」ことが述べられています．

　このようにアスリートの安全・安心を保証する必要性については理解が深まっているのに対し，それを具現化する人材育成については未だ課題が残っています．その1つがスポーツ現場での安全・安心を達成するための基礎となる学問の普及です．多くの方が科学的根拠に基づいたアスレティックトレーニング学を学び，そして1人でも多くのアスリートの安全と安心が保証される環境づくりに本著が貢献できることを，心から願っています．

　最後に，ご多忙の中，本著の執筆を快く引き受けてくださった全ての執筆者の皆さま，同じ想いをもって編集に臨んでくださった泉重樹先生，上松大輔先生，笠原政志先生，本著の編集に際して多岐にわたりご助言くださった中村千秋先生，そして本著の発刊にご尽力くださった中村晴彦氏はじめ文光堂スタッフの皆さまに心より感謝申し上げます．皆さまの力が1つでも欠けては，本著の発刊は成し得ませんでした．

2019年12月

編集者代表　広瀬 統一

第**6**章 ｜ コンディショニングにおけるその他の情報 飯田悠佳子

第9章 足部の外傷・障害

泉　有紀

第 **15** 章 | 上腕・肘関節・前腕・手の外傷・障害

篠塚信行

第 **16** 章 | 頭部・顔面・耳・鼻・歯・眼・咽頭の外傷

福田　崇・山元勇樹

第 **17** 章 | 胸部・腹部の外傷・障害

劒持佑起・川井一廣

第 **18** 章 | 動作の観察と分析

五味宏生

▶ Topics

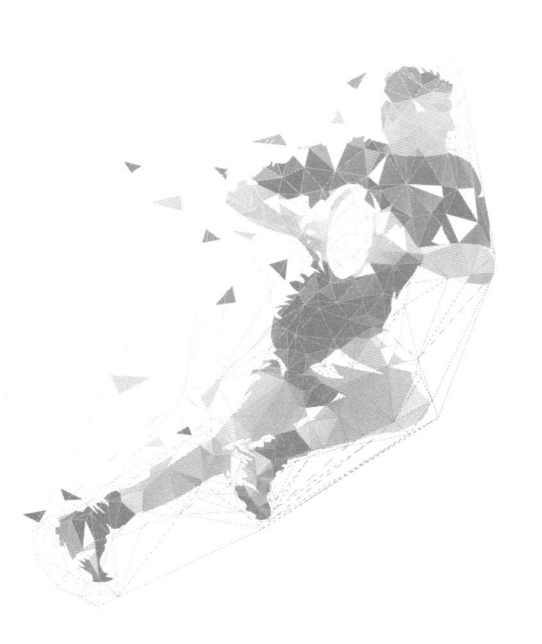

ATHLETIC TRAINING

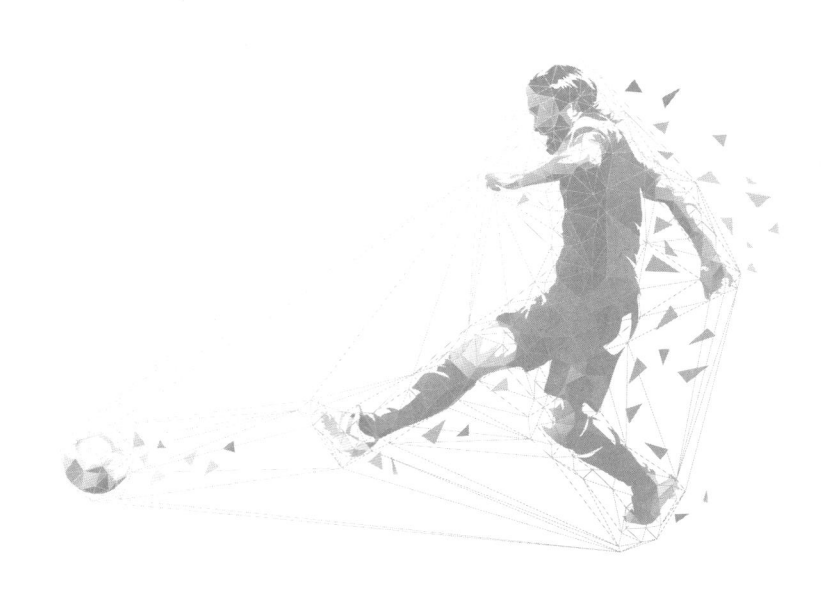

日本におけるアスレティックトレーニングを取り巻く環境

1 アスレティックトレーニングとは何か？

1 アスレティックトレーニング学とは

広辞苑では，医学は「生体の構造や機能，疾病について研究し，疾病を診断・治療・予防する方法を開発する学問」であるとされている[1]．

これを本書の著す「アスレティックトレーニング学」に当てはめた場合，アスレティックトレーニング学とは，「アスレティックトレーニングについて研究し，それに関連する方法を開発する学問」ということになるであろう．では，その根源となるアスレティックトレーニングとは何であろうか．

2 アスレティックトレーナーの発祥と語源

アスレティックトレーニングの発祥は1881年のアメリカ，ハーバード大学に雇用されていたジェームス・ロビンソンに遡る．彼を含む発祥期のアスレティックトレーナーは，クラブや大学の陸上選手のパフォーマンス発揮のためのコンディショニング（この場合のコンディショニングは日本においてよく使われている施術や治療的介入を含んだコンディショニングではなく，競技に向けてのスキルトレーニング以外の体力トレーニングを用いての調整を主に指している）を担当し，多くの場合，スキルを指導するコーチも兼任していたことが記録に残されて

いる．またそれ以前にはアスレティックトレーナーという名称は現在の陸上競技のコーチを指しているといわれている．そしてアスレティックトレーナーの語源の一部である「トレーナー」という名称は，ボクシングのトレーナーや競走馬など人間や動物を対象に，競技に向けてそのコンディションをトレーニングを通じて調整していく人という意味で使われてきた歴史がある．

これらの初期のアスレティックトレーナーは，試合に向けてのコンディショニング以外に競技や練習後，rub-down（回復のためのマッサージ的手技）を行うことが多く，rubber ともよばれることもあった．これらのコンディショニング指導と回復のための手技を行うアスレティックトレーナーが，より近代のアスレティックトレーナーへと発展していくきっかけになったのは，アメリカンフットボールチームに関わるようになったからだと考えられている．その理由として，アメリカンフットボールの現場では外傷が多く発生し，前述のコンディショニング業務を行っていた初期のアスレティックトレーナーたちが，選手をケガから復帰させ，プレーさせるための業務を行うため，医学的知識を取得し，関連する業務を行うようになった．これらのことがアスレティックトレーナーの業務をより医療化（medicalize）し，現代のアメリカにおけるヘルスケア専門職としてのアスレティックトレーナーとしての発展につながったと考え

られている[2].

3 アスレティックトレーニングの定義

そのアスレティックトレーナー発祥国のアメリカでは，アスレティックトレーニングの定義について，アメリカのアスレティックトレーナーの専門職団体の全米アスレティックトレーナーズ協会（National Athletic Trainers' Association Inc）の理事会において 2013 年 1 月「アスレティックトレーナーは医師と協力して活動を行うヘルスケアの専門職である．アスレティックトレーナーが行う業務は傷害や医療的サービスが必要な状態に対しての，予防，救急処置，診断，治療介入，リハビリテーションから成り立っている」，として承認した．この文面はアスレティックトレーニングの定義（definition of athletic training）として示されている[3]．つまり，アスレティックトレーニングとはその専門職であるアスレティックトレーナーが行う業務とその領域のことを指している．

また，2017 年 1 月，組織間における用語ワーキンググループ（The Inter-Agency Terminology Work Group）と，①職業団体としての NATA，②アスレティックトレーナーの公認資格である ATC（Athletic Trainer, Certified）の資格発行団体であるアスレティックトレーナー公認資格評議会（The Board of Certification Inc.：BOC），③アスレティックトレーナーの教育プログラムの認定機関であるアスレティックトレーニング教育認定委員会（Commission for Accreditation of Athletic Training Education：CAATE），④アスレティックトレーナーの研究，教育をサポートする NATA 研究・教育財団（NATA Research & Education Foundation）の 4 団体で構成されるアスレティックトレーニング戦略アライアンス（The Athletic Trainer Strategic Alliance）では，アスレティックトレーナーの定義を「アスレティックトレーナーはそのサービスおよび施術を，医師の指示もしくは協力のもと，その教育と訓練，そして各州の法的地位，ルール，法律に基づいて行うヘルスケアの専門職である．ヘルスケアチームの一部としてアスレティックトレーナーによって行われるサービスは，傷害と疾病の予防，ウエルネスのプロモーションと教育，緊急のケア，評価と臨床的診断，治療的介入，傷害と医療が必要な状態に対するリハビリテーションが含まれる」と定め，承認している[4]．

また 2015 年に BOC により発行された業務調査（BOC Practice Analysis 7th Edition：PA7）の結果によって明らかにされたアメリカのアスレティックトレーナーの業務領域は以下のとおりである[5]．

ATC の 5 つの領域（domain）
①外傷・疾病の予防とウエルネスの保護（injury/illness prevention and wellness protection）
②検査，評価と診断（examination, assessment, and diagnosis）
③緊急および救急処置（immediate and emergency care）
④治療介入（therapeutic intervention）
⑤ヘルスケアの運営と専門職における責務（healthcare administration and professional responsibility）

4 世界におけるアスレティックトレーニング：アスレティックトレーニング＆セラピー

では世界的にみて，アスレティックトレーニングの定義とはどのようなものであろうか？ 2011 年にアスレティックトレーニング関連の

表 1-1 ATT 専門職の名称の英語表記

アメリカ	athletic trainer
カナダ	athletic therapist
アイルランド	athletic & rehabilitation therapist
台湾	athletic trainer
イギリス	sports therapists
南アフリカ	biokineticist

「アスレティックトレーニング&セラピー専門職の教育と資格調査(2011)(unpublished)」調査時の WFATT 加盟団体で回答のあった団体・資格のみ

国際団体である World Federation of Athletic Training & Therapy：WFATT（世界アスレティックトレーニング&セラピー連盟）の加盟団体に対して行われた調査では、「アスレティックトレーナー」（英語以外が母国語の場合、その英語での表記が athletic trainer となっているもの）という名称の資格をもつ国は、調査参加国のうち、アメリカ、台湾、日本の 3 か国のみであった[6]（**表 1-1**）。

このことからこの分野における専門家の名称は国によって違うことが考えられる．また WFATT はその名称が示すとおり、アスレティックトレーナー以外の名称をもつ専門家も存在することから国際的にスポーツに関連するヘルスケア専門職のこの分野の名称を「Athletic Training & Therapy（ATT）」としている．そして、WFATT の組織自体の説明は「各国のスポーツ、エクササイズ、傷害・疾病の予防と治療分野のヘルスケア専門職組織の連立団体である」（WFATT is a coalition of national organizations of health care professionals in the fields of sports, exercise, injury/illness prevention and treatment. WFATT seeks to promote the highest quality for health care and functional activity through the collaborative efforts of its members with a vision to promote quality health care worldwide to active populations.）となっている[7]．

5 アスレティックトレーニング&セラピー専門職の業務

では名称と同様、その業務については国のよって違いが存在するのだろうか．2018 年時点で国際的に ATT 専門職資格の国際化が進められており、実際に、アメリカの ATC とカナダの ATT 専門職資格である Certified Athletic Therapist（CAT）、そしてアイルランドの Athletic & Rehabilitation Therapist, Certified（ARTC）（注）2019 年 3 月に ARTC から名称が Certified Athletic Therapist に変更された）間では資格互換のための協定である MRA（Mutual Recognition Agreement）が結ばれており、協定を結んでいる相手国の ATT 専門職の資格試験を受けることができる[8]（注）2019 年 11 月をもってカナダは MRA から脱退をすることになった）．この協定が結ばれる前提として有資格者の業務分析（practice analysis）の実施と、教育内容および学位レベルなど教育プログラムを比較し互いに同等であることが条件となっている．また実際にこれら 3 か国の ATT 専門職間においての AT 業務の頻度の研究においてほぼ差がないことが示されている．そういう意味では、名称が違っていてもこれら 3 か国において教育内容・業務の両面について ATT 専門職資格は同等と考えられる[9]．

また、2011 年には世界 40 か国の ATT 専門家が参加した Global Practice Analysis（世界のアスレティックトレーニング専門職調査）が行われている．日本からは WFATT 加盟団体である公益財団法人日本スポーツ協会（元：公益財団法人日本体育協会）、ジャパン・アスレ

ティックトレーナーズ機構（現，一般社団法人ジャパン・アスレティックトレーナーズ機構）がWFATTに協力し，この調査を行っている．この調査に先立ち，2005年に国際的なATT専門職の業務について6か国8つの団体の代表が協議し，評価（assessment），介入（intervention），運営（administration），教育（education）の4つの業務領域の24の業務（タスク）を，国際間の共通した領域として定めて調査を行っている[10]（表1-2）．

6 日本スポーツ協会公認アスレティックトレーナーの役割

わが国においては，国家資格こそ存在しないものの，1994年に財団法人日本体育協会（現：公益財団法人日本スポーツ協会）によって，ATT専門家の資格教育制度が発足した．その公認資格の名称は，アメリカのATT専門職と同じアスレテックトレーナーを用い，日本体育協会公認アスレティックトレーナー（英語名：Japan Sports Association Certified Athletic Trainer（JASA-AT）（現：JSPO-AT）とされた．この資格制度のもとで，アスレティックトレーナーの業務とその領域については公式には示されてないものの，「アスレティックトレーナーの役割」が示された．それに基づいて，2005年に公認アスレティックトレーナーについては以下のように定められた[11]．

アスレティックトレーナーとは下記の7項目について高度な知識と技能を備え，スポーツドクターおよびコーチとの緊密な協力のもとに，競技者の競技活動を支えるスタッフである．

(1) スポーツ外傷・障害の予防

スポーツ外傷・障害および内科的疾患の予防に関し，あらゆる対策を講じる．

(2) スポーツ現場における救急処置

スポーツ現場における傷病者に対する救急処置およびそのサポート

(3) アスレティックリハビリテーション

スポーツ活動に支障を来すあらゆる身体的な不具合を改善するための働き

(4) コンディショニング

より高い競技能力の発揮に必要な全ての要因を望ましい状態に整えるための働きかけ

(5) 検査・測定と評価

予防，救急処置，アスレティックリハビリテーション，コンディショニングで必要な検査，および測定と評価

(6) 健康管理と組織運営

スポーツ組織内での健康管理に関する各種データの収集と管理，および各スタッフ間との連携体制の確立と組織運営

(7) 教育的指導

チーム，スタッフ，競技者らに対して健康管理に関する情報提供と教育を行い，医科学専門スタッフの立場としてのカウンセリングおよびそれらに対する適切なアドバイスを行う．

これらの役割についてはコンピテンシーとして再考され，2019年8月に以下のものが示された．
JSPO-ATのコンピテンシー：
①スポーツ活動中の外傷・障害予防
②医療資格者に引き継ぐまでの救急対応
③コンディショニングやリコンディショニング
④アスリートの安全と健康管理
そして，JSPO-ATは上記の4つの役割に関

表 1-2 **GPA で示された各領域の業務**

領域	タスク	
領域Ⅰ 評価	タスク Ⅰ-1	競技へ参加に対してどの程度準備できているのかを評価し，傷害と疾病リスクを最小限にするために，参加前スクリーニング，もしくは他の関連するスクリーニング（例：食事，身体，心理）を認められているガイドラインに基づいて行う
	タスク Ⅰ-2	傷害・疾病，コンディションの既往歴，徴候，症状，重症度，素因を解釈して臨床的印象を系統立てて考察し，適切な行動指針を決定する
	タスク Ⅰ-3	一般に認められている方法とガイドラインを守りながら，身体活動，施設，防具に関連する安全上の問題を明らかにした上で，適切な推奨を行い，傷害や疾病のリスクを最小限にする
	タスク Ⅰ-4	参加者と環境の状態を認められているガイドラインに沿って監視し，安全な（スポーツへの）参加を推進する
	タスク Ⅰ-5	標準化されたテクニックを用いて疾患部および受傷部を触診し，外傷，疾病，コンディションを評価する
領域Ⅱ 介入	タスク Ⅱ-1 (C)	組織修復の概念と物理療法の使用方法を理解し，回復や，機能，身体的なパフォーマンスの向上を促進する
	タスク Ⅱ-2	回復や，機能，身体的なパフォーマンス向上を促進する上で適切な方法と技術を用いて　コンディショニング，プレ・リハビリテーション（手術前のトレーニング），リハビリテーション，ファンクショナルエクササイズを実行する
	タスク Ⅱ-3	罹患率と死亡率の低減のために，標準化された救急法に基づいた救命技術を使用する
	タスク Ⅱ-4	受傷者の傷害や組織の損傷の可能性を最小限にするために搬送，移動，安定/固定を行う上で標準化された方法を用いる
	タスク Ⅱ-5	医療緊急時において重症度判定（トリアージ方式）によって治療の順序決めるために，一般的に認められた技術を用いる
	タスク Ⅱ-6	回復や，機能，パフォーマンスの向上を促進するための薬や栄養補助食品（サプリメント，強壮剤，薬草療法）についての世界アンチ・ドーピング機関のガイドラインを順守する
	タスク Ⅱ-7	アスリートの健康を守り，フェアプレーが行われるようにするために，世界アンチ・ドーピング機関または地域のドーピングコントロール機関の指示を順守したドーピングコントロールプログラムを促進または実施する
	タスク Ⅱ-8	傷害の予防やリスクを最小限にするために，テーピングやブレース，固定や添え木，防具などを使用した標準化されたテクニックを用いる
	タスク Ⅱ-9	適切な専門医への紹介や傷害や疾病について医師に相談が受けられるように手助けをする
	タスク Ⅱ-10	傷害や疾病を予防または減少させるためにスポーツを行っているフィールドからプレーをしている選手を退場させる手助けをする
	タスク Ⅱ-11	危機的状況において効率的な患者のケアを手助けするために救急時行動計画を実施する
領域Ⅲ 運営	タスク Ⅲ-1	医療記録を維持するために情報管理システムを活用し，一般的に認められた最良の方法（ベスト・プラクティス）のガイドラインを順守する
	タスク Ⅲ-2	人材の管理や予算案の実行，清算や請求の業務を行うために，人的資源と会計管理システムを活用する
	タスク Ⅲ-3	環境による傷害リスク，廃棄物処理，生体有害物質除去と用具のメンテナンスの管理のため，施設管理計画を立案し，実施する
	タスク Ⅲ-4	質の高い医療を確保するため，患者と他の専門家とのコミュニケーションに関する責務を遂行する
	タスク Ⅲ-5	危機的状況においての効率的な患者のケアのための緊急時行動計画を立案する
領域Ⅳ 教育	タスク Ⅳ-1	身体的コンディションとライフスタイルの改善のために患者教育を行う
	タスク Ⅳ-2	医療の実施能力を維持するために，臨床に関わる継続教育活動に参加する
	タスク Ⅳ-3	傷害や疾病のリスクを最小限にするために特定の活動に参加する上でのリスクについて，効果的なコミュニケーション技法を用いて適切な個人を教育する

する知識と実践する能力を活用し，スポーツをする人の安全と安心を確保した上で，パフォーマンスの回復や向上を支援する指導者とした．

またJSPO-ATの指導対象者として，日本代表やプロスポーツ選手などとして活動をする競技者のみならず，地域スポーツクラブ，学校・大学などの運動部活動，民間スポーツ施設，地域のスポーツセンターなどでスポーツ活動をする全ての人々，とされた．今後はこれらの新しいコンピテンシーに基づいて教育および資格認定が行われることが予定されている．

7 日本のアスレティックトレーニング領域

また2012年に発足した日本アスレティックトレーニング学会ではその目的を「（当法人は），アスレティックトレーナーが関わる全ての領域の科学的研究とその発展に寄与するとともに，会員相互の連携と情報交換を促進し，併せて内外の関係機関との交流を図ることによって，アスレティックトレーナーの社会的認知を高め，スポーツおよびスポーツ医科学の普及・発展に寄与することを目的とする」と記述している[12]．これ以外には，鹿倉，鶴池らはその著書で「競技選手が抱えるさまざまなケガに迅速に対応し，かつ再発予防を行い，復帰までサポートする専門領域」と述べている[13]．またわが国におけるアスレティックトレーニング学について，山本は「スポーツに関わる人々におけるスポーツ傷害の予防とケアそしてパフォーマンス向上を目的として，学際的な研究成果とスポーツ現場における実践とを融合させることを目的とした応用化学としての学問体系といえる」と述べている[14]．

8 日本とアメリカのアスレティックトレーナーの違いとその定義の活用

それでは日本におけるアスレティックトレーニングの定義はどうなのか，アスレティックトレーニングの定義については，いくつか個人的な見解が散見されるが，未だその正式な定義は存在していない．またアスレティックトレーナーの行う業務も明確にされていないのが現状である．また前述のように，アメリカでは資格者の業務を定義として用いているが，アスレティックトレーナーの国家資格がないわが国においては，公財）日本スポーツ協会公認アスレティックトレーナーおよびそこで示されている役割を，日本独自のアスレティックトレーニングの定義として用いるべきかについては議論の余地がある．その背景として，これらの日米のアスレティックトレーナー資格が担保している業務の違いの存在が挙げられる．

9 日米のアスレティックトレーナー専門職の位置付けとその資格との違い

アメリカにおいてのアスレティックトレーナーはアメリカ医師会（American Medical Association）に認められたヘルスケア専門職（Health Care Professional）の資格であり，日本においてはコメディカルと表現される理学療法士などの医療に関わる専門職の一員である．その教育はアメリカ医師会の認めるAllied Healthcare Professional（系列ヘルスケア専門職：医師以外の医療従事者）の教育のもとで行われ，ATCの5つの領域における業務（本章第1節第3項参照）を行っている．ほとんどの州でその業務についての法律が存在する．つまりアメリカにおいてのアスレティックトレーナーは法律に担保されたスポーツ医療に携わるヘルスケア専門

職（医療専門職）である．

これに対して日本スポーツ協会が認定している日本スポーツ協会公認アスレティックトレーナー（JSPO-AT）は公益財団法人の発行する公的資格の1つであり，法律で担保されている明確な業務をもつ免許や国家資格ではない．また，もう1つ大きな違いとして，名称は同じであるものの，JSPO-ATはあくまでもスポーツ指導

者資格の1つであることが挙げられる．そのため，治療や診断，リハビリテーション，などの医療的業務，専門職制度のもとでの専門職の責務などの業務が含まれていない．そういった意味では，アメリカのアスレティックトレーナーと名称は同じであってもその資格が担保している中身は同じではない．

2 日本におけるアスレティックトレーニング発展の歴史

医療従事者としてのアスレティックトレーナー制度が整備されて30年以上経過しているアメリカと違い，わが国の医療制度下で国が認めるアスレティックトレーナーの専門資格は存在していない．しかし，アスレティックトレーナーの情報がもたらされる以前からわが国ではさまざまな医療技術従事者の国家資格やスポーツ科学のバックグラウンドをもつ人たちが「トレーナー」として主にスポーツ選手の健康面でのサポートを担ってきた歴史がある．

1 わが国における「トレーナー」の歴史

わが国においては古くから鍼灸師，マッサージ師や柔道整復師の有資格者がトレーナーとして活動をしてきている．スポーツマッサージにおいては1930年代にはスポーツ選手たちに行われたことが記録されており，1932年のロサンゼルスオリンピックでは日本選手団にトレーナーとマッサージ師が帯同した．またその後プロ野球の開幕とともに各球団にスポーツマッサージなどの業務を行うトレーナーが雇用されている．また同時期にスポーツ選手に対する鍼灸の活用も報告されている．1964年の第1回

東京オリンピックにおいては，事前にトレーナー講習会が医療の有資格者に対して行われ選手たちのマッサージに当たった．その後，徐々に各種スポーツ大会にトレーナーが帯同するようになったといわれている[15]．

2 日本におけるさまざまな「トレーナー」

柔道整復師においては，柔道の起源である柔術の現場における打撲，捻挫，脱臼，骨折の外傷対応である接骨術（救急法）を専門とし，古くからスポーツ現場で多発するスポーツ外傷の対応に当たってきた歴史がある．これらの日本特有の伝統医療分野の医療技術者は厚生労働省の管轄における国家資格制度のもとで定められた施術が法律に基づいて許されている．またこれらの伝統医療の専門化とは，別に1965年に法制度化された理学療法士においては，医師の指示のもとでの基本動作能力の回復を運動療法や物理療法を行うことで図る，という医師を中心としたシステムでの医療従事者としての立場から受傷した選手のリハビリテーションにおいてその専門家として大きな役割を果たしてきた．これらの一般人の医療に携わる国家資格のある

医療従事者以外にも，これらの専門家教育には必須とされていないスポーツ科学・トレーニング領域を学んだ人たちがトレーニングを専門とし，活動してきた歴史が存在する[16].

3 アメリカからのアスレティックトレーナーの紹介

これらの日本独自のスポーツに関わる専門家たちが「トレーナー」として活動してきた中，1977年に第1号の日本人のNATA公認アスレティックトレーナーの誕生が契機となり，アメリカの「アスレティックトレーナー（現：BOC公認アスレティックトレーナー）」について紹介され，その専門領域である「アスレティックトレーニング」についての情報が多くもたらされるようになった．このアスレティックトレーニングの情報の中には，主に日本のトレーナーの先人たちが専門としてきたマッサージや鍼などの治療やリハビリテーションだけではなく，テーピングや教育などによる「予防」，スポーツへの早期復帰を目指した「スポーツリハビリテーション」が含まれており，注目された．アメリカのアスレティックトレーナーは，治療やトレーニングだけではなく，「スポーツ現場の選手の健康管理の専門家」として必要なことを網羅した幅広い領域の教育を受け，スポーツ選手の健康管理を担当し，スポーツ現場の最前線でさまざまな問題に対応し（ファーストレスポンダー），スポーツ現場の選手やコーチとさまざまなスポーツメディスンチームの専門家をつなげる（コーディネーター）スポーツ選手の健康管理における幅広い業務領域をもつ専門家であったことが，1つの領域を専門としていた伝統的なトレーナーとの大きな違いであった．

4 日本のアスレティックトレーナー

わが国においては，日本独自の「トレーナー」としてそれぞれの専門領域を生かして活動していた人たちがいた．その中にはアメリカから来たアスレティックトレーニングやスポーツ医学に興味をもち，またATCのもたらす情報に触れた人たちが，スポーツ現場での選手たちへのより良いサポートのため，複数の資格の組み合わせや，勉強会や講習会での個人的な学びを通してその役割を広げていき，「わが国のスポーツ現場で求められている業務＝わが国のアスレティックトレーニング」の歴史が作られてきた．しかしながら，バックグランドの教育が多様なため，これらの人々の間で「トレーナー」や「アスレティックトレーナー」についての認識や解釈が必ずしも一致していなかった．またそれによるコミュニケーションなどの課題がみえてくる中，スポーツドクターのリーダーシップのもと，さまざまなバックグランドをもってスポーツ現場でトレーナーとして携わってきた人たちが協力し，アスレティックトレーナーとしての「共通言語をもつ状況を生み出す」「基礎知識と技能の両面において共通の物差しを用いてスポーツ選手をサポートする」ことを目的に，スポーツ指導者の育成で長い歴史と経験をもつ財団法人日本体育協会のもとで，1994年，トレーナー活動をすでに行っていた鍼灸，マッサージ，柔道整復，理学療法，ATC，スポーツ科学学士などさまざまな専門職のバックグランドをもった人たち（現在のアスレティックトレーナーマスター）が中心となり，アメリカのアスレティックトレーナー制度を参考にしつつ，関連医療制度や当時の日本の状況を考慮しながらデザインした，わが国独自の「日本体育協会（現：公益財団法人日本スポーツ協会））公認アスレティックトレーナー制度」が発足した[11,17].

3 日本におけるアスレティックトレーニングの実態

日本スポーツ協会の公認アスレティックトレーナーの役割については前述のとおりであるが，実態としては多くの公認アスレティックトレーナーが，他のさまざまな関連資格をもって活動していることが知られている[18]．では，実態としてのアスレティックトレーナーとして活動をしている人たちの業務はどうなのであろうか．2018年に行われた「日本のトレーナー調査」において行っている業務についてのJSPO-AT有資格者の回答（カッコ内は行っていると答えた率）は表1-3に示すとおりである[19]

わが国におけるアスレティックトレーナーの担っている業務をこれらのものであると考えた場合，米国におけるヘルスケア専門職であるアスレティックトレーナーと比較してパフォーマンス向上業務以外は，差異はあまりみられない．しかし，実態としてどのようにそれらの業務を行っているのだろうか．

1 実態としてのアスレティックトレーニング

(1) JSPO-AT＋α：専門職資格・学位＋JSPO資格による対応

JSPO-ATの有資格者でフルタイムのアスレティックトレーナーとして活動している人の70％が医療技術者の国家資格をもっていることが調査で示されている．また，同様にトレーニング指導やパフォーマンス向上関連の資格を多くのアスレティックトレーナーがもちあわせている実態がある[20]．これらのことから，わが国におけるアスレティックトレーナーの実態としては，日本スポーツ協会公認アスレティックトレーナーの役割には含まれない，治療やリハビ

リテーションなどの医療的業務や，パフォーマンスの向上など業務として行われているケースが多く含まれていることが考えられる．つまり，ヘルスケア専門職としてのアスレティックトレーナーとして活動することを考える人たちが「JSPO-AT」に関連医療資格をプラスして対応したり，スポーツ指導者としてパフォーマンスの向上のニーズに対応するために，アメリカのアスレティックトレーナーの業務には含まれていない「パフォーマンス向上」「トレーニング指導」のためのストレングス＆コンディショニング領域の資格を取得していることは想像に難くない．別の見方をするとJSPO-ATの役割に含まれているもの以外の分野の専門職が，その資格にアスレティックトレーナーの資格を加えて，JSPO-ATをもった他の専門職としてスポーツ現場での活動を行っていることが考えられる．

日本の「トレーナー」のパイオニアの人々が行ってきた「治療」「トレーニング」などの専門から発展してきた歴史とこれらの現状を鑑みて，実態としての日本のスポーツ現場で行われているアスレティックトレーニングは一部の業務を除き，WFATTのGPAで示された業務を行っており，アメリカのアスレティックトレーナーやWFATT加盟国のATT専門職と差異はないことが考えられる．今後，わが国におけるアスレティックトレーニング領域の専門職の確立のために，この領域の専門職の名称も含め，本邦の実態に合わせた公的なアスレティックトレーニング＆セラピー専門職の教育・資格について，その専門職と資格が担保すべき業務と領域，それに基づくわが国のアスレティックトレーニング分野の名称と定義を，業務分析を含む実態の調査に基づき定め，海外の定義との互換性

表1-3 日本のATの業務

1. 予防	86.5%
2. 救急処置	85.7%
3. アスレティックリハビリテーション*	84.9%
4. 安全管理	77.9%
5. コミュニケーション	75.6%
6. 教育	75.6%
7. パフォーマンス向上	75.2%
8. 治療	72.8%
9. 健康管理	69.1%
10. リハビリテーション	68.1%
11. 測定・評価	66.6%
12. コンディショニング	61.6%

*定義は JSPO-AT の役割(p.5)に準ずる

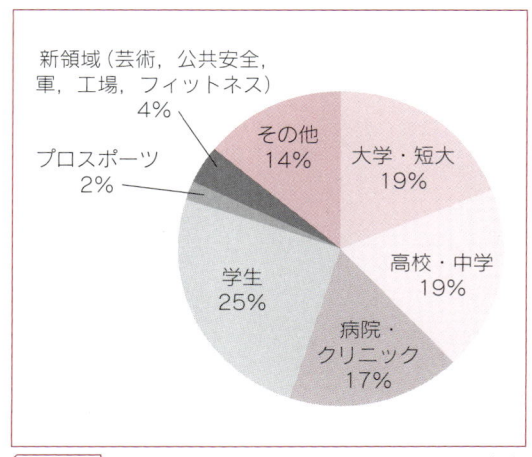

図1-1 アメリカのアスレティックトレーナーの主な
活躍の場所

NATA 会員の内訳

を加味しながら制度の整備を行っていく必要が
ある.

2 アスレティックトレーナーの職域

それではアスレティックトレーナーの職域と
はいったいどのようなものなのか,どのような
ところでアスレティックトレーナーたちは活躍
しているのだろうか.

(1) アメリカのアスレティックトレーナーの職域

アメリカにおけるアスレティックトレーナー
は伝統的に大学,プロスポーツ,高校などで活
動しており,基本的には全てのプロスポーツお
よび大学においてアスレティックトレーナーが
雇用されている.1980年代より高校における
アスレティックトレーナーの雇用が進められ,
2015年に発表された全米の公立高校14,951校
を対象にした電話調査の結果では回答した8,509
校(57%)中,86%の高校生がアスレティック

トレーナーによるサービスにアクセスがある.
70%がフルタイム:3145校(37%),パート
タイム:2,619校(31%),スポット(時間単位):
199(2%)のいずれかの形態を通じてアスレティッ
クトレーナーによるサービスを受けている.ま
た4,075校(48%)が全ての練習でアスレティッ
クトレーナーが帯同をしており,高校スポーツ
の安全を担っている[21].またスポーツメディス
ンクリニック,外来リハビリテーションクリ
ニックにおいても多くが雇用されており,州に
よっては保険請求を直接行えるところもある.
また,近年,軍,芸術関係,モータースポー
ツ,介護施設,工場,ビジネス,宇宙・航空産
業などの新しい分野にもその活動の場は広げら
れ全米で約4万人いる.NATA 会員の公認ア
スレティックトレーナーがさまざまな現場で活
躍をしている[22](図1-1).

(2) わが国のアスレティックトレーナーの職域

わが国の職業としてのアスレティックトレー

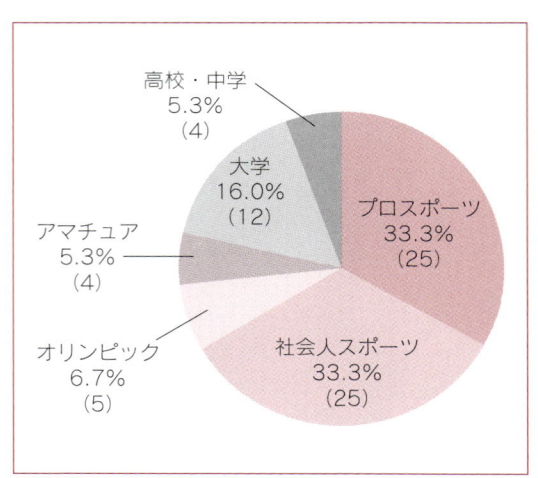

図 1-2 フルタイムの JSPO-AT の活動しているスポーツレベル

表 1-4 フルタイムの JSPO-AT の活動しているスポーツ（結果）

順位	スポーツ名	％
1	野球	25.4％（18/71）
2	サッカー	22.5％（16/71）
3	ラグビー	18.3％（13/71）
4	バスケットボール	8.5％（6/71）
5	ハンドボール	4.2％（3/71）
6	バドミントン・ゴルフ	2.8％（2/71）
10	バレーボール，陸上，アメフト，柔道，水泳，ホッケー，新体操，クラッシックバレエ，トレイルランニング，ホッケー，軟式野球，高齢者介護予防筋力トレーニング	1.4％（1/71）

ナーの活躍の場はどのようなところがあるのだろうか．2016 年に発表された JSPO-AT でフルタイムのアスレティックトレーナーとして活動している AT についての研究では，活動しているスポーツレベルは，プロスポーツレベルと社会人レベルがともに 33.3％（25/76）で最も多く，次いで大学（15.6％）であった．サポートしているスポーツは野球（25.4％）が最も多く，次いでサッカー（22.5％），ラグビー（13.8％）だった[20]（図 1-2, 表 1-4）．

（3）JSPO 公認アスレティックトレーナーの職域

このようなフルタイムのアスレティックトレーナーとして活動できる人は非常に限られており，2016 年の研究では大学や専門学校などの教育機関で行われている免除適応コースを修了して JSPO-AT を取得した有資格者で，フルタイムの AT として活動しているのは 19.6％であると示されており，狭き門であることが伺われ

る[23]．フルタイム以外の JSPO-AT 有資格者はどのように活動を行っているのであろうか．同じ研究では免除適応コースによる資格取得者のうち 37.4％がパートタイムで活動を行っており，また 15.4％がボランティアで活動をしていると答えている．また，アスレティックトレーナー以外の職業名として鍼灸師，理学療法士，柔道整復師，パーソナルトレーナーなどが挙げられていることから，別の関連専門職として働きながら活動をしていることが伺われる（図 1-3, 1-4）．

4 アスレティックトレーナーとして必要な知識とスキル

アスレティックトレーナーとして必要な知識とスキルはどのように定められているのであろうか.

MRA を締結しているアメリカ, カナダ, アイルランドの3か国ではコンピテンシーに基づいた教育が行われている. ここでのコンピテンシーとは, 担保する「能力」を指しており, コースの受講, 筆記試験の合格ではなく, あくまでその業務を行う能力を獲得, 保有しているかを基準としている. アメリカでは, アスレティックトレーナーが資格取得において習得しておく必要のある業務が, 有資格者の業務分析調査/役割概説研究によって定められている. この調査は 1980 年代より開始され, 5 年に 1 度行われ, 内容が現実に即するようアップデートされており, 他の2か国でも同様の調査が行われている. この結果を基に, 教育プログラムにおいてマスターされるべき最低限のコンピテンシーが作成され, 各教育機関が行うべき教育コンピテンシー (educational competency) が作成される. 業務分析 (RDS-6) に基づいて作成された教育コンピテンシーは表 1-5 に示すとおりである[24].

これらの教育を行うコンテンツ領域は表 1-6 に示すとおりである.

この教育コンピテンシーにおいてはそれぞれの能力の獲得に必要とされる知識とスキルが示され, 各教育機関は座学, 実習においてこれらがマスターされるようにコンテンツ分野の教育プログラムを作っている. また, この教育コンピテンシーに基づいて, 各教育機関の認定のための審査および更新のための審査が行われている[25].

1 日本におけるアスレティックトレーナーに必要な知識とスキル

職業名がアスレティックトレーナーであっても, 受けている教育や行っている業務についても国際間で違いがあるのは前述のとおりである. しかしながら, どんな資格であれ, その資格が担保する業務を行うための知識とスキルが必要である. 日本スポーツ協会におけるアスレティックトレーナー養成プログラムでは提示されている 7 つの役割を担保するためにコースが組まれている (表 1-7).

また, これらの科目以外に, JSPO-AT の 7 つの役割を行うためのスキルを養成するために 180 時間の現場実習制度が設けられている.

では, 実際の日本のスポーツ現場においてはどうであろうか. アスレティックトレーナーたちの多くが行っている

①予防, ②救急処置, ③アスレティックリハビリテーション, ④安全管理, ⑤治療, ⑥パフォーマンス向上, ⑦コミュニケーション, ⑧教育, ⑨健康管理, ⑩リハビリテーション, ⑪測定・評価, ⑫コンディショニング, の 12 の分野の業務に必要な知識とスキルの習得が望ましい.

しかしながら業務のパターンは, スポーツやレベル, リーグ, アスレティックトレーナーの位置付けなどによって違っていることが頻繁にみられる.

2 スポーツレベルにおける業務の違いと分業化

特に予算規模の大きいスポーツ・リーグでは

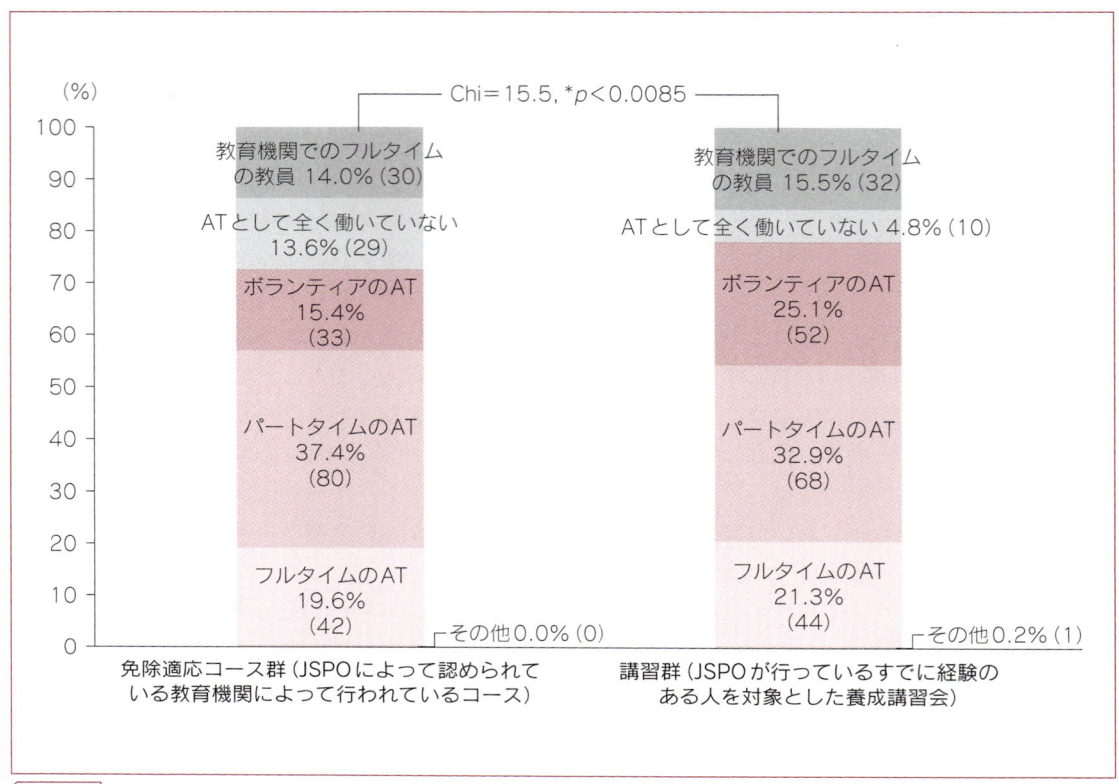

図 1-3　AT の活動タイプ

スポーツヘルスケア・パフォーマンスを管理する上でのチームアプローチが取られていることが多く，複数の専門家で分業されており，アスレティックトレーナーを含めて複数名の専門スタッフが雇用されている．例えばサッカーのナショナルチームにおいてはアスレティックトレーナーはメディカルスタッフの一員であると明示されており，アスレティックトレーナーの資格以外に，医療技術者の資格をもっている必要があるが，パフォーマンス向上については専門のフィジカルコーチが担当している．ラグビーのトップチームにおいてはパフォーマンス向上の業務はストレングス＆コンディショニングコーチやフィットネスコーチが専門家として指導を

し，アスレティックトレーナーは健康管理やリハビリテーションなどのメディカルスタッフとしての役割を行っている場合が多い．またこれ以外にも治療だけを担当するセラピストがスタッフにいる場合，治療業務をアスレティックトレーナーが担当しないケースもある．

同じスポーツにおいてもより下部やユースチームなどの経済基盤が小さいチームやマイナーなスポーツの場合，1人で多くの業務を担う必要がある．そのため，治療などの対症療法は外部に依頼しそれらの専門家と連携を取りながら，教育や予防的役割などの関与に注力しているなどさまざまなパターンがみられる．（より詳細な情報は第7章に記述されている．）

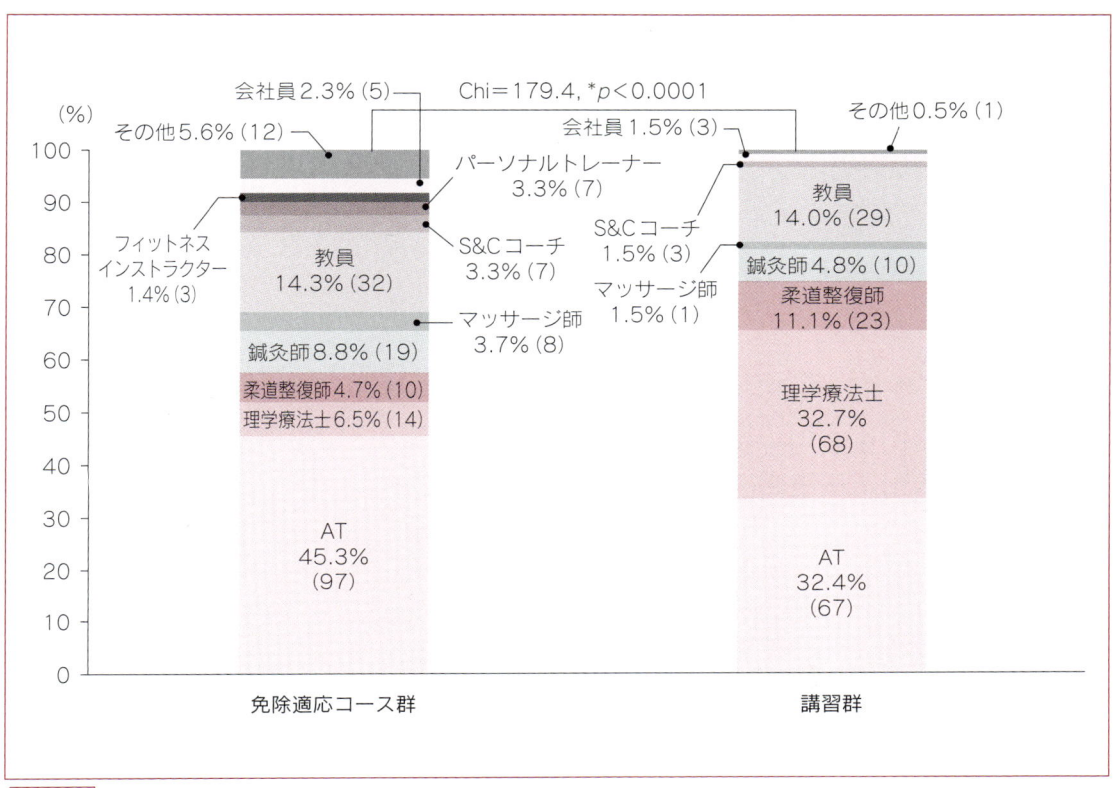

図 1-4 職業名

表 1-5 アメリカのアスレティックトレーニング教育コンピテンシー PEC の 8 つのコンテンツエリア（分野）

1. EBP（evidence-based practice）

2. 予防とヘルスプロモーション（prevention and health promotion）

3. 臨床評価と診断（clinical examination and diagnosis）

4. 急性の傷害と疾病のケア（acute care of injury and illness）

5. 治療介入（therapeutic interventions）

6. 心理的戦略と処方（psychosocial strategies and referral）

7. ヘルスケアの管理（healthcare administration）

8. 職業開発と責任（professional development and responsibility）

（文献 24 より引用）

表 1-6 アメリカのアスレティックトレーニング教育コンテンツ分野

基礎コース（fundamental course contents area）
1. 人体生理学
2. 人体解剖
3. 運動生理学
4. キネシオロジー・バイオメカニクス
5. 物理療法
6. 救急処置
7. 統計・リサーチデザイン
8. ストレングストレーニング&リコンディショニング

プロフェッショナルコース（professional course contents area）
1. リスクマネージメントと外傷・障害の予防
2. 外傷・疾患の病理学
3. 外傷・疾患の評価
4. 一般疾患と障害
5. 運動療法；リハビリテーションテクニック
6. ヘルスケア管理
7. ウエイトマネージメントと体組成
8. 社会心理学的介入と処方
9. 医療倫理と法的問題
10. 薬理学
11. 職業開発と責任

表 1-7 日本スポーツ協会公認アスレティックトレーナー養成カリキュラム科目名

共通科目　※公認スポーツ指導者養成講習会共通科目Ⅲ
1. グッドコーチ（日本スポーツ協会公認スポーツ指導者）に求められる人間力
2. グッドコーチに求められる医・科学的知識
3. 現場・環境に応じたコーチング

専門科目
1. アスレティックトレーナーの役割
2. スポーツ科学
3. 運動器の解剖と機能
4. スポーツ外傷・障害の基礎知識
5. 健康管理とスポーツ医学（ドーピングコントロール含む）
6. 検査・測定と評価
7. 予防とコンディショニング
8. アスレティックリハビリテーション
9. 救急処置（各自赤十字救急法救急員の資格を別に取得する）
10. スポーツと栄養

これらのことから日本スポーツ協会のアスレティックトレーナーの教育の中で習得・試験される内容に加えて，レベル，スポーツ，役割によっては，治療もしくはパフォーマンス向上など追加のスキルなどが必要とされることが考えられ，それらのニーズに合わせての知識とスキルの習得，業務によっては実施のための法的担保が求められる．

5 アスレティックトレーナーに関わる法と保険

わが国にはアスレティックトレーナーの活動を担保する法律がないのが現状である．しかし，アメリカのアスレティックトレーナーの業務と同等のことを行うことを想定した場合，その中に含まれる可能性のある関連領域についての法律についての法律は以下のものがある．

- 医師法
- 救急救命士法
- 柔道整復師法
- 理学療法士および作業療法士法
- あん摩マッサージ指圧師，はり師，きゅう師等に関する法律
- 保健師助産師看護師法

日本スポーツ協会公認アスレティックトレーナー（JSPO-AT）は公益財団法人の認定しているスポーツ指導者資格である．そのため，医療行為を行うためには日本の法律で定めた医療資格免許を取得する必要がある．

保険については日本スポーツ協会でJSPO-ATを含む公認スポーツ指導者を対象とした公認スポーツ指導者総合保険制度を設けている．また，医療資格免許保有者はそれぞれの専門職に賠償責任保険が設けられている．

6 アスレティックトレーニングにおけるevidence-based practiceとアスレティックトレーニング学の果たす役割

どの専門領域もそうであるが，その発展のためには学問の発展が不可欠である．現在，医療従事者教育の高度教育化が進められており，大学におけるカリキュラム教育の必須化に始まりアスレティックトレーニングの学位の整備を行ったアメリカのアスレティックトレーナー教育も，2022年をめどに全て修士課程に移行をすることになっている．その背景として，医療従事者の教育の高度教育化とevidence-based practice（EBP）がある．

医療従事者において，特に保険を用いて診療に関わる専門職は，その業務について科学的エビデンスに基づいて行っていることが近年，必須となってきている．そのため，その理解とエビデンスの確立のために大学院レベルでの教育に移行しているのが現状である．では日本におけるアスレティックトレーニング分野はどうだろうか．

現行の状況では，あくまでも現場が求めるサービスの提供であり，保険を用いた診療に配慮する必要はないケースがほとんどである．そのため，選手やスタッフの満足度の方が重要な場合が多いことが考えられる．しかし，アスレティックトレーニングにEBPは必要ではない

のだろうか.

今後, アメリカのアスレティックトレーニング制度のようなヘルスケア専門職としてのアスレティックトレーニングの確立を考える場合, 単にアスレティックトレーナーが行う業務が, エビデンスに基づいている, 効果のあるものであるだけでなく, それによる国民全体への健康向上の証明が必要となってくる. そして EBP を進める上で, 専門職教育, および専門学位の確立や高度化, アスレティックトレーニング分野における研究のさらなる発展, 関連する方法の開発, そしてスポーツの参加する人々の健康管理における実践に反映させるシステムの確立が必要になってくる.

▶文献

1) 新村 出編:広辞苑, 第六版, 岩波書店, 2008
2) Webber MJ:Dropping the Bucket and Sponge:A History of Early Athletic Training 1881-1947. Prescott AZ:Athletic Training History Publishing 1, 20-26, 2013
3) Athletic Training. NATA. https://www.nata.org/about/athletic-training. Published March 19, 2015 (Accessed on August 7, 2018)
4) What is an athletic trainer? The Board of Certification Inc. http://www.bocatc.org/about-us#what-is-an-athletic-trainer (Accessed on February 13, 2018)
5) The Board of Certification Inc. Practice Analysis 7th edition (PA-7), 2015 https://bocatc.org/system/document_versions/versions/24/original/boc-pa7-content-outline-20170612.pdf?1497279231 (Accessed on February 14, 2019)
6) 東洋療法学校協会編著:鍼灸マッサージ師のためのスポーツ東洋療法. 全日本鍼灸学会スポーツ鍼灸委員会協力, 医道の日本社, 2018
7) World Federation of Athletic Training and Therapy. Member associations. http://wfatt.org/members/ (Accessed on April 27, 2016)
8) Athletic therapists expand their international reach. Athletic Rehabilitation Therapy Ireland. http://arti.info/2014/09/athletic-therapists-expand-their-international-reach/ (Accessed on October 28, 2014)
9) Izumi H, et al:Comparison of the Practice Patterns of Athletic Training and Therapy Professionals Across Three Countries. International Journal of Athletic Therapy and Training 23:108-112, 2018
10) 世界におけるアスレティックトレーナーの実態報告書 http://www.japan-sports.or.jp/Portals/o/data/ikusei/doc/AT/Report/JASA_GPA_report.pdf
11) 鹿倉二郎:アスレティックトレーナーの業務. 財団法人日本体育協会公認アスレティックトレーナー専門教科テキスト第1巻, アスレティックトレーナーの役割, 35-36, 2007
12) 日本アスレティックトレーニング学会 学会概要. http://www.js-at.jp/portfolio.html (Accessed on February 13, 2018)
13) 鹿倉二郎ほか編:アスレティックトレーニング. 化学同人, 2017年3月
14) 山本利春:アスレティックトレーニング学—この学会が目指すところ. 日本アスレティックトレーニング学会誌1:3-6, 2016
15) 溝口秀雪ほか:日本におけるトレーナーの変遷. 東京有明医療大学雑誌2, 37-44, 2010
16) スポーツメディスン・クオータリー. トレーナー 23:68-72, 83-91, 1998
17) 福林 徹:これからの日体協アスレティックトレーナーの方向性—競技, ジュニア, 中高年が3本柱に. トレーニング・ジャーナル28:28-31, 2006
18) 泉 秀幸ほか:我が国の AT Part-3:JASA-AT の保有する関連資格と AT としての活動形態との関係. 第5回日本アスレティックトレーニング学会学術集会, 2016年7月10日
19) 日本スポーツ協会, 第1回 日本のトレーナー実態調査 JSPO-AT版 集計報告書. https://www.japan-sports.or.jp/Portals/0/data/ikusei/doc/AT/Report/JSPO_trainer_report.pdf (Accessed on February 23, 2019)
20) 泉 秀幸ほか:我が国の AT Part-1:アスレティックトレーナーとしてフルタイムで働く JASA-AT の特徴. 第5回日本アスレティックトレーニング学会学術集会, 2016年7月10日
21) Riana R, et al:Athletic Training Services in Public Secondary Schools:A Benchmark Study. J Athl Train 50:156-162, 2015
22) NATA Professional Interest. https://www.nata.org/professional-interests (Accessed on February 13, 2018)
23) 泉 秀幸ほか:我が国の AT Part-2:免除適応コースを修了した JASA-AT の特徴:養成講習会修了者と比較して. 第5回日本アスレティックトレーニ

ング学会学術集会，2016 年 7 月 10 日
24) NATA Educational Competencies 5th ed. https://
www.nata.org/sites/default/files/competen-
cies_5th_edition.pdf（Accessed on February
13, 2018）
25) Commission on Accreditation of Athletic Training
Education. About Accreditation. CAATE Web
site：https://caate.net/higher-education-accredi
tation-and-degree-mills/（accessed on October 29,
2018）

（泉　秀幸）
（執筆協力：溝口秀雪）

第2章 アスリートの健康管理

1 メディカルチーム体制

アスリートの健康管理にはアスレティックトレーナーをはじめ、複数の専門家が連携をとり、メディカルチームを構築することが望ましい（図2-1）。メディカルチームに含まれる専門家は種目や競技レベルによって異なるが、一般的に医師（スポーツドクター）、アスレティックトレーナー、理学療法士、栄養士などから構成される。発生しやすい傷害の傾向やアスリートのニーズによっては専門医（歯科医、脳神経外科医、眼科医など）や他の専門家（臨床心理士、義肢装具士など）がメディカルチームに含まれることもある。アスレティックトレーナーはメディカルチームにおけるコミュニケーションのゲートキーパーとして、適切なタイミングでふさわしい専門家と情報を共有し、選手の健康管理に努めることが期待される[1]。また、ゲートキーパーとしての役割はメディカルチーム内に限らず、監督やストレングス＆コンディショニングコーチらとの円滑なコミュニケーションにも期待される。彼らとアスリートの健康状態に関する情報共有やゴール設定の共通意識を築くことで、無理な競技復帰の防止や、リハビリテーションを終えた選手を継ぎ目なく競技復帰へ導くことが可能となる。

メディカルチーム体制を有効に活用するためには、それぞれの役割を明確にしておくことが望ましい。アスレティックトレーナーは日々アスリートとともに現場にいるため、疾患の兆候や異常に最も早く気付く可能性が高い。したがって、どの程度の兆候や病態であるかを速やかに評価し、メディカルチームメンバーとどのように情報共有するかについて事前に決めておく必要がある。メディカルチーム内でアスリートの健康管理に関するコンセンサスが築かれることは最優先事項であり、少なくとも年に1回は一堂に会する機会を設けることが望ましい。

競技レベルが学校の運動部の場合、上記のようなメディカルチーム体制を構築することは困難であるが、アスレティックトレーナーのゲートキーパーとしての役割は大きく変わらない。例えば専属の医師をメディカルチームに置くことが困難な場合、養護教諭との連携や、保護者との連携を図ることで学生アスリートの健康管理を行うことができる。特に未成年の学生アスリートの健康管理をする際は保護者とのコミュニケーションが不可欠であり、保護者を通してかかりつけ医からの指示を共有してもらうこともできる。部活動以外にも、アスレティックトレーナーはしばしば日本中学校体育連盟や全国高等学校体育連盟が主催する大会で活動することがあるが、その際は大会に派遣された養護教諭や開催地域の病院から派遣された医師や看護師と大会限りのメディカルチーム体制を構築するとよい。その際にはお互いの名前や免許・資格について自己紹介するだけでなく、スポーツ現場での経歴なども共有することで大会中に出

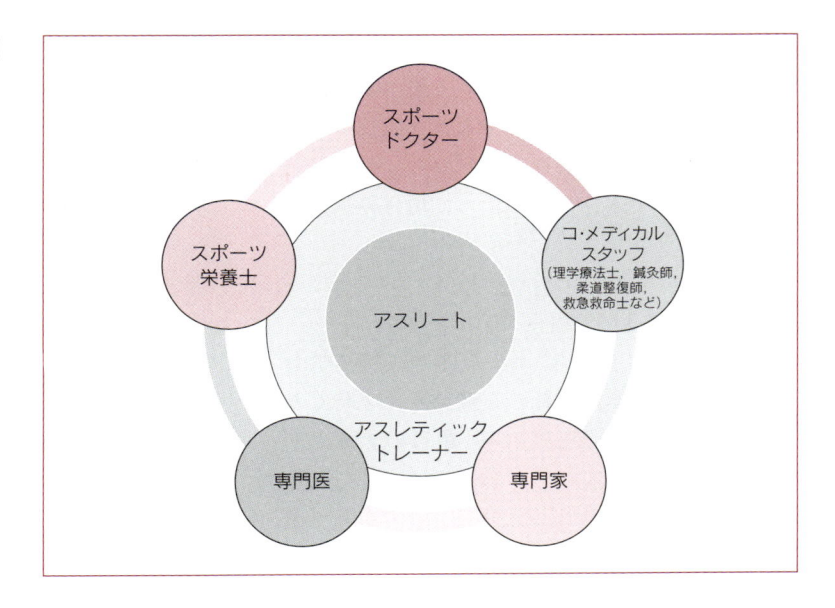

図 2-1　メディカルチーム体制

スポーツドクター

コ・メディカルスタッフ
(理学療法士, 鍼灸師, 柔道整復師, 救急救命士など)

スポーツ栄養士

アスリート

アスレティックトレーナー

専門医

専門家

動を強いられても焦ることなく連携して活動することが期待される．米国ではこれを「medical time-out」とよび，メディカルチーム内でお互いの役割を明確にしてコンセンサスを築くことで，ケアレスミスをなくし，初めて会う人同士でも円滑に緊急対応ができるよう工夫している[2]．

2　メディカル・フィジカルチェックとフィードバック

1　メディカルチェック

　メディカルチェックは，①命や慢性障害に関わる疾患の発見，②スポーツ傷害や慢性障害に発展し得る特徴の早期特定，③制度上の義務を目的として行われる[3]．メディカルチェックは1年に1度，シーズンが始まる前に行われることが多いが，その内容や頻度に関して公式なコンセンサスは得られていないのが現状である[3]．メディカルチェックの項目においては，特異性（specificity）が低いことで偽陽性となり不本意にアスリートが競技の参加資格を奪われることや，逆に感度（sensitivity）が低いことで偽陰性となりリスクがあるにも関わらず検知できない

まま競技参加を許可してしまうことがあってはならない．また，無症状で特に問題のない健康なアスリートにおいてはメディカルスクリーニング項目でいくつかの異常値がみられても，臨床的に意味のある結果との関連性が再検査による最終結果において極めて乏しかったことから，健康なアスリートに対して毎年メディカルスクリーニングを実施することを疑問視する報告もある[4]．とはいえ，安全配慮義務の観点や縦断的にアスリートの身体的特徴を評価する点において，時間および金銭的負担がかからない程度に毎年メディカルチェックを行うことはアスリートの健康管理をする上で貴重な情報を与えてくれる．

ここでは一般的に使用されている基本的なメディカルチェックの項目について述べる．評価の項目はアスリートの年齢や人種，競技によって適用すべき項目は異なることから，競技に精通したスポーツドクターによって項目の選定が行われることが望ましい．

(1) 循環器疾患問診票

　米国心臓協会（AHA）および米国心臓病学会（ACC）は 2014 年に若者の心臓突然死を防ぐためのスクリーニングとして 14 項目のチェックリストを発表している[5]．14 の項目は個人歴，家族歴，身体所見の 3 つに分類されており，該当する項目が 1 つ以上あった場合には心電図を用いた精密検査を推奨しているが，集団定期検診としての心電図の使用は精度や費用の観点から推奨していない[5]．一方で，日本では学校保健法により心臓検診が定期健康診断の項目として義務付けられており，小・中・高等学校の 1 年生全員が心電図検査を受ける体制が整っている[6]．そのためまずは問診より直接循環器疾患の既往歴や精密検査経験の有無を確認することができる．該当する項目が見つかった場合は，専門医から運動強度や量に関する制限がないか確認をとる必要がある．

(2) 身体計測

　身体計測の中でも身長と体重は比較的安易に計測することが可能な指標であり，縦断的に計測することで相対的な発育状況の評価をすることができる．また，体重や体脂肪率を計測することで早期に著しい減量や増量に気付くことでスポーツ障害や摂食障害の予防，またそれらの重症化の防止につなげることができる．

(3) 視力・聴力

　健常者の間でもコンタクトレンズによって視力を補正することや，補聴器によって聴力を増幅することがあるため，視力や聴力に関する問診はメディカルチェックに含めるべきである．特にコンタクトスポーツでは目や耳の外傷が発生することが少なくないことから，コンタクトレンズや補聴器を使用しているアスリートを把握することは目や耳に外傷を負った際の適切な応急処置と評価につながる．

(4) 血液検査

　問診票より貧血や月経不順が明らかになった場合は，血液検査より血清フェリチン値や女性ホルモン（e.g., エストロゲン，黄体形成ホルモン）の検査を行う[3]．基準値から外れた場合は治療の検討や競技を安全に継続するための計画を立案する必要がある．

(5) アレルギー

　スポーツ活動中はさまざまなアレルゲンに接触する可能性があることから，アスリートのアレルギーについてアスレティックトレーナーおよびコーチやチームスタッフが事前に情報共有をしておくことは，緊急時の早期対応を可能にする．アレルギーには季節性の花粉症のように回避が難しいものや，特定の食べ物，薬，金属，合成樹脂など未然に接触を回避することが可能なものもある．スポーツでは集団行動をすることが多いことから，アレルギーを有するアスリートがいる場合はチームとして事前にアレルゲンの特定と排除を徹底する必要がある．

(6) 糖尿病

　運動は血糖のコントロールに影響を与えることから，1 型および 2 型糖尿病に関する質問も健康診断に必ず含めるようにする．糖尿病により競技資格を剥奪されることはないが，血糖のコントロールを誤ると昏睡やケトアシドーシス

に至る場合もあるため，運動時用のセルフケアプランを作成する必要がある．1型糖尿病患者においてはインスリンポンプを使用している場合もあり，競技ルールとの兼ね合いを検討する必要もある．

(7) 気管支喘息

気管支喘息を有するアスリートは少なくなく，メディカルチェックにおいて気管支喘息の有無を確認し，その原因を特定する必要がある．運動誘発性喘息の場合，そのコントロールには理学的治療法（ウォームアップやトレーニング）だけでなく薬物療法が用いられている場合もあるため，服用している薬がある場合はその内容についても問診を行う．

(8) てんかん

競技によってはてんかん発作による2次的な傷害が懸念されることから，メディカルチェックでてんかん発作の既往歴が明らかになった際は種目の再検討が必要である．

(9) 月経周期

女性アスリートにおいては，月経周期を確認から間接的に女性ホルモンのバランスに異常がないか評価することができる．生理不順や無月経は相対的なエネルギー不足（relative energy deficiency in sport：RED-S）により引き起こされていることが考えられるため，血液検査（e.g., ホルモン分泌，免疫機構）や画像検査（e.g., 骨密度）を含む包括的な身体検査とトレーニング習慣，生活習慣の見直しが必要となる．

(10) 既往歴

メディカルチェックでは「現在」の健康状態だけでなく，既往歴について問診することも重要である．スポーツ傷害に関連する代表的な項目を以下にまとめる．

①整形外科的疾患の既往歴

部位別に整形外科的疾患の既往歴を問診することで，アスリートの傷害の傾向を把握することが可能である．医師による診断名がない場合でも，主観的な痛みや不調を訴える部位がある場合はそれについても問診を行うことで，医療機関受診の必要性の検討や傷害予防を立案する際の有益な情報となる．

②手術歴

整形外科的疾患の既往歴より明らかになった過去の傷害の中で手術を必要とした傷害に関しては，手術日，手術方法，手術後のリハビリテーションの有無を確認する．これらの情報は傷害の再発防止や再受傷した際に重要な判断基準となる．また，整形外科的疾患以外の手術歴に関しても問診をしておくことは重要である．

③脳損傷・脳振盪

過去に脳損傷の既往・手術歴のあるアスリートは特にコンタクトスポーツへの参加が制限される可能性が高いため，専門医との連携が必要である．1シーズン中に3回以上の意識消失を伴う脳振盪が確認された場合は競技復帰を認めないとする指針も存在するが[7]，受傷回数と重症度の関連性やそれらの長期的な健康被害については統一された見解が未だ存在しない[8]．一方で，現役大学アスリート期間中に複数回にわたる脳振盪の既往歴（≧3）をもつ群の方が既往歴をもたない群よりも健康関連QOLの数値が現役引退15年後の時点で低かったという報告[9]も存在することから，競技参加資格と競技する上での制限を検討する際に脳振盪の受傷回数の把握は重要な判断材料の1つとなる．

④熱中症

熱中症（特に労作性の熱中症）の既往歴があるアスリートは，既往歴のない選手よりも熱中症に罹患する可能性が高いことが示唆されてい

る[10]. 特に繰り返し熱中症を罹患するアスリートにおいては，リスクの軽減と暑熱耐性の向上を図る必要がある（詳しくは本章第5節スポーツ活動中の突然死を参照）．

2 フィジカルチェック

フィジカルチェックには身体機能の評価や静的アライメントの評価が含まれる．アスリートによっては，競技特性への順応によって参考基準値に該当しない場合もあることから，測定値の解釈には注意しなければいけない．シーズン始めにフィジカルチェックを行うことは個々のアスリートの身体的特徴を把握することにつながり，その後の傷害予防やトレーニング選択に重要な役割を果たす．

(1) 関節可動域測定

関節可動域測定では関節の可動範囲を測定し，関節構造の異常や関節周囲の結合組織および筋肉の収縮性と柔軟性を評価する．測定は原則として他動的に行うが，運動機能評価や運動時の疼痛の有無などを同時に評価することを目的に自動的運動中に測定される場合もある．関節可動域の制限因子には，①関節構築学的因子，②軟部組織性因子，③筋力性因子，④疼痛性因子，⑤皮膚・皮下組織性因子，⑥神経学的因子が挙げられるため[11]，関節可動域に左右差や参考基準値と大きく異なる測定値がでた場合には①〜⑥についても包括的に評価しなければならない．参考可動域角度および測定方法に関しては参考文献1を参照していただきたい．なお，関節可動域の評価は単関節で行われるが，複合的な関節の可動域制限や先天性の変形などはアライメント不良として明らかになることがある（側弯症，反張膝，漏斗胸など）．

(2) 周径囲測定

筋肥大の経過観察や筋萎縮による左右差を評価するためにメジャーを用いて筋腹の太さを評価することを周径囲測定という．経過観察や左右の比較をする際は同じ（または対応する）箇所を毎回測定できるよう，ランドマークからの距離や位置などをカルテに明記し，検者間および検者内における測定差が出ないように配慮する．

(3) 筋力測定

筋力測定には検者の抵抗に拮抗して測定を行う徒手筋力検査と特別な装置を用いて測定する方法ある．装置を用いた測定方法（握力計，動力計など）では筋力を数値化でき，客観的に筋力の比較や経過観察できることが利点である．装置によっては筋の収縮様式（等尺性・等張性・等速性）を選択することもできる．一方で徒手筋力検査は，対象となる筋を最終可動域で等尺性収縮させた状態で行う．記録には所定の6段階評価（0〜5）を用い，経過観察を行う際は原則として同一検者が毎回評価を行うことが望ましい（表2-1）．

3 フィードバック

メディカルチェックおよびフィジカルチェックによって明らかになったアスリートの特徴は，アスリートと共有することで効率的に傷害予防へつなげることができる．特別な対応が必要な事項に関しては，フィードバックを教育の機会とみなして活用するとよい．アレルギー，糖尿病，気管支喘息，てんかんなど，緊急時に個別の対応が必要な疾患に関しては緊急時対応計画（p.40参照）を作成し，発生時にとるべき行動を明確にすることも重要である．

| 表2-1 | 徒手筋力検査 |

スコア	徒手筋力検査結果
5：正常	関節の運動範囲を完全に動かすことが可能で，最大の抵抗を加えても最終可動域を保持することができる
4：優	関節の運動範囲を完全に動かすことが可能で，強力な抵抗を加えても最終可動域を保持することができる．最大抵抗に対しては，抗しきれない
3：良	重力の抵抗だけに抗して運動可能範囲を完全に最後まで動かすことができるが，どんなに弱い抵抗であっても，抵抗が加われば運動が妨げられる
2：可	重力の影響を最小にした肢位なら，運動範囲全体にわたり完全に動かすことができる
1：不可	テストする運動に関与する筋あるいは筋群に，ある程度筋収縮活動が目に見えるか，手で触知できる
0：ゼロ	触知によっても，視認によっても全く筋収縮活動のないもの

（文献12より引用）

3 HOPS と SOAP による情報収集

　新たな傷害が発生した際は，メディカルチェックやフィジカルチェックとは別に，傷害の状態や経過を記録する HOPS と SOAP に基づいた情報収集を行い，リハビリテーションプログラムの立案を行う（表2-2）．HOPS は history（問診），observation（視診），palpation（触診），special tests（スペシャルテスト）の頭文字であり，アスリートの主訴と運動器の客観的な評価を統合することで問題の特定を行う．一方で，SOAP は subjective（主観的情報），objective（客観的情報），assessment（評価），plan（計画）の頭文字からなり，継時的に記録をとることで傷害の状態の変化を客観的に捉えることができる．

1 HOPS による情報収集

(1) history（問診）

　問診では傷害に関する（傷病者の）主観的な主訴から傷害の発生機序や原因を明らかにする．その際にアスレティックトレーナーはアスリートの主訴（e.g., 痛み，運動制限，不安感）や傷

害の発生機序だけでなく，既往歴やその他のスポーツ傷害の有無などについても情報収集し，包括的に主訴の原因を追求することが重要である．また，問診をする際にはスポーツ活動中における主訴だけでなく，日常生活における制限（e.g., 階段昇降，荷物を持つなど）についても尋ねることが重要である．日常生活動作にも制限や代償が伴う場合は事前に日常生活動作に必要な運動機能の回復を目指したリハビリテーションの立案が必要になる．

(2) observation（視診）

　視診では形態および動作の評価を行う．例えば，腫脹や変色の有無の確認は患部の治癒過程の推測に役立つことから，形態評価の項目としてよく用いられる．静的な骨・関節のアライメント評価も形態評価の項目として重要であり，関節の拘縮や筋の短縮によるアライメント不良を確認することができる．また，骨・関節のアライメント評価を動作中に確認することで，動作中における筋骨格系の機能障害も確認することができる．これらの評価を行う際は，できる

| 表 2-2 | HOPS・SOAP ノートの記入項目例 |

	HOPS による情報収集		SOAP による情報収集
H	• 昨日サッカーの練習中にバランスを崩し，右足をひねった • 練習を中断しすぐにアイシングを行ったが，痛みと腫れがひかない • 歩くことはできるが，全体重を右足にかけることができない • 過去に右足関節をケガしたことはない • 医療機関は受診していない	S	• 昨日サッカーの練習中にバランスを崩し，右足をひねった後から歩くことはできるが，全体重を右足にかけることができない • 「パキッ」と音が鳴った • アイシングをすると痛みは軽減する
O	• 足関節外側全体に腫脹（＋），内側（－） • 外踝の下に変色（＋） • 右足ヒールオフ時に跛行	O	• 足関節外側全体に腫脹と熱感（＋），内側（－） • 外踝の下に変色（＋） • 前距腓靱帯に圧痛（＋） • 腓骨遠位端に圧痛（－），叩打痛（－） • 内反ストレステスト（＋），踵骨回外テスト（－） • 前方引き出しテスト（＋） • MMT：底屈（4），背屈（4），内転（4）外転（3）
P	• 足関節外側全体に熱感（＋） • 前距腓靱帯に圧痛（＋） • 腓骨遠位端に圧痛（－）叩打痛（－）	A	• 右足関節内反捻挫の疑い
S	• 内反ストレステスト（＋）踵骨回外テスト（－） • 前方引き出しテスト（＋） • MMT：底屈（4），背屈（4），内転（4）外転（3）	P	• 腫れのコントロール 　• 非温熱超音波 　• アイシング 　• U字パッドによる圧迫・固定 • 疼痛のコントロール 　• 微弱電流（MCR）

限り評価内容を定量化し，客観的な指標を用いて経過を評価するように努めなければならない．

(3) palpation（触診）

触診では実際に身体に触れることで，圧痛，腫脹，緊張，拘縮，熱感，感覚異常の有無を評価する．また，骨のランドマークを触診することで，より詳細に傷害の部位を特定することができる．

(4) special tests（スペシャルテスト）

アスレティックトレーナーが用いる多くのスペシャルテストは，評価対象となる筋，骨，関節，あるいは神経に対して外的刺激を与え，そ

の刺激に対する反応（e.g., 痛み，不安感，不安定感，反射，痺れ）より損傷部位の特定や重症度を評価する．スペシャルテストは特別な機材を必要としないことから，施設や費用の観点から高度な医療機器を用いることが困難なような場合でも場所を選ばずに評価を行うことができる点が優れている．しかしながら，スペシャルテストによっては感度（真の陽性率）や特異度（真の陰性率）に乏しいものもあることから，複数のスペシャルテストを用いたり，問診，視診，触診による情報と合わせて総合的に評価を進めたりすることが重要である．

2 SOAP による情報収集

(1) subjective (主観的情報)

　主観的情報では，対象となる傷害に関してアスリートがどう感じているのか (e.g., 痛み，運動制限，不安感)，アスリートの目線で主訴をまとめる．アスリートの主観的観点から傷害の継時的な変化の記録をすることは，患者 (アスリート) 中心のリハビリテーションにおいてとても重要である．例えば，筋力の回復が測定結果より認められたもののアスリートが動作中に不安感を訴える場合，完全な機能回復を得たとはいえない．円滑な競技復帰には主観的情報より抽出された主訴の改善が必要不可欠となる．

(2) objective (客観的情報)

　客観的情報では，アスレティックトレーナーによる評価内容をまとめる．代表的な項目としては，関節可動域や，徒手筋力測定，スペシャルテストが挙げられる．その他にも特定の傷害や疾病に特化した標準検査結果も客観的情報の中に含まれる．この項目に入る情報の多くは，数値や該当の有無を確認することで継時的変化の定量化を図ることが可能である．

(3) assessment (評価)

　主観的情報および客観的情報を総合的に検討し，最終的に導かれた傷害の病態や疑われる症状について評価の欄に記載する．

(4) plan (計画)

　計画には短期的なものから長期的ものが存在する．短期的な計画には，その日の治療やリハビリテーションの内容 (e.g., 種類，量，回数，時間，強度) を記載することが多い．このような記録を残すことは，以前立案した治療やリハビリテーションプランがうまく作用しているか確認する際に役立つ．一方で長期的な計画には復帰目標や復帰目標に向けて細分化された漸進的な復帰過程に関する各段階の目標を記載することが多い．長期的な計画を設定することは，日々のリハビリテーションに目的を与え，復帰までの過程を明確化する．

4 傷害統計記録

　日々の傷害評価より蓄積された記録を疫学的に考察することは，傷害の傾向を把握することや，アスレティックトレーナーの仕事量の定量化にもつながる．また縦断的にデータを蓄積し，その経過を評価することで傷害予防の効果を測定することも可能である．例えば，National Collegiate Athletic Association (NCAA：全米大学体育協会) では 1982 年から傷害調査を開始しており，2004 年度には紙媒体の調査紙から電子版の調査システムに移行している[13]．現在では NCAA の Sport Science Institute とスポーツ疫学研究所の Datalys Center がパートナーを組み，米国大学スポーツにおけるスポーツ傷害調査の一元化が進んでいる (NCAA Injury Surveillance Program：NCAA-ISP)．彼らは学術論文としてスポーツごとの傷害傾向や傷害傾向の継時的な変化を公表することで，頻発するスポーツ傷害の予防政策の構築にも貢献している[14]．

　スポーツ傷害調査は，Finch[15] の提唱する TRIPP モデル (translating research into injury prevention practice) の第 1 ステージを構成

している（**表 2-3**）．TRIPP モデルはスポーツ傷害のリスクや発生機序の特定および傷害データに基づいた予防方法の立案だけでなく，予防プログラムの実践とその効果の測定を重視しており，効果的な傷害予防を実現するためには質の良いデータと信頼性の高いデータ収集方法が必要であると述べている[14]．アスレティックトレーナーが質の良いデータを収集するためにはスポーツ傷害調査を行う上で必要な変数について理解しなければならない．ここでは代表的な変数について概論する．

1 傷害の定義

　傷害調査を始める際にまず定義をしなければならないのは「傷害」の基準である．前述したNCAA-ISP や米国の高等学校におけるスポーツ傷害統計システムの 1 つである high school reporting information online（HS RIO）では傷害を，①運動部活動中の練習または試合中に発生したもので，②アスレティックトレーナーまたは医師の評価・診断を要し，③受傷したアスリートが受傷日の翌日から 1 日以上運動部活動に参加できなかったものと定義している[13]．また，複数の傷害が生じた場合，全ての傷害を個別に記録するか，主訴である最も状態が深刻な傷害のみ記録するかに関して事前に決めておく必要がある．オリンピックなどの大型スポーツ大会の救護記録のように個々のアスリートの競技復帰までの離脱期間を算出する必要がない（できない）場合においては，救護所に来て応急手当てを受けたものが傷害の定義になる場合もある[16]．

2 受傷部位

　傷害の定義の次に重要となるのが受傷部位の定義である．スポーツ傷害統計システムでは，あらかじめ受傷部位の選択肢を揃えておくことで自由記述による受傷部位の曖昧な定義を防いでいる（i.e., 自由記述で腕という回答を防ぐために，あらかじめ上腕，前腕という選択肢を設ける）．国内では国際オリンピック委員会（IOC）によって提唱されている受傷部位の分類が使用されることが多い[17]．

3 離脱期間

　傷害の発生頻度の他に重要なのが傷害の重症度である．傷害の重症度は競技離脱期間に反映されることから受傷日から競技復帰までにかかった日数を算出することで重症度別の傷害発生頻度を算出することができる．

4 athlete-exposure（AE）

　AE とはアスリートが暴露（exposure）された時間の単位を表す．AE を定義することにより，単位当たりのスポーツ傷害発生頻度を競技別や競技レベル別に比較することができる．時間の単位には 1 人のアスリートが 1 回の練習または試合に参加した場合を用いる方法や（i.e., 活動頻度），1 人のアスリートが 1 時間の練習または試合に参加した場合を用いる方法（i.e., 活動総時間）など，解析データの用途やスポーツの特性に合わせて変更する．チームスポーツでアスリートごとに練習時間が異なるような場合はデータ収集の負担が大きいため，前者の練習（または試合）頻度当たりのリスクを算出する場合が多い．

　これらの他にも受傷機転，傷害の種類，競技のポジション，競技シーズン（プレシーズン，インシーズン，ポストシーズン）などのデータを収集することでより詳細な傷害調査分析を行っている事例もある[13, 16, 18]．

表2-3 TRIPP モデル

I.	Injury surveillance	傷害調査・疫学研究
II.	Establish aetiology and mechanisms of injury	傷害メカニズムの究明とリスク因子の特定
III.	Develop preventive measures	ステージIIで明らかになった傷害メカニズムとリスク因子に基づいた傷害予防プログラムの立案
IV.	"Ideal conditions" /scientific evaluation	立案したプログラムのコントロールされた環境でのパイロット試験とその結果の報告
V.	Describe intervention context to inform implementation strategies	パイロット試験された介入プログラムを実際のスポーツ現場に採用するために必要な注意事項を整理する
VI.	Evaluation effectiveness of preventive measures in implementation context	ステージIVとVの情報を基に，スポーツ現場で実際に介入プログラムを実践し，その効果を測定・評価する

（文献 19 より引用）

5 スポーツ活動中の突然死

スポーツ活動中の傷害のほとんどは筋骨格系の整形外科的疾患であるが，まれに重度障害や死亡に至る事故も発生する．競技によって若干の差はあるものの，スポーツ活動中の突然死の8割近くは心臓疾患，労作性熱射病，頭頸部傷害に起因するとされている[20, 21]．これらのリスクはメディカルチェックやフィジカルチェック時の問診や検診により特定できる場合があるため，表2-4にまとめた質問項目も合わせて尋ねることが推奨される．心臓疾患，労作性熱射病，頭頸部傷害に関する予防，評価，応急処置は第3章のスポーツ現場での緊急対応を参照していただきたい．

6 血液媒体病原体

スポーツ現場では傷口の応急手当てなどで血液に接触する機会が想定される．血液を介して感染する病原体を血液媒体病原体という．血液媒体病原体には肝炎ウイルス（B型，C型）やヒト免疫不全ウイルス（HIV：human immuno-deficiency virus）が挙げられる[22]．国内では過去に相撲部[23]とアメリカンフットボール部[24]でB型肝炎の水平感染が報告されているが，アスリートにおける感染例が一般集団より高いという報告はない．しかしながら運動中の接触から皮膚に創傷ができることは珍しくなく，そのような状態で傷口が感染源に接触した場合は感染の恐れは高くなる[22]．プライバシーの観点から血液媒体病原体を有する人（ウイルスキャリア）を特定あるいは公表することは困難であるため，全ての血液は汚染源の可能性があるも

表 2-4	スポーツ関連突然死予防のためのメディカル・フィジカルチェック時の確認項目
❏	心疾患と診断されたことはありますか？
❏	医師の指示で心電図を測定したことはありますか？
❏	運動中あるいは直後に意識を失ったことはありますか？
❏	運動中に胸部の圧迫感や痛みを感じたことはありますか？
❏	脈拍が急に早く感じられたり，違和感を感じたことはありますか？
❏	労作性熱射病の既往歴はありますか？
❏	横紋筋融解の既往歴はありますか？
❏	脳振盪の既往歴はありますか？
❏	頭頸部外傷の既往歴はありますか？
❏	医師の指示で頭頸部の画像診断をしたことはありますか？
❏	頸椎のヘルニアや狭窄症，アライメント不良と診断されたことはありますか？

のとして扱い，手袋を着用するなどの予防措置をとることが推奨されている．

　血液媒体病原体の感染予防にはまず感染ルートとなり得る傷口が皮膚にないことを確認する必要がある．創傷や治りかけの傷，皮膚炎などがある場合は保護ガーゼやフィルムなどを用いて密閉する．また，傷口の手当てをするアスレティックトレーナーも感染予防のためにラテックスあるいはビニール製の手袋の着用し，体育館などの床に血が付着した際に使用する消毒剤の準備，感染症廃棄物専用のごみ容器の準備なども必要である．傷口が大きく，出血が多い場合には患部以外の部位にも血が付着していることも考えられるため，洗浄用にスクイーズボトルなどにいれた水や予備のタオルがあると便利である．多くのスポーツ競技では出血が認められた場合競技を中断し止血することが許されていることから，アスレティックトレーナーは速やかに止血と洗浄を行う準備が必要である．なお，B型肝炎にはワクチンが存在するが，C型肝炎やHIVには現在有効なワクチンは存在しない．そのためB型肝炎に関してはワクチンの接種による予防も有効である．

7 皮膚感染症

　皮膚感染症は皮膚同士の直接接触や用具による間接接触により伝染する．皮膚感染症はその媒体によってウイルス感染，細菌（バクテリア）感染，真菌感染の3種類に分類することができる（表2-5）．

表 2-5 表的な皮膚感染症の応急手当と対応の比較

種類	代表例	応急手当て・対応	
ウィルス感染	単純ヘルペス	• 病院を受診し，抗ウイルス薬を処方してもらう	• 疲労時に再発することもあるため，既往歴がある場合は遠征などの前に事前に処方してもらうことも検討する
	帯状疱疹		• 感染の恐れはない
	ウイルス性疣贅（いぼ）	• 保存療法による自然治癒または外用薬の使用	• 痛みが伴ったり，数が増えたりした場合は，液体窒素凍結療法を検討する
	伝染性軟属腫（みずいぼ）		• 入浴やタオルを別にし，肌が触れることによる感染拡大を予防する • 自然治癒する
細菌（バクテリア）感染	メシチリン耐性黄色ブドウ球菌（MRSA）	• 化膿している部分は洗浄し，創傷被覆材（ドレッシング材）を用いて，清潔に保持する	• MRSA が疑われる場合は病院を受診し，抗生物質を処方してもらう
	膿痂疹（とびひ）		• 感染拡大を防ぐために患部を保護し，病院を受診する • 必要に応じて抗生物質を処方してもらう
	毛嚢炎		• 症状の程度に応じて抗生物質を処方してもらう
	汗腺膿瘍		• 必要に応じて抗生物質を処方してもらう
真菌感染	白癬	• 患部を清潔に保つだけでなく，着用する用具・衣服が清潔かつ乾燥しているよう心掛ける	• 病院を受診し内服薬あるいは外用薬を処方してもらう
	癜風		• 胸・背中・腋窩に多発することから，抗真菌薬入りのせっけんを利用するとよい
	カンジダ症		• 口腔・鼠径部・腋窩・腟・乳房の下などに確認された発疹に「白いもの」がみられた場合は早めに病院を受診し，抗真菌薬を処方してもらう

1 ウイルス感染

ウイルスは細胞をもたないためヒトの細胞の中に侵入して増殖する．代表的なウイルス性皮膚感染症には単純ヘルペス，帯状疱疹，ウイルス性疣贅（いぼ），伝染性軟属腫（みずいぼ）が挙げられる[25, 26]．

2 細菌（バクテリア）感染

単細胞生物であるバクテリアはその形状から3種類（球菌，桿菌，らせん菌）に分類される．

代表的な細菌性皮膚感染症にはメシチリン耐性黄色ブドウ球菌（MRSA），膿痂疹（とびひ），毛嚢炎，汗腺膿瘍が挙げられる[25, 26]．

3 真菌感染

真菌性感染症はアスリートに比較的多くみられ，不衛生な状態や免疫力の低下が原因で感染する．代表的な真菌性感染症には白癬，カンジダ症，癜風が挙げられる[25, 26]．

皮膚感染症の予防にはアスリート自身が身体を清潔に保つだけでなく，たくさんのアスリー

トが触れる可能性のあるマットや治療台，ロッカールーム，ベンチ，浴槽，トレーニング器具などは使用後に消毒する．また，ヘルメットやパッドなどの防具も清潔に保つように心がけなければならない．アスリートに防具やタオル，カミソリなど皮膚に直接触れる可能性がある用具の共同利用は控えるよう教育することで水平

感染を防ぐことができる．皮膚感染症が疑われた場合は専門医による診断と治療を仰ぐとともに，感染者が使用した可能性のある道具や部屋の消毒を行う．感染症の種類によっては傷が治癒したようにみえても感染力をもつものもあることから(表2-5)，専門医の指示に従って競技復帰の時期を判断する[26]．

8 ▶ 呼吸器の症状

1 急性上気道炎

　急性上気道炎は最も多くみられる呼吸器疾患で，適度な運動は感染リスクを低下させる一方で日常的に高強度の運動をするアスリートにおいては罹患リスクが一般成人よりも高いことが報告されている[27]．急性上気道炎の原因となるライノウイルスには100種類以上あり，病原体に対する特異的な治療方法はないため対症療法が中心となる[28]．急性上気道炎の症状には喉の痛み，鼻づまり，くしゃみなどが挙げられるがおおよそ5〜10日間で改善する．中には細菌感染を併発し，粘性のある黄色い鼻水や微熱，倦怠感，筋肉痛，空咳を伴う場合もある．急性上気道炎の諸症状を抑える薬品は処方箋を必要としないものもあるが，アスリートの場合はドーピングのリスクに自身を曝さないために必ず専門医の指示を仰いだ上で服用する薬を選択する．

2 インフルエンザ

　急性上気道炎とは異なる呼吸器の感染症にインフルエンザがある．インフルエンザの原因となるウイルスにはインフルエンザウイルスA，B，C型が存在し，成人が発症するものはA型とB型が中心である．インフルエンザは48時間

前後の潜伏期間があることに加え，発症する前から強い感染力をもつことから集団感染のリスクが高い．そのため日頃から接触感染予防(手洗いやうがい)と飛沫感染予防(マスクの着用)に努めるだけでなく，インフルエンザワクチン接種による予防が推奨される．またインフルエンザに罹患したものは最低でも5日間主な症状には，高熱，咳，頭痛，全身倦怠感，気道粘膜の炎症，関節・筋肉痛，羞明が挙げられる[28]．

3 気管支喘息

　気管支喘息は気道の過敏性と気管支収縮に特徴付けられる慢性炎症性疾患である．気管支の炎症は直接的に空気の流れを制限し，喘鳴や息切れ，胸部の圧迫感などにつながる[29]．気管支喘息発作にはアレルゲン，大気汚染，呼吸器感染症，特定の薬(e.g., 非ステロイド性抗炎症薬)，吸気された刺激物(e.g., 煙，塩素)，大気中の粒子状物質，寒冷刺激，運動などさまざまな要因が考えられるため，まずは発作の誘発因子を特定することが重要であり，特定された要因はできる限り排除する．寒冷刺激や運動が誘発因子の場合，漸進的なウォームアップを導入することで発作のリスクを抑えることができ，チームスポーツの場合は喘息をもつアスリートに対

表 2-6 運動誘発生喘息の応急手当

1. 呼吸困難の兆候（努力呼吸・チアノーゼ・発汗）
   - 119通報を行い，心肺蘇生の準備を行う
   - 喘息の既往歴がある場合は選手が保有し，事前にアスレティックトレーナーが預かっている場合は，短時間作用型β2刺激薬(SABA)利用の準備をする

2. 短時間作用型β2刺激薬は一般的にエアロゾール製剤(pMDI)またはネブライザーの形をとる場合が多いが，スポーツ現場での応急手当てでは携帯式のエアロゾール製剤(pMDI)を利用することが想定される
   - エアロゾール製剤(pMDI)の使用方法：
     - ⅰ．吸入器をよく振る
     - ⅱ．垂直に吸入器を持ち，少しあごを上向きにして喉を広げる
     - ⅲ．息を吸い始めると同時に薬を吸入し，ゆっくり吸い込む
     - ⅳ．吸入器を口から外し，息をいったん止めてからゆっくり息を吐く

（吸入のタイミングを合わせることが困難な場合は，吸入器スペーサーを利用する）

して特別な処置をとれるように配慮することが望ましい[29]．喘息のコントロールには発作の長期管理を目的とする薬（e.g., ステロイド，長時間作用型吸入β2刺激薬）と急性の発作治療を目的に用いる薬（e.g., 短時間作用型吸入β2刺激薬，吸入アトロピン，イプラトロピウム臭化物，硫酸マグネシウム）の2種類が存在する．これらの薬は吸入器を用いて内服する．発作時にはアスレティックトレーナーが吸入器の使用を補助する可能性があるため，使用方法を理解しておかなければならない（表2-6）．また，運動時に発作治療用の薬を使用する頻度が高い場合は，長期管理用に用いている薬の種類や量を見直す必要があるため専門医の指示を仰ぐ必要がある．

9 糖尿病

糖尿病は高血糖に特徴付けられる代謝性疾患であり，1型糖尿病と2型糖尿病が存在する．慢性的な高血糖は全身の血管，目，腎臓，神経，心臓に負担を与え，糖尿病性合併症に発展することから，血糖値を正常に保つことは最優先事項である．1型糖尿病と2型糖尿病ではそのメカニズムの違いから，血糖値のコントロールが大きく異なる．アスレティックトレーナーの役割は血糖値のコントロールを補助し，極度の低血糖，高血糖（表2-7）およびケトアシドーシスの症状を速やかに認知し，速やかな応急処置と医療機関へ搬送である．

1 1型糖尿病

1型糖尿病患者では膵臓のランゲルハンス島からインスリンが分泌されないことでインスリン欠乏が生じ，血中のブドウ糖を細胞に取り込むことができないことから慢性的な高血糖が生じる[30]．そのため1型糖尿病患者はインスリン注射が必要不可欠となるが，インスリンの作用は運動による影響を受けるため注射の頻度や量はアスリートの体格や運動量，インスリンに対する感度などによって調整する必要がある．一般的に糖尿病患者は自身の血糖コントロールに

表2-7	血糖値の参考値
100～140mg/dl	正常値(食後)
60～110mg/dl	正常値(空腹時)
50mg/dl	低血糖:倦怠感
40mg/dl	低血糖:発汗,動悸,震え
<30mg/dl	低血糖:意識不明,痙攣,昏睡

慣れている場合が多いが,若年から発症する1型糖尿病においてはまだ血糖のコントロールに慣れていない若いアスリートを担当する可能性もあり,運動時の血糖のコントロールについて教育をする必要がある.特に初めて運動をする際や普段と異なる環境で運動をする際は小まめに血糖値を確認し,安定した血糖値を保てるようになるまでは専門医と協力しながら適切なインスリン製剤と投与のタイミングを見極めなければならない.中にはインスリンポンプ(図2-2)を利用することで機械が持続時間の長い持効型溶解インスリンや作用の早い超速効型・速効型インスリンを自動投与している患者もいる.コンタクトスポーツのアスリートがインスリンポンプを使用する場合は競技団体のルールに従ってインスリンポンプを保護するなどして,接触により機材を損傷したり,相手にケガをさせたりしないような配慮が必要である.

インスリンの投与が遅れ,高血糖(i.e., 細胞内のブドウ糖の枯渇)が続くと吐き気,脱水,認知力の低下,視覚反応力の低下,倦怠感などの症状を呈する[30].また,枯渇したエネルギー源を代償するために細胞は脂肪を代謝し,それにより生じるケトン体の血中濃度が上昇する.ケトン体が多量に蓄積すると血液は酸性に傾き,代謝性ケトアシドーシスを発症する.代謝性ケトアシドーシスの症状にはクスマウル呼吸(過呼吸),甘い呼気,異常な倦怠感,眠気,集中力の低下,食欲不振,喉の渇き,頻尿が挙げら

れる[30].代謝性ケトアシドーシスの場合は直ちにインスリンの投与が必要のため,スポーツ現場での投与が困難な場合は医療機関への搬送を優先する.また,不適切な(過剰な)インスリン処方により低血糖を起こすことも考えられる.特に運動時は体温の上昇や皮下・筋血流量が増加することやインスリンの感度が上昇するからインスリンの作用が増し,低血糖が発症しやすくなる[30, 31].低血糖の症状には自律神経性のものと神経性のものがある[30].自律神経性の症状には,頻脈,発汗,動悸,空腹,イライラ,頭痛,震え,めまいが挙げられる.一方で神経性の症状には,視界不良,倦怠感,集中力の低下,運動制御機能の低下,攻撃的な言動,発作,痙攣,意識喪失が挙げられる.軽度の低血糖で意識がはっきりし自力で嚥下できる場合はグルコースタブレットや炭水化物を摂取させて経過を観察する.意識喪失を伴う重度の低血糖の場合はグルカゴン注射による血糖の補正が必要になるため速やかに医療機関に搬送する.ブドウ糖の入ったジェルがある場合は応急処置として頬の内側に塗り口腔粘膜を介してブドウ糖を補給させる方法もあるが,応急処置により症状が改善した場合でも医療機関は必ず受診し,インスリンの投与量と運動量を専門医とともに見直す必要がある.

2　2型糖尿病

2型糖尿病ではインスリンの分泌がある程度認められるものの,細胞によるインスリンの感受性が低下することから血糖値の上昇がみられる.2型糖尿病は長らく成人病とされてきたが,近年では肥満や運動不足が原因で若年層における罹患者も急増している[32].運動はインスリンの感度を上昇させることから,2型糖尿病患者は積極的な運動が推奨される[31].2型糖尿病の

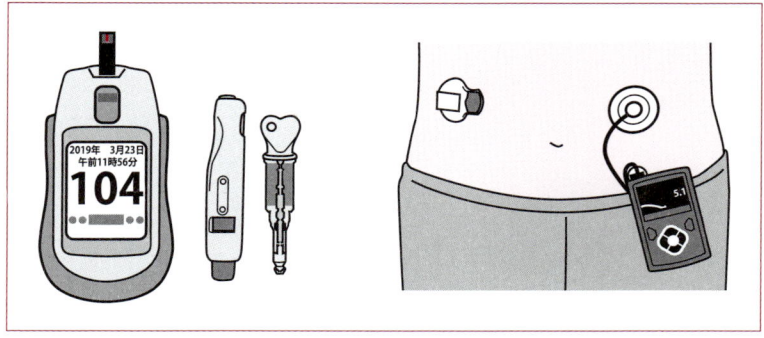

図 2-2　血糖値モニターとインスリンポンプの例

中にはインスリンの投与を必要とするケースもあることから，インスリンを服用している 2 型

糖尿病のアスリートを管理する際は 1 型糖尿病と同じく低血糖にも注意しなければならない．

10　メンタルヘルス

メンタルヘルスとは精神面における健康を指し，精神衛生が健全に保たれていることは競技パフォーマンスだけでなく，アスリートの身体的な健康にも大きな影響を与える．アスリートを取り巻く環境は他者からの評価が伴うことも多いことから，競技パフォーマンスに対する不安や過度の完璧主義によるストレスを感じやすい[33]．また，学生アスリートは競技成績や他者からの期待やプレッシャーだけでなく，日常および競技生活での人間関係，経済状況や学業からもストレスを感じていると報告されている[34,35]．

アスリートが精神疾患に罹患するリスクは一般成人と大きく変わりないという報告があるが[36]，引退を控える選手や競技パフォーマンスが落ち込んでいる選手，また，ケガを理由に競技離脱を強いられている選手においては精神疾患への脆弱性が高まるという報告もある[33]．さらに，選手の中には精神疾患の兆候を認めながらも相談することを恥ずかしく思い専門医への相談を避ける傾向も認められることから[37]，早

期の発見と適切な対応には精神疾患に関する正しい教育と信頼の構築が必要不可欠である．また，一言に精神疾患といってもその中にはうつ病，摂食障害，パニック障害などさまざまな形がある（表 2-8）．メディカルチームの中でも特に選手と時間をともにする機会が多くあるアスレティックトレーナーは，代表的な精神疾患の特徴を的確に把握し，異常に気付いた際はアスリートのプライバシーを考慮した上で専門医と連携をとり，対応することが必要である．

また，精神的な疲労に加え過剰な身体的疲労が慢性的に続くと，原因不明の慢性的な競技成績の低下を伴うオーバートレーニング症候群を引き起こす場合がある[33,38]．オーバートレーニング症候群は十分な休息がとれていないことによる身体的疲労の蓄積に対して精神性の社会的なストレスが加わることで発症するケースが多い[38]．そのため適切な休息時間を含む，ピリオダイゼーションに基づいたトレーニング計画を実践するだけでもオーバートレーニング症候群のリスクは軽減することができる．また，オー

表2-8	代表的な精神疾患の特徴
うつ病	うつ病の症状にはスポーツだけでなく学業や仕事のパフォーマンスの低下や情緒不安な様子がみられることが多く，身体的初見としては急激な体重の増減を伴うこともある．抑うつ状態では，無気力，虚無感，集中力の低下，気分の落ち込みに伴い以前は楽しいと感じたこと（スポーツ活動など）を楽しめなくなるような所見がみられる．一方で躁病の状態では，異常な気分の高揚や興奮，判断力の欠如，危険やリスクを顧みない言動などが目立つ
摂食障害	特に審美系や持久系ランナーに多くみられる疾患で，女性アスリートに多いと報告されているが男性アスリートにおけるリスクも軽視してはならない．摂食障害には大きく分けて拒食症と巨食症の2種類が存在し，前者は極端な食事制限の傾向がみられる一方，後者では人並み外れた量の食事をした後に不適切な代償行動（嘔吐や過度の運動）によって体重増加を防ぐという特徴がある．いずれの場合も相対的なエネルギー不足に陥る可能性が高く，精神面でのカウンセリングと栄養管理のサポートの両方が重要となる
パニック障害	明らかな危険や理由がないにもかかわらず，突然恐怖感や窒息感・動悸・めまい・発汗・震えなどの身体症状を伴う

バートレーニング症候群は一時的な疲労による競技力低下とは異なり，2～3週間の休みを設けても一向に競技力が復帰しないという特徴がある．さらにオーバートレーニング症候群の罹患者には安静時心拍数と血圧の上昇がみられることから，客観的な数値を用いてオーバートレーニング症候群の有無や経過を判断することができる．

11 アスレティックトレーナーと薬

1 スポーツ現場での薬の管理

アスレティックトレーナーはアスリートの健康管理の一環として薬を管理または使用する場合がある．国内での薬の取り扱いは，「医薬品，医療機器等の品質，有効性及び安全性の確保等に関する法律」（薬機法）に基づく必要があり，ここではスポーツ現場での管理の仕方について概論する．

薬は薬機法によって病気の診断，治療，または予防に用いることが目的とされる医薬品（医療用医薬品・一般用医薬品），積極的な治療に用いるものではなく不快感の緩和などの美容目的に使用される医薬部外品，身体を清潔に保ち魅力的にすることを目的とした化粧品に分類される．医薬品の中でも医療用医薬品は主治医の指導のもと服用する物に対し，一般用医薬品は薬剤師の助言を得て自らの判断で薬局での購入が可能な物が該当する．

医療用医薬品の使用有無はメディカルチェックや問診より確認することができる．医療用医薬品は主治医の指示に基づいて使用する必要があるため，合宿や遠征などアスレティックトレーナーが長期間アスリートと帯同するような場合はその管理の補助を依頼される可能性がある．その際は使用上の注意を理解するとともに，保管方法に注意すべき点がないか，使用期限が切れていないか，などの確認も行う．薬局で購入が可能な一般用医薬品の使用に関しては，アスレティックトレーナーの独断でアスリートに

使用を安易にすすめることは控えるべきである．またアスリートが継続的あるいは日常的に同じ医薬品を服用していることが確認できた際には主治医を介して使用の必要性について検討し，正しい医薬品の使用を心がけるべきである．

スポーツ現場で使用される代表的な医薬品および医薬部外品には，鎮痛薬，消炎薬，整腸薬などが挙げられ，使用用途，成分，効果の持続時間，部位により内服剤（散剤，シロップ剤，錠剤，カプセル剤），外用剤（湿布薬，点眼剤，吸入剤，坐剤），または注射剤（点滴，注射薬）の形式で投与される．安全に薬を使用するためには前述のように正しい使用方法と管理を心がける必要がある．医師や薬剤師の監修のもと，医薬品を一時的に保管あるいは常備する場合は，医薬品の管理簿をつけることが推奨される．管理簿には購入年月日や使用期限，開封年月日を記入する．医療用医薬品を一時的に保管する場合は処方箋の対象者以外が誤って使用しないように管理を厳重にする必要がある．一般用医薬品の常備薬においても，使用者，使用日，服用量を記録して推奨量以上の服用を未然に防ぎ，医師やアスレティックトレーナーの許可なしに常備薬を使用することを禁ずることで誤った服用のリスクを軽減することができる．また，風邪薬や鎮痛・消炎剤などは安易に薬局で購入することができるが，それらの中にも世界ドーピング防止機構（world anti-doping agency：WADA）が禁止する成分が入っている可能性があり，医師の許可なしで服用することを控えるよう教育する必要がある．

② アンチ・ドーピング

スポーツ現場で薬の管理を行う際に考慮しなければいけない事項としてアンチ・ドーピングがある．アンチ・ドーピングとは「クリーンで公正なスポーツを守るための活動」であり，「スポーツにおいて禁止されている物質や方法によって競技能力を高め，意図的に自分だけが優位に立ち，勝利を得ようとする行為」を禁止することを指す[39)]．WADA は少なくとも毎年 1 回「世界アンチ・ドーピング規定　禁止表国際基準」を発表しており，国内においては公益財団法人日本アンチ・ドーピング機構（JADA）が国際基準の遵守や検査活動，アンチドーピングの教育啓発活動を行っており，ホームページや各競技団体の連絡網を通じて和訳された禁止表国際基準を公開している．

③ 治療使用特例（therapeutic use exemption：TUE）申請

しばしばアスリートは持病や突然の傷害などにより禁止表に該当する薬物や薬物の投与方法を使用しなければならない場合がある．TUE の申請には担当医師から競技連盟あるいは JADA の TUE 委員会に所定の書類を原則として競技会の 30 日前に提出する必要がある．そのためアスレティックトレーナーは禁止表を確認するだけでなく，医師との連携の中で使用しようとしている薬物あるいは薬物の投与方法が禁止表に掲載されているか，また参加する競技大会が TUE 事前申請を要するものなのかを確認して申告不備によるドーピングを防がなければならない．なお，TUE 事前申請を要する競技大会は JADA のホームページより確認することができる．

④ サプリメントや栄養補助食品の取り扱い

サプリメントや栄養補助食品は行政の観点から「食品」に分類されるため，薬とは異なり全

ての含有物を表示する義務はない．そのため意図しないドーピングを防ぐためにサプリメントや栄養補助食品の使用はできる限り避けることが慎重な対応といえる（詳細は第7章を参照）．

〈まとめ〉

アスリートの健康管理の基本は複数の専門家により構成されるメディカルチームにある．日々アスリートと現場をともにするアスレティッ

クトレーナーは，健康管理のゲートキーパーとしてメディカルチーム内のコミュニケーションを円滑化し，傷害や疾病の予防，応急処置，日々の状態の評価などを行うことが期待される．そのためにはスポーツ現場で頻発する傷害や疾病，よく扱う薬などに対する理解も深め，適切なときに専門家の指示を仰げるようなシステムを構築する必要がある．

▶文献

1) Fu FH, et al：Buoncristiani A. Building a Sports Medicine Team. Clin Sports Med 26：173-179, 2007, doi：10.1016/j.csm.2006.12.003

2) National Athletic Trainers' Association. National Athletic Trainers' Association Official Statement on Athletic Health Care Provider "Time Outs" Before Athletic Events. August 2012. https://www.nata.org/sites/default/files/timeout.pdf. Accessed December 17, 2018

3) Conley KM, et al：National Athletic Trainers' Association Position Statement：Preparticipation Physical Examinations and Disqualifying Conditions. J Athl Train 49：102-120, 2014, doi：10.4085/1062-6050-48.6.05

4) Darche JP, et al：Assessing the utility of yearly pre-season laboratory screening for athletes on a major professional sports team. J Sci Med Sport 22 (4)：2019, doi：10.1016/j.jsams.2018.10.011

5) Maron BJ, et al：Assessment of the 12-lead ECG as a screening test for detection of cardiovascular disease in healthy general populations of young people (12-25 Years of Age)：a scientific statement from the American Heart Association and the American College of Cardiology. Circulation 130：1303-1334, 2014, doi：10.1161/CIR.00000 00000000025

6) 住友直方：2016年版　学校心臓検診のガイドライン：日本循環器学会/日本小児循環器学会合同ガイドライン．日本循環器学会；2016. http://ci.nii.ac.jp/ncid/BB22581178.（Accessed December 18, 2018)

7) Thorndike A：Serious Recurrent Injuries of Athletes. N Engl J Med 247：554-556, 1952, doi：10.1056/NEJM195210092471504

8) McCrory P：When to retire after concussion? Br J Sports Med 35：380-382, 2001, doi：10.1136/bjsm.35.6.380

9) Kerr ZY, et al：Association Between History of Multiple Concussions and Health Outcomes Among Former College Football Players：15-Year Follow-up From the NCAA Concussion Study (1999-2001). Am J Sports Med 46：1733-1741, 2018, doi：10.1177/0363546518765121

10) Casa DJ, et al：National Athletic Trainers' Association position statement：exertional heat illnesses. J Athl Train 50：986-1000, 2015, doi：10.4085/1062-6050-50.9.07

11) 坂本雅昭：関節可動域測定の目的およびその測定法．公認アスレティックトレーナー専門科目テキスト5 検査・測定と評価 Vol 1. 文光堂，東京，2007

12) Hislop HJ, et al：新・徒手筋力検査法，9th ed. 協同医書出版社，2014

13) Kerr ZY, et al：The First Decade of Web-Based Sports Injury Surveillance (2004-2005 Through 2013-2014)：Methods of the National Collegiate Athletic Association Injury Surveillance Program and High School Reporting Information Online. J Athl Train 53：729-737, 2018, doi：10.4085/1062-6050-143-17

14) Kerr ZY, et al：The Association between Mandated Preseason Heat Acclimatization Guidelines and Exertional Heat Illness during Preseason High School American Football Practices. Environ Health Perspect 127：47003, 2019, doi：10.1289/EHP4163

15) Finch C：A new framework for research leading to sports injury prevention. J Sci Med Sport. 2006；9 (1-2)：3-9；discussion 10. doi：10.1016/j.jsams.2006.02.009

16) Junge A, et al：Injury surveillance in multi-sport events：the International Olympic Committee approach. Br J Sports Med 42：413-421, 2008, doi：10.1136/bjsm.2008.046631

17) Soligard T, et al：Sports injury and illness incidence in the Rio de Janeiro 2016 Olympic Summer Games：A prospective study of 11274 athletes

from 207 countries. Br J Sports Med 51：1265-1271, 2017, doi：10.1136/bjsports-2017-097956

18) Ekegren CL, et al：Sports Injury Surveillance Systems：A Review of Methods and Data Quality. Sports Med 46：49-65, 2016, doi：10.1007/s40279-015-0410-z

19) Finch C：A new framework for research leading to sports injury prevention. J Sci Med Sport 9 (1-2)：3-9, 2006, discussion 10. doi：10.1016/j.jsams.2006.02.009

20) Boden BP, et al：. Fatalities in High School and College Football Players. Am J Sports Med 41：1108-1116, 2013, doi：10.1177/0363546513478572

21) Casa DJ, et al：The Inter-Association Task Force for Preventing Sudden Death in Secondary School Athletics Programs：Best-Practices Recommendations. J Athl Train 48：546-553, 2013, doi：10.4085/1062-6050-48.4.12

22) McGrew C, et al：AMSSM Position Statement Update：Blood-Borne Pathogens in the Context of Sports Participation. Clin J Sport Med Off J Can Acad Sport Med, March 2019. doi：10.1097/JSM.0000000000000738

23) Kashiwagi S, et al：. An Outbreak of Hepatitis B in Members of a High School Sumo Wrestling Club. JAMA 248：213-214, 1982, doi：10.1001/jama.1982.03330020057030

24) Tobe K, et al：Horizontal transmission of hepatitis B virus among players of an American football team. Arch Intern Med 160：2541-2545, 2000

25) Prentice WE：Chapter 28 Skin Disorders. In：Principles of Athletic Training. 16th Edition. McGraw Hill Education, 893-925, 2017

26) Zinder SM, et al：. National athletic trainers' association position statement：skin diseases. J Athl Train 45：411-428, 2010, doi：10.4085/1062-6050-45.4.411

27) Weidner TG, et al：Sport, Exercise, and the Common Cold. J Athl Train 31：154-159, 1996

28) Prentice WE：Chapter 29 Additional General Medical Conditions. In：Principles of Athletic Training. 16th Edition. McGraw Hill Education, 926-948, 2017

29) Miller MG, et al：National Athletic Trainers' Association position statement：management of asthma in athletes. J Athl Train 40：224-245, 2005

30) Jimenez CC, et al：National athletic trainers' asso-

ciation position statement：management of the athlete with type 1 diabetes mellitus. J Athl Train 42：536-545, 2007

31) Yardley JE, et al：Update on Management of Type 1 Diabetes and Type 2 Diabetes in Athletes. Curr Sports Med Rep 16：38-44, 2017, doi：10.1249/JSR.0000000000000327

32) Lascar N, et al：Type 2 diabetes in adolescents and young adults. Lancet Diabetes Endocrinol 6：69-80, 2018 doi：10.1016/S2213-8587 (17) 30186-9

33) Rice SM, et al：The Mental Health of Elite Athletes：A Narrative Systematic Review. Sports Med Auckl NZ 46：1333-1353.2016, doi：10.1007/s40279-016-0492-2

34) Oka K et al：Development of daily and competitive stressor scale for unviersity athletes and the relationship with mental health. Taiikugaku Kenkyu Jpn J Phys Educ Health Sport Sci 43：245-259, 1998, doi：10.5432/jjpehss.KJ00003392099

35) 増淵まり子ほか：The relationship of daily and competitive stressor and competitive anxiety in university athletes. 国際経営・文化研究 Cross-Cult Bus Cult Stud 国際コミュニケーション学会誌 21：171-178, 2016

36) Gulliver A, et al：Mackinnon A, Batterham PJ, Stanimirovic R. The mental health of Australian elite athletes. J Sci Med Sport. 2015；18 (3)：255-261. doi：10.1016/j.jsams.2014.04.006

37) Gulliver A, et al：Barriers and facilitators to mental health help-seeking for young elite athletes：a qualitative study. BMC Psychiatry. 2012；12：157. doi：10.1186/1471-244X-12-157

38) Carfagno DG, et al：Overtraining syndrome in the athlete：current clinical practice. Curr Sports Med Rep 13：45-51, 2014, doi：10.1249/JSR.0000000000000027

39) 公益財団法人日本アンチドーピング機構：アンチ・ドーピングとは. Japan Anti-Doping Agency (JADA). https://www.playtruejapan.org/about/. (Accessed March 20, 2019)

▶参考文献

1) 米本恭三ほか：関節可動域表示ならびに測定法. リハビリテーション医学 32：207-217, 1995, doi：10.2490/jjrm1963.32.207

（細川由梨）

第 3 章

スポーツ現場での緊急対応

1 スポーツ時緊急時対応計画（AEAP）

1 スポーツ時緊急時対応計画（AEAP）とは

　一般にスポーツで発生する傷病では生命の危機に至るようなものは比較的少ない．しかし，生命をおびやかす重篤なスポーツ事故が少なからず発生している．重篤なスポーツ事故とは具体的には，3つのHで示される心停止（Heart），頭部外傷・脊髄損傷（Head spinal injury），労作性熱中症（Heat stroke）がある．それらが発生した場合でも，迅速で統制のとれた対応ができれば，転帰を良いものにできる．そのための方策としてスポーツ時の緊急時対応計画（athletic emergency action plan：AEAP）がある．AEAPとはスポーツフィールドで重篤な外傷や疾病が発生した場合を想定して，救急処置に関わる人・物・情報を整理し，迅速な対処を行うことをいう．AEAPの目標は，傷病者の状態を悪化させず，かつ迅速に傷病者を救急隊に引き継ぐことである．AEAPを綿密に計画し，リハーサルを行うことはアスレティックトレーナーの重要な役割である．

2 AEAP の内容

　いかなる運動施設においても AEAP を作成することが推奨されている[1, 2]．AEAP では本節第3〜10項に示す項目を満たす必要がある．AEAP の具体例を図3-1 に示した．

3 役割分担

　スポーツフィールドで傷病が発生した場合に，誰がどのような役割を担うのかを明らかにする．傷病者に直接，救急処置を実施する可能性がある人には，アスレティックトレーナー，医師，コーチ，フィジカルコーチ，顧問教諭，養護教諭，レフェリー，救急隊などが考えられる．さらに，学校職員やゲームコミッショナーなども傷病への対応に間接的に含まれる．AEAP における役割分担には，①傷病者に救急処置を行う人，②119 番通報をする人，③救急処置に必要な物品を取りに行く人，④到着した救急隊を誘導する人，⑤傷病者に付き添う人，⑥傷病者への対応について記録を残す人などがある．また，傷病者の家族に連絡をとる人や傷病者の所属機関に報告をする人なども事前に役割分担を決めておくと円滑な対処が可能となる．

4 連絡手段

　連絡手段の確保は，救命のみならずあらゆる事故へ対応するために重要である[3]．昨今は，携帯電話の普及により緊急時の連絡手段に苦労することは少なくなったが，遠征先など平時とは異なる環境でスポーツを行う際には，携帯電話の電波状況の確認が必要である．また，通常の練習時でも携帯電話が使用できないこともあ

るため，固定電話による連絡手段を確保し AEAP に記載することが望ましい．さらに，緊急時の連絡先として，119番や医療機関の情報に加えて保健室や守衛室など，傷病者への対応に関係する部署の連絡先も記載する．

救急車を要請した場合の伝達項目について記述する．

119番通報時のポイント
①自分の名前と連絡先
②所在地
③傷病者の人数，状態，年齢，性別
④ファーストエイドとして行った処置の内容
⑤その他，救急指令室から問われる情報

5 救急処置用の物品の確保

救急処置に使用する物品の保管場所を AEAP に記載する．スポーツ種目に共通する救急処置に必要な物品を購入し，メンテナンスを行うことは重要である．救急処置で使用される物品の例を示した（表3-1）．また，救急処置を実施する可能性がある人は，物品の使用方法のトレーニングを行い熟知する必要がある．

6 搬送手段

病院へ傷病者を搬送する方法には，救急車，自家用車，タクシーなどが考えられる．症状が緊急性を要する場合（意識レベルの低下，呼吸や循環の不全，意識障害など）には，救急車での搬送が必要である．119番通報をした場合に，救急車が約何分で当該施設に到着するかについて知っておくことは大切である．事前訓練において救急車の平均的な現場到着所要時間を把握しておく．運動施設が郊外にあり救急車到着までに時間がかかる場合には，救急処置用の物品を充実させるなど準備が必要である．また，傷病者を搬送する際に誰が付き添い，誰がフィールドに残るのか事前に計画する必要がある．フィールドでプレーを続ける選手たちの安全管理をおろそかにしてはならない．

7 運動施設の所在地

運動施設の所在地を住所とともに地図で示すことが推奨される．理由は119番通報時の正しい位置情報を提供できるからである．また，救急隊を施設内誘導するときの目印を表示する．また，同じ運動施設に複数の運動エリアがある場合には（プール，室内コート，グラウンドなど），運動エリアごとに救急要請時の進入経路をあらかじめ訓練しておく必要がある．傷病者の救急処置に関わる全ての関係者は，AEAP に示された運動施設の構造について理解しておく必要がある．

8 近隣医療機関の情報

当該運動施設の近隣にある医療機関の住所および連絡先を記載し，受診をスムースにするための関係構築を図る．また，自治体が提供する救急医療情報提供サービスの連絡先も記載しておくと便利である．さらに，大規模なマラソン大会や国際大会など一時的なスポーツイベントでは，近隣施設に事前に相談し，心疾患の際には××病院，頭部外傷では○○病院といったようにあらかじめ，発生外傷に応じた協力医療機関を確保しておく．

9 記録

傷病者への対応について記録を残す人が必要である．また，アスレティックトレーナー自身もどのような対応を傷病者に行ったか SOAP

○○大学総合体育館　Athletic Emergency Action Plan

〈ファーストレスポンダーの役割〉

1. 周囲の安全確認（2次災害と感染の防止）　人物❶

2. バイタルサインの確認とファーストエイドの実施　人物❶

3. 119番通報　人物❷
   a) 自分の名前と連絡先
   b) 所在地（○○大学総合体育館，××町東通り0000）
   c) 傷病者の人数，状態，年齢
   d) ファーストエイドとして行った処置の内容
   e) 救急指令室の指示があるまで電話を切らない

4. CPRとAEDの実施　人物❶と❸
   a) CPRの開始
   b) AEDを取りに行く（AEDは第1体育館出入口と正面玄関に設置）
   c) 頭頸部の用手固定

5. 救急隊の誘導　人物❷
   a) 救急隊と総合体育館外の銅像の前で会う
   b) 救急隊を傷病者の所に誘導

6. 大学守衛室への連絡　人物❹

7. 病院への付き添い　人物❺

8. 状況を時系列に記録　人物❻

〈連絡先〉
   1) 救急車　　　　　　　　　　　　　119
   2) △△病院（救急科あり）　　　　　00-000-000
   3) 救急医療情報サービス　　　　　　00-000-000
   4) ○○大学保健センター　　　　　　00-000-000
   5) ○○大学守衛室　　　　　　　　　00-000-000
   6) ○○大学体育館管理課　　　　　　00-000-000

〈救急処置用の物品〉
   1) AED　　　　　　　第1体育館出入口と正面玄関に設置
   2) 冷却用タブ　　　　更衣室横の倉庫に収納
   3) バックボード　　　西エレベーター2階フロアに設置

図 3-1　AEAP の事例

ノートなどの形式で記録を残すことが重要である．さらに，当該の事例を振り返り，事後報告書を作成することが必要である．それらの文書は傷病者への対応を適切に行った証明となるとともに今後の改善に向けた PDCA プロセスを構築する．

❿ AEAP 作成時のその他の検討事項

米国では高校スポーツの AEAP の有効性に関する評価基準が示されている[4]．その中からここまでの本文で触れることができなかった項目を一部改変して示す．

①アスレティックトレーナーは，医師，コーチ，フィジカルコーチ，顧問教諭，養護教諭，学校職員，近隣の消防署などの関係者と協力して AEAP を作成する．

② AEAP を選手の救護に関係する全ての人に配布する．試合の場合は，両チームのアスレティックトレーナーで事前にミーティングを開

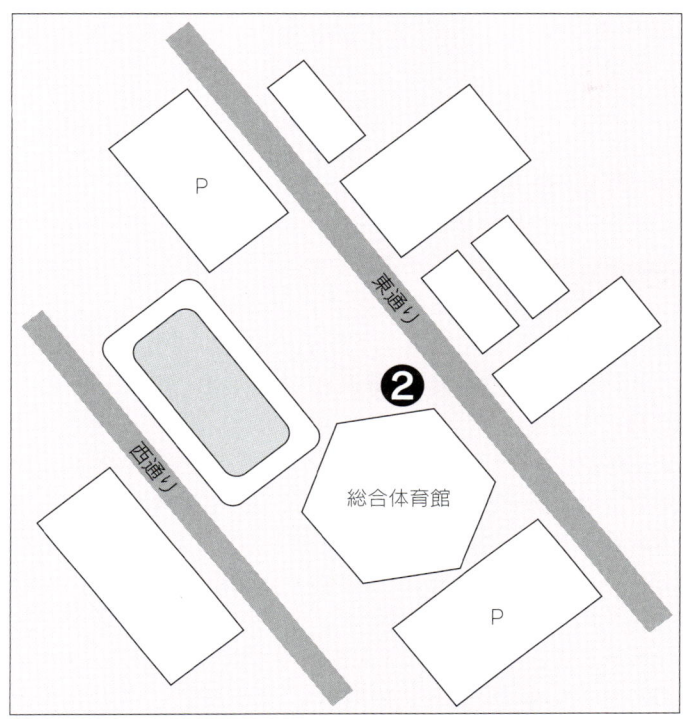

人物❷：銅像の前で救急隊を待つ，救急隊が到着したら
　　　　体育館内に誘導する

〈この場所の住所〉
××町東通り0000

き，AEAP を基にスポーツ事故発生時の対応を決めておく[5]．

③ AEAP は関係者とともに少なくとも1年に1度見直しを行う．

④全ての練習と試合においてアスレティックトレーナーまたは医療従事者が帯同し，救急処置を行う役割を担うことが理想である．そのことを AEAP 作成の際には検討する．

⑤コーチや顧問教諭においてもファーストエイドを含む1次救命処置に関する講習を受講する．

表 3-1　救急処置で使用される物品

バイタルサイン評価時に使う物品（血圧計，聴診器，パルスオキシメーター，ペンライト）
AED
ポケットマスク
頸椎カラー
バックボード
冷却用タブ
アドレナリン自己注射（エピペン®）
副子，スプリント
止血用品
保温シート
ヘルメットなどの防具を外す際に使う工具

（文献1より一部改変）

また，年に1度の AEAP の見直しに関する記録を残すことも大切である．具体的には，AEAP をリハーサルおよび改変した記録，救急処置用の物品をメンテナンスした記録，関係者が救急処置の知識と技能を更新した記録などである．

2 練習場・試合会場の安全管理

1 安全確保の4要因

スポーツの練習場や試合会場の安全を確保することはスポーツ事故を予防するために重要である．練習場や試合場の安全確保には，①施設の構造要因（穴，段差，突起物など），②施設・用具のメンテナンス要因（用具の劣化，固定状況など），③気温や湿度などの気象要因，④監視員や救護者などの人的要因が関係する．これらの要因の中で，②施設・用具のメンテナンス要因および④人的要因については，介入により変化させることができるが，①施設の構造要因と②気象要因については，簡単に変えられないことも多い．後者の要因があまりにも危険と判断される場合には，スポーツ活動を中止する決断も必要である．本節は，具体的なスポーツ事故防止の事例を紹介し，上記4要因に対する読者の理解を促すことを目的とする．

2 練習場・試合会場の安全管理の具体例

(1) 暑熱環境による事故の防止

労作性熱中症は，運動による体熱産生と周囲の環境温度による熱負荷が身体より放出される熱量を上回ったときに発生する．そのため，労作性熱中症は高温で多湿な環境にて運動をする場合に生じやすい．運動時の熱中症を予防する手段の1つとして，湿球黒球温度（WBGT）よる環境温度の測定がある．すでに WBGT 測定器は安価で出回っていることから各施設，各クラブに必ず1〜2個は用意をして定期的な環境温測定を行う．WBGT は気温（乾球温度），湿度（湿球温度）と輻射熱（黒球温度）および気流の影響も反映された，総合的に暑さを評価できる温熱指標である[6]．屋外の活動時に用いる計算式は，WBGT = 0.7（湿球温度）+ 0.2（黒球温度）+ 0.1（乾球温度）である．室内での活動の場合，WBGT = 0.7（湿球温度）+ 0.3（乾球温度）となる[6]．日本スポーツ協会は暑熱環境下での運動指針を発表している（表3-2）．運動時の熱中症事故は，WBGT が 21℃ 以下でも起きているが，25℃ 前後から増え始め，28℃ を超えると急激に増加すると報告されている[6]また，熱中症による救急搬送者数は7月・8月に多くなるが，WBGT が相対的に低い5月・6月・9月においても熱中症によって病院に搬送される事例が発生している[6,7]．その理由として，暑さに慣れていないことや急激な気温の上昇などが考えられている[6]．WBGT を基準とした運動指針を運用する際には，運動/休息比を適切なものとすること，休息時の日陰を用意すること，防具の着用の有無を判断すること，各地域の環境特性によって運動指針を調整することが必要となる．例えば，北日本で夏季の WBGT が日本全体のそれよりも低い地域においては，1ランク厳しい環境条件の運動指針を適用する．一方，西日本など夏季の WBGT が日本全体のそれよりも高い地域だからといって，運動指針を緩くできないことなども考慮する必要がある[8,9]．

表 3-2 熱中症予防運動指針

WBGT (℃)	湿球温度 (℃)	乾球温度 (℃)		
			運動は原則中止	WBGT31℃以上では，特別の場合以外は運動を中止する．特に子どもの場合には中止すべき
31	27	35	**厳重警戒（激しい運動は中止）**	WBGT28℃以上では，熱中症の危険性が高いので，激しい運動や持久走など体温が上昇しやすい運動は避ける．運動する場合には，頻繁に休息をとり水分・塩分の補給を行う．体力の低い人，暑さになれていない人は運動中止
28	24	31	**警戒（積極的に休息）**	WBGT25℃以上では，熱中症の危険性が増すので，積極的に休息をとり適宜，水分・塩分を補給する．激しい運動では，30分おきくらいに休息をとる
25	21	28	**注意（積極的に水分補給）**	WBGT21℃以上では，熱中症による死亡事故が発生する可能性がある．熱中症の兆候に注意するとともに，運動の合間に積極的に水分・塩分を補給する
21	18	24	**ほぼ安全（適宜水分補給）**	WBGT21℃未満では，通常は熱中症の危険は小さいが，適宜水分・塩分の補給は必要である．市民マラソンなどではこの条件でも熱中症が発生するので注意

1) 環境条件の評価には WBGT が望ましい
2) 乾球温度を用いる場合には，湿度に注意する．湿度が高ければ，1 ランク厳しい環境条件の運動指針を適用する
（文献 6 より引用）

(2) ゴールの転倒による事故の防止

　サッカーやハンドボールのゴールが転倒することによる児童・生徒の負傷事故が発生している[10]．サッカーゴールの転倒による負傷事故 29 件を分析した報告によれば，「ゴールへのぶら下がりや飛びつきによるゴールの転倒」が 8 件，「ネットやゴールの揺らしで生じたゴールの転倒」が 7 件，「原因が不明のゴールの転倒」が 2 件，「風によるゴールの転倒」が 12 件となっている[10]．これらの事故の多くは，ゴールの適切な固定と児童生徒への安全教育によって予防可能であると考えられる．山中によれば，サッカーゴールの転倒予防には，杭にてゴールを地面に固定すること（あるいは 100kg 以上の重り）が提唱されている[10]．スポーツ指導者は，児童・生徒がゴールに飛びついたり，ぶら下がったりしないよう指導し[10]，そのような行為を見かけた場合にはその都度注意する必要がある．

(3) 野球の打撃練習時の事故の防止

野球の打撃練習時には頭部，顔面へボールが当たる恐れがあることから，負傷事故に注意する必要がある．高校野球の負傷事故に関する報告によれば，頭部，顔面に打撃を受けた重大事故が平成12年から平成23年の12年間に38件発生している[11]．また打球の胸壁直撃による心臓振盪の発生は心停止の原因となる．胸壁保護プロテクターの使用は必須である．

初めに，打撃練習時の頭部，顔面の外傷の予防策として防球ネットの設置が挙げられる[11]．練習前に必ずネットの破れや破損がないかの確認を行うことが大切である．また，防球ネットの設置は2名以上で行い，適切に設置できているか相互確認を行う．防球ネットと投手との距離を近づけ過ぎず，適当な距離を工夫する．

次に，投手の投球方法を考慮するが大切である[11]．複数で打撃練習を行う際には，①投球は，他の投手と時間差をつけて行うこと（打球の行方を見られるようにするため），②捕手は投球の返球をしない，③投手用のボールはストック籠を用意し，そこから使用する．ストック籠は投げ手と反対側に置くことを徹底する．

3つ目は打撃投手用ヘッドギアと打者用ヘルメットの着用についての注意点である[11]．これらの防具の耐用年数の確認を行い，定められた使用方法を守って着用する．

4つ目は野手の守備に関する注意点である[11]．内野手が守備につく場合には，守備動作が終わってから次の打撃を行う．

5つ目は投球マシンの使用時の注意点である[11]．投球マシンの始動時の調整は必ず複数名で行い，打ち出される方向に人がいないか十分に確認する．マシンへのボールの補球者の安全を確保するために，マシンの補球者防護用ネットを設置する．それができない場合には捕手用ヘルメットとマスクを装着してボールを補球す

る．

6つ目は，ティ打撃時の注意事項である[11]．打球を受け止めるネットの破損がないか毎回確認を行う．ネットの位置や打ち出す方向が適切かどうか2名以上で確認を行う．隣の打者および送球者との距離を十分に取るようにする．送球者側についても防護ネット設置するようにする．

アスレティックトレーナーを含めたスポーツ指導者はこれらのことが行われているか，毎回自らで確認を行うことが重要である．

(4) プールでの事故の防止

プールにおける事故は，飛びこみによる頭部・頸椎損傷と溺水に大きく分かれる[12,13]．日本スポーツ振興センターが提供する災害共済給付事業のデータ108万8,587件（2014年度）を分析した報告によれば，プールでの負傷事故は1年間に240件発生していた[12]．日本スポーツ振興センターの保険金支払い件数は年間約100万件であり，プールでの年間の事故発生数もおおよそ上記の報告数と一致すると推測されていく[12]．プール施設の管理・運営の方法は，スポーツ活動が行われる他の運動施設の管理・運営においても参考にできるため，本項ではその方法を解説する．

プール施設の管理・運営については国が指針を公表している[14]．プールの設置管理者は，①管理体制の整備，②プールにおける事故予防，③プール使用期間前後の点検，④日常の点検および監視，⑤緊急時への対応，⑥監視員などの教育・訓練，および⑦利用者への情報提供が強く要請されている．本項では①～④について解説するが，詳細および⑤～⑦については当該資料[14]を参考にされたい．

①管理体制の整備

プールの設置管理者の体制として，管理責任

者，衛生管理者，監視員および救護員という役割分担が必要であり，プールでの飛びこみ予防や溺水の早期発見に努めることが重要である．

②プールにおける事故予防

プールでの負傷事故の中でも頻度の多い溺水と飛び込み事故に特化した対策を紹介する．溺水事故の予防策として，監視体制の強化（人の目による監視のみならずテクノロジーを用いた監視）や監視員，救護員，水泳指導者の監視技能向上および救急処置についての教育介入が提案されている[12]．飛び込み事故の予防策には，深いプール（3m以上）の確保，専門指導者による段階的・個別的指導，飛び込みという行為自体が内在する危険についての啓蒙が提案されている[14]．いずれの予防策に関してもその効果検証が今後必要とされている[12]．

③プール使用期間前後の点検

プールの使用期間前には，清掃とともに点検チェックシートを用いた施設の点検・整備を行う必要がある．特に排（環）水口については，水を抜いた状態で，蓋などが正常な位置に堅固に固定されていることを確認する．それらを固定するためのネジ，ボルトなどに腐食，変形，欠落，ゆるみなどがないこと，配管の取り付け口に吸い込み防止金具などが取り付けられていることなどを確認する．もし異常が発見された場合は直ちに設置管理者に報告するとともに，プール使用期間前に修理を施す必要がある．使用期間終了後においても，排（環）水口の蓋などやそれらを固定しているネジ，ボルトなどに異常がないことを確認し，次の使用に備えることが推奨されている．通年使用するプールに関しては，1年に1回以上，水を抜いた状態で施設の点検を確実に行うが必要がある．点検チェックシートは，3年以上保管する．

④日常の点検および監視

毎日のプール利用前後および利用中の定時ご

とに，目視，触診および打診によって点検を行うことが強く要請されている．具体的には，排（環）水口の蓋などがネジ，ボルトなどで正常な位置に堅固に固定されていることを点検する．また，点検チェックシートを作成し，気温（室温），水温，利用者数，水質検査結果（プール水の残留塩素濃度など），施設の安全点検結果などを管理日誌に毎日記載する．点検チェックシートは，3年以上保管する必要がある．また，監視員，救護員を適切に配置し，監視や利用指導および緊急時の対応に努める必要がある．監視員，救護員は，プール内で起こる事故の原因や防止策，事故が発生した場合の対応方法などについて十分な知識をもって業務を行う．

(5) 運動施設のサーフェイスの問題による事故の防止

運動施設のサーフェイスに生じた穴や突起物によるケガが発生している[15]．確認すべき項目として，穴や鋭利な突起物の有無，ガラスなどの破片の有無，植物の枝の運動施設への突出状況，スプリンクラーやホースの収納状態，床の濡れの状態（室内コート）などが挙げられる[16]．その場で対処できる場合には必要な措置を講ずる．施設の修繕に時間を要する場合には，当面の運動を中止する判断も必要である．

(6) 落雷による事故の防止

日本スポーツ振興センターの資料によれば，平成17年〜平成29年の13年間で学校での運動中に3件の落雷被害が報告されている[17]．その内，2件は死亡，1件は下肢切断という帰結に至っている．また，落雷被害は多人数に及ぶ可能性もあるため，それを未然に防ぐことは重要である．落雷被害を防ぐ手段として，①落雷を想定した緊急時対応計画を作成すること，②気象情報を把握すること，③落雷から避難でき

る施設を確保すること，④落雷から避難できない場所を理解すること，⑤運動の中止と再開の基準を理解すること，⑥大規模競技大会における落雷対策の計画を作成すること，⑦1次救命処置を関係者が身につけること，⑧落雷についての注意喚起，が推奨されている[18]．本節では②〜⑤について解説するが，詳細については各種資料[18〜20]を参考にされたい．

②気象情報の把握

アスレティックトレーナーはスポーツ活動が行われる地点の気象情報を詳細に把握する必要がある．気象庁や民間の気象予報会社が発表する警報や注意報などの情報の把握に努める．具体的には，ウェブサイト，スマートフォンアプリ，天気予報電話サービス，テレビなどにて気象情報は入手できる．

③落雷から避難できる施設の確保

校舎，ビル，家屋など生活や仕事で使用する建物は落雷被害から身を守ることができる．建物内で待機する際の注意点として，扉や窓を完全に閉じること，家電製品，電話，水道管（シャワー）には触れないようにすることなどが挙げられる[19]．また，扉や窓を完全に閉じた車内も落雷被害を避けることができる．

④落雷から避難できない場所

四方が密閉されていない雨よけの屋根，倉庫，テント，野球のダグアウト，木，ポール，室内プールなどでは落雷被害を避けることはできない

⑤運動の中止と再開の基準

ⓐ運動中あるいは運動開始前に雷鳴が聞こえた場合には，雷雲が近づいているか確認をする．すぐに運動を中止する．

ⓑ雷雲が10 km圏内に近づいている，あるいは稲光が目撃された場合には，すぐに落雷から避難できる施設内に移動する．

ⓒ全員が落雷から避難できる施設内に移動するための時間を考慮した落雷安全計画を策定することが必要である．

ⓓスポーツ活動の再開は，最後の稲光を目撃した，あるいは雷鳴を聞いてから少なくとも30分以降に行う．

3 関係者との協力

ここまでの具体例でみてきたように，練習場と試合会場の安全管理については，アスレティックトレーナー自身で対処できることと，施設の管理面などアスレティックトレーナーのみでは対処しきれないことが存在する．そのため，アスレティックトレーナーは競技者，コーチ，エキップメント担当者，救護スタッフ，施設管理者などと協力し，スポーツ活動が行われる場の安全確保に努めることが大切である．

3 用具・防具の準備と点検

1 用具・防具の管理担当者

スポーツでは用具や防具が使用される．プロスポーツや一部の大学スポーツでは，エキップメントマネージャー（用具係）という用具・防具の管理に関する専任の担当者が配置されてい

る．アスレティックトレーナーはエキップメントマネージャーと協力し，競技者が安全にプレーできるよう用具・防具の点検，管理を行う必要がある．また，このような専任担当者がいない場合には，アスレティックトレーナーが用具や防具の安全性を点検する役割を担うことも

ある．そこで，本節では特に防具のフィッティングで注意するべき項目を紹介する．各スポーツで使用される防具を表 3-3 にまとめた.

2 防具の具体例とフィッティング

(1) ショルダーパッド[24]

アメリカンフットボールのショルダーパッドを事例にフィッティングの項目を紹介する．競技者は身体の大きさに合ったショルダーパッドを着用する必要がある．具体的には，肩甲骨が覆われているか，三角筋が覆われているか，肩鎖関節が覆われているか，胸骨が覆われているか，ストラップを締めたときに緩みがないか，あるいは締め付けが過剰でないかなどを評価する．また，金具やプラスチックの劣化がないかについてもチェックする.

(2) ヘルメット[24, 25]

アメリカンフットボールのヘルメットを事例にフィッティングの項目を紹介する．まず，頭部周径囲を計測（眉毛より1横指上の高さをメジャーにて計測）する．計測結果を基にヘルメットのサイズを選択する．ヘルメットを装着し，ヘルメットの前方端が眉毛よりも1〜2横指上の高さにくるようにする．次に，必要であればインナーパッドに空気を注入し，頭部全体にヘルメットがしっかりとフィットするようにする．後頭部全体がヘルメットにて覆われているか，イヤーホールが耳の直上に来ているかを確認する．また，フェイスマスクを上下，左右に動かして滑りがないか確認する．さらに，ヘルメットを真上から押したときに競技者が頭頂部に圧力を感じることを確認する．額に圧力を感じる場合はフィッティングが適切ではないことを表す．インナーパッドの空気圧は定期的に点検する必要がある．また，金具やプラスチックの劣

化がないかについてもチェックを行う.

(3) マウスガード

マウスガードは市販の物や歯科医によって作成される物などさまざまな種類がある．マウスガードの着用によって歯の外傷，口腔内の外傷，顔面の外傷の発生率が低下すると考えられている[23]．しかし，スポーツフィールドでは劣化したマウスガードを使用している競技者や不適切な装着方法でマウスガードを使用する競技者が散見される．アスレティックトレーナーは外傷予防の観点から競技者に対して適切なマウスガードの装着を教育する役割を担う.

(4) アイガード

ヘルメットを装着しない競技では眼の外傷が発生することがあるが，アイガードは眼の外傷予防に効果的である[23]．そのため，以下の種目の競技者にはアイガードの装着が推奨される．バドミントン，バスケットボール，野球/ソフトボール，ラクロス，陸上ホッケー，テニス，サッカー，バレーボール，水球，ゴルフなど.

(5) シンガード

シンガードの装着により脛の打撲，骨折，挫傷の発生率が低下すると考えられている[23]．シン（脛）ガードを装着することが定められている競技種目においては，各競技団体が定める規則に則ったシンガードを使用することが大切である.

3 用具・防具に関するルールの把握

用具・防具の使用の際には各競技団体が定める規則に則ったものを使用する必要がある．また，競技規則は年齢，性別，地域などで異なることもあるためアスレティックトレーナーは担

表 3-3	スポーツで使用される防具
種目	**一般的に使用される防具**
野球 / ソフトボール [21]	1. バッター用ヘルメット 2. キャッチャー用の防具 2-1. ヘルメット 2-2. フェイスマスク 2-3. スロート (喉) ガード 2-4. チェスト (胸) プロテクター 2-5. シン (脛, 膝, 足) ガード
ラグビー [22]	1. マウスガード 2. ヘッドギア 3. ショルダーパッド 4. 胸パッド 5. シン (脛) ガード
アメリカンフットボール [21]	1. ヘルメット 2. フェイスマスク, チン (顎) ストラップ 3. ニーパッド 4. ショルダーパッド 5. ヒップパッド 6. 大腿部パッド 7. マウスピース
アイスホッケー [21, 23]	1. チン (顎) ストラップ付のヘルメット 2. マウスピース 3. フェイスマスク 4. グローブ 5. 首とのどのプロテクター 6. シン (脛) パッド 7. ゴールキーパー用の防具 7-1. チェストパッド 7-2. 膝のプロテクター
陸上ホッケー [21]	1. マウスガード 2. ゴールキーパーの防具 2-1. フルフェイスプロテクター付のヘルメット 2-2. ゴールキーパー用グローブ 2-3. ボディプロテクター 2-4. スロート (喉) プロテクター 2-5. レッグガード 2-6. キッカー (足部ガード) 2-7. エルボーパッド 3. ペナルティーコーナー時の守備側の防具 3-1. フェイスプロテクター 3-2. 保護グローブ
男子ラクロス [21]	1. フェイスマスク, チン (顎) パッド, チンストラップ付のヘルメット 2. マウスピース 3. 保護グローブ 4. ショルダーパッド 5. ゴールキーパー用の防具 5-1. スロート (喉) プロテクター 5-2. チェストプロテクター
女子ラクロス [21]	1. マウスピース 2. アイ (眼) ガード 3. ゴールキーパー用の防具 3-1. フェイスマスク付のヘルメット 3-2. スロート (喉) プロテクター 3-3. チェストプロテクター
フェンシング [21]	1. マスク 2. グローブ 3. ジャケット 4. アンダープラストロン (胸部と上腕の保護) 5. 胸部のプロテクター

表3-4	健常成人におけるバイタルサインの参考値		
	標準的な値	運動時の値	緊急性がある値
呼吸	12〜20/分[28]	25〜30/分[27]	<12/分 または >20/分[29]（運動後5分以降）
脈拍	60〜100拍/分[28]	150〜180拍/分	0拍/分 または ≧100拍/分[28]（運動後30分以降）
血圧	収縮期： 90〜140 mmHg[28] 拡張期： 60〜90 mmHg[28]	収縮期： 150〜180 mmHg[30] 拡張期： 70〜80 mmHg[30]	収縮期： ≦90 mmHg[31] または ≧200 mmHg で重症以上と判断[38]
体温 （直腸）	36.5〜37.5℃[32]	38〜39℃[33]	≧40.5℃[34] または ≦35℃[35]
血中酸素 飽和度 (SpO_2)	95〜100%[28]	90〜95%[36]	≦90%[29]
意識レベル	Japan Coma Scale (JCS) 0 Glasgow Coma Scale (GCS) 15	JCS 0 GCS 15	JCS100 以上で重症以上と判断[38] GCS[37] 14〜15 軽症頭部外傷 9〜13 中等症頭部外傷 3〜8 重症頭部外傷

当する競技スポーツの競技規則を十分に把握する必要がある．さらに，防具を使用する競技種目においては，その防具の着脱方法，フィッティング方法，メンテナンス方法などを知る必要がある．

4 スポーツ事故の評価―初期評価（1次評価）と全身観察（2次評価）―

1 スポーツ事故の評価とは

アスレティックトレーナーが行うスポーツ事故の評価は，初期評価と全身観察に分類される[26]．初期評価とは生命の徴候（バイタルサイン）を評価することであり，全身観察とは初期評価において緊急性を要する状態ではないと判断された際に行う全身の観察である．

アスレティックトレーナーにとってバイタルサインの標準的な値，運動時の値，緊急性があると判断される値についての理解は重要である（表3-4）．

2 スポーツフィールドにおけるスポーツ事故の評価手順

(1) 初期評価（1次評価）[26]

Step 1：周囲の安全確認

周囲を観察し，傷病者を安全に評価し救急処置を実施できる状況かを判断する．必要があれば練習や試合を中断する．また，感染防止のため手袋を着用する．

Step 2：大出血などの確認

傷病者に近づきながら全身をすばやく観察し，大出血，失禁，明らかな変形などがないかを確認する．

Step 3：意識レベルの確認と救急車の要請

傷病者に呼びかけを行い（呼びかけに反応しない場合，痛み刺激を行って），意識レベルを確認する．緊急性がある場合には救急車を要請する．

Step 4：呼吸と循環の確認

胸腹部の動きの観察と呼吸の早さ，深さで呼吸の迅速評価を行う．また，同時に頸動脈，橈骨動脈などを触知し脈拍の評価を行う．これらの評価は6～10秒以内で行う．さらに顔面および衣服に覆われていない四肢の皮膚の色調を評価する．また，手の甲にて傷病者の皮膚に触れその温度を評価する．

Step 5：1次救命処置

普段どおりの呼吸ではない，または脈拍を触知できない場合には，1次救命処置を実施する（詳細は本章第6節1次救命処置を参照）．また，大出血がある場合には止血を行う．普段どおりの呼吸が観察され，脈拍が触知できた場合には以下の評価手順に進む．

Step 6：頸椎の運動制限[27]

第2の救助者により徒手にて頭部を把持し頸椎の運動制限（用手による固定）を行う．頭部が正中位にない場合，傷病者の痛みおよび頸椎の引っ掛かり感がないことを確認しながら正中位に戻した後，頸椎の運動制限を続ける．頭部を正中位に戻している最中に傷病者の痛みが増加する，傷病者が不安感を訴える，神経症状が誘発される，筋スパズムが誘発される，救助者が頸椎の引っ掛かりを感じるなどの場合には，それ以上は手技を継続せず，症状や徴候が誘発される直前の状態で頸椎の運動制限を行う．

Step 7：気道確保

ここまでの評価を基に気道確保が必要か判断する．気道確保が必要な場合には頭部後屈顎先挙上法かjaw thrust法にて気道確保を行う．頸椎損傷が疑われる場合にはjaw thrust法を採用し，その他の場合には頭部後屈顎先挙上法にて気道確保する．

Step 8：フィールド外への移送の判断

救急車の到着をその場で待つかあるいは傷病者をフィールド外へ搬送するかの判断を行う．使用できる資機材や救助者の技能，経験，人数などを総合して判断する．脊椎損傷が疑われる傷病者をフィールド外へ搬送する場合には，バックボードなどを用いて脊椎運動制限を行う（詳細は本章第7節を参照）．

(2) 全身観察（2次評価）[26]

Step 9：問診

本人の意識があれば傷病者からスポーツ外傷が発生した際の状況や症状および既往歴などを聴取する．意識がなければ次のStepに進む．聴取すべき情報は，日本語の頭文字をとってGUMBAといわれる[39]．

G：原因（スポーツ外傷の受傷メカニズム）

U：訴え（症状）

M：飯（飲食したもの，摂取した薬剤）

B：病気（既往歴）

A：アレルギー

Step 10：全身観察

頭からつま先まで解剖学的異常を確認する．観察の際には，変形，腫脹，出血，痛みの有無に注意する．

①頭頸部

口，鼻，耳，首を視診する．口，鼻，耳から体液の漏出の有無を観察する．また頭部の打撲，出血などは用手的に確認する．

②頸部

変形，腫脹，局在する圧痛の有無を評価する．気管が正中位にあるか観察する．頸動脈怒張や皮下気腫などの有無を確認する．棘突起の局在する圧痛は頸椎骨折を疑わせる徴候である．また，頸椎骨折では神経学的所見や首の可動域の低下が観察されることがある．頸椎骨折の疑いがある場合には用手固定を行う．

③胸部

変形，腫脹，圧痛の有無を用手的に評価する．奇異呼吸（吸気時に支持性を失った肋骨が陥凹し，呼気時には突出する）や呼吸機能の低下の有無を評価する．

④腹部

臍を中心として腹部を4つのパートに分け（右上，右下，左上，左下）触診する．圧痛，腹部の緊張，反跳痛を評価する．

⑤骨盤体

骨盤上前腸骨棘を左右内側にしぼるように，圧迫し痛みの有無を確認する．それに先立ち恥骨結合を圧迫し骨折の有無を確認する．

⑥下肢

変形，腫脹，出血，圧痛の有無ならびに神経学的所見を評価する．

⑦上肢

変形，腫脹，出血，圧痛の有無ならびに神経学的所見を評価する．

⑧背部

傷病者を側臥位にし，背面の評価を行う．評価項目は前面の評価に順ずる．

Step 11：脳神経の評価

全身観察の後，詳細観察を行う．詳細観察はバイタルサインの再評価と脳神経症状の確認がある．

主に顔面の機能を司る脳神経12対の評価を行う（表3-5）．また，四肢の感覚と動きにて神経障害を評価する．具体的には，救助者が傷病者の四肢に触れ，受傷者がどのように感じるかを尋ねることで感覚神経の障害を評価する．手指の屈伸，肘の屈伸，足関節の底背屈，膝の屈伸などにて運動神経の障害を評価する．これらの評価を実施する際に頭頸部を動かさないように注意が必要である．

Step 12：バイタルサインの再評価

バイタルサイン（呼吸，脈拍，血圧，血中酸素飽和度，体温，意識レベル）を再評価する．

Step 13：搬送の判断

当該傷病者について救急搬送が必要か判断する．救急搬送を行わないとした場合でも，傷病者には帰宅後に必ず医療機関を受診するよう指導する．

3 緊急性の判断

フィールドでのスポーツ事故の評価において，そのスポーツ事故が緊急性のあるものか否かの判断が重要である．傷病者の生命を脅かすあるいは後遺症を残すようなスポーツ事故であると判断された場合には，救命の連鎖[40]をいち早く始動させることが重要である．

表 3-5 脳神経の名称と機能

Ⅰ 嗅神経 (第 1 脳神経)	においの情報を大脳半球の嗅球に伝える神経	知覚神経
Ⅱ 視神経 (第 2 脳神経)	網膜に写った像や明るさ，色彩の情報を外側膝状体に伝える	知覚神経
Ⅲ 動眼神経 (第 3 脳神経)	眼球運動に関わる筋を支配する．瞳孔や毛様体筋収縮を支配する副交感神経を含むので，機能的には混在神経である	運動神経
Ⅳ 滑車神経 (第 4 脳神経)	眼球運動に関わる骨格筋のうち，上斜筋を支配する	運動神経
Ⅴ 三叉神経 (第 5 脳神経)	脳神経のうち最も太い．顔面の知覚情報を脳に伝える．また，咀嚼を行う筋肉を支配する	混合神経
Ⅵ 外転神経 (第 6 脳神経)	眼球を外側に向ける外側直筋を支配する	運動神経
Ⅶ 顔面神経 (第 7 脳神経)	顔面の表情筋を支配する運動神経と，舌の味覚や涙腺，顎下腺，舌下腺の分泌を調節する副交感神経を含む	混合神経
Ⅷ 内耳神経 (第 8 脳神経)	聴覚や平衡感覚の情報を中枢に送る．前庭神経と蝸牛神経からなる．メニエール病は前庭神経の異常による	知覚神経
Ⅸ 舌咽神経 (第 9 脳神経)	舌の味覚を伝える知覚神経と嚥下に関する咽頭筋を支配する運動神経と舌咽神経，耳下腺分泌調整を行う副交感神経を含む	混合神経
Ⅹ 迷走神経 (第 10 脳神経)	脳神経の中で最も支配領域が広い．外耳道，咽頭，喉頭の知覚情報を伝え，また運動を支配する．また頸部，胸部，腹部臓器に分布する副交感神経を含む	混合神経
Ⅺ 副神経 (第 11 脳神経)	頸部にある胸鎖乳突筋と僧帽筋を支配する	運動神経
Ⅻ 舌下神経 (第 12 脳神経)	舌の運動を支配する	運動神経

（文献 41 より引用）

5 救急搬送後の医療施設での検査と確定診断

1 頭部の外傷

　投擲物の衝突など頭蓋骨骨折を伴う重症の頭部外傷では心肺蘇生を行って搬送し，医療施設では救急手術を念頭に脳損傷の状態を把握する画像検査（急を要するので多くは CT）を行う．

　脳振盪よりも重症の頭蓋内出血などが疑われる場合，神経学的所見のチェックに加えて，多くは CT（あるいは MRI）により頭蓋内病変の有無を検査する．最も発生しやすいと考えられる硬膜下出血では，ほとんどで意識障害が受傷直後から続くが，頭蓋骨骨折に伴う硬膜外出血では意識清明期がみられるので注意が必要である．一過性の健忘があっても CT で異常所見がない場合には脳振盪として安静で経過観察を行うことになる．

　なお，頭部外傷が原因でない意識消失では脳動脈瘤の破裂や脳動静脈奇形などによる出血が

原因となりやすく，同様の頭蓋内出血に対する検査を行う．

2 脊柱の外傷

ラグビーやアメリカンフットボールなどにみられる頸椎外傷（脱臼骨折，頸髄損傷）では，麻痺が明らかであれば単純 X 線撮影だけでなく CT や MRI により頸髄の状態を確認する．頸椎の配列に異常や，骨折による椎体の変形があれば頸椎脱臼骨折の診断となり，CT や MRI により頸髄の圧迫や損傷がみられれば頸髄損傷の診断となる．一過性四肢麻痺では，搬送後に明らかな X 線像の異常を認めないことがあるが，環軸間不安定症の場合は機能撮影（前屈位，後屈位）を加えることで不安定性が証明されることがある．また，軸椎歯突起の骨折は開口位前後像や CT で明らかになることもある．その他，頸部脊柱管狭窄症は単純 X 線側面像で脊柱管前後径を計測することで診断される（CT でも可）．

背部や腰部への外力により下肢麻痺を生じての救急搬送では，胸椎や腰椎の脱臼骨折を疑い，単純 X 線に加えて CT か MRI を撮影する．頸部と同様に，脊椎の配列異常や骨折の有無，脊髄の圧迫所見により確定診断に至る．

3 運動器の外傷（骨折，脱臼など）

四肢の外傷では，多くは単純 X 線検査により患部の骨の形態や位置を確認することで確定診断が得られる．骨盤外傷では，単純 X 線像で判定が難しく，CT を用いることがある．骨盤外傷（脱臼骨折）では骨盤内臓器や血管の損傷を合併することがあり，骨盤内出血の有無を確認するための検査（血管造影）が行われることがある．膝関節脱臼においても，靱帯損傷だ

けでなく膝窩動脈損傷が合併しやすいので末梢での動脈拍動のチェックや血管造影が行われる．肩関節脱臼では，手術の要否を決めるために，救急時には行われないが，MRI により関節唇の損傷評価が行われる．

4 顔面の外傷

眼球への外力による損傷では，結膜や角膜など表層部は肉眼での判断が可能であるが，網膜損傷（網膜裂孔，網膜剥離）が疑われる場合は眼底鏡検査が，眼窩底骨折が疑われる場合には CT 検査が行われる．鼻部への外力による変形がみられる場合には鼻骨骨折が疑われ，単純 X 線に加えて CT 検査が行われ，転位の程度を評価する．

口腔・歯牙外傷で変形が疑われる場合には，上顎骨，下顎骨の骨折に関する評価が行われる．単純 X 線撮影および必要に応じて CT も行われる．上顎・下顎骨の骨折では咬合への影響があれば，転位のない状態にするために手術を行う．

5 胸部，腹部の外傷

肋骨骨折など胸郭の外傷では，単純 X 線により転位の有無や程度を評価するが，肋骨の骨折端が肺を損傷することによる血胸・気胸では X 線に加えて動脈血酸素飽和度のチェックも必要となる．

腹部外傷により腹痛やショック状態を呈する場合，腹腔内臓器の損傷や出血が疑われる．血液検査により必要であれば輸血の準備を行い，呼吸・循環の確保をしながら出血源を明らかにするため，腹部超音波検査と造影剤を用いた CT 検査を行う．特に後者は短時間で有用な情報が得られるため，非常に重要である．

心停止に遭遇した際は AED の使用を含む蘇生を行いながら救急搬送する. その後の治療は PCPS という人工心肺装置を用いたり脳低温療法が行われる. 心臓振盪とよばれる前胸部の強打による心停止では, 適切に AED を使用することで心拍が早期に再開し, 医療施設では正確な心電図や心臓カテーテル検査, 心臓超音波などにより心臓機能の状態を把握する. 頭部や頸部の外傷による心停止では原因部位の検査が必要となり, 本節 1. 頭部の外傷, 2. 脊柱の外傷の項を参照されたい.

7 熱中症

確定診断は異常な体温上昇の把握によるが, 重症度の診断は体温や意識障害の程度による. 多くは救急搬送前に熱中症が想定されていると思われる. 医療施設では, 大量の発汗による電解質異常や横紋筋融解症の合併リスクを想定し, 血液検査, 尿検査を行う. 体温, 特に深部体温は搬送時にも測定していると考えられるが, 搬送後も経過を追って測定する.

8 喘息, アナフィラキシーショック

喘息発作では呼吸困難を伴い救急搬送されることがほとんどであり, 既往があり診断がついている場合も少なくない. パルスオキシメーターによる動脈血酸素飽和度（SpO_2）は搬送中に測定されることが多い. 呼吸困難となる疾患の胸部レントゲンによる鑑別, 呼吸機能検査や気管の過敏性を調べる検査, アレルギーの原因の特定などはある程度落ち着いてから実施される.

アナフィラキシーショックでは, 血圧低下や意識障害を伴うので, まずその管理として必要な血圧, SpO_2 などの検査を行う（搬送中も）. 原因の特定はショック状態を脱してから, 問診などを含めて行う.

6 1 次救命処置

1 スポーツでの心臓突然死

心臓突然死（sudden cardiac death：SCD）は, スポーツで発生する死亡原因の第 1 位である[42, 43]. SCD とは, スポーツ参加中あるいはスポーツ参加後 1 時間以内の心臓由来の死亡と定義される[42, 44]. 米国の疫学データによれば, 大学生競技選手の SCD の発生率は 1 件／43,000〜83,000 人とされる[45]. また, 男子大学生バスケットボール選手の SCD の発生率は, 1 件／9,000 人であり, その他の競技選手と比較して高い[45]. さらにその中でも, 黒人大学生バスケットボール選手の SCD の発生率（1 件／5,200 人）が突出して高くなっている[45]. 米国の高校生競技選手の SCD 発生率は 0.13 件／10 万人・年と報告されている[46]. わが国においては, 学校管理下（体育活動外も含む）における児童生徒の SCD についてのデータが公表されている. それによれば, 学校管理下における SCD の発生率は（0.1 件／10 万人／年）である[46]. 各疫学調査の結果は異なる単位で報告されているため, データを解釈する際には注意が必要である.

潜在的な心臓疾患を有する人が高強度のスポーツ活動を行うと致死性不整脈が引き起こされることがある. 心臓疾患は大まかに, 心筋症, 冠動脈疾患, マルファン症候群/大動脈解離な

どの器質性疾患と long QT 症候群，WPW 症候群，心臓振盪などの不整脈および心電図異常所見に分類される[46]．これらの原因疾患が背景となって致死性の不整脈が生じる．その機序については他の資料を参照されたい[42, 47]．

若年者のスポーツ活動で発生する心停止（sudden cardiac arrest：SCA）では，除細動が可能な致死性不整脈であることが多い[42]．具体的には，心室細動（ventricular fibrillation：VF）と著しい頻拍を呈する心室頻拍（rapid ventricular tachycardia：rapid VT）とよばれる致死性不整脈である[42]．VF や rapid VT が生じると心筋が正しく収縮せず，血液を全身に供給することができなくなる．VF や rapid VT の発生から除細動までの経過時間が 1 分遅れるごとに生存率が 7〜10 ％ずつ低下するとの試算もあり[4]，SCA の傷病者に対しては速やかな 1 次救命処置が必要である．1 次救命処置とは，119 番通報，心肺蘇生法（cardio pulmonary resuscitation：CPR），AED の使用のことを指す．本節では SCA を想定し，1 次救命処置の手順を解説する[48〜50]．なお，1 次救命処置についての国際ガイドラインは 5 年に 1 度更新されるため，アスレティックトレーナーは最新のガイドラインを常に把握する必要がある．

2 SCA の疑いがある選手に対する救急処置の手順

Step 1：傷病者の発見

SCA が発生した傷病者は突然，地面に崩れ落ちることが多い．スポーツフィールドでの SCA の場面を検証した報告によれば，まず傷病者は手を膝に置いたお辞儀姿勢を取り，次に膝を地面につけた態勢となり，最終的に腹ばいに倒れ込むというパターンを取ることが多かった[51]．このようなパターンを知ることは，アス

レティックトレーナーが SCA の発生を疑うのに有益である．

Step 2：周囲の安全確認（本章第 4 節 Step 1 に同じ）

周囲を観察し，傷病者を安全に評価し救急処置を実施できる状況かを判断する．必要があれば練習や試合を中断する．また，感染防止のため手袋を着用する．

Step 3：大出血などの確認（本章第 4 節 Step 2 に同じ）

傷病者に近づきながら全身をすばやく観察し，大出血，失禁，明らかな変形などがないかを確認する．

Step 4：意識レベル（反応）の確認

傷病者の意識レベル（反応）の確認を行う．傷病者の肩を叩きながら，「大丈夫ですか？」と尋ねる．

Step 5：協力者の要請

傷病者の意識（反応）がなければ，周囲の人に救助の協力を求める．AEAP が用意されている場合には，そこに記載されている手順を実行する（本章第 1 節を参照）．

Step 6：119 番通報と AED の依頼

協力者に 119 番通報と AED を持ってくるように依頼する．協力者がいない場合，救助者自身が 119 番通報し，AED が近くにあれば取りに行く．

Step 7：呼吸と循環の確認

胸腹部の動きの観察と呼吸の評価を行う．正常な呼吸がない場合には直ちに CPR を開始する．また，熟練していれば同時に頸動脈，橈骨動脈などを触知し脈拍の評価を行う．これらの評価は 6〜10 秒以内に行う．呼吸および循環が確認できなければ，Step 8 に進む．死戦期呼吸（しゃくりあげるような呼吸）を誤って呼吸と判断しないことは重要である．さらに，脈（循環）の確認に自信がもてない救助者は呼吸の観

察に自信がもてない場合には直ちに Step 8 に進むことが大切である.

Step 8：胸骨圧迫

呼吸をしていない（または死戦期呼吸のみ）および脈拍を触知できない場合には，直ちに胸骨圧迫を開始する．傷病者の胸骨の下半分に救助者の手掌基部を置き，垂直に胸骨を圧迫する．胸骨圧迫のテンポは 100〜120 回/分である．胸骨圧迫の深さは，5cm 以上で 6cm を超えないようにする．また，傷病者の胸部にもたれかかることは避け，圧迫を行うたびに胸郭が元の高さに戻るようにリコイルに努める．胸骨圧迫の中断時間を最小限にする．このような胸骨圧迫を 1 分間 110〜120 回を目安に行う.

Step 9：気道確保・人工呼吸

頭部後屈顎先挙上法または Jaw thrust 法にて気道確保を行う．Jaw thrust 法は頭部後屈顎先挙上法にて気道確保できない場合あるいは頸椎損傷が疑われる場合に使用する．頭部後屈顎先挙上法では，救助者の手を傷病者の額に置き，もう一方の手の第2，3指を下顎の先端に当てる．その状態から頭部を後屈し，下顎を前方に移動させる.

ポケットマスクを傷病者の鼻と口を覆うように密着する．淵から空気が漏れないようにポケットマスクを密着させることが重要である．頭部後屈顎先挙上法を行い，息を 2 回吹き込む．息の吹き込みは約 1 秒かけて傷病者の胸が上がるのが分かる程度の量を行う.

2 回の人口呼吸終了後直ちに胸骨圧迫を再開する．複数の救助者と協力して胸骨圧迫 30 回と人工呼吸 2 回を繰り返す.

Step 10：AED の使用

AED が到着したらまず電源を入れる．次に，電極パッドを図に示されたとおりに傷病者に貼る（コネクターを本体に接続する）．AED は自動的に傷病者の心電図の解析を始めるので，救助者は傷病者に触れてはならない．AED から除細動のメッセージが出たら，救助者は他の救助者が傷病者に触れていないことを確認して，除細動ボタンを押す．除細動後あるいは AED がショックの必要がないと判断した場合には，直ちに胸骨圧迫 30 回と人工呼吸 2 回を繰り返す．約 2 分後に AED が心電図の解析を再び始める．CPR を中止してよいのは，①傷病者が嫌がって，動き出す，うめき声を出す，見るからに普段どおりの呼吸が現れたとき，②医師または救急隊に傷病者を引き継ぐことができたとき，③救助者に疲労や危険が迫り，心肺蘇生を続けることが困難になったときである[52].

Step 11：救急隊への引継ぎ

救急隊が到着したら，傷病者を救急隊に引き継ぐ．救急隊には傷病者について知り得る情報を伝える．具体的には，SCA 発生時の状況・時間，1 次救命処置の内容（特に AED の使用回数や CPR 着手の時間は予後予測に重要である‼），傷病者の既往歴・アレルギーの情報，傷病者が飲食したものなどである.

1 次救命処置の手順を図 3-2 に示した.

3 救命の連鎖

SCD を防ぐためには，躊躇せず胸骨圧迫を行うこと，また，絶え間なく質の高い CPR を続けることが重要である[53]．救命の連鎖を実施するにはアスレティックトレーナーまたはコーチが SCA を早期に発見→119 番通報→1 次救命処置→救急隊へ傷病者を引き継ぐ→救急隊は傷病者を医療機関に搬送→医療機関では重症管理室にて傷病者の治療を平時からトレーニングしておくことが重要である（図 3-3）．救命の連鎖がつながることで傷病者が救命され，社会復帰を果たす確率が高まる.

本節では若年競技選手の SCA を想定して 1

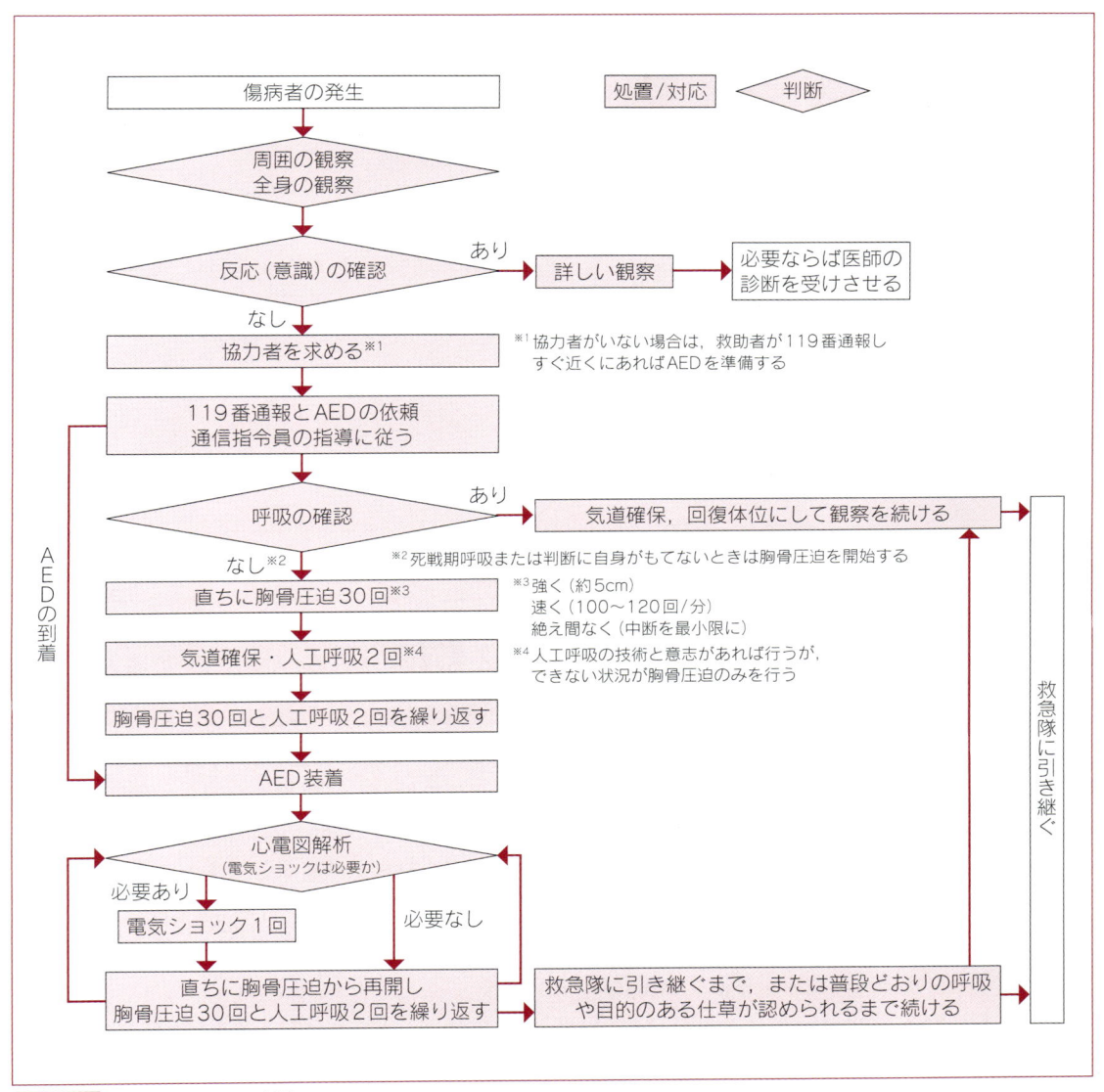

図 3-2 1次救命処置の手順

（文献 58 を引用）

次救命処置の手順を述べてきたが，壮年期，老年期の運動愛好家においても発生確率は高いので，SCA が疑われた場合も1次救命処置の手順は同じである．壮年者や老年者が運動を行う場合においては，事前の健康診断と運動のリスクについての教育が必要である[54]．

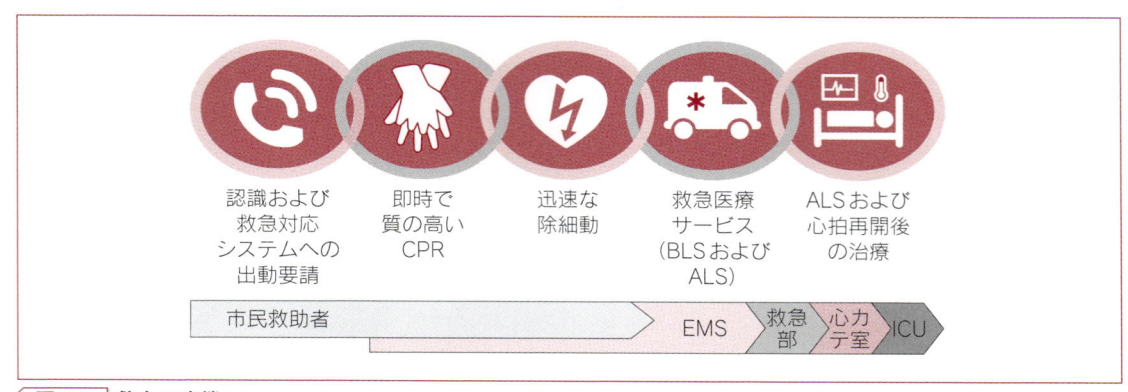

図 3-3 救命の連鎖

（文献 53 より引用）

7　脊椎損傷の疑いがある選手の搬送方法

1　脊椎の保護と搬送

　脊椎損傷の疑いがある選手に救急処置を行う際には，脊椎をなるべく中間位に保つこと，脊椎運動を制限することが重要である[55]．また，そのような選手をフィールド外に搬送する場合，バックボードなどにより全身固定をして搬送する（図 3-4）．本節では，脊椎損傷の疑いがある選手をバックボードで搬送する手順を述べる[55,56]．バックボードの使用を考慮する場合は以下のとおりである[57]．

①鈍的外傷や意識障害がある場合
②脊椎の痛みや圧痛がある場合
③神経障害（感覚障害や運動機能の低下）がある場合
④脊椎に変形がある場合
⑤高エネルギーの外傷である場合

2　脊椎損傷の疑いがある選手に対する救急処置の手順

Step 1：周囲の安全確認（4 節 Step 1 に同じ）

　周囲を観察し，傷病者を安全に評価し救急処置を実施できる状況かを判断する．必要があれば練習や試合を中断する．また，感染防止のため手袋を着用する．

Step 2：大出血などの確認（4 節 Step 2 に同じ）

　傷病者に近づきながら全身をすばやく観察し，大出血，失禁，明らかな変形などがないかを確認する．

Step 3：意識レベルの確認（4 節 Step 3 に同じ）

　傷病者に呼びかけを行い（呼びかけに反応しない場合，痛み刺激をして），意識レベルを確認する．緊急性がある場合には救急車を要請する．

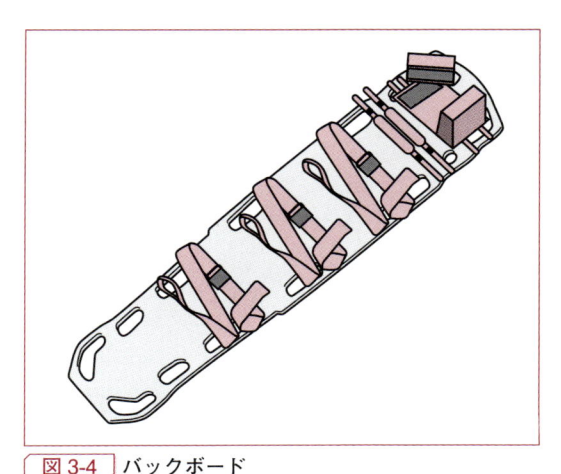

図 3-4　バックボード

（文献 60 より引用）

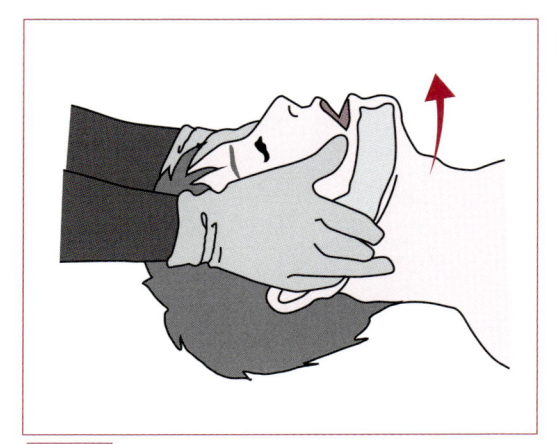

図 3-5　下顎挙上法

（文献 62 より引用）

Step 4：呼吸と循環の確認（4 節 Step 4 に同じ）

　胸腹部の動きの観察と呼吸の早さ，深さで短時間に呼吸の評価を行う．また，同時に頸動脈，橈骨動脈などを触知し脈拍の評価を行う．これらの評価は 10 秒以内に行う．

Step 5：頸椎の運動制限（4 節 Step6 に同じ）

　第 2 の救助者によって用手にて両手で頭部を固定し頸椎の運動制限（用手固定）を行う．頭部が正中位にない場合，傷病者の痛みおよび頸椎の引っかかり感がないことを確認しながら正中位に戻した後，頸椎の運動制限を続ける．頭部を正中位に戻している最中に傷病者の痛みが増加する場合にはそれ以上の整復を行わない．傷病者が不安感を訴える，神経症状が誘発される，筋スパズムが誘発される，救助者が頸椎の引っかかりを感じるなどの場合には，それ以上は手技を継続せず，症状や徴候が誘発される直前の状態で頸椎の運動制限を行う．

Step 6：気道確保

　頸椎損傷が疑われ，かつ気道確保が必要な場合は，下顎挙上法による気道確保を行う（図3-5）．

Step 7：全身の観察

　頭部から頸部，胸部，腹部，骨盤の外傷がないかを視診・触診などを用いてざっと観察する．特に痛みを訴えることがなければ次の Step に移る．

Step 8：神経学的評価

　四肢の感覚と動きにて神経障害を評価する．救助者が傷病者の四肢に触れ，受傷者がどのように感じるかを尋ねることで感覚神経の障害を評価する．具体的には手足の離握手や知覚の異常がないかでグー・チョキ・パーできるかで確認する．これらの評価を実施する際に頭頸部を動かさないように注意がする．

Step 9：頸椎カラーの装着[59]

　頸椎カラーは全身の観察中に第 3 の救助者によって①〜③の手順で実施する．

①傷病者の首の長さを測る．傷病者の頭部を中間位に支持，固定し，首の付け根（首と肩の境界）から顎先（頸椎カラーの上に乗ると思われる所）までの長さを指の横幅で測る（図3-6）．

②頸椎カラーの高さを決める．硬いプラスチックシェル部分に指を当て，先ほどの横幅に高さを合わせる（図3-6）．

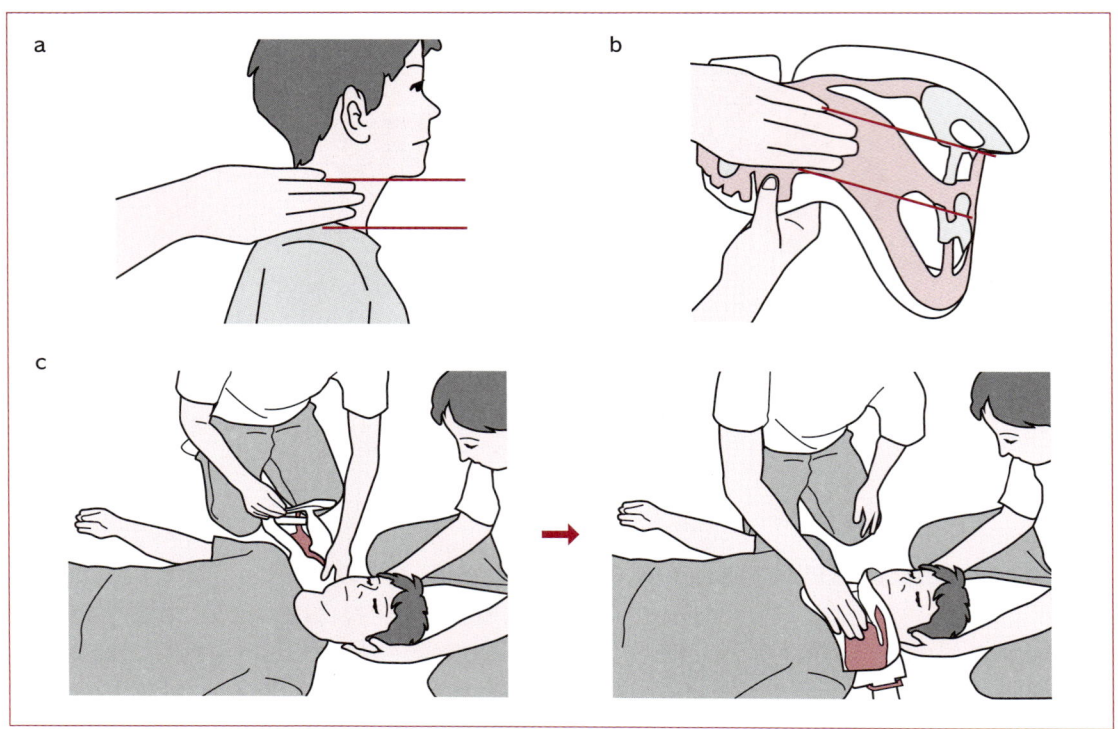

図 3-6　頸椎カラーの装着方法

a：首の付け根から顎先までの長さは 3 横指となっている
b：頸椎カラーの高さを 3 横指分の高さとする
c：傷病者への頸椎カラーの装着方法

③頸椎カラーの装着．2 名の救助者で行う．頭部保持者は傷病者の頸椎を中間位で保持する．もう 1 名の救助者が頸椎カラーを緩みがないように装着する（図 3-6）．頸椎カラー装着後も全身がバックボードに完全に固定されるまで徒手での頭部保持を継続する．

Step 10：搬送方法の判断

救急車の到着をその場で待つかあるいは傷病者を自らでフィールド外へ搬送するかの判断を行う．使用できる資機材や救助者の技能，経験，人数などを総合して判断する．

Step 11：バックボード上への移動

脊椎損傷が疑われる傷病者をフィールド外へ搬送する際には，バックボードを用いる．傷病者が仰臥位の場合，ログリフト（6-plus-person）法を用いてバックボード上への移動を行う（図 3-7）[61]．以下，ログリフト法の手順を説明する．

①頭部保持者を 1 名，傷病者の両側にリフト者を各 3 名，バックボードの操作者を 1 名とし，救助者は配置につく．

②頭部保持者の指示で，リフト者は傷病者を平らに保って，地面より 15 cm 程度挙上する．バックボードの操作者は傷病者の足側よりバックボードを滑り込ませる．

③頭部保持者の指示で，リフト者は傷病者を平らに保って，バックボードの上に降ろす．

④ストラップを用いて傷病者をバックボードに固定する．固定は骨盤，下肢，肩，頭部の順番

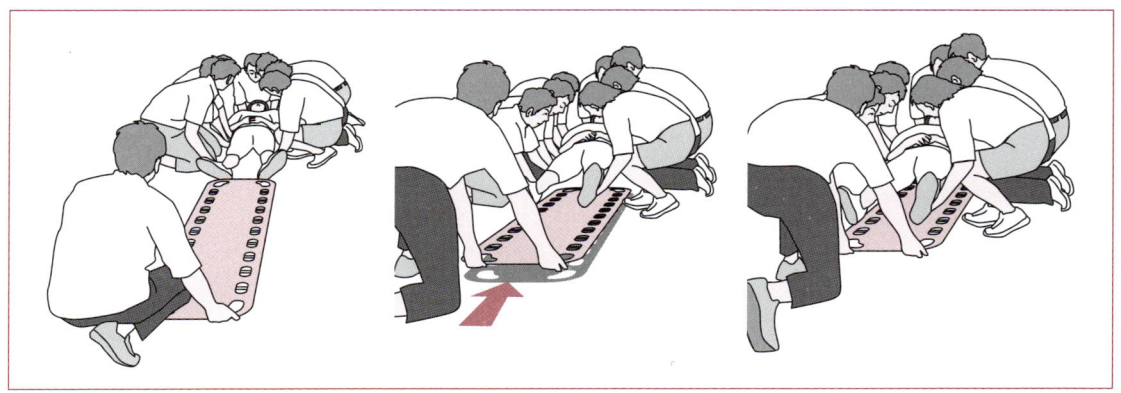

図 3-7 ログリフト（6-plus-person）法

（文献 61 より引用）

に行う.

⑤ヘッドイモビライザーを用いて頭部をバックボードに固定する. 頭部保持者は, 作業が終わるまで頭部の用手固定を継続する.

　傷病者が伏臥位の場合, ログロール法を用いる[61].

Step 12：フィールド外への搬送

　頭部保持者の指示にて傷病者の挙上, 移動, 降下を行う. また, 移動の際には傷病者の足側を進行方向とする.

Step 13：防具の取り外し

　脊椎損傷の疑いがある選手の防具（アメリカンフットボール, アイスホッケー, ラクロスなど）を取り外すか否かを判断する. 判断の基準は, ①1次救命処置が必要な状況において, 気道確保, 胸骨圧迫, AED の使用を阻害する場合は, 防具を取り外す, ②脊椎の中間位を保持できないまたは脊椎運動を制限することができない場合は, 防具を取り外す, である[55]. アメリカンフットボールおよびアイスホッケーのヘルメットとショルダーパッドは, 傷病者が仰臥位の場合, 頸椎が中間位で保持されるように設計されている[55]. そのため, 気道確保の際にはフェイスマスクのみを外し, ヘルメットとショ

ルダーパッドは装着したままとすることが推奨されている[61]. これらのスポーツにおいて防具を外す場合には, ヘルメットとショルダーパッドの両方を外す必要がある. 一方, ラクロスのヘルメットとショルダーパッドは仰臥位で頸椎を中間位に保持できないことが知られている[55]. しかし, このことが実際に脊柱管のスペースにどれだけ影響を与えるかは分かっておらず, 防具を外すべきか否かの結論は出ていない[55]. いずれのスポーツにおいても防具の取り外しを安全に行うためには, その技術に習熟した人が複数名必要である. したがって, 防具を使用するスポーツをサポートするアスレティックトレーナーは, 日頃から防具の取り外しについて訓練する必要がある.

Step 14：医療機関への搬送

　フィールド外でバイタルサインの評価, 神経学的評価, 整形外科的評価を行い, 受診する医療機関とそこへの搬送方法を決定する.

3 搬送手段の選択

　脊椎損傷の疑いがある選手をフィールド外へ搬送する機材にはバックボード以外にも, ス

表3-6	労作性熱中症のリスク要因
外的要因	**内的要因**
・気温，日射放射，湿度 ・ユニフォームや用具・防具 ・チームメイト，コーチ，親などからのプレッシャー ・不適切な運動 – 休息比 ・コーチ，選手，メディカルスタッフにおける労作性熱中症への認識不足 ・労作性熱中症に対する緊急時対応計画の欠如 ・運動前，運動中および休憩時における水分摂取の制限 ・労作性熱射病（重症の熱中症）の症状や徴候を見過ごすこと	・高強度の運動 ・睡眠不足 ・不適切な暑熱順化 ・高いボディマスインデックス（BMI） ・発熱（体調不良） ・皮膚疾患（日焼け，あせもなど） ・初期症状を報告することに対する各選手の態度 ・治療薬（利尿薬，降圧薬，抗ヒスタミン薬，注意欠陥多動性障害［ADHD］治療薬など）

（文献65より一部改変）

クープストレッチャーやバキュームスプリントなどがある．アスレティックトレーナーはそれぞれのフィールドで使用する機材に精通する必要がある．また，近隣の消防署と連携し，脊椎損傷の疑いがある選手を搬送する場合の手順を事前に確認することが推奨される[63]．AEAPの確認時に使用する用具，傷病者の挙上方法などについて練習を行い，関係者が共通理解をもつことが大切である．

8 労作性熱中症

1 労作性熱中症とは

労作性熱中症は，心停止，頭部外傷とともにスポーツにおける死亡および重度の障害に至る主要な傷病である[64,65]．そのため，労作性熱中症の予防と救急処置を理解することはアスレティックトレーナーにとって重要である．スポーツフィールドにおいては，労作性熱中症を労作性熱射病，熱疲労，熱失神，熱痙攣（ただし2015年の全米アスレティックトレーナー協会［NATA］の定義では熱痙攣という名称は廃止し，運動誘発性筋痙攣と称した）に分類することが一般的である[66,67]．また，労作性熱中症の病型には含まれないが，暑熱環境下での長時間の運動では低ナトリウム血症や低血糖症など

が発生することもあるので注意が必要である[66,67]．

2 予防

労作性熱中症は予防できる疾病である．そのために労作性熱中症のリスク要因についての理解が重要である．労作性熱中症のリスク要因は外的要因と内的要因に分類される[65]（**表3-6**）．これらのリスク要因を管理するために，NATAの position statement では以下の項目を実施することが推奨されている[67]．

①シーズン開始前のメディカルチェックにて労作性熱中症の既往歴とリスク要因を把握すること．

②7〜14日かけて暑熱順化を行うこと．暑熱順化の期間には，運動強度や運動時間を漸進的に増加させる．また用具・防具の使用についても段階的に行う（暑熱順化の手順については文献67，68を参照）．

③感染症（上気道炎や胃腸障害），発熱，皮膚の発疹，その他の疾病がある選手は運動に参加しない．

④運動で失われた水分と塩分を適切に補給する．水分補給量の目安は，運動による体重減少が2％を超えないようにすることである．

⑤暑熱による身体への影響は蓄積されるため，睡眠および食事は重要である．競技選手は涼しい室内で少なくとも7時間の睡眠を取ることが推奨される．また栄養バランスの良い食事を摂取すること，適切な水分補給を運動前，運動中，運動後に行うことが大切である．

⑥湿球黒球温度（WBGT）にて環境温度を測定し，それを用いて運動/休息比の変更や練習および試合日程の変更を決定する．

⑦休息時には選手が日陰で休め，身体を冷却でき，水分補給をできる環境と時間を整えるべきである．（WBGTを用いた練習や試合スケジュールの変更基準については文献66，69を参照）

3 労作性熱中症の発見

スポーツフィールドにおける労作性熱中症の中でも労作性熱射病（重度の熱中症）の症状や徴候を認知することは極めて重要である．なぜならば，労作性熱射病では体温調節機能が破綻し，過度に体温が上昇（40℃以上）して脳機能に異常を来した状態だからである[65〜67]．その状態を放置すると，肝臓，腎臓，肺，心臓などにも高体温の影響がおよび多臓器不全を起こして死に至る危険がある[65〜67]．そのため，労作性熱射病が疑われる場合には，速やかに救急車を要請し，搬送前から冷却処置を開始する必要がある[66,69]．

労作性熱射病の診断基準として，中枢神経症状[65,67,68,70]，直腸温が40.5℃以上[65,67,68]，肝・腎機能障害[70]，血液凝固異常[70]が挙げられる．しかし，わが国のスポーツフィールドにおいてこれらの診断基準を用いて労作性熱射病を判断することは極めて困難である．したがって，アスレティックトレーナーは労作性熱射病が疑われる症状や徴候を発見し，適切に判断した後，冷却処置を実行する必要がある．労作性熱射病が疑われる症状や徴候を**表3-7**に示す．

4 救急処置

労作性熱射病の救急処置においては，速やかに救急車を要請し，急速に身体を冷却することが重要である[65〜67,71]．高体温の継続時間と生存率との間には負の相関関係が報告されており，労作性熱射病発生後30分以内に直腸温を39℃まで低下させることが目標である[65,67]．急速に身体を冷却する方法として氷水浸漬（CWI）が推奨されている[65〜67,71]．CWIとは2〜15℃の冷水に選手の全身を浸す冷却方法である（**図3-8**）．CWI中には，傷病者の上肢をタオルなどで支持し溺水を防ぐ．さらに，傷病者の身体に冷却された水が常に触れるよう手で水を循環させる．冷却中止は直腸温（39℃）にて判断することが理想である．直腸温が計測できない場合には，10〜15分の冷却時間[67]あるいは意識障害の回復状況にて冷却を中止する．身体の冷却速度はさまざまな要因（体格，水温，冷却開始前の深部体温など）によって変化するため，これらの判断基準は目安と考え，冷却後には医療機関を受診することが重要である．CWIの効果については市民レースでの救命率が報告されており，そこでは274名の労作性熱射病の患

表 3-7	労作性熱射病が疑われる症状や徴候 [65, 66, 70]

意識障害（意識消失，応答が鈍いなど）
めまい
虚脱
混乱
合理性のない言動
ヒステリー
攻撃性
見当識障害
痙攣
熱く濡れた皮膚
脱水
頻脈
血圧低下
過換気
嘔吐
下痢
自己飲水できない
自己飲水後も症状の改善がない

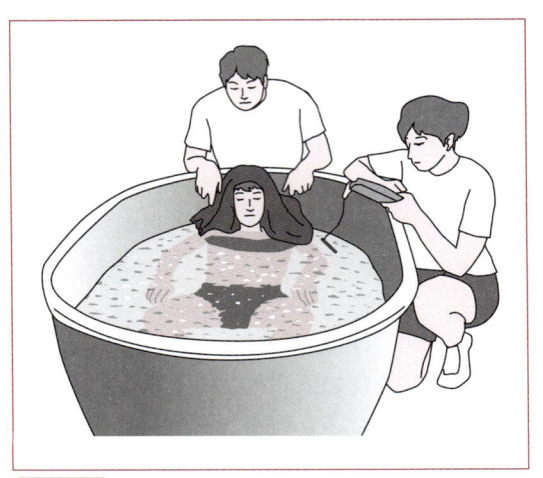

図 3-8 氷水浸漬
（文献 65 より引用）

者全員が救命された[72]．CWI をするためのタブが使用できない場合の代替手段として，タープの中に氷水を入れ全身を冷却する方法[73]，冷却した濡れタオルを体幹および四肢に被せ次々に濡れタオルを交換する方法[65, 67] などが推奨されている．したがって，労作性熱射病の救急処置の際には，腋窩部，鼠径部，頸部にアイスパックを当てる冷却効率の低い冷却方法よりも，冷却効率の高い CWI や濡れタオルを交換する方法などを用いて冷却することが望ましい（図 3-9）[74]．

5 氷水浸漬に対する誤解

CWI が労作性熱射病の救急処置において最も効果的な方法であるとの報告が多数あるが[65, 67, 72, 74]，冷水に全身を浸漬することに関する誤解が未だに存在する．例えば，急速な冷却は末梢血管を収縮させ皮膚への熱の移動を阻害する，あるいはシバリングを誘発し体熱産生を促すことで冷却効率を低下させるなどの意見である[65]．このような誤解は，平常体温の対象者に対して CWI を行った研究より生じていると考えられる[65]．労作性熱射病に罹患した者の CWI への生理学的反応は別物と考えるべきである．身体活動による高体温あるいは労作性熱射病に罹患した者を対象とした CWI の研究においては，冷却効率および生存率について顕著な効果が観察されている[72, 74〜77]．

9 RICES 処置

1 RICES 処置とは

打撲や捻挫が起こると，身体の組織には，1次的外傷性損傷と 2 次的外傷性損傷とよばれる損傷が生じる[78]．1 次的外傷性損傷とは，外力によって筋，結合組織，神経，血管などが破壊

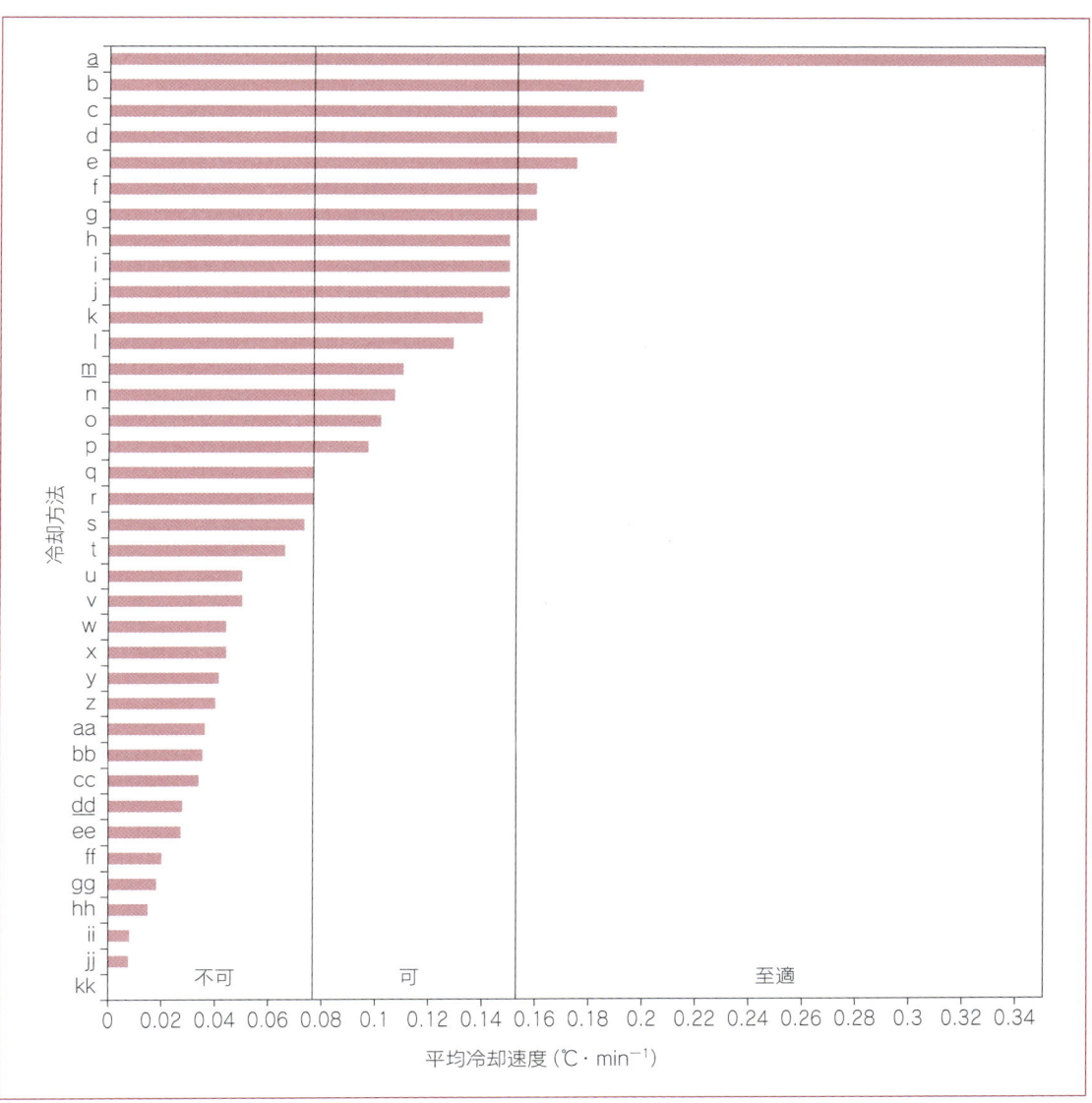

図 3-9 冷却方法の違いによる冷却速度の違い

a：氷水浸漬，水温 2℃，b：氷水浸漬，水温 1〜3℃，c：氷水浸漬，水温 20℃，d：氷水浸漬，水温 8℃，e：ミスト（水温情報なし），f：氷水浸漬，水温 14.03℃，g：氷水浸漬，水温 5.15℃，h：水を浴びせることと扇風機を併用，i：冷水浸漬（水温情報なし），j：冷水浸漬，水温 14℃，k：水を浴びせることとアイスマッサージを併用，l：冷水浸漬，7℃，m：冷たい濡れタオル，n：輸液と氷嚢を大きな動脈に当てることを併用，o：強力な送風機（ヘリコプターダウンドラフト）と霧状の水を併用，p：輸液と冷たい濡れタオルを併用，q：輸液，r：ミスト，圧縮空気，扇風機を併用，s：ミストと扇風機を併用，t：椅子座位での休憩，室温 21.1℃，u：3分間ミストと扇風機を併用，v：冷却された輸液と水を浴びせることを併用，w：水を浴びせる方法，x：冷水浸漬，水温 14.4℃，y：輸液とハロペリドールを併用，z：扇風機と圧縮空気を併用，aa：氷嚢を大きな動脈に当てること，水を浴びせること，扇風機を併用，bb：水を浴びせることと扇風機を併用，cc：氷嚢で全身を覆う方法，dd：氷嚢を大きな動脈に当てる方法，ee：ストレッチャーでの臥床，ff：扇風機による送風のみ，gg：胃洗浄，hh：輸液とパラセタモールを併用，ii：氷を直接胸部に乗せる方法，jj：冷却ブランケット，kk：冷却ブランケット

（文献 74 より引用）

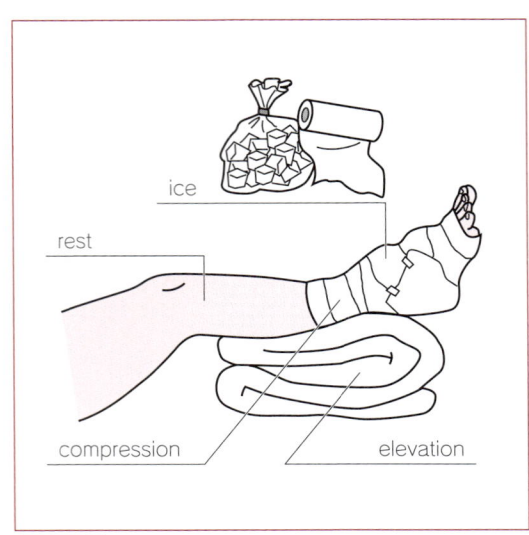

図 3-10 RICE 処置

（文献 81 より引用）

されることを表す．2 次的外傷性損傷とは，傷ついた細胞から放出される酵素や酸素供給量の低下により正常な周囲の細胞が損傷を受けることである．炎症反応（痛み，腫脹，発赤，発熱，機能不全）とは，外傷によって生じたこれらの細胞の変化が表出したものである．RICES 処置（rest：安静，ice：冷却，compression：圧迫，elevation：挙上，stabilization：固定）は，過剰な炎症反応をコントロールする際に有効である．

冷却は，2 次的外傷性損傷の予防と痛みの抑制に効果がある．外傷を直接受けた周囲の細胞は，代謝が変化し酸素が不足するため 2 次的低酸素症が引き起こされる[79]．冷却は細胞の代謝を低下させ，酸素の必要量を減少させる．そのため，正常な周囲細胞が保存され 2 次的低酸素症は減じられる．2 次的低酸素症を抑制することで，損傷を受ける細胞の総量が低下し浮腫の量も少なくなる．痛みの軽減に対しても冷却の効果が認められている．痛みを軽減する冷却の効果を説明する理論には，痛覚の閾値上昇，対立刺激，痛覚線維の神経伝達の低下などがある[80]．冷却時間の目安は 20〜45 分とされ，90 分程度のインターバルを取り冷却を繰り返す[81]．炎症症状が強い受傷後 48 時間が冷却を繰り返す基準である[82]．

圧迫は腫脹の形成を抑制し，毛細血管への体液の再吸収を促すため腫脹を減少させる効果があるとされる[79]．

挙上も腫脹の形成を抑制する効果がある．四肢を挙上することで，その遠位部の毛細血管の静水圧（毛細血管から水分を押し出す力）が低下し，腫脹の発生を遅延させる[79]．

損傷した組織を更なる悪化から守るためには運動量の減少（安静）が必要である．さらに，副子やブレースで患部を固定，支持することで患肢周囲の筋をリラックスさせることができる[79]．このことは痛み-スパズムサイクルを低下させる．

2 RICES 処置の手順

身体を冷却する方法はさまざまあるが，ここではスポーツフィールドで最も用いられるアイスパックを使った冷却と RICES 処置の手順について説明する（**図 3-10**）．

①製氷機の氷あるいは 1 度水に通した氷（家庭用冷蔵庫で氷を作った場合）を使用する．氷点下の氷（指に張り付く氷）は凍傷を引き起こす危険があるので使用しない[81]．

②氷をビニール袋に入れる．

③氷を平らにし，ビニール袋の中の空気を口を使って吸い出す．

④ビニール袋の口を結ぶ．

⑤患部に直接アイスパックを当て，身体の形状に合うようにアイスパックを整える．

⑥弾性包帯でアイスパックを固定する．

⑦患部を心臓より 15〜25 cm 高い位置に挙上す

る.

⑧副子やブレースを用いて患部を固定する.

⑨20〜45分アイシングを継続する. その後アイスパックをはずし, 弾性包帯を再び巻いて挙上を継続する.

⑩90分程度のインターバルを取り, 再び⑨を行う.

⑪就寝中も弾性包帯での圧迫は継続する.

3 RICES 実施上の注意点

冷却を適用してはならない人について述べる. 冷却によってアレルギー反応や循環障害を招く可能性のある人に対してはアイスパックによる冷却を適用してはならない. 具体的には寒冷蕁麻疹やレイノー現象とよばれる症状である[81]. また, 肘関節や腓骨頭付近など神経が表層付近にある部位への冷却は神経障害を起こす可能性があるため注意する必要がある[81].

本節では RICES 処置の理論的背景について述べてきたが, スポーツ外傷に対する RICES 処置の実際の効果については未だ結論が得られていない. 足関節捻挫に対する RICES 処置の効果をまとめたシステマティックレビューによれば, 先行研究ではその効果について一定の見解が得られておらず, さらなる研究が必要であると結論付けている[83]. また, 必要以上に長期の安静(rest)は結合組織の修復に対して負の効果をもたらす可能性も指摘されている[84]. 最適な負荷を受傷した組織(靱帯)にかけることは, 組織の形態と強度の回復を促す[84]. 実際, 足関節捻挫に対して早期の荷重と可動域訓練を行ったりハビリテーションは, 長期間の固定を行ったりハビリテーションよりも早期に競技復帰が可能であり, 足関節の機能評価においても優れていた[84]. つまり, 各選手のスポーツ外傷の状況に合わせた対処が重要であり, 医師とアスレティックトレーナーとの協力が受傷した選手のより安全で効率的な競技復帰に不可欠である.

10 皮膚の外傷の処置

1 創傷の種類

皮膚損傷において, 皮膚表面に開放性の損傷があるものを創傷という[86]. 創傷はその形状と受傷機転により擦過創, 裂創, 剝皮創, 切創, 刺創, 割創と分類される[87]. また, 水疱・まめ, 日焼け, 凍傷とよばれる皮膚のトラブルはスポーツフィールドで見受けられる[86,88].

擦過創とは, 摩擦などの外力によって皮膚表層が削り取られた創のことである[89]. 傷そのものはそれほど深くなく真皮までに留まることが多い[89] (図3-11). 傷の表面は不整でそこに付着した細菌は除去しにくく, 化膿することもある[86]. スポーツでは, グラウンドやコートでの転倒の場面で発生することが多い.

裂創とは, 皮膚に強い牽引力や圧迫が加わり, 皮膚表層が引き裂かれた創のことである[89]. 皮下組織まで及ぶような組織欠損は生じない[89].

剝皮創とは, 交通事故などで, 表皮, 真皮および皮下組織が, 回転するタイヤなど, 強い牽引力によって筋組織から引き剝がされて生じる創のことである[87]. 皮膚および皮下組織の遅発性壊死が生じることもある[89].

切創とは, 包丁, ナイフなどの鋭利な刃物などで皮膚が分断状に損傷された創のことである[89]. 損傷は皮下組織に及ぶ.

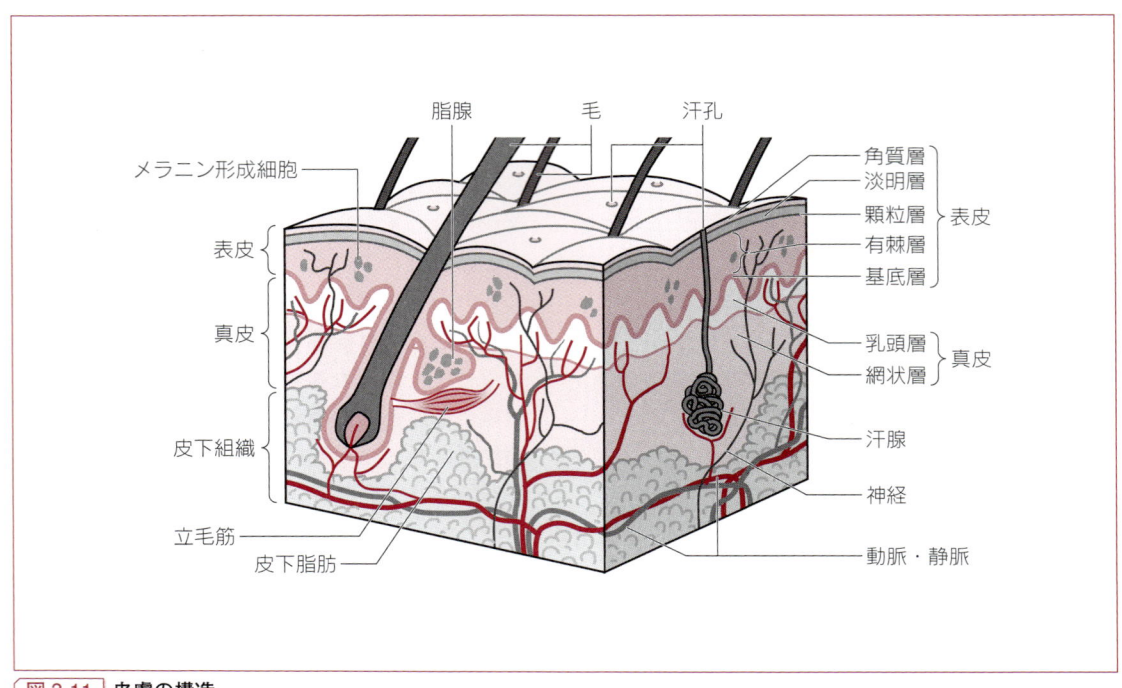

図 3-11　皮膚の構造

（文献 85 より引用）

　刺創とは，刃物，釘や木片などで刺された創のことである[89]．創口が小さいにも関わらず深部組織まで損傷が及ぶことが特徴である．外見から創内部の状況を判断することが難しく，内臓組織や血管，神経の損傷に注意が必要である[86]．細菌感染の危険性があるため医療機関での処置が必要な場合がある[86]．物体が刺さった状態であれば，抜かずに固定し，直ちに医療機関に搬送する．傷口に汚染がある場合は，生理食塩水または水道水で洗浄後，滅菌ガーゼなどで被覆する[86]．

　割創とは，打撃などによる強い衝撃が皮膚に加わった際に生じる分断された創のことである[89]．スポーツでは頭部，顔面へ強い衝撃が加わった際に発生しやすい．多量の出血を伴うことも多いためアスレティックトレーナーには冷静な対処が求められる．打撃や衝突による損傷

が皮下にある骨や筋にも及んでいる可能性も考慮した処置が必要である[86]．

　水疱・まめとは，皮膚に対して短時間に繰り返し摩擦が加わり，組織液が表皮中または表皮下に溜まった状態である[90]．スポーツでは足部の水疱（いわゆる靴ずれ）が最も発生しやすい．

　日焼けとは，紫外線により生じる紅斑反応のことである[91]．日焼けの症状は，紫外線への暴露後24〜48時間でピークを迎える[92]．重症例では浮腫や水疱が形成される[91]．

　凍傷とは，局所の寒冷により発生した皮膚組織の障害または壊死のことである[93]．重症度は3つに分類される．表皮のみの損傷で発赤・腫脹を示すものをⅠ度凍傷，真皮に至る障害で浮腫・水泡形成があるものをⅡ度凍傷，皮下組織まで損傷を受け，壊死・潰瘍を示すものをⅢ度凍傷という[93]．

② 創傷の処置

本項では創傷の処置について一般的な注意点をまとめる. 創傷の種類による処置方法の違いや水疱・まめ, 日焼け, 凍傷の処置方法については各種資料を参照されたい[86.88.90〜92].

(1) 感染の防止

①感染症から自身を守るため感染防止用手袋を着用する.

(2) 止血と洗浄[86,88]

①外傷による出血に対しては原則として, 創傷部を直接, 滅菌ガーゼで圧迫する直接圧迫止血法を用いる. それでも止血できない四肢からの出血の場合には, 止血帯法を用いる.
②創傷部とその周囲の皮膚をなるべく早急に洗浄する.
③2回目以降の洗浄は必要な場合のみ行う (明らかに異物が創傷部に残っている場合, 感染の徴候がある場合など)
④ブラシや綿棒にて創傷部を洗浄しないようにする. それらで創傷部をこすることは細菌の減少にはつながらない. また, 肉芽組織を傷つけ異物を混入させることにつながる.
⑤創傷部の洗浄には生理食塩水か水道水を用いる.
⑥ただし, 骨や腱が見えている場合には水道水での洗浄は避ける.
⑦消毒薬は (ポビドンヨードや過酸化水素) 健常な細胞に害もあるため, その使用は慎重に考慮すべきである. なお補足的な情報ではあるが, 化膿を予防するための軟膏は, 術後患者の手術創の感染予防に一定の効果が示されている[94].
⑧洗浄に使う生理食塩水や水道水は37〜42℃程度とする.

(3) 創傷部の被覆 (ドレッシング)[88]

洗浄後には創傷部を適切な被覆材で覆う.
①感染の徴候がある創傷や水疱・まめには滅菌ガーゼを使用する.
②創口のある刺創には滅菌ガーゼを使用する.
③創傷用ストリップテープ (傷口を閉じるためのテープ) は皮膚表層の裂創の場合に使用する.
④感染の徴候がない創傷は, 湿潤環境を提供する被覆材 (アルギン酸塩被覆材, ポリウレタンフィルム被覆材, ポリウレタンフォーム被覆材, ハイドロコロイド被覆材, ハイドロジェル被覆材など) で覆うことが推奨される.

(4) フォローアップ[88]

アスレティックトレーナーは創傷部や被覆材の状態を毎日評価することが望ましい.
①創傷部やその周囲を観察し, 感染や悪化がないかを確認する. それらがみられた場合, 医師の診察を受けるようにする.
②被覆材の素材により交換の目安が異なる. 滅菌ガーゼは1日, 創傷用ストリップテープ5〜10日, アルギン酸塩被覆材は7日以内, ポリウレタンフィルム被覆材は3〜7日, ポリウレタンフォーム被覆材は3〜7日, ハイドロコロイド被覆材5〜7日, ハイドロジェル被覆材は1〜7日が交換の目安とされる.
③創傷部の大きさや浸出液の量に応じて被覆材の大きさや素材を変更する. 一般的には組織修復の初期は浸出液が多いため液体の吸収が良い素材を (ただし, 湿潤環境は保つ), 後期は浸出液が少なくなるため水分の蒸発が少ない素材を選択する.

③ 医療機関の受診が必要な病態

最後に医師による治療が必要な場合をまとめる[86]. ①創傷の長さが約1cm以上で顔面にあ

る場合，②創傷が深い場合，③創傷の先端が開いている場合，④直接圧迫止血法で数分以内に出血が止まらない場合，⑤腱や神経の損傷が考えられる場合，⑥創傷の中の異物を取り除くのが難しい場合，⑦刺創で異物が創傷に入り込んでいることが考えられる場合，⑧過去5年以内に破傷風のワクチン接種をしていない競技者がケガをした場合には医師の診察が必要である.

▶ 文献

1) Courson R：Chapter 15 Emergency action plans. Preventing sudden death in sport and physical activity, 2nd edition, Edited by Casa DJ, et al, Jones & Bartlett Learning LCC, Burlington, 271–290, 2017

2) Andersen J, et al：National Athletic Trainers' Association Position Statement：Emergency Planning in Athletics. J Athl Train 37：99–104, 2002

3) American Heart Association：心肺蘇生と救急心血管治療のためのガイドラインアップデート2015ハイライト. https://eccguidelines.heart.org/wp-content/uploads/2015/10/2015-AHA-Guidelines-Highlights-Japanese.pdf（最終閲覧2019年1月5日）

4) Adams WM, et al：State-Level Implementation of Health and Safety Policies to Prevent Sudden Death and Catastrophic Injuries Within Secondary School Athletics. Orthop J Sports Med 5：2325967117727262, 2017

5) NATA：National Athletic Trainers' Association Official Statement on Athletic Health Care Provider "Time Outs" Before Athletic Events. https://www.nata.org/sites/default/files/timeout.pdf（最終閲覧2019年1月5日）

6) 日本スポーツ協会：スポーツ活動中の熱中症予防ガイドブック. https://www.japan-sports.or.jp/publish/tabid776.html（最終閲覧2019年1月5日）

7) 環境省：平成30年の全国の暑さ指数（WBGT）の観測状況及び熱中症による救急搬送者数と暑さ指数（WBGT）との関係について（平成30年度最終報）. http://www.wbgt.env.go.jp/heatillness_report_2018.php（最終閲覧2019年12月5日）

8) Adams WM, et al：State-Level Implementation of Health and Safety Policies to Prevent Sudden Death and Catastrophic Injuries Within Secondary School Athletics. Orthop J Sports Med 5：2325967117727262, 2017

9) Grundstein AJ, et al：Fatal Exertional Heat Stroke and American Football Players：The Need for Regional Heat-Safety Guidelines. J Athl Train 53：43–50, 2018

10) 山中龍宏：ゴールの転倒による死傷事故を予防する. 平成29年度スポーツ事故防止対策推進事業, 学校でのスポーツ事故を防ぐために成果報告書. 日本スポーツ振興センター, 22–28, 2019. https://www.jpnsport.go.jp/anzen/Portals/0/anzen/anzen_ school/H29seikahoukokusy o/H29seikahoukokusyo_2_wakayama.pdf（最終閲覧2019年2月18日）

11) 田名部和裕：第3編 体育活動における頭頚部外傷事故防止の留意点, Ⅲ 野球. 学校の管理下における体育活動中の事故の傾向と事故防止に関する調査研究—体育活動における頭頚部外傷の傾向と事故防止の留意点—調査研究報告書. 日本スポーツ振興センター, 83–88, 2014. https://www.jpnsport.go.jp/anzen/Portals/0/anzen/anzen_school/28seika-houkokusyo_nagoya.pdf（2019年10月4日最終閲覧）

12) 山中龍宏：ビッグデータを活用してスポーツ傷害を再考する, プール事故を例題に. 平成28年度スポーツ事故防止対策推進事業, 学校でのスポーツ事故を防ぐために成果報告書. 日本スポーツ振興センター, 120–126, 2018. https://www.jpnsport.go.jp/anzen/Portals/0/anzen/anzen_school/28seikahoukokusyo_nanago.pdf（最終閲覧2019年2月18日）

13) 金岡恒治：飛び込み事故をなくす. 平成28年度スポーツ事故防止対策推進事業, 学校でのスポーツ事故を防ぐために成果報告書. 日本スポーツ振興センター, 184–190, 2018. https://www.jpnsport.go.jp/anzen/Portals/0/anzen/anzen_school/28seika houkokusyo nanago.pdf（最終閲覧2019年2月18日）

14) 文部科学省・国土交通省：プールの安全標準指針. http://www.mext.go.jp/a_menu/sports/boushi/1306538.htm（最終閲覧2019年2月18日）

15) 同通信：体育館で木片刺さり尻負傷. 埼玉 フットサル大会で男子大学生, 3/4（月）18：11配信. https://headlines.yahoo.co.jp/hl?a=2019 0304-00000101-kyodonews-soci&fbclid= IwAR1gk9Gr5plx7KAagnnLVCRJ0mjirOSlN5 GpIQhdjrgCsDYdLrvpnwImACw（最終閲覧2019年4月6日）

16) Wilson C：Chapter 16 Facilities. NIAAA's guide to interscholastic athletic administration, National Interscholastic Athletic Administrators Association. Edited by Blackburn ML, et al, Human Kinetics, Champaign, 339–360, 2013

17) 日本スポーツ振興センター：学校安全Web 学校事故事例検索データベース. https://www.jpnsport.go.jp/anzen/Default.aspx?TabId=822（最終閲覧2019年2月18日）

18) Walsh KM, et al：National Athletic Trainers' Association：National Athletic Trainers' Association position statement：lightning safety for athletics and recreation. J Athl Train 48：258-270, 2013

19) Casa DJ, et al：National athletic trainers' association position statement：preventing sudden death in sports. J Athl Train 47：96-118, 2012

20) Flanagan KW, et al：Chapter 11 Lightning. Preventing sudden death in sport and physical activity, 2nd edition, Edited by Casa DJ, et al, Jones & Bartlett Learning LCC, Burlington, 185-199, 2017

21) National College Athletic Association：3 Equipment. 2014-2015 NCAA Sports Medicine Handbook, 103-117, 2014. https://www.ncaapublications.com/searchadv.aspx?IsSubmit=true&SearchTerm=MEDICINE（最終閲覧2019年1月5日）

22) World Rugby：第4条プレーヤーの服装. 競技規則 Rugby Union，ラグビー憲章を含む2018. 34-35, 2018. https://www.rugby-japan.jp/RugbyFamilyGuide/_src/sc3676/201894n94c5838f815b838b83h838983o83r815b8ba38bz8bk91a5.pdf（最終閲覧2019年1月5日）

23) 国際アイスホッケー連盟：2014-2018年度 アイスホッケー公式国際競技規則. https://www.jihf.or.jp/pdf/IIHF_Rulebook_2014_2018_2.pdf（最終閲覧2019年1月5日）

24) Korey Stringer Institute：PROTECTIVE EQUIPMENT. https://ksi.uconn.edu/prevention/protective-equipment/（最終閲覧2019年1月5日）

25) Riddell：Football Helmet Fitting Guide. https://www.riddell.com/riddell/wp-content/uploads/2017/10/Riddell_2018_Helmet_Fitting_Guide.pdf（最終閲覧2019年1月5日）

26) Dillon MR：Chapter 7 Emergency management. Perspectives in Athletic Training. Edited by Cummings NH, et al, Mosby Elsevier, St. Louis, 129-148, 2009

27) Swartz ES, et al：Chapter 8 Cervical spine injury. Preventing sudden death in sport and physical activity, 2nd edition, Edited by Casa DJ, et al, Jones & Bartlett Learning LCC, Burlington, 127-150, 2017

28) Potter B, et al：Vital signs trending and the rule of 100s. Athletic training & sports health care 4：152-153, 2012. https://www.healio.com/orthopedics/journals/atshc/2012-7-4-4/%7Bba1fc0d3-dd12-4854-9f71-af70c7eabd35%7D/vital-signs-trending-and-the-rule-of-100s（2019年10月4日最終閲覧）

29) American red cross：Administering emergency oxygen. https://www.redcross.org/content/dam/redcross/atg/PDF_s/AdministeringEmergencyOxygenFactandSkill.pdf（最終閲覧2019年1月5日）

30) Sharman JE, et al：Exercise blood pressure：clinical relevance and correct measurement. Journal of Human Hypertension 29：351-358, 2015

31) 日本救急医学会：医学用語解説集 ショック. http://www.jaam.jp/html/dictionary/dictionary/word/0823.htm（最終閲覧2019年1月5日）

32) Armstrong BP, et al：Making sense of vital signs. Emerg Med J 25：790-791, 2008

33) Godek SF, et al：Cold-Water Immersion Cooling Rates in Football Linemen and Cross-Country Runners With Exercise-Induced Hyperthermia. J Athl Train 52：902-909, 2017

34) Stearns RL, et al：Chapter 6 Exertional Heat Stroke. Preventing sudden death in sport and physical activity, 2nd edition, Edited by Casa DJ, et al, Jones & Bartlett Learning LCC, Burlington, 71-95, 2017

35) Yeargin SW, et al：Chapter 14 Environmental and Immune-mediated condition. Preventing sudden death in sport and physical activity, 2nd edition, Edited by Casa DJ, et al, Jones & Bartlett Learning LCC, Burlington, 71-95, 2017

36) Constantini K, et al：Prevalence of Exercise-Induced Arterial Hypoxemia in Distance Runners at Sea Level. Med Sci Sports Exerc 49：948-954, 2017

37) 並木 淳：I. 救急診療 A. 搬入から蘇生まで1. 重症度判定（GCS）. 救急白熱セミナー頭部外傷実践マニュアル，改定2版，佐々木淳一監修，中外医学社，東京，2-3, 2018

38) 財団法人 救急振興財団：救急搬送における重症度・緊急度判断基準作成委員会報告書. http://www.fasd.or.jp/tyousa/hanso01.pdf（最終閲覧2019年1月5日）

39) 一般社団法人JPTEC協議会：JPTEC 外傷のためのファーストレスポンダーテキスト. へるす出版，東京，2016

40) 末梢神経系｜神経系の機能. 看護師のための生理学の解説書『図解ワンポイント生理学』.

41) American Heart Association：心肺蘇生と救急心血管治療のためのガイドラインアップデート2015ハイライト. https://eccguidelines.heart.org/wp-content/uploads/2015/10/2015-AHA-Guidelines-Highlights-Japanese.pdf（最終閲覧2019年1月5日）

42) Asif IM, et al：Chapter 3 Prevention of sudden cardiac death in young athletes. Preventing sudden death in sport and physical activity, 2nd edition, Edited by Casa DJ, et al, Jones & Bartlett

Learning LCC, Burlington, 33-50, 2017

43）文部科学省：学校における体育活動中の事故防止について（報告書）．http://www.mext.go.jp/a_menu/sports/jyujitsu/1323968.htm（最終閲覧2019年1月5日）

44）池田徳隆：特別講演 心臓突然死のリスク層別化，世界レベルでみた有用な指標を知る．Ther Res 33：1647-1653, 2012

45）Hainline B, et al：Interassociation consensus statement on cardiovascular care of college student-athletes. Br J Sports Med 51：74-85, 2017

46）鮎沢 衛：学校管理下突然死の現状と課題，救急蘇生・AED普及に伴うパラダイムシフト．日小児循環器会誌32：485-497, 2016

47）武者春樹ほか：スポーツにおける突然死とその予防．心臓48：127-134, 2016

48）Baltsezak S：Bowing, kneeling and 'prostration'：athlete's collapse patterns during sudden cardiac arrhythmia/arrest on the field of play. Emerg Med J 31：939-941, 2014

49）Dillon MR：Chapter 7 Emergency management. Perspectives in Athletic Training. Edited by Cummings NH, et al, Mosby Elsevier, St. Louis, 129-148, 2009

50）American Heart Association：Part 2 BLS for Adults. Basic life support provider manual. Edited by American Heart Association, Dallas, 13-32, 2016

51）American Heart Association：Part 3 Automated External Defibrillator for Adults and Children 8 Years of Age and Older. Basic life support provider manual. Edited by American Heart Association, Dallas, 33-40, 2016

52）日本赤十字社：一次救命処置（BLS），心肺蘇生とAED, JRC蘇生ガイドライン2015対応．https://www.youtube.com/watch?v=N_b5wYiRwZE（最終閲覧2019年1月5日）

53）American Heart Association：心肺蘇生と救急心血管治療のためのガイドラインアップデート2015ハイライト．https://eccguidelines.heart.org/wp-content/uploads/2015/10/2015-AHA-Guidelines-Highlights-Japanese.pdf（最終閲覧2019年1月5日）

54）Mathur S, et al：Chapter 4 Prevention of sudden cardiac death in older athletes. Preventing sudden death in sport and physical activity, 2nd edition, Edited by Casa DJ, et al, Jones & Bartlett Learning LCC, Burlington, 51-60, 2017

55）Swartz ES, et al：Chapter 8 Cervical spine injury. Preventing sudden death in sport and physical activity, 2nd edition, Edited by Casa DJ, et al, Jones & Bartlett Learning LCC, Burlington, 127-

150, 2017

56）Dillon MR：Chapter 7 Emergency management. Perspectives in Athletic Training. Edited by Cummings NH, et al, Mosby Elsevier, St. Louis, 129-148, 2009.

57）White CC 4th, et al：Standards and Clinical Practice Committee, National Association of EMS Physicians：EMS spinal precautions and the use of the long backboard-resource document to the position statement of the National Association of EMS Physicians and the American College of Surgeons Committee on Trauma. Prehosp Emerg Care 18：306-314, 2014

58）日本赤十字社：一次救命処置の手順．http://www.jrc.or.jp/activity/study/safety/process/（最終閲覧2019年1月5日）

59）大木 学：トライ・ワークスワークショップ「スポーツ関連重症頭頚部外傷 On-Field対応 スパインボードへの全脊柱固定と搬送」配布資料．トライ・ワークス，東京，2015

60）American Lifeguard Products. http://www.americanlifeguard.net/Pro-Standard-Complete-Spineboard-System-Spine-Board-Kit/productinfo/US-3071C/（最終閲覧2019年1月20日）

61）Swartz EE, et al：National athletic trainers' association position statement：acute management of the cervical spine-injured athlete. J Athl Train 44：306-331, 2009

62）Emergency Medical Training Services. http://emtsstudentcentre.com/airway_review.htm（最終閲覧2019年1月20日）

63）NATA：Official Statement：EMS Changes to Pre-hospital Care of the Athlete with Acute Cervical Spine Injury. https://www.nata.org/sites/default/files/c-spine-management.pdf（最終閲覧2019年1月20日）

64）文部科学省：学校における体育活動中の事故防止について（報告書）．http://www.mext.go.jp/a_menu/sports/jyujitsu/1323968.htm（最終閲覧2019年1月5日）

65）Stearns RL, et al：Chapter 6 Exertional Heat Stroke. Preventing sudden death in sport and physical activity, 2nd edition, Edited by Casa DJ, et al, Jones & Bartlett Learning LCC, Burlington, 71-95, 2017

66）日本スポーツ協会：スポーツ活動中の熱中症予防ガイドブック．https://www.japan-sports.or.jp/publish/tabid776.html（最終閲覧2019年1月5日）

67）Casa DJ, et al：National Athletic Trainers' Association Position Statement：Exertional Heat Illness. J Athl Train 50：986-1000, 2015

68）Casa DJ, et al：Inter-Association Task Force for

Preseason Secondary School Athletics Partici-pants, Armstrong LE, et al：Preseason heat-accli-matization guidelines for secondary school athlet-ics. J Athl Train 44：332-333, 2009

69）American College of Sports Medicine, Armstrong LE, et al, American College of Sports Medicine po-sition stand. Exertional heat illness during training and competition. Med Sci Sports Exerc 39, 556-572, 2007

70）日本救急医学会：熱中症診療ガイドライン2015. https://www.mhlw.go.jp/file/06-Seisakujouhou-10800000-Iseikyoku/heatstroke2015.pdf（最終閲覧2019年1月5日）

71）Huggins RA, et al：The Inter-Association Task Force Document on Emergency Health and Safe-ty：Best-Practice Recommendations for Youth Sports Leagues. J Athletic Train 52：384-400, 2017

72）Demartini JK, et al：Effectiveness of cold water immersion in the treatment of exertional heat stroke at the Falmouth Road Race. Med Sci Sports Exerc 47：240-245, 2015

73）Hosokawa Y, et al：Tarp-Assisted Cooling as a Method of Whole-Body Cooling in Hyperthermic Individuals. Ann Emerg Med 69：347-352, 2017

74）McDermott BP, et al：Acute whole-body cooling for exercise-induced hyperthermia：a systematic review. J Athl Train 44：84-93, 2009

75）Costrini A：Emergency treatment of exertional heatstroke and comparison of whole body cooling techniques. Med Sci Sports Exerc 22：15-18, 1990

76）Smith J, et al：Cooling methods used in the treat-ment of exertional heat illness. Br J Sports Med 39：503-507, 2005

77）Gaudio FG, et al：Cooling methods in heat stroke. The Journal of Emergency Medicine 50：607-616, 2016

78）Kenneth L. et al：第3章 炎症と損傷の修復. クライオセラピー，第1版，田渕健一監修，ブックハウス・エイチディ，東京，31-54，1997

79）Kenneth L.：第7章 急性外傷の応急処置における安静，冷却，圧迫，挙上，固定. クライオセラピー，第1版，田渕健一監修，ブックハウス・エイチディ，東京，99-114，1997

80）Kenneth L. et al：第11章 痛みと冷却の適用. クライオセラピー，第1版，田渕健一監 修，ブックハウス・エイチディ，東京，169-193，1997

81）菅原洋輔：C外傷時の救急処置，1. 皮膚などに傷のないけがの処置. 公認アスレティックトレーナー専門科目テキスト 第8巻 救急処置，文光堂，東京，12-23，2007

82）Mayo clinic web site：Sprain：First aid. https://www.mayoclinic.org/first-aid/first-aid-sprain/basics/art-20056622（2019年1月5日最終閲覧）

83）van den Bekerom MP, et al：What is the evidence for rest, ice, compression, and elevation therapy in the treatment of ankle sprains in adults? J Athl Train 47：435-443, 2012

84）Bleakley CM, et al：PRICE needs updating, should we call the POLICE? Br J Sports Med 46：220-221, 2012

85）皮膚のつくりとはたらきの図.「六訂版 家庭医学大全科」株式会社法研発行

86）村木良博：C外傷時の救急処置，2. 皮膚などに傷のあるけがの処置. 日本体育協会公認アスレティックトレーナー専門科目テキスト，第8巻，救急処置，文光堂，24-34，2007

87）日本救急医学会医学用語解説集：創傷. http://www.jaam.jp/html/dictionary/dictionary/word/0906.htm（2019年3月3日最終 閲覧）

88）Beam JW, et al：National Athletic Trainers' Asso-ciation Position Statement：Management of Acute Skin Trauma. J Athl Train 51：1053-1070, 2016

89）水野博司：第1章 基本的な形成外科手術手技，1. 皮膚の構造の変化からみた外傷創の 分類と治療概念. 患者の疑問に答えるQ&A付きアトラス形成外科手術手技. 百束比古編，中外医学社，1-5，2011

90）Lynch JM：Chapter 5 Introduction to the Sys-tems. Perspectives in Athletic Training. Edited by Cummings NH, et al, Mosby Elsevier, St. Louis, 73-107, 2009

91）島崎栄二ほか：C外傷時の救急処置，3特殊な外傷の救急処置. 日本体育協会公認アスレティックトレーナー専門科目テキスト 第8巻 救急処置，文光堂，35-50，2007

92）Higgs P, et al：Chapter 6, Environmental Condi-tions Perspectives in Athletic Training. Edited by Cummings NH, et al, Mosby Elsevier, St. Louis, 108-127, 2009

93）日本救急医学会医学用語解説集：凍傷. http://www.jaam.jp/html/dictionary/dictionary/word/0814.htm（2019年3月3日最終 閲覧）

94）Heal CF, et al：Topical antibiotics for preventing surgical site infection in wounds healing by primary intention. Cochrane Database Syst Rev 2016, 11：CD011426, 2016

（村田祐樹・細川由梨・鳥居　俊）

（医学監修：田中秀治）

第4章

スポーツ傷害予防のための
コンディショニング

1 スポーツ傷害を予防する意義

アスリートの健全なスポーツ活動を維持・継続していく上で，スポーツ傷害[注1]の予防は非常に重要な課題となる．このことは，日本代表やプロフェッショナルスポーツのような一部のトップアスリートに限らず，成長期に当たるジュニア選手や生涯スポーツに向き合うスポーツ愛好家といった，幅広い対象者にとって欠かすことのできないテーマである．傷害の発生は，スポーツ活動の休止という短期的な弊害に加えて，後遺障害の残存や二次的な傷害の発生リスクを増大させるという，生涯にわたる中長期的な弊害をも招く．スポーツ指導者は，アスリートの傷害を「避けられない偶発的なトラブル」として捉えるのではなく，「防ぐことが可能である必然的な事象」として向き合うことが必要

である．

公益財団法人日本スポーツ協会は，公認アスレティックトレーナーの役割の1つとして「傷害の予防」を掲げている．また，米国BOC（Board of certification）が認めるアスレティックトレーナーにおいても，「傷害・疾病の予防と健康の保護（injury and illness prevention and wellness protection）」が業務領域の1つとして挙げられている．本章では，スポーツにおける傷害の分類や発生要因・メカニズムを整理するとともに，アスレティックトレーナーが知っておくべき予防に向けた具体的方策について紹介していく．

注1）本項では「外傷」と「障害」を組み合わせた概念を「傷害」として用いる．

2 外傷と障害の分類

スポーツ活動では生体にさまざまな刺激や負荷を加え，それらを利用してパフォーマンスを発揮したり，トレーニング効果を得たりしている．しかしながら，身体への負荷が異常に生じたり，過剰に積み重なったりした場合に傷害が発生する．スポーツにおける傷害は「外傷」と「障害」に分けて考えることができ，それらはスポーツが与える負荷の質的あるいは量的な強度とその反応によって区別されている[1]．

1 スポーツ外傷

「外傷」とは，比較的大きな1回の外力によって人体組織が損傷されることである．外傷は損傷される組織や程度により打撲，創傷，骨折，脱臼，捻挫，肉離れ，腱断裂，神経損傷，血管損傷などに分けられるが，特殊なものとして脳振盪，臓器破裂なども含む[2]．スポーツにおける外力の種類は転倒や衝突といった機械的外力

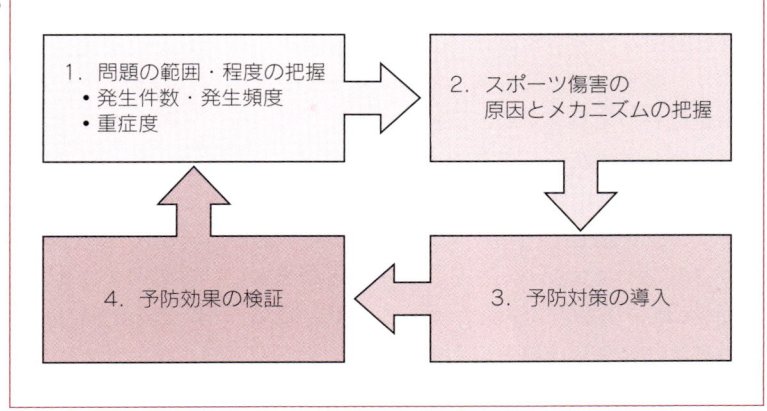

図4-1 スポーツ傷害予防のための4ステップ
（文献3より引用）

1. 問題の範囲・程度の把握
　• 発生件数・発生頻度
　• 重症度

2. スポーツ傷害の原因とメカニズムの把握

4. 予防効果の検証

3. 予防対策の導入

によるものが圧倒的に多いが，その他には物理的原因（寒冷，感電，熱など）や化学的原因（石灰反応や動植物の毒・アレルギーなど）によっても発生する[4]．外力には直接的な外力（直達外力）と間接的な外力（介達外力）があり，スポーツ現場では相手選手との接触などによる「接触型損傷」と，着地や切り返し時に身体のバランスを崩すことによって生じる「非接触型損傷」に分けて考えることができる．非接触型損傷の代表例として，アキレス腱断裂，肉離れ，膝前十字靱帯損傷などが挙げられている[2]．

2 スポーツ障害

「障害」は，比較的長期間に繰り返される外力（スポーツであれば運動負荷）によって生じる筋肉，腱，靱帯，骨，滑膜などの慢性炎症性変化である．外傷に比べて急性の局所的な炎症所見は少ない半面，運動時の疼痛は持続し，治癒までに長時間を要する傾向がある[4]．スポーツ障害は，繰り返される外力の原因となる使いすぎ（overuse）や過負荷（overload）によるだけでなく，選手の身体的特性や環境・用具，不適切なトレーニング方法やフォームの問題なども

発症の原因となる．代表例として，筋筋膜性腰痛，アキレス腱周囲炎，膝蓋腱炎（ジャンパー膝），肩腱板炎（野球肩），上腕骨内側上顆炎（テニス肘），脛骨過労性骨膜炎などが挙げられる．また，オスグッド-シュラッテル病やセーバー病といった骨端症も，成長期に発症しやすい障害である[2]．

3 スポーツ傷害の予防に向けた4ステップ

スポーツ傷害の予防を行うためには，以下に示す4つのステップを踏むことが重要である．この4ステップはスポーツ傷害に対する予防研究の概念[3]として提唱されたものであるが，アスレティックトレーナーが現場で実際に予防対策を講じていく場合にも有益な方法になる（図4-1）．

最初のステップは「傷害の範囲と程度を把握する」ことである．具体的には，スポーツ現場で起こっている傷害の発生件数や頻度，重症度を整理するプロセスである．このことにより，現場で問題となっている障害の規模を客観的に評価できるようになる．国際オリンピック委員

会（IOC）や全米大学体育会協会（NCAA）では，傷害に対するサーベイランスシステムを構築しており，傷害の部位，分類，原因，重症度を記録するための定義を定めている．つまり，競技種目を問わずに統一した基準での継続的なデータ収集と課題抽出を行える仕組みができている．ステップ1を通してスポーツ傷害に対する問題点や実態をアスレティックトレーナーと指導者（監督・コーチなど）が共有することで，現場での予防に対する理解と協力が得られやすくなる場合もある．

2つ目のステップは「傷害の原因とメカニズムを把握する」ことである．スポーツ傷害が発生する原因は1つではなく，複数の要因が相互に作用しあった結果として発現することが多い．また，傷害が発生する原因は個人によってもさまざまであり，考えられる危険因子や選手のバックグラウンドを詳細に検証していくことが大切である．ある選手に起こった傷害の原因が，他の選手に必ずしも当てはまるとは限らない．また，同じ用具や環境でプレーしていても，傷害をする選手としない選手がいる．何が原因で傷害発生というアウトプットに近づいているのかを，個人やチームで評価・分析することが大切である．

3つ目のステップは「傷害に対する予防プログラムを導入する」ことである．ここで導入する予防プログラムは，ステップ2で抽出された傷害の原因やメカニズムに基づいて組み立てられるべきである．現場では限られた時間の中で予防対策の実施を求められることが多く，ターゲットとなる傷害の危険因子に対して，より効果が高いプログラムを優先させるべきである．

また，どのようにしたら予防効果が最大限に高まるかを考えた上で，対象となる選手/チームのレベルやニーズに合わせた予防対策を導入していくことが大切である．

最後のステップは「予防プログラムの効果を検証する」ことである．そしてこのプロセスは，ステップ1の再評価をすることによって行われるべきである．最初のステップで抽出された問題の実態（傷害の範囲と程度）が，ステップ2（原因とメカニズムの分析）とステップ3（予防プログラムの導入）を経て本当に解消されたのか，同様の基準で確認することが大切である．ターゲットとする傷害の原因やメカニズムにアプローチできていないプログラムでは予防効果が得られず，不適切な方法による指導介入ではさらなる傷害の発生をも助長する可能性がある．こうした成果を科学的に実証するためには，傷害の発生統計を継続的に収集する時系列傾向分析（time trend analysis[注2]）やランダム化比較試験（randomized control trial[注3]）を行うことが必要である．

注2）時系列傾向分析（time trend analysis）：ある特定の対象の時間的変動を継続的に観測して得られた資料に基づき，その変動の原因の解明や将来予測のために行う分析方法．

注3）ランダム化比較試験（randomized control trial）：ある試験的操作（介入・治療）を行うこと以外は公平になるように，対象の集団を無作為に複数の群（介入群と対照群など）に分け，その試験的操作の影響・効果を測定し，明らかにするための比較研究方法．

3　スポーツ傷害の発生要因とメカニズム

図4-1に示した中でもステップ2「原因とメカニズムの把握」は，スポーツ傷害の予防戦略を立てる上で非常に重要となる．このステップでは，どうして特定の選手にその場面で危険が迫ったのかという「危険因子（risk factor）」と，どのようにして傷害が発生したかという「メカニズム（mechanism）」を整理して考える必要がある[5]．さらに，傷害が発生する原因の完全な理解には，スポーツ傷害の多因子性に目を向ける必要がある．

1　スポーツ傷害の発生プロセス

スポーツにおける傷害は，最終的にある誘発事象（例：バランスを崩した着地/誤ったフォームでの投球など）が引き金となって発生するが，それは内的因子と外的因子が相互に複雑な関連性をもって影響しているという点を理解すべきである．例えば，性別や体格，既往歴といった個人の中に存在する「内的因子」は，特定の傷害にとっては受傷につながりやすい素因になると考えられる．それに加えて，シューズやフロアの摩擦力といった用具・環境などに由来する「外的因子」は，個人が有する内的な危険因子を助長し，選手をより傷害への感受性が高い状態へと誘う可能性がある．ここで重要なのは，傷害の要因となる内的因子や外的因子は必ずしも1つだけではなく，また，これらの危険因子のみで傷害の発生には至らないということである．内的因子と外的因子の総和と相互作用に対して「誘発事象」が最終的にリンクすることで，スポーツ傷害が発生する．内的因子と外的因子の相互作用は，傷害発生というアウトプットから比較的遠くに位置する「リスクファクター」

として定義され，誘発事象がリンクして受傷に至る過程はアウトプットにより近い「メカニズム」として定義されている[5]（図4-2）．アスレティックトレーナーは予防プログラムを立案していく上で，スポーツ傷害の原因となる「内的因子」，「外的因子」，「誘発事象」にはどのような要素があるかを理解する必要がある．

2　内的因子と外的因子

年齢，体格，柔軟性，既往歴といったスポーツ傷害に関連する内的因子は，選手の内部に無数に存在している．内的因子には，先天的に生まれもった要素（性別，解剖学的形態など）だけでなく，後天的に具えられた要素（健康状態，身体能力，技術レベル，心理的因子など），時系列に伴い変化していく要素（年齢，発育段階など）も含まれる．例えば，わが国の中高生における膝前十字靭帯損の発生頻度は高校2年生の女子で最も高い[6]ということからも，年齢や性別という内的因子が傷害発生の素因の1つになっていると考えられ，特に予防対策を講じるべきターゲットを絞ることにつながる．

一方で，用具や防具，天候，サーフェス（人工芝/天然芝など）といった外的因子は，身体の外部から内的因子をもった選手に作用することによって，スポーツ傷害の出現を促進する．国際スキー連盟では，スキーサイズに関するルール変更やコースセッティングの改良によって，傷害予防を行おうという取り組みもされている[7]．また，指導者のコーチングや競技ルール，審判の判定といった要素も，外部環境から選手に関与する点において外的因子に分類できる．例えば，繰り返される危険なプレー（例：

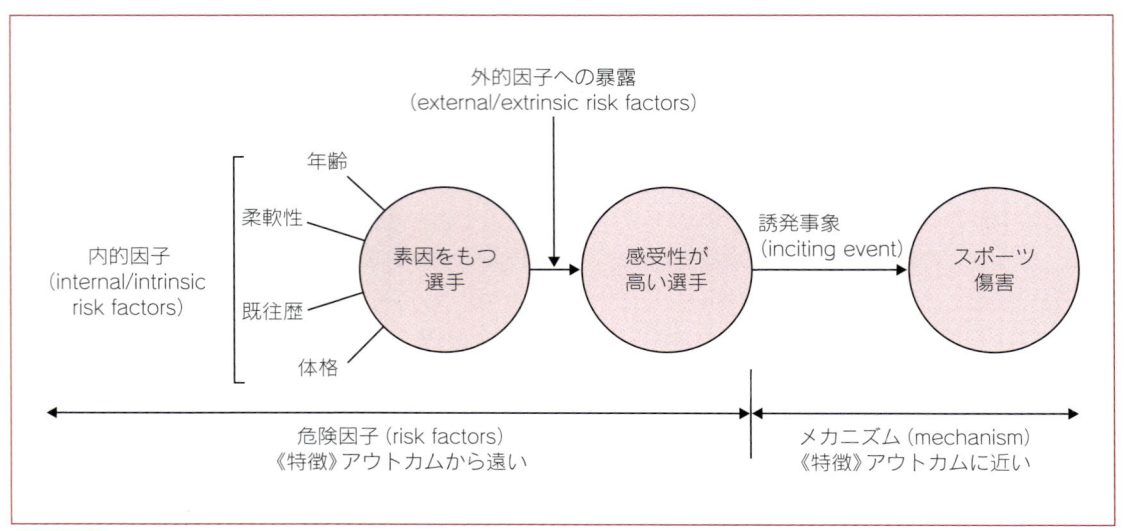

図 4-2 誘発事象とスポーツ傷害の発生につながる内的因子・外的因子の相互作用

（文献 5 より引用）

悪質なタックルプレーなど）をコントロールしない審判の判定によって，試合における傷害発生の確率が高まることは容易に想像できる．

　内的因子と外的因子が関与する相対的割合は，スポーツ傷害のタイプによって異なると考えられている．慢性的な負荷によって生じる「スポーツ障害」は内的因子の影響を受けやすい一方で，突発的に生じる「スポーツ外傷」は危険因子が明確にならない場合がある[8]．例えば，ランニングに関連する慢性障害を考えてみると，個人の年齢やアライメントといった内的因子が最初の素因であり，そこにシューズや硬いサーフェスといった外的因子が加わることにより，疼痛を誘発しやすい状態になる．最終的には，前述した内的因子（アライメント）と外的因子（シューズ・サーフェス）を有した状態で過剰な距離を走ったという誘発因子が組み合わされることで，アキレス腱周囲炎といった障害が発生すると考えらえる．逆に考えれば，長い距離や硬いサーフェスを走っただけでは障害の発生

に至らない場合も多く，もともと選手個人が有していた内的因子こそが障害発生のスタートとなっている．その一方で，コリジョンスポーツ（アメリカンフットボールなどの衝突系種目）における肩関節脱臼という外傷を考えてみると，既往歴という内的因子や，滑りやすいグラウンドといった外的因子がある状態でタックルを受けることで，外傷の発生につながる場合がある．しかしながら，前述した内的因子（既往歴）や外的因子（サーフェス）が存在しなかったとしても，相手選手から激しいタックルを受けるという誘発事象そのものが，スポーツ外傷の直接的な発生原因になりやすい場合もある．いずれにしても，内的因子と外的因子が相互に作用することによって傷害が発生しやすい状態へと近づくことを，アスレティックトレーナーは念頭に置くことが重要である（**表 4-1**）．

<table>
<tr><td colspan="2">表 4-1　スポーツ傷害のリスクファクターとなる要素の例</td></tr>
</table>

内的因子(internal/intrinsic risk factors)
• 年齢(発育段階, 加齢)
• 性別
• 身体組成(身長, 体重, 体脂肪量, 骨塩量など)
• 健康状態(既往歴・関節不安定性など)
• 身体能力(筋力, 最大酸素摂取量, 関節可動域など)
• 解剖学的形態(アライメント, 顆間窩幅など)
• 技術レベル(競技特異的スキル, 姿勢安定性など)
• 心理的因子(競争心, モチベーション, リスクに対する認知, 不安感など)

外的因子(external/extrinsic risk factors)
• 競技的要素(コーチング, ルール, 審判など)
• 防具(ヘルメット, シンガードなど)
• スポーツ用具(シューズ, スキー板など)
• 環境(天候, 雪上・氷上のコンディション, 床や人工芝の種類, 保守管理など)

(文献5より引用)

③ メカニズムとしての誘発事象

外傷学の分野などにおいて, 傷害のメカニズムは主として機械的な観点(例：変形・粉砕・衝突・緩衝・過負荷・脆弱性など)から考えられてきた. しかしながら, スポーツ傷害の予防介入を行う上で修正可能な原因を特定するためには, 以下4つの領域から構成される誘発事象について詳細に分析していくことが必要であるといわれている[5].

(1) プレー状況：スポーツ特有の観点(競技特性)から記述された状況

- シチュエーション(攻撃, 守備, セットプレーなど)
- 受傷時のスキルパフォーマンス(個人/チーム戦術, 演技構成など)
- 受傷した位置(コート中央, サイドライン付近, ペナルティエリア内など)
- 選手のポジション(ディフェンダー, ミッドフィルダー, フォワードなど)
- 受傷した時間(試合開始直後, 第4クオーターなど)
- 受傷した動作(カッティング, 着地, スプリント, 減速など)
- プレーアクション(ドリブル, パス, シュート, ヘディング, タックルなど)

(2) 選手および相手の行動：自分と相手との相互作用の質的描写

- 接触の有無(接触, 非接触, インダイレクトなど)
- 選手のパフォーマンス(運動強度, 努力度など)
- 味方/相手の作用(数的優位, 数的不利, 1対1など)
- 選手の注意(集中, 注意散漫, 積極性など)

表4-2 フットボール（サッカー，ラグビー，アメリカンフットボール）における膝前十字靱帯損傷のメカニズム

	男子プロサッカー選手[9]	男子プロラグビー選手[10]	NFL 選手[11]
プレー状況 選手・相手 の行動	• 守備＞攻撃 • 乾燥したピッチコンディション • フィールドエリアに関係なく発生 • 非接触／インダイレクト＞接触 • プレッシング／キック／ヘディング（非接触／インダイレクト），タックル／衝突（接触）	• 守備＜攻撃 • 4＞1，2，3クォーター • フィールドエリアに関係なく発生 • 非接触／インダイレクト＞接触 • オフェンシブランニング（非接触），タックル（接触）	• 時間帯（1〜4クォーター）やサーフェス（人工芝／天然芝）に関係なく発生 • 非接触／インダイレクト＞接触 • ピボット／カッティング（非接触） • オープンフィールドで相手を追いかける場面（非接触），オフェンスラインのブロッキング（接触）
バイオメカニクス的特徴	• 片脚支持＞両足支持 • 水平方向への移動スピード：速い • 股関節屈曲角度(IC)：0〜40° • 膝関節屈曲角度(IC)：0〜20° • 足関節屈曲角度(IC)：-10〜30°	• 片脚支持＞両足支持 • 水平方向への移動スピード：速い • 膝関節屈曲角度(IC)：10〜20° • 足関節屈曲角度(IC)：-20〜20°	• 股関節：屈曲位，外転位 • 膝関節：軽度屈曲位，外反位 • 足関節：外転位・外旋位

IC（initial contact）は接地の瞬間を示している．角度はプラスが屈曲，マイナスが伸展を示している

(3) 全身の生体力学的特徴：身体全体のバイオメカニカルな描写

• 全身のキネマティクス/キネティクス（荷重パターン，バランス，重心位置，床反力，移動スピード，方向変換の角度など）

(4) 局所の生体力学的特徴：関節/組織のバイオメカニカルな描写

• 各関節のキネマティクス/キネティクス（関節角度，関節トルク，接地パターンなど）

　例えば，同じルーツであるフットボールの膝前十字靱帯損傷をみても，サッカー[9]，ラグビー[10]，アメリカンフットボール[11]における受傷メカニズムは競技によって特徴がある（表4-2）．サッカーでは守備，ラグビーでは攻撃という対極のシチュエーションで多く発生する一方で，受傷するコート位置はいずれの競技も守備側や攻撃側に限局されてはいない．また，3競技の共通点として，接触（direct contact）よりも非接触（non-contact）やインダイレクト（indirect contact）での損傷が多く，接地時の膝関節は軽度屈曲位であった．ラグビーやアメリカンフットボールといったコリジョンスポーツは，一見すると激しいぶつかり合いでの直達外力による損傷が多いとイメージする中で，大部分は膝関節への接触がない中で発生している．非接触による受傷時のプレーアクションをみると，サッカーでは「プレッシング，キック，ヘディング」，ラグビーでは「オフェンシブ，ランニング」，アメリカンフットボールでは「オープンフィールドにおける相手選手の追従」など，最終的な受傷場面は競技によって全く異なる．こうした細かい受傷機転の分析を行うことで，競技特性と原因に基づいた予防プログラムの立案が可能となる．

4 動作観察による機能チェック

発生メカニズムの観点からスポーツ傷害の予防を考えていく上で，バイオメカニカルな因子について検討することは重要である．スポーツ活動中に現れる誤った身体の使い方（miss-use）は，基本動作の観察をすることで早期発見できる場合が多い．シーズン始動前のメディカルチェックでは内的因子（身体組成，筋力，柔軟性，アライメントなど）にアプローチすることは多いが，動作観察を取り入れることで，選手個人の動きのパターンに潜む誘発因子を把握することが可能となる．スポーツ傷害の発生を予測するスクリーニングテストは現時点で存在しないが[12]，内的因子が作用して現れる動作パターンにリスクがある選手を発見し，機能改善および修正を行うことは非常に重要である．また，チームで行うメディカルチェックにおいては，明らかな不良動作を有するハイリスク選手をピックアップするという考え方ではなく，明らかに miss-use となる動作が少ないローリスク選手を除外し，リスクが存在する選手にはさまざまな観点からアプローチしていくという取り組みが大切である[12]．本項では，特別な機器を必要とせず，アスレティックトレーナーがフィールドベースで行える基本動作の観察ポイントについて整理していく．

1 両足ジャンプ

両足ジャンプでの着地技術を評価する方法として，landing error scoring system（LESS）が考案されている[13]．高さ30cmの台から飛び降りた直後に最大努力で垂直方向にジャンプする動作を前方および側方からビデオ撮影し，**表4-3**に示す17項目についてエラーの有無をチェッ

クするシステムである（**図4-3**）．各項目の合計得点が低いほど優れた着地技術であると評価されるが，アスレティックトレーナーは得点だけでなく動作の質にも注目して観察と分析を行うことが重要である．

また，スポーツ現場ではリアルタイムに動作の観察と評価を行うことも重要である．選手に対する口頭でのフィードバックは，動作改善の効果を期待できる[14]．そのため，ビデオ映像を使わずに現場でドロップジャンプテストの着地動作を評価する方法として，landing error scoring system-real time（LESS-RT）が考案された[15]．厳選された項目で構成される簡便なチェックシートは，選手への即時的なフィードバックやエラーの指摘，トレーニング介入前後の効果判定に用いやすいツールである（**表4-4**）．

2 片脚スクワット

片脚支持期の安定性は，多くのスポーツにおいて欠かすことのできない要素である．single-leg squat（SLS）テスト は片脚支持における上下方向の重心移動を評価する基本的な手法であり，正しい動作の遂行には筋力だけでなくバランス能力や神経筋コントロールも必要とされる．対象者は手を腰に当てた状態で，膝関節が90°屈曲位になるまでゆっくりとスクワット動作を行う．支持脚と反対の足が床についたり，手が身体から離れたり，対象者が倒れたりした場合には，有効な試技として取り入れない．SLS test の評価方法として，スポーツ現場では簡便に行える主観的評価を用いることが有用であり，前額面における動作をスコア0〜2の3段階（good/reduced/poor performance）で評

表4-3 landing error scoring system 評価シート [13]

接地時の下肢および体幹の位置	1. 接地時に膝関節が 30° 以上屈曲している	Yes：0，No：1
	2. 接地時に股関節が屈曲している	Yes：0，No：1
	3. 接地時に体幹が直立もしくは後傾位になっていない	Yes：0，No：1
	4. 接地時に足部はつま先から接地している	Yes：0，No：1
	5. 接地時に膝関節が外反している	Yes：1，No：0
	6. 接地時に体幹が側方傾斜している	Yes：1，No：0
足部の位置	7. 足幅が肩幅より広すぎる	Yes：1，No：0
	8. 足幅が肩幅より狭すぎる	Yes：1，No：0
	9. 膝関節最大屈曲までの間に，足部が 30° 以上内側を向く（toe-in）	Yes：1，No：0
	10. 膝関節最大屈曲までの間に，足部が 30° 以上外側を向く（toe-out）	Yes：1，No：0
	11. 足部接地のタイミングは，左右対称である	Yes：0，No：1
接地から膝関節最大屈曲までの下肢および体幹の動き	12. 膝関節の屈曲角度変位が 45° 以上ある	Yes：0，No：1
	13. 股関節の屈曲角度は，接地から膝関節最大屈曲までに増加した	Yes：0，No：1
	14. 体幹の前傾角度は，接地から膝関節最大屈曲までに増加した	Yes：0，No：1
	15. 膝関節最大外反時に，膝蓋骨はつま先よりも内側に位置している	Yes：1，No：0
全体的な動き	16. 関節運動として，矢状面では体幹－股関節－膝関節が十分に動いて柔らかいな着地ができている	Soft：0，Average：1，Stiff：2
	17. 全体的な印象として，柔らかい着地をして，かつ，前額面では膝関節の動きがない	Excellent：0，Average：1，Poor：2

価する [16]（図 4-4）．

＜score 0；good performance＞
・骨盤の側方傾斜がみられない．
・膝関節の明らかな外反がない．
・動作全体を通して膝関節の左右（内側・外側）への動きがない．

＜score 1；reduced performance＞
・骨盤の側方傾斜がいくらかみられる．
・膝関節が少し外反する．
・動作全体を通して膝関節の左右（内側・外側）への動きが少し認められる．

＜score 2；poor performance＞
・骨盤の側方傾斜がみられる．

・膝関節が明らかに外反する．
・動作全体を通して膝関節の左右（内側・外側）への動きが明らかにある．

SLS テストでは，膝関節屈曲時の骨盤・体幹機能の不安定性に伴い，トレンデレンブルグ（Trendelenburg）肢位やデュシャンヌ（Duchenne）肢位を呈することが多くみられる．そのため，体幹部の傾斜や頭部の位置，身体全体の回旋を伴う代償運動にも注意して観察することが重要である（図 4-4）．また，SLS テストの左右差にも着目し，動作の非対称性についても分析する必要がある．

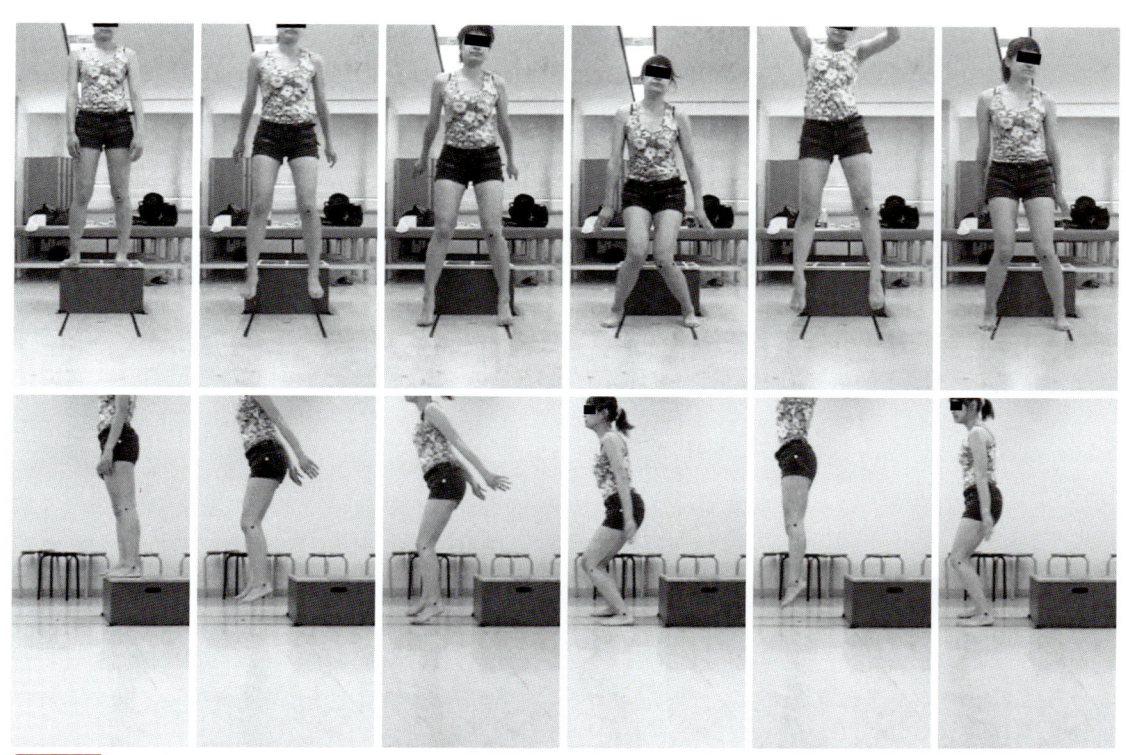

図 4-3 両足ジャンプ（ドロップジャンプテスト）

表 4-4 landing error scoring system-real time 評価シート [15]

前額面の動作	矢状面の動作
1. スタンス幅 □ノーマル 0　□狭い 1　□広い 1	6. 足の接地 □つま先から 0　□踵から 1　□足底全体 1
2. 足の方向 □ノーマル 0　□外転 1　□内転 1	7. 膝関節の屈曲変位量 □大きい 0　□普通 1　□小さい 2
3. 足の接地 □対称 0　□非対称 1	8. 体幹の前傾変位量 □大きい 0　□普通 1　□小さい 2
4. 膝関節最大外反角度 □なし 0　□少し 1　□大きい 2	9. 全体的な関節の動き □柔らかい 0　□普通 1　□硬い 2
5. 体幹の側方傾斜量 □なし 0　□多少あり 1	10. 全体的な印象 □優れている 0　□普通 1　□劣っている 2

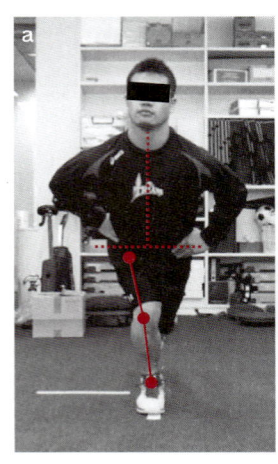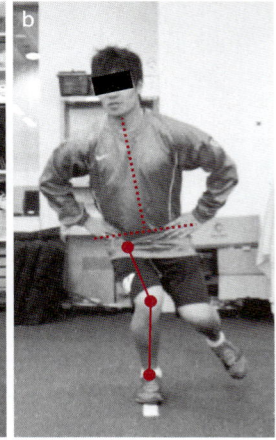

図 4-4 single-leg squat テスト
a：good control，b：poor control

③ 片脚着地

　片脚での着地動作は，両足ジャンプや片脚ス
クワット以上の片側性荷重負荷を受けながら，
身体を適切にコントロールする機能が求めら
れる．single-leg drop landing（SDL テスト）は，
高さ 30 cm の台から片脚で飛び降りた後に静止
する試技であり[17]，以下の項目について観察す
る．
①接地後の下肢アライメント（膝関節外反角度
など）
②下肢三関節（股関節 – 膝関節 – 足関節）によ
る衝撃吸収性（柔らかい着地）
③着地後の動的バランス（安定した着地）

　また，single-leg cross drop landing（SCDL
テスト）は，前方への直線的な移動ではなく，
斜め方向への対角的な移動を伴う着地試技であ
り，体幹および下肢を連動させた機能を評価す
るのに優れている．SCDL は体幹部の側方運動
を一定の条件下で誘発しやすい試技であり，
SDL のチェック項目に加えて接地時の体幹側
方傾斜を評価することで，重心移動を含めた着
地技術を観察することができる[18]（図 4-5）．

足関節捻挫や膝前十字靱帯損傷は接地直後の極
めて短い時間に発生していることから，着地前
に行われるフィードフォワード機構に着目した
空中姿勢を観察することも非常に重要である．

④ 連続ジャンプ

　連続ジャンプでの着地技術を観察する方法と
して，tuck jump assessment（TJA テスト）が
考案されている[19]．このテストは，高負荷での
プライオメトリック運動中に生じる神経筋の不
均衡性（アンバランス），疲労，予測・フィー
ドフォワードの欠陥などを総合的に評価するも
のである．試技の説明は「膝を股関節の高さま
で引き上げること」，「肩幅の広さで同じ場所に
着地すること」のみとし，対象者は地面にマー
クした長方形（横 35 cm × 縦 41 cm）の上で 10
秒間連続したタックジャンプを実施する（図
4-6）．膝と大腿部の動き，着地時の足部位置，
プライオメトリック技術について，10 項目を 3
段階（スコア 0〜2）で評価する[20]（表 4-5）．

　TJA でスコアが高かった項目（表 4-5）から，
①関節靱帯への負荷増大（項目 1，4），②非対

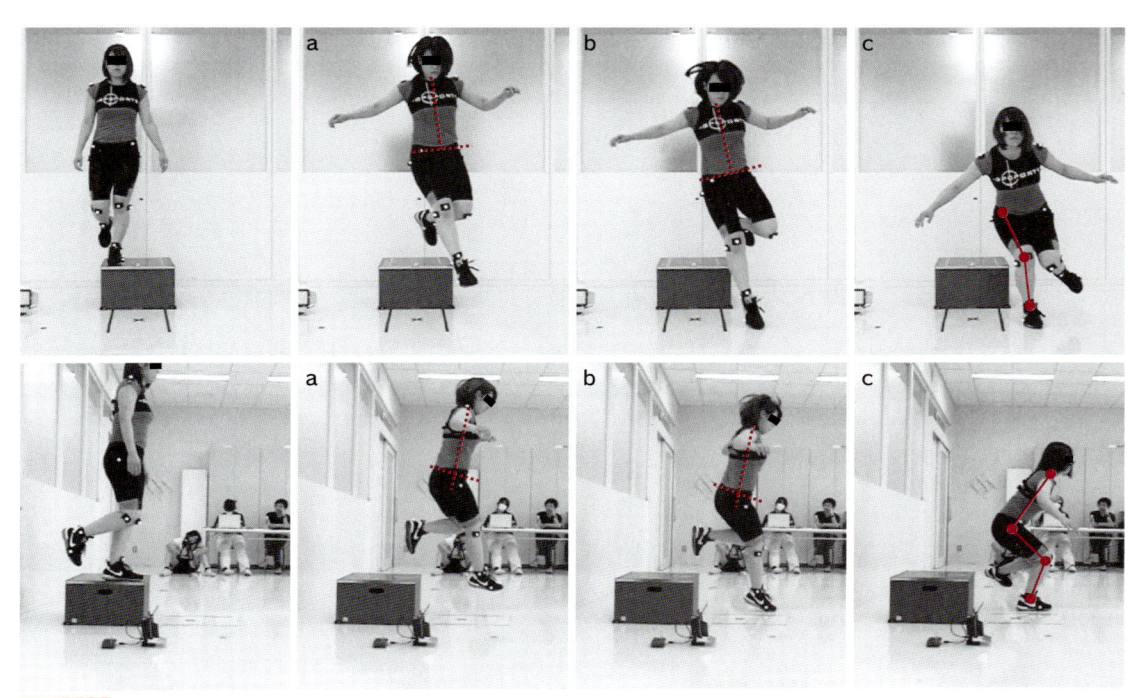

図 4-5 single-leg cross drop landing テスト

a：空中姿勢の観察，b：接地時の観察，c：着地後の観察

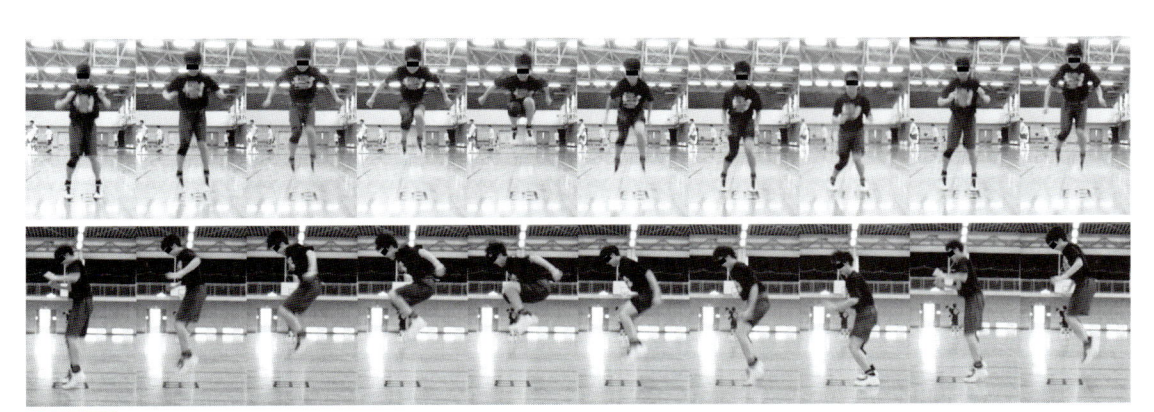

図 4-6 tuck jump assessment で用いる連続ジャンプ

表4-5 修正版 tuck jump assessment 評価基準

	項目	観察方向	none (score 0)	small (score 1)	large (score 2)
膝と大腿部の動き	1. 着地時の膝外反	前方	外反なし	少し外反	明らかに外反（両膝が触れる）
	2. 大腿部が床と平行にならない（ジャンプ最高点）	側方	膝が股関節より高いか同じ	膝が股関節より少し低い	膝全体が股関節より完全に低い
	3. 大腿部の非対称性（ジャンプ時）	前方	大腿部が左右対称	大腿部が少し左右非対称	大腿部が完全に左右非対称（膝の高さがずれる）
着地時の足部位置	4. 足部が肩幅より狭い	前方	足部が完全に肩幅より広い	足部がほぼ肩幅の広さ	着地時に両足が完全に触れる
	5. 足部が平行でない（前後）	側方	足部（踵）が平行	足部がほぼ平行	足部が明らかに平行でない（足部の半分以上ずれる）
	6. 着地タイミングが異なる（非対称の接地）	前方	着地のタイミングが左右で同じ	着地のタイミングが左右で少し異なる	着地のタイミングが左右で完全に異なる
	7. 過剰な着地音	前方/側方	着地時のわずかな音（母指球での着地）	着地時の可聴音（ほぼ踵を付けた着地）	着地時の大きな音（完全に足底・踵を付けた着地）
プライオメトリック技術	8. ジャンプ中の休止	前方/側方	反射的なジャンプ	ジャンプ中の小休止	ジャンプ中の長休止（ジャンプ間のダブルコンタクト）
	9. 10秒以内の技術低下	前方/側方	低下なし	5〜10秒で低下	0〜5秒で低下
	10. 同じ場所（正方形）に着地しない	前方/側方	同じ場所に着地	同じ場所に着地しないがマーク（長方形）の内側	マーク（長方形）の外側に着地

（文献20より引用）

称性による片側下肢優位（項目3, 5, 6），③体幹機能不全（項目2, 8, 10），④フィードフォワード/プレアクティベーション機能不全（項目7, 10），⑤神経筋疲労（項目9）といった，選手個人のウイークポイントを見つけ出すこともできる．このことは，選手によって異なる危険因子を見つけ，個人にターゲットを合わせた予防対策を講じる上でも非常に有用な手段となる．

5 方向変換走

方向変換走は加減速と身体変位を含んだ複雑な動作であり，パフォーマンスを構成する以下の技術要素[21]について観察する．
①ストライドの調整
②身体の傾斜と姿勢
③足部の位置
方向変換を行う前には，適切なストライドを

図 4-7 方向変換（90度ジグザグ走）の姿勢

a：適度な前傾姿勢／下肢三関節による屈曲・伸展運動，b：体幹の前傾と下肢関節の屈曲が不足，c：脊柱・肩甲帯・骨盤のアライメント不良．足部の接地位置も，パフォーマンスに影響を与える

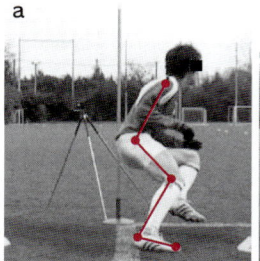
a

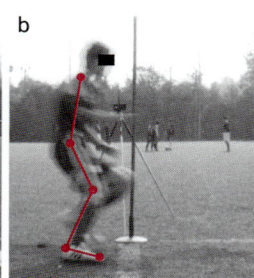
b

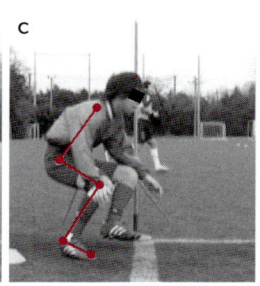
c

調整することでスムーズな減速が可能となり，方向変換時に全身や関節にかかるストレスを軽減することができる．また，方向変換を行う際には，正しいアライメントで適度な前傾姿勢をとり，下肢三関節（股関節―膝関節―足関節）を使った屈曲・伸展運動を促すことが必要である

る．膝関節外反や体幹側方傾斜は，ジャンプ動作と同様に注意して観察することが大切である．さらに，方向変換時に支持脚となる足部が，減速と再加速を行うために適切な位置に接地できているか観察することも重要である（図 4-7）．

5 ◆ 傷害予防の実際

1 練習・試合前の取り組み

(1) ウォームアップの目的と効果

運動前に実施するウォームアップは，競技における最適なパフォーマンスを獲得するために重要である．また，ウォームアップの不足はパフォーマンスを発揮する準備ができていない状態であり，傷害の要因にもなる．ウォームアップがもたらす効果やメカニズムとして，以下4つの観点から整理できる[22]．

①体温（筋温）の上昇

生物は，高温下において作業効率が高まるといわれている．特に，筋温の上昇は筋の出力や収縮速度（結果的な動作スピード）を高めることから，運動パフォーマンスに影響を与える．スプリント競技や持続的な高強度運動にとって，筋温上昇を目的としたウォームアップは重要と

なる．

②代謝機能の向上

ウォームアップによって有酸素性代謝機構のベースラインを上昇させ，主運動の初期に無酸素性代謝機構を温存できる可能性がある．つまり，低強度運動時に有酸素性代謝機構を多く用いて運動を遂行することによって，限りある無酸素エネルギー供給機構を温存させ，その後に無酸素性代謝機構が必要な高強度運動時に無酸素パワーを優先的に使用できることを示している．しかし，10分を超えると上昇した有酸素性代謝機構のベースラインは元に戻るため，ウォームアップから主運動へ移行するタイミングが重要である．

③神経筋機能の向上

骨格筋への事前の負荷刺激は，その後に行う運動パフォーマンスの向上に期待できる．特に，

ジャンプやスプリントといった短時間で最大の出力を求められる運動において，事前刺激によって得られるパフォーマンス向上の効果は高い．神経筋活動が最大に活性化した際に筋パフォーマンスは高まるが，事前の負荷刺激は与える強度や選手の疲労度，トレーニング経験の有無によって効果が異なるため，現場で適切に設定することが大切である．

④心理面への作用

ウォームアップは，これから行われる競技（試合，練習）や主運動に向けて精神的な準備をする時間としても重要である．個人の注意を集中し，自信をもって競技へ参加するために，ウォームアップをルーティン化することでパフォーマンス発揮が高まる場合もある．

運動前に「身体を温める＝体温/筋温を上昇させる）」ことだけをウォームアップの目的とすれば，ホットバスやシャワー，物理療法（ホットパック，超音波など）を用いた受動的ウォームアップ（passive warm-up）でも効果を上げられる．しかしながら，ウォームアップを「身体機能とパフォーマンスを高める準備」という観点から考えると，代謝系機能や神経筋機能，さらには心理的側面にアプローチする能動的ウォームアップ（active warm-up）が必要となってくる．特に近年では，スポーツ傷害の予防には運動中の神経筋コントロールや姿勢制御が重要であるといわれており，プリハブ[注4]としての動作準備（movement preparation）が練習や試合前の取り組みとして大切である．

注4）プリハブ（prehabilitation）：元々は，術後成績を向上させるため，手術前に患者の機能を高める訓練を指した用語である．プリ（pre）は「事前に」，ハビリテーション（habilitation）はラテン語の habilis（〜できる，適する）が由来で「使えるようにする」を意味する．本項では，傷害予防の観点からプリハブを「運動前に身体の機能を高めて使えるようにする」という意味で用いている．

（2）コレクティブエクササイズ

適切なパフォーマンス発揮を考える上で，パフォーマンスピラミッドの概念[23]を用いることは有益である（図4-8）．パフォーマンスピラミッドの土台は「機能的動作」であり，その上にパフォーマンス（パワー）やスキル（技術）が乗っている．つまり，土台となる動作が不十分であればその上にパフォーマンスやスキルは積み上がっていかず，逆に，動作の機能が低下すれば上位に位置する要素さえも崩落してしまうことになる．試合や練習前には，機能的動作の獲得に向けた万全の準備が必要であり，可動域全体を使い安定した動作を獲得することが重要である．

また，試合や練習に参加できた場合でも，疼痛が原因となって最適な動作パターンを崩したまま，もしくは，徐々に崩しながらプレーを継続する場合がある．不適切な動作の繰り返しによって生じる筋や筋膜，関節周囲の炎症を伴う局在的な痛みとして，動作機能障害症候群（movement impairment syndrome：MIS）がある[24]．コレクティブエクササイズはMISに対するアプローチとして最初に提唱された概念であり，それぞれの症状の問題となる動作を修正させるために個別の運動処方をしていく方法である．このことは，練習・試合前のプリハブにおいても同じであり，チーム全員で決まったウォームアップを行う前に，個人で事前準備することが必要である．機能的動作が獲得されているかは，以下の観点からチェックする．

①関節の可動性

②関節（体幹・コア）の安定性

③全身の協調性

④筋機能（出力，反応，プライオメトリック）
⑤バランス機能

　最終的には，これらの要素を統合させて「動きの適正化」を図った状態で試合・練習に臨むことが，傷害予防とパフォーマンス発揮の上で重要である．

(3) コンプライアンス

　スポーツ傷害の予防を進めていく上で，コンプライアンスを高めることは非常に重要である．コンプライアンスとは，一般的に「法律や規則などを守ること（法令遵守）」を意味するが，傷害予防の領域においては，スポーツ現場でエクササイズプログラムの実施が遵守されたか否か（プログラムは実施されたか/されなかったか）を指す．つまり，どれだけ優れたエクササイズプログラムが提供されても，現場でプログラムが適正に実施されなければ，目的とする効果（傷害予防，パフォーマンス向上）は得られない．実際に，スポーツ現場では限られた練習時間や環境を予防介入に充てられず，技術練習が予防プログラムの実施を拒むケースは少なくない．しかしながら，プログラム実施のコンプライアンスが高い予防介入ほど傷害発生率は低下していることから[25]，どのようにして予防対策をそれぞれのスポーツ現場に導入・定着させるかということが重要である．

(4) 傷害予防プログラムの工夫と事例

　これまでにもさまざまな傷害予防プログラムが立案されてきたが，多くは短時間にチーム全員が実施できるよう，ウォームアップなどに組み込まれる工夫がされている．また，特定の専門家（アスレティックトレーナーやコンディショニングコーチなど）にしかできない複雑な内容ではなく，現場のコーチや選手自身でも実施可能なプログラムを組み立てなければ，現場に浸

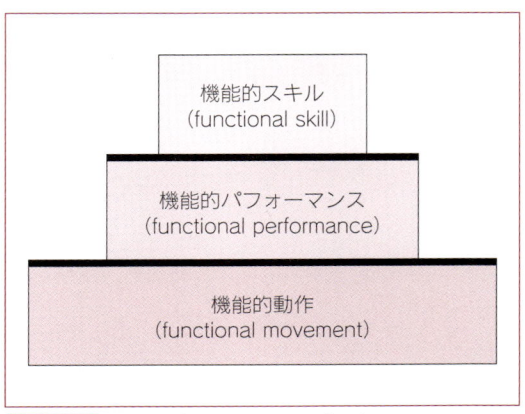

図 4-8　**最適なパフォーマンスピラミッド**

透させるのは難しい．コンプライアンスを高める工夫として，傷害予防だけでなくパフォーマンス向上を期待できるプログラムを構成することは重要である．

　傷害の予防対策は，傷害が多発する年齢からではなく，できるだけ早期のジュニア世代から積極的に導入することが大切である．実際に，成長期アスリートに対する積極的な神経筋トレーニングほど，膝前十字靱帯損傷の予防に貢献できている[26]．これらのポイントを含んだ，代表的な傷害予防プログラムを3つ紹介する．

① prevent injury and enhance performance（PEP）program[27]

　PEP プログラムは5つのエクササイズカテゴリから構成されており，20分程度の時間で実施することができる（**表 4-6**）．プログラム全体を通して「適切な着地技術」の習得に重点を置いており，股関節と膝関節を十分に屈曲させた柔らかい着地を目指している．ユース世代の女子サッカー選手に PEP プログラムを実施したところ，膝前十字靱帯損傷の発生率は約7割減少した[27]．

② FIFA 11＋program[28]

表4-6	prevent injury and enhance performance（PEP）program		
カテゴリー	エクササイズ	回数
1．ウォームアップ	ジョギング シャトルラン バックランニング	1（50 yrd） 1 1
2．ストレッチ	下腿三頭筋 大腿四頭筋 ハムストリング 内転筋群 股関節屈曲筋群	2×30 sec 2×30 sec 2×30 sec 2×30 sec 2×30 sec
3．ストレングス	ウォーキングランジ ロシアンハムストリング 片脚トゥーレイズ	2 30 sec 30（片脚）
4．プライオメトリクス	ラテラルホップ フォワードホップ シングルレッグホップ 垂直ジャンプ シザースジャンプ	30 sec（2〜6 inch） 30 sec（2〜6 inch） 30 sec（2〜6 inch） 30 sec 30 sec
5．アジリティ	シャトルラン ダイアゴナルラン バウンディング	1（40 yrd） 1（40 yrd） 1（40 yrd）

（文献 27 より引用）

11＋プログラムは国際サッカー連盟（FIFA）が推奨する傷害予防エクササイズであり，日本サッカー協会（JFA）オフィシャルホームページからも動画およびハンドアウト資料がダウンロード可能である［http://www.jfa.jp/football_family/medical/］．このプログラムは，3つのエクササイズパート（ランニング8分/筋力・プライオメトリクス・バランス10分/ランニング2分）から構成されており，特にパート2（筋力・プライオメトリクス・バランス）では選手の能力に応じて「初級・中級・上級」とプログレッションできるよう工夫されている．全てのランニング，ジャンプ，カッティング，ランディングエクササイズでは「動作の質」に注意を向けており，コアスタビリティと正しいアラ

イメント（図4-9）で行うことを強調している．FIFA 11＋プログラムの予防介入効果として，性別を問わず傷害の約4割を減少させることが確認されている[29]．また，プログラム実施によって，動的バランスとアジリティ能力の向上がみられている[30]．

③ FIFA 11＋kids program[31]

14歳以上の選手をターゲットとしているFIFA 11＋プログラムとは異なり，より低年齢の子供（7〜13歳）に合わせたエクササイズとしてFIFA 11＋kidsプログラムが考案された（FIFA medical network［https://www.fifamedicinediploma.com/lessons/prevention-fifa11-kids/]）．このプログラムは，①デュアルタスク時の空間認知，予測および注意，②スタ

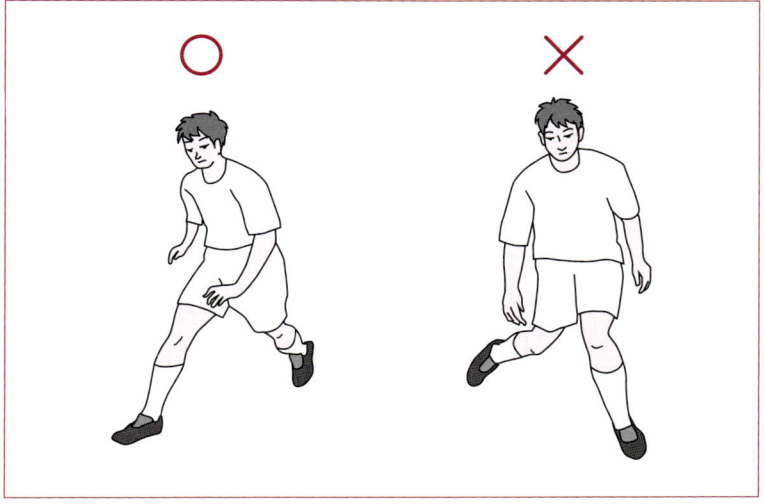

図 4-9 ランニングエクササイズの例

左：正しいテクニック, 右：骨盤傾斜と膝外反を伴う誤ったテクニック
（文献 28 より引用）

ビリティとコーディネーション（専門性よりも一般性を重視した神経筋および固有感覚トレーニング）, ③適切な倒れ方の技術（不可避な転倒によるトラブルを最小限にするため）に焦点を当てている. 6つのエクササイズ（5段階のプログレッション）から構成されており, パートナーで行うエクササイズを多用しながら「遊び思考」を交えて構成している点が特徴である（表 4-7）. FIFA 11＋kids プログラムの実施よって, サッカーを行う子供の傷害は5割近く予防でき[32], 運動制御を必要とするバランス, アジリティのパフォーマンス向上に効果があった[31].

2 練習・試合後の取り組み

(1) クールダウンの目的と効果

運動直後に実施するクールダウンは, 傷害の予防だけでなく, 翌日以降（もしくは同日に複数実施されるゲームやレース）のパフォーマンスレベルを維持するための「疲労回復」という観点からも重要である. アクティブなクールダウンで用いる低強度のエクササイズ（ジョギング, 水泳・水中運動, サイクリング, レジスタンス運動など）において, 以下のような生理的効果が期待できる[33].

①血中乳酸の早期除去
②運動後の免疫細胞数の減少抑制
③心臓血管および呼吸器システムの早期回復

しかしながら, 低強度エクササイズだけでは遅発性筋肉痛の軽減, 神経筋および収縮特性の回復, 可動域や筋腱スティッフネスの改善, 筋グリコーゲン再合成といった効果は少なく[33], 実際の現場ではストレッチングなどと組み合わせてクールダウンを実施することが多い. また, 運動直後のアクティブなクールダウンだけでなく, 超回復の過程に至るまでの「リカバリー」を積極的に組み合わせながら, 選手にアプローチしていくことが重要である（図 4-10）.

(2) リカバリー

トレーニングとリカバリーのバランスが崩れると, 疲労症状が現れ, 続いてパフォーマンスが低下するオーバーリーチング（overreaching）

表 4-7	FIFA 11＋kids program	
エクササイズ	レベル	アクション
1) ランニング ゲーム	1	コマンドを聞いて止まる
	2	コマンドを見て止まる
	3	手でボールを持ちながら, コマンドを聞いて止まる
	4	手でボールを持ちながら, コマンドを見て止まる
	5	足でボールを扱いながら, コマンドを聞いて止まる
2) スケーティ ングホップ	1	片脚で着地
	2	両手でボールを持ちながら着地
	3	片手でボールを持ちながら着地
	4	片脚で頭上から地面にボールを動かす
	5	片脚で前方にボールを動かす
3) ワンレッグ スタンス	1	片脚でボールを投げてキャッチ(ボール操作なし)
	2	片脚でボールを投げてキャッチ(ボール操作あり)
	3	片脚でボールをキック(パス)
	4	片脚でボールをキック(浮き玉)
	5	片脚でパートナーと押し合い
4) プッシュ アップ	1	トンネル
	2	ボールの上で下腿を支持
	3	腕の周りでボール転がし
	4	腕と脚の間でボール転がし
	5	ボールの上で腕を支持
5) シングル レッグ ジャンプ	1	前方向
	2	前後方向
	3	左右方向
	4	コーチが指示を出した方向
	5	手でボールを持ちながら, コーチが指示を出した方向
6) スパイダー マン	1	仰向けの四つ這いで, ボールを前後に転がす
	2	仰向けの四つ這いで, 脚だけ前方に伸ばしていく
	3	仰向けの四つ這いのまま, 前方に動く
	4	仰向けの四つ這いのまま, ドリブルしながら前方に動く
	5	仰向けの四つ這いのまま, ボールに乗りながら前方に動く
7) ロールオー バー	1	かがんだ姿勢から転がる
	2	立った姿勢から, ゆっくりと転がる
	3	立った姿勢から, ダイナミックに転がる
	4	ゆっくりと歩きながら転がる
	5	早歩き / ジョギングしながら転がる

(文献 31 より引用)

やオーバートレーニング (overtraining) の状態に陥る可能性がある. こうした状態になると, パフォーマンスが元の状態に回復するまでに数日〜数か月, 場合によっては数年かかることもあり [34], アスリートにとってリカバリーの管理は非常に重要となる. また, 積極的なリカバ

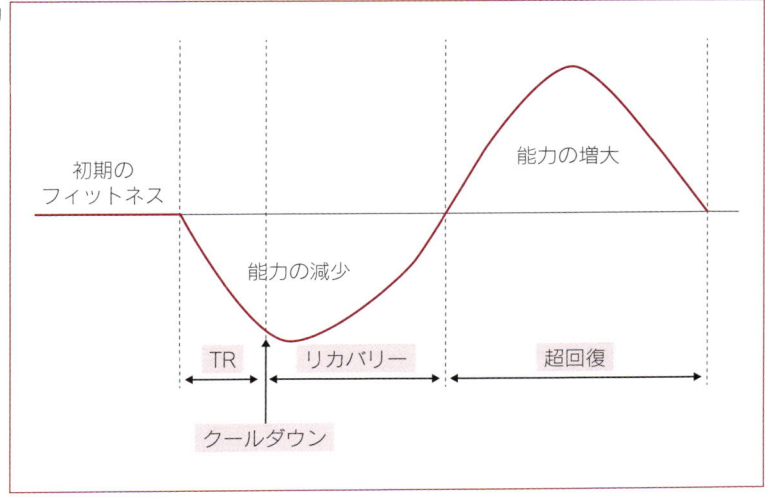

図 4-10 トレーニング後の身体的な反応

（文献 35 より一部改変）

初期のフィットネス

能力の増大

能力の減少

TR　　　リカバリー　　　超回復

クールダウン

リーは，トレーニングによって低下したパフォーマンスを初期のフィットネスレベルまでより早く戻すための戦略となり，ピークパフォーマンスの維持という観点においても重要である．目標とする大会や試合に向けたピーキングを成功させるためにも，以下に示すようなリカバリーの活用は非常に有益である．

①ストレッチング

②水分補給（電解質補給），栄養補給

③マッサージ，理学療法（電気刺激，光刺激，鍼灸，アロマセラピーなど）

④睡眠（仮眠，昼寝）

⑤冷却，温熱（アイスバス，クライオセラピー，クーリングベスト，交代浴，入浴，サウナなど）

⑥コンプレッション衣類

　こうしたリカバリー戦略は，全ての選手や環境で同じような生体反応をもたらすとは限らない．例えば，運動後の水分補給に対するアドバイスは男女で異ならないものの，運動中の体温調整機能や水分喪失量は性別の影響を受ける．このことから，最適なリカバリーのための水分補給/体温調整戦略は，男性と女性とを分けて

考えることで効果を高める工夫につながる．また，普段からの暑熱環境や寒冷環境，高地といった特殊環境下では，同じリカバリー手段であっても個人に作用する生理的反応は異なる．さまざまな環境下において身体的パフォーマンスを最適にするためには，適度な順応とリカバリー管理が重要である[35]．

　さらに，アスリートは不安やストレス，プレッシャーの中で，多くの試合やハードなトレーニングに取り組まなければならず，生理的な側面だけでなく，心理的な側面についても適切なリカバリーを施す必要がある．社会的な交流や小旅行，友達との交友は過度のトレーニング期におけるストレスを緩和することにつながり，映画鑑賞や普段行わないような負荷の少ない身体活動（テニスやゴルフなど）も気晴らしには良いとされている．心理的なリカバリーの早期導入が，生理的なリカバリーの促進やオーバートレーニングの予防にもつながると考えられる．

▶文献

1) 中嶋寛之：スポーツ外傷・障害とは. 新版スポーツ整形外科学, 南江堂, 東京, 3-8, 2011

2) 福林 徹：スポーツ外傷・障害総論. 公認アスレティックトレーナー専門科目テキスト③スポーツ外傷・障害の基礎知識, 文光堂, 東京, 2-5, 2007

3) 宮川俊平ほか：外科的スポーツ外傷・障害の基礎知識. スポーツ指導者のためのスポーツ医学, 改定第2版, 南江堂, 東京, 29-47, 2009

4) van Mechelen W, et al：Incidence, severity, aetiology and prevention of sports injuries. a review of concepts. Sports Med 14：82-99, 1992

5) Bahr R, et al：Understanding injury mechanisms：a key component of preventing injuries in sport. Br J Sports Med 39：324-329, 2005

6) Takahashi S, et al：Epidemiological survey of anterior cruciate ligament injury in Japanese junior high school and high school athletes：cross-sectional study. Res Sports Med 25：266-276, 2017

7) 古賀英之ほか：アルペンスキーにおける膝関節外傷—用具との関連も含めて—. 臨スポーツ医 32：1040-1045, 2015

8) Meeuwisse WH：Assessing causation in sport injury：a multifactorial model. Clin J Sport Med 4：166-170, 1994

9) Waldén M, et al：Three distinct mechanisms predominate in non-contact anterior cruciate ligament injuries in male professional football players：a systematic video analysis of 39 cases. Br J Sports Med 49：1452-1460, 2015

10) Montgomery C, et al：Mechanisms of ACL injury in professional rugby union：a systematic video analysis of 36 cases. Br J Sports Med 52：994-1001, 2018

11) Johnston JT, et al：Video Analysis of anterior cruciate ligament tears in professional american football athletes. Am J Sports Med 46：862-868, 2018

12) Bahr R：Why screening tests to predict injury do not work-and probably never will…：a critical review. Br J Sports Med 50：776-780, 2016

13) Padua DA, et al：The Landing Error Scoring System(LESS) Is a valid and reliable clinical assessment tool of jump-landing biomechanics：The JUMP-ACL study. Am J Sports Med 37：1996-2002, 2009

14) Myer GD, et al：Augmented feedback supports skill transfer and reduces high-risk injury landing mechanics：a double-blind, randomized controlled laboratory study. Am J Sports Med 41：669-677, 2013

15) Padua DA, et al：Reliability of the landing error scoring system-real time, a clinical assessment tool of jump-landing biomechanics. J Sport Rehabil 20：145-156, 2011

16) Stensrud S, et al：Correlation between two-dimensional video analysis and subjective assessment in evaluating knee control among elite female team handball players. Br J Sports Med 45：589-595, 2011

17) Myer GD, et al：Reliability of 3-dimensional measures of single-leg drop landing across 3 institutions：implications for multicenter research for secondary ACL-injury prevention. J Sport Rehabil 24：198-209, 2015

18) DiCesare CA, et al：The validity of 2-dimensional measurement of trunk angle during dynamic tasks. Int J Sports Phys Ther 9：420-427, 2014

19) Myer GD, et al：Tuck jump assessment for reducing anterior cruciate ligament injury risk. Athl Ther Today 13：39-44, 2008

20) Fort-Vanmeerhaeghe A, et al：Intra-and inter-rater reliability of the modified tuck jump assessment. J Sports Sci Med 16：117-124, 2017

21) Sheppard JM, et al：Agility literature review：classifications, training and testing. J Sports Sci 24：919-932, 2006

22) McGowan CJ, et al：Warm-up strategies for sport and exercise：mechanisms and applications. Sports Med 45：1523-1546, 2015

23) Cook G：Analyzing movement. Athletic body in balance. Human Kinetics, Champaign, 11-16, 2003

24) Sahrmann S：Movement impairment syndrome. Diagnosis and treatment of movement impairment syndromes. Mosby, Pennsylvania, 5-7, 2002

25) Sugimoto D, et al：Compliance with neuromuscular training and anterior cruciate ligament injury risk reduction in female athletes：a meta-analysis. J Athl Train 47：714-723, 2012

26) Sugimoto D, et al：Critical components of neuromuscular training to reduce ACL injury risk in female athletes：meta-regression analysis. Br J Sports Med 50：1259-1266, 2016

27) Mandelbaum BR, et al：Effectiveness of a neuromuscular and proprioceptive training program in preventing anterior cruciate ligament injuries in female athletes：2-year follow-up. Am J Sports Med 33：1003-1010, 2005

28) Soligard T, et al：Comprehensive warm-up programme to prevent injuries in young female footballers：cluster randomised controlled trial. BMJ 9：337：a2469, 2009

29) Thorborg K, et al：Effect of specific exer-

cise-based football injury prevention programmes on the overall injury rate in football : a systematic review and meta-analysis of the FIFA 11 and 11 + programmes. Br J Sports Med 51 : 562-571, 2017

30) Gomes NM et al : Effects of the FIFA 11 training program on injury prevention and performance in football players : a systematic review and meta-analysis. Clin Rehabil 31 : 651-659, 2017

31) Rössler R, et al : A new injury prevention programme for children's football－FIFA 11＋Kids－can improve motor performance : a cluster-randomised controlled trial. J Sports Sci 34 : 549-556, 2016

32) Rössler R, et al : A Multinational Cluster Randomised Controlled Trial to Assess the Efficacy of '11＋Kids' : A Warm-Up Programme to Prevent Injuries in Children's Football. Sports Med 48 : 1493-1504, 2018

33) Van Hooren B, et al : Do we need a cool-down after exercise? a narrative review of the psycho-physiological effects and the effects on performance, injuries and the long-term adaptive response. Sports Med 48 : 1575-1595, 2018

34) Meeusen R, et al : Prevention, diagnosis, and treatment of the overtraining syndrome : joint consensus statement of the European College of Sport Science and the American College of Sports Medicine. Med Sci Sports Exerc 45 : 186-205, 2013

35) 依田珠江ほか : リカバリーのために考慮すべき問題. リカバリーの科学, 第 2 版, ナップ, 東京, 213-247, 2016

（笹木正悟）

第5章
パフォーマンス向上のための
コンディショニング

1 パフォーマンス向上とトレーニングの原則

1 パフォーマンスとコンディショニング

　競技スポーツにおけるパフォーマンスとは競技の目的（勝利）を達成するために実施する行為＝プレーの総体である．その一方でコンディショニングの概念はさまざまな解釈や理解がなされている所があり明文化された世界共通の定義は見当たらない．一方，ストレングス＆コンディショニング協会では「スポーツパフォーマンスを最大限に高めるために，筋力やパワーを向上させつつ，柔軟性，全身持久力など競技パフォーマンスに関連する全ての要素をトレーニングし，身体的な準備を整えることである」としている[1]．すなわち競技パフォーマンスの質を最大限に高めるために必要な全ての構成要素＝コンディションをトレーニング，リカバリー，栄養管理などによって適切かつ目標に向けて計画的に準備する行為がコンディショニングであると捉えることができる．コンディションを構成する要素は多岐に渡るため，身体的要素・心理的要素・外的（環境的）要素と3つに大きく分類し，包括的に考える必要がある．

2 トレーニングの原理・原則

　生理学の基本であるRouxの法則（ドイツの発生学者Wilhelm Roux）では「身体機能は適度な活動に対して発達し，不活動に対しては萎縮し，また過度な活動では障害を起こす」とされている[2]．この法則を基礎としたトレーニングにおける基本原理・原則がトレーニング基礎理論として多く広まっているがその中で代表的なものを説明する[2,3]．

(1) 原理

①過負荷の原理

　トレーニングによって身体機能の向上を図るには「通常よりも高いレベルの負荷（＝過負荷）」を課し，その刺激に適応させる必要がある．

②可逆性の原理

　トレーニングで向上した身体機能はトレーニング中止により以前の状態に戻ってしまう．

③特異性（specific adaptation to imposed demands：SAID）の原理

　トレーニング効果はトレーニング刺激の特徴に対して特異的である．そのためトレーニングは各目的に対して適切に計画されるべきである．

(2) 原則

①全面性の原則

　多くの競技では全身性の運動連鎖が要求され，またさまざまな体力要素が高いレベルで要求される．またある特定の部位に偏った強化はアライメント不良などによる傷害の要因にもなり得る．そのためトレーニングはある部位や能力などに偏ることなく原則として全身・全面的に行

われるべきである.

②個別性の原則

望むトレーニング効果を達成するためには汎用的なプログラムに併せて個別性をもったプログラムも処方されるべきである.トレーニングの目的,年齢（発育発達過程）,性別,身体的特性,トレーニング経験,技術レベルなどに応じてプログラムデザインを個別に行うことが望ましい.

③漸進性の原則

トレーニングは段階的に負荷レベルを漸増させていく必要がある.負荷の急増は適切にトレーニング効果を得られないばかりか傷害リスクを高めることにもつながる.各身体能力の改善率には差異があるためトレーニング負荷の増加率はそれぞれに対して考慮する必要がある.適応に伴った負荷の漸増が大切である.

④継続性の原則

トレーニング刺激は反復して継続的に適用する必要がある.短期間で獲得したトレーニング効果はその効果喪失までの期間も短くなる傾向にある.

⑤意識性の原則

指導者はもちろん,選手本人もトレーニングの方法や目的,またその科学的な背景を理解し意識することでトレーニングの効果を効率的に得やすくなる.

2 トレーニング計画

1 ピリオダイゼーション

パフォーマンスの停滞や低下を防ぎ長期的にトレーニングの効果を得る上でトレーニング計画のシステマティックな管理は重要である.長期的な視点でトレーニングを管理し,パフォーマンス向上を引き出す"ピリオダイゼーション（期分け）"の概念は古代ギリシャ・ローマの時代に始まる.現在のピリオダイゼーション理論の基礎となる年間のトレーニング管理モデルはソビエト連邦時代の Matveyev LP により構築された[4].

このモデルでは年間を通したトレーニング期間を長期（マクロサイクル）・中期（メゾサイクル）・短期（ミクロサイクル）に期分けし,それぞれの時期において適切なプログラミングを行っていく.一般的に初期は一般性の高い低強度かつ量の多いトレーニングが課され,そこから徐々に競技特異性をもった高強度かつ量の少ないトレーニングへ移行する.一般的には全体を以下のように4周期に分けて考える.

(1) 準備期（一般的準備期・専門的準備期）

コンディションの基礎を向上させる時期である.低〜中強度のトレーニング負荷を多量行い,テクニックに関するトレーニングは優先度が低い.準備期の後半には強度が向上しテクニックに関する重要度も高まる.

(2) 第1移行期

量を重視した準備期から強度を重視した試合期へと移行する前に設ける短期間の休息期間である.この期間は試合期開始直前の1週間程度に適用することが多い.

(3) 試合期

試合期はトレーニング強度を増大させる代わりに量を減少させ,選手のコンディションを最

高の状態に引き上げる．試合期が数週間〜数か月に渡るケースでは中程度の強度と量のプログラムによりオーバートレーニングを回避することが必要となる．

(4) 第2移行期

試合期が終了し次のマクロサイクルが再開されるまでの間の回復期間である．傷害に対する治療やリハビリテーション，精神面の休養もこの時期の重要な目的となる．レクリエーション要素を含んだアクティブリカバリー期と完全な無負荷の時期を組み合わせて設計する．

(5) ブロックピリオダイゼーション

年間スケジュールの中でよりピークを長い期間継続させる，もしくは年間に複数のピークを設定することが求められるニーズに対して，ブロックピリオダイゼーションが提唱されている[5]．ブロックピリオダイゼーションは10週前後からなるトレーニングステージを3つのブロックに分類し，それを年間計画の中で繰り返すシステムである．1つのブロックの中でターゲットとする能力は最小限にすることで各能力の集中的な発達を狙いとしている．

<ブロック分類>

①accumulation ブロック

2〜6週間で構成され，基本運動能力（有酸素能力・筋力・基礎技術向上）を養う時期

②transmutation ブロック

2〜4週間で構成され，より専門運動能力（無酸素持久力・特異的持久力，戦術的準備）に転換していく時期

③realization ブロック

8〜15日間で構成され試合に向けたピーキング（最大スピード・敏捷性向上，アクティブリカバリー）を行う時期

このような短期間のサイクルを回すことで最初のブロックで行ったトレーニング効果が消失する前に強化を繰り返すことができる．プログラミングに際しては各要素のトレーニング効果残存期間（residual training effects[5]）を参照する．周期を短くすることで適応を阻害せずかつオーバートレーニングを予防することも期待される．

2 フィットネス疲労理論

1950年に Hans Selye は汎（全身）適応症候群（general adaptation syndrome：GAS）を提唱し，身体がストレスに対して適応するプロセスを説明した．スポーツにおける身体の適応も同様であり，適切なトレーニング負荷に対して適応しコンディションが向上していく一方で，過度な負荷が長期的にかかることにより体力の低下が引き起こされ，傷害発生率の増加の要因になる．Yakovlev は筋および肝グリコーゲン，クレアチンリン酸がトレーニング負荷後の回復過程でトレーニング前の状態を超過する"超回復現象"を報告した．その後，身体のトレーニングに対する適応モデルとして超回復理論が一般的に用いられてきた．超回復理論はトレーニング刺激の入力後，体力が一時的に低下し（疲労），その後回復していく過程でトレーニング刺激入力前の体力レベルに到達する（超回復）と説明されている．

ただし，超回復理論ではトレーニングという入力に対する出力が体力という1つの要因のみであり，最適なトレーニング効果を得るためには超回復を迎えるまで待ってから次のトレーニング負荷を入力することが最善であるように思われる．しかし多くのアスリートは疲労を抱えながら毎日の練習を実施し，その環境下でパフォーマンスレベルを向上させている．このように現場での現象を説明し切れない部分も散見

され，近年では超回復理論に代わって"フィットネス疲労理論"を適応モデルとして採用する流れがある[6]．この理論ではトレーニングに対する出力をネガティブ要素（疲労）とポジティブ要素（体力/フィットネス）の2要因で捉え，その総合が準備性（preparedness）としてパフォーマンスに表出されると考えている．すなわち，疲労コントロールとフィットネス向上という2つのハンドルをつねに握りながら最適なコンディショニングを行うという考え方である．なお，2つの要因には変化の速度および急性の変化量に差異がある．疲労は変化の速度が速く急性の変化量も大きい，それに対して体力は変化の速度が遅く急性の変化量が小さい．この関係性を考慮しながら疲労度を適切にモニタリングしつつトレーニング負荷を調整する必要がある．

3 機能的オーバーリーチングと非機能的オーバーリーチング

　トレーニングによる疲労は適応過程において正常かつ必要な現象であるが，過度な蓄積はパフォーマンスレベルを下げネガティブな影響をもたらす．

　高強度トレーニングに対してパフォーマンスが短期的（数日～数週間）に漸減する現象を機能的オーバーリーチング（functional over-reaching：FOR）とよぶ．FORはアスリートにとっては一時的にネガティブな状態をもたらすが，適切なリカバリーとトレーニング量の調整によって最終的にパフォーマンス向上にもつながっていくことが多い．ただしFORの状態で高強度のトレーニングを続けたり，身体的および心理的なリカバリーが不足したりすると非機能的オーバーリーチング（nonfunctional over-reaching：NFOR）に移行する．NFORは回復に数週間～数か月を要するケースもあるが，適

切な休息をとることで完全なリカバリーが期待できる．このNFORの状態にも関わらず疲労状態が継続するとオーバートレーニング症候群（overtraining syndrome：OTS）を引き起こすこととなり，長期的な（数か月以上）パフォーマンス低下が競技人生を左右する問題となり得る．NFORとOTSの差異はトレーニングストレスの種類や症状の違いのみで定義付けられるものではなく，パフォーマンス回復に必要な期間も考慮するべきである[7]．OTSに陥らないようにするためにはアスリートの状態（パフォーマンス・心理的指標・生化学的指標など）をモニタリングし，その変化を継続的に注意深く観察，分析することが重要である．

4 ピーキングとテーパリング

　適切なトレーニング計画に則ってターゲットとする時期に最高のパフォーマンスを発揮できるようにコンディションを合わせていくことをピーキングという．テーパリングは試合前の期間にトレーニング負荷を計画的に低減させ疲労軽減を図ることでパフォーマンス向上を狙うピーキング手法の1つである[8]．アスリートにとって「休息＝パフォーマンス低下を招く」という形で捉えられがちであるが，そのような認識では適切な休息が取られずにオーバートレーニング状態を招きコンディションを低下させてしまう可能性がある．正しいピーキングのためには選手のコンディションをモニタリングしながらトレーニングの量/強度を適切に調整し，蓄積された生理的および心理的な疲労をテーパリングによって軽減させるべきである．ピーキングおよびテーパリングは選手の個別性を考慮しつつ，多くのコンディション因子に働きかける高度な取り組みであり，関連する多くの研究結果が報告され現在も議論の対象となっている．

表 5-1 短期的なディトレーニングの影響

表 5-1 短期的なディトレーニングの影響

心肺系の適応	代謝系の適応
・持久性パフォーマンス：↓	・最大 / 最大下運動時の呼吸交換比：↑
・$\dot{V}O_2max$：↓（4〜14%）	・GLUT4（糖輸送体）量：↓（17〜33%）
・循環血液量：↓（5〜12%）	・HDL コレステロール：↓
・運動時心拍数：↑（5〜10%）	・LDL コレステロール：↑
・1 回拍出量：↓（10〜17%）	・乳酸性作業閾値：↓
・心拍出量：↓（8%）	・筋グリコーゲンレベル：↓

筋系の適応
- 毛細血管密度：↓ / →
- 動静脈酸素較差（a-vDO$_2$max）：→
- ミオグロビンレベル：→
- 筋酸化酵素活性：↓（12〜27%）
- 筋グリコーゲン合成酵素活性：↓（42%）
- 筋線維組成：→
- 筋横断面積（サッカー / ウエイトリフター）：↓（主に速筋線維の萎縮）
- 筋横断面積（長距離ランナー）：→
- ストレングスパフォーマンス（筋力・パワー）：→ / ↓
- EMG 活動：↓
- 競技特異的パワー：↓

5 ディトレーニング

トレーニング量を減少させたりトレーニングを中止したりすることはリハビリ期間やシーズンオフ期間などにアスリートが適切に回復/適応するために必要である．同時に，トレーニングの中断や量強度の減少は可逆性の原理が示すとおりに身体機能およびパフォーマンスレベルを部分的に低下させる．この現象をディトレーニング（脱トレーニング）という．トレーニング管理の観点からディトレーニングが身体機能・パフォーマンスをどの程度変化させるのかを把握することは重要であるといえる．以下Mujika らのレビュー論文を基にディトレーニングの短期的影響（4 週以下のディトレーニング）[9]と長期的影響（4 週以上のディトレーニング）[10]に分けてそれぞれの主な変化をまとめる（表5-1，5-2）．なお，示す結果は高度にトレーニングされたアスリートを対象とした研究結果に限定している．

(1) 短期的影響

短期的なディトレーニングでは主に最大心拍出量（$\dot{Q}max$）が低下することで $\dot{V}O_2max$ が低下する．$\dot{Q}max$ の低下は末梢の筋の機能低下ではなく中枢の機能低下の影響であることから傷害による固定などで筋が不活動となったとしても 4 週間以内であれば代替的なトレーニング（上肢でのスイム，アッパーサイクリングなど）が $\dot{V}O_2max$ の低下を抑制するのに有効であると考えられる．呼吸交換比（呼吸商）は 1 分間当たりに消費される酸素量と二酸化炭素産生量の比であり，身体内においてエネルギー産生のための栄養素（タンパク質・脂質・糖質）の分解がどのような割合で行われているかの指標となる．ディトレーニングによる呼吸交換比の上昇は交換比の高い糖質の代謝率が高まり，交換比の低い脂質の代謝が抑制されていることを意味する．エネルギー効率の良い基質である脂質代謝が抑制されることはエンデュランス能力の低下につながる．乳酸性作業閾値の低下には筋の酸化能力の低下が大きな影響を与えていると考

表 5-2 長期的なディトレーニングの影響

心肺系の適応	代謝系の適応
・持久性パフォーマンス：↓ ・$\dot{V}O_2max$：↓（6～20%） ・運動時心拍数：↑（5%） ・1 回拍出量：↓（14～17%） ・心拍出量：↓ ※ $\dot{V}O_2max$ の変化に関しては 8 週程度低下し続けそれ以降 　変化はあまりみられなくなる	・呼吸交換比：↑ ・乳酸性作業閾値：↓

筋系の適応
・動静脈酸素較差（a-vDO₂max）：↓（8.4%） ・ミオグロビンレベル：→ ・筋酸化酵素活性：↓（25～40%） ・筋線維組成（パワー系アスリート）：ST 線維の増加・FT 線維の減少 ・筋線維組成（持久系アスリート）：FTa 線維から FTb 線維への移行 ・筋線維組成（ダンサー・サッカー選手）：→ ・ストレングスパフォーマンス：↓（7～12%） ※エキセントリック収縮を取り入れたトレーニングによって神経系の適応をより長く保たせ 　筋力低下を抑制することが報告されている

（文献 10 より引用）

えられる.

　筋活動においてはストレングスパフォーマンスにおける大きな低下の報告はみられないが，EMG 活動は低下することから初期の神経系のディトレーニングが起きていることが示唆される. また，水泳選手に関する報告では 4 週間の不活動により筋力は比較的維持されていたものの泳パワーに関しては 13.6% の低下が認められており，競技特異的なパワーと一般的なストレングスパフォーマンスのディトレーニングの影響は異なる可能性があることを理解しておく

必要がある.

▎(2) 長期的影響

　長期のディトレーニングの影響による心肺系および代謝系の多くの変化は，短期的な影響と同様もしくはその延長であり，短期のディトレーニングの影響が非常に大きく可能な範囲で短期的なディトレーニングの影響に対して対策を講じることがパフォーマンスの大幅な低下を防ぎ，可及的早期にトレーニング中断前のレベルに回復するために重要であると考えられる.

3 ▶ パフォーマンステストとフィードバック

1 競技特性の分析とパフォーマンステスト項目の検討

　競技パフォーマンスを測定する方法には試合自体の観察や測定によりパフォーマンスデータを直接的に得る方法とパフォーマンスの要素を

切り取ったパフォーマンステストを行う方法がある. 競技パフォーマンスの測定はウェアラブル型 GPS 測定器などを利用しゲーム/練習中のパフォーマンスを直接的に測定し数値化できるが，測定コストが高く現実的に実施が難しいチームが多い. パフォーマンステストは測定項

目よってはコストを抑え，フィールドにおいて簡便に行えるため効率的に評価を行うことができる．測定に先立ち対象となる競技において求められるパフォーマンス要素の特徴を以下のような観点から分析し，合致したテスト選択をすることが重要である．

①エネルギー産生機構の特異性＝プレータイム
②力発揮の特異性（収縮速度・力の方向など）
③切り返し動作の角度・利用するフットワーク方法
④トレーニングレベル
⑤競技実施の環境・利用する器具・運動様式
⑥年齢・性別・競技レベル/カテゴリー

テストには信頼性および妥当性も重要な要素であるため，関連のエビデンスはつねに収集しておく必要がある．以下は比較的一般性の高いパフォーマンステストで妥当性が高く関連フィジカルデータとの互換性などから活用しやすい．

(1) 最大筋力

ベンチプレス・バックスクワット・デッドリフトといった全身性の種目の1回最大挙上重量（repetition maximum：RM）を測定することが多い．十分なウォーミングアップの上，複数回の試行を経て1RM測定を行うが，1RMを直接測定する際の傷害発生リスクを考えて複数回の最大挙上重量を測定して1RMを推定することも可能である．その場合，精度の観点から5RM以下でのテスト実施が望ましい[11]．筋力データは1RM値を体重で除して相対値化した値（relative strength）を利用することで体格差を補正したデータを提示することができる．

(2) 垂直飛び

ヤードスティックを用いたテストやジャンプメータを利用したテストなどがある．ジャンプの種類としてスクワット姿勢をスタート肢位と

してそこからジャンプするスクワットジャンプ（SQJ），立位から沈み込み反動を使ってジャンプするカウンタームーブメントジャンプ（CMJ），台上から飛び降りその反動を使ってジャンプするドロップ/デプスジャンプ（DJ）がある．SQJは力の立ち上がり局面の能力，CMJは爆発的筋力，DJはストレッチショートニングサイクルを利用する能力＝reactive strengthとの関連性が深い．なお，ジャンプ（CMJ）高の測定値から下肢の推定ピークパワーを算出する方法が報告されている[12]．下記に算出式を示す．

推定ピークパワー（W）＝（63.6×ジャンプ高（cm））＋（42.7×体重（kg））−1,846.5

(3) 直線スプリント

スプリント距離の検討に際してはまず競技においてよく実施するスプリント距離を反映させることを考える．バスケットボールやテニス，バレーボールなどはコートの大きさなどから比較的短距離のスプリントが求められることが多いため20mスプリント測定などが有用だと考えられる．一方サッカー，ラグビーなどでは比較的長い距離のスプリントを求められることもあり，40mスプリント測定などが多く行われる．測定する距離によって評価できる能力が以下のように異なる[13]．

①〜10m：加速能力の指標となり最大スピードとの相関はあまりみられない
②20〜40m：最大スピードの指標となる

上記を参考にし，短距離の加速能力を評価する際には5〜10m，最大スピードの評価をする際には20m以上の距離という形で別で測定することが望ましい．光電管機材などが揃うようであれば40mスプリント測定の際にスプリットタイムを取ることでスタート〜10m，および20〜40mという2つの要素を一括に測定することができる．

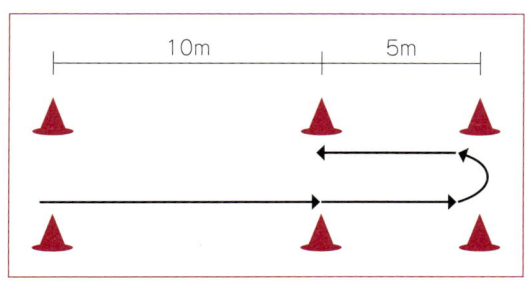

図 5-1 5-0-5 アジリティテスト

180°のターン動作を含むテストでターンに際しては体の向き
ごと方向転換を行う．左右両方を行う

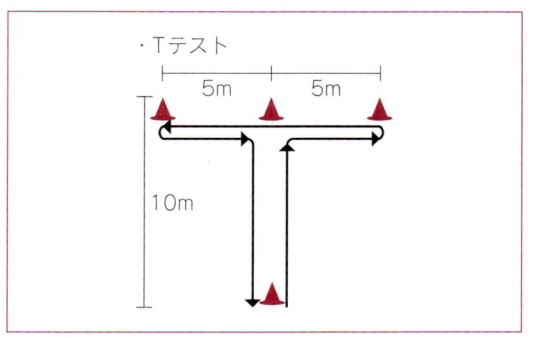

図 5-2 T テスト

90°・180°のターン動作を含むテストで180°のターンの際に
は体の向きは変えない．左右両方を行う．側方の動きをクロ
スステップもしくはサイドステップで実施するなどのバリ
エーションも考えられる

(4) 有酸素系能力

マルチステージシャトルランテスト（multi-stage shuttle run test：MSRT）や Yo-Yo テストなどが多用される．

MSRT は 20 m のシャトルランペースを漸増させて行い，反復不可能となった際の折り返し回数を測定するテストである．以下の算出式を用いて MSRT の結果から $\dot{V}O_2$ max を推定することができると報告されている[14]．

推定 $\dot{V}O_2$ max（ml・kg・min）= $14.4 + 3.48 \times$ MSRT（レベル）

Yo-Yo テストは同様に 20 m の距離を走行するテストだが，1 本の走行ごとに休息が設けられている．このレストタイムの違いで複数個のテストバリエーションが用意されており，それぞれ焦点を当てる能力がやや異なる．その1つである Yo-Yo intermittent recovery test level 1（IRT 1）は MSRT 同様に $\dot{V}O_2$ max との互換性が報告されている[15]．算出式は以下のとおりである．

推定 $\dot{V}O_2$ max（ml・kg・min）= IRT 1 距離（m）$\times 0.0084 + 36.4$

(5) アジリティテスト

アジリティテストにおける切り返しの角度にはさまざまなバリエーションがあるため，目的とする競技動作をよく観察して適切な選択を行う必要がある．テストは多くの場合，事前に計画されたコースを走行する単純な方向転換スピードを測定するものであるが，視覚・聴覚シグナルを用いて知覚および認知能力を反映したテストを応用的に実施することも可能である（図5-1，5-2）．

2 結果の分析とフィードバック

パフォーマンステスト実施の意義を高める上ではデータ収集および処理・分析からチーム，あるいは選手へのフィードバックまでのシステマティックなアプローチが必要である．得られた生のデータは体格差などを加味しないために他者のデータとの比較が行いづらくフィードバックするには適していないことがある．そのためまずデータの処理として正規化などの作業が必要である．パフォーマンステストの結果からパフォーマンスレベルの低い能力，トレーニングの優先順位，傷害からの回復レベルなどに関してエビデンスに基づいた情報を選手/チームにフィードバックすることができる．

4 柔軟性トレーニング

1 柔軟性とは

　柔軟性はパフォーマンスの最も基礎となる要素の１つであり，多くのスポーツにおいてトレーニングプログラムの一環として組み込まれるべきものである．柔軟性に関して学術的にコンセンサスを得た定義は見当たらないが，「１つ以上の関節（複合関節運動を含む）周辺の軟部組織などの伸展性を反映した関節可動性」と捉えることなどが一般的である[16]．

2 ストレッチングに関する科学的基礎

　ストレッチングが柔軟性および筋活動に与える影響はポジティブな影響とネガティブな影響の両面の可能性に関して報告されている．

　ストレッチによるポジティブな効果のメインは柔軟性の向上である．そのメカニズムに関しては器質的な変化として筋腱複合体（muscle-tendon unit：MTU）における粘性の低下が提唱されている[17]．また近年，器質的な変化だけでなく認知・感覚面での変化としてストレッチの最終域での不快感や痛みに対する許容度の拡大（stretch tolerance）＝いわゆる「慣れ」がその要因であるという報告もなされており[18]，感覚的な適応も柔軟性を向上する上で大きな要因となっていることが示唆されている．

　なお，スタティックストレッチングによって生じる MTU の粘性低下は筋のスティッフネス（伸張した際の硬さ）を低下させることになる．筋は最大張力を発揮するために最も適した筋節（サルコメア）長が決まっているため（＝力−長さ関係），ストレッチングによって一定の可動域での筋力低下を招く可能性が示唆されてい

る[19]．これ以外にも神経系への影響や伸張による筋の微細な損傷なども一時的な筋力低下の要因として考えられている．このことから競技直前（60 分以内）におけるスタティックストレッチングは避けるべきであると考えられる．ただしこの影響は長期的な介入では認められていない．むしろパフォーマンスに対して正の効果も報告されており，柔軟性とパフォーマンスの関係をまとめたレビュー論文では定期的なストレッチングが等尺性筋力および筋収縮速度を向上させる可能性を示唆している[20]．なお，トレーニング前後に行うストレッチングは遅発性筋痛（delayed onset muscle soreness：DOMS）に対して抑制的に働くという報告がみられるが，その効果をまとめたシステマティックレビューでは，実際にはその差は臨床的にほとんど影響のない程度の差であり DOMS 予防としてストレッチングをトレーニング前後に行うためのエビデンスとしては弱いものであると結論付けられている[21]．そのため，柔軟性トレーニングの実施タイミングとしては，①練習直前を避けること，②練習後すぐに行う必要は必ずしもないこと，以上の点を踏まえて定期的かつ継続的に実施することでパフォーマンスを損なうことなく効率的に可動範囲を高めることができると考えられる．

3 ストレッチングの具体的方法

(1) スタティックストレッチング

　反動を付けずに一定の姿勢を保持するストレッチング．持続時間としては 15〜30 秒が推奨される[16]（図 5-3）．

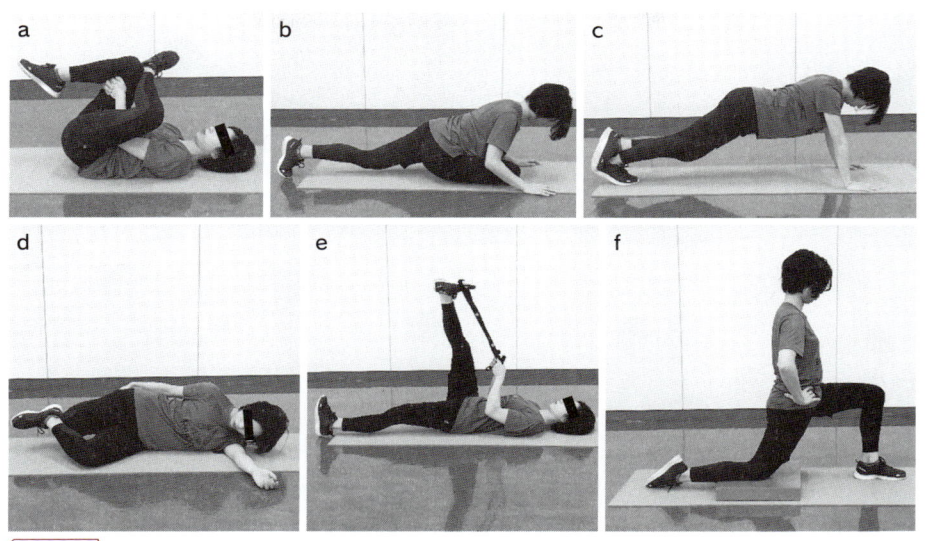

図 5-3 下肢の代表的なストレッチング

臀部・下腿三頭筋・腸脛靱帯，ハムストリング，股関節屈筋群
a：臀部に対するストレッチング①，b：臀部に対するストレッチング②，c：下腿三頭筋に対するストレッチング，d：大腿前面－股関節外転筋に対するストレッチング，e：ハムストリングに対するストレッチング，f：股関節屈筋に対するストレッチング

(2) 動的（アクティブ）ストレッチング

　動作の中でストレッチングを行う．柔軟性の改善と合わせて動作改善としても有効である．ポーズ時間は比較的短くその可動域に身体を慣らすようなイメージで行う．筋収縮を伴いながら行うため競技前のウォーミングアップとしても有効である（図 5-4）．

5 レジスタンストレーニング

1 レジスタンストレーニングに関する科学的基礎

　レジスタンストレーニングは動作に対して負荷（resistance）をかけることによって神経系，筋の適応を促すトレーニングの総称であり，筋出力，パワー，スピード，筋持久力などを向上させることでパフォーマンス向上させることを狙うものである．実際の競技場面ではさまざまな環境，要求下で筋力発揮を行うことが必要となる．レジスタンストレーニングの効果は実施方法/条件に対して特異的に得られるものが多く，それぞれの目的に応じて以下のような方法/条件を検討する必要がある．ただし，特異性を過度に考慮することで"負荷をかけて出力を高める"というレジスタンストレーニングの本来の目的を損なうことにもなりかねない．競技動作とトレーニングの動作はリンクするべきであるが，イコールである必要はないことも理解する必要がある．

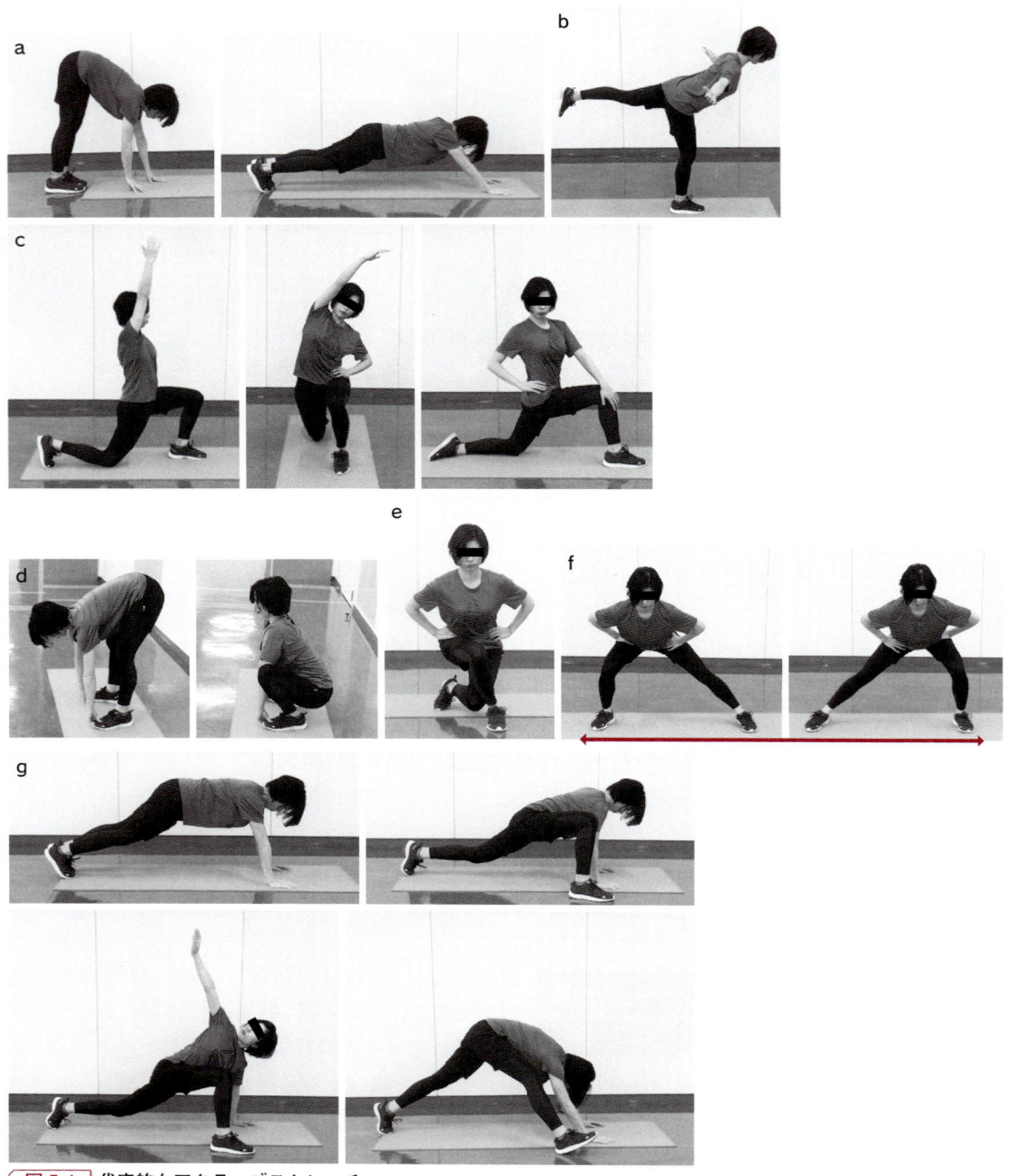

図 5-4 代表的なアクティブストレッチ

a：インチワーム，b：インバーテッド ハムストリング，c：ランジ シークエンス，d：スクワット トゥ スタンド，e：ドロップ ランジ，f：ラテラル ランジ，g：ワールド グレイテスト ストレッチ（WGS）

(1) エクササイズの種類

エクササイズは以下のような特徴によって分類される.
①筋活動様式（遠心性/求心性/等尺性）
②運動速度（スロー/クイック）
③可動範囲（フルレンジ/パーシャルレンジ）
④安定度（安定状況下/不安定状況下）
⑤フォースベクトル＝力の方向（vertical：垂直方向/horizontal：水平方向）
⑥バーベル/ダンベル：ダンベルは動作自由度が高く関節安定性も求められる.
⑦側/片側：片側での実施の場合重心変位に対する体幹の安定も求められる.

(2) エクササイズの順番

ワークアウトを構成する際には適切なエクササイズの順番を守ることでより効率的な効果を得ることができる. トレーニング前半は疲労もなく集中が保たれているため, メインとなるエクササイズを配置し後半に補助的なエクササイズをもっていく.

①1st グループ

柔軟性や安定性の不足しているエリアに対するコレクティブエクササイズ

（※コレクティブエクササイズ：神経筋機能の不全や動作パターン不良などを改善するエクササイズ[22]）

②2nd グループ

集中を要する難易度の高いエクササイズ（クイックリフト）

全身を動員するエクササイズ（スクワット・デッドリフト・ベンチプレスなど）

③3rd グループ

その他のエクササイズ

多関節エクササイズ⇒単関節エクササイズ
大筋群⇒小筋群

(3) ワークアウト構成

ワークアウトを構成する際には1週間のトレーニング計画などから日ごとに強調する要素を変えて行う（スプリットルーティン法）ことで頻度と強度を高く保つことができる.

①フォースベクトル/動作パターンを基にしたスプリットルーティン

運動の方向や動作パターンごとにスプリットする方法で競技動作（目的動作）を意識したワークアウト構成が行いやすい.

②上肢・下肢/筋グループを基にしたスプリットルーティン

体部位ごとにスプリットする方法で各部位に対する負荷の総量・強度を高めることができる. 上肢を背中・胸・肩・腕などとさらに細かくスプリットすることも可能である.

③全身

全身を扱うため, 身体の各部位に対する相対的な負荷は低下してしまうが, トレーニング頻度が多く取れない場合などに有効である. 試合期などでトレーニング時間を割くことが難しい時期やオフ明けなどで低負荷でのトレーニングを実施したい時期には適している.

(4) 強度・レストインターバル

①強度/トレーニング量（総反復数・セット数）

筋力強化：85％1RM 以上 = 6reps 以下×2〜6 セット

筋肥大：70〜85％1RM = 6〜12reps×3〜6 セット

筋持久力：70％1RM 以下 = 12reps 以上×2〜3 セット

②レストインターバル

筋力強化：2〜5分
筋肥大：30秒〜1.5分
筋持久力：30秒以下

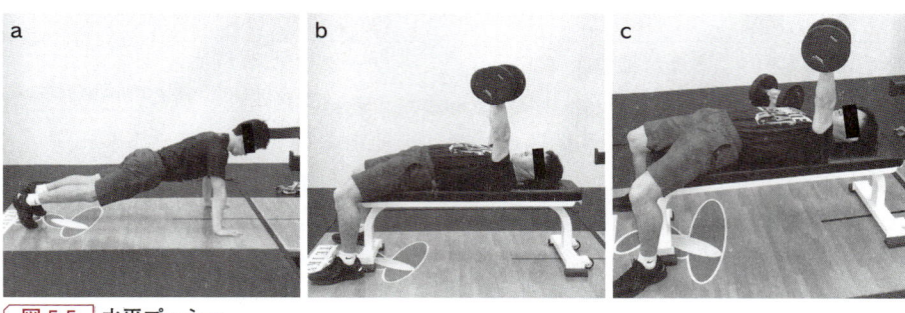

図 5-5　水平プッシュ
a：プッシュアップ，b：DB プレス，c：DB オルタネイトプレス

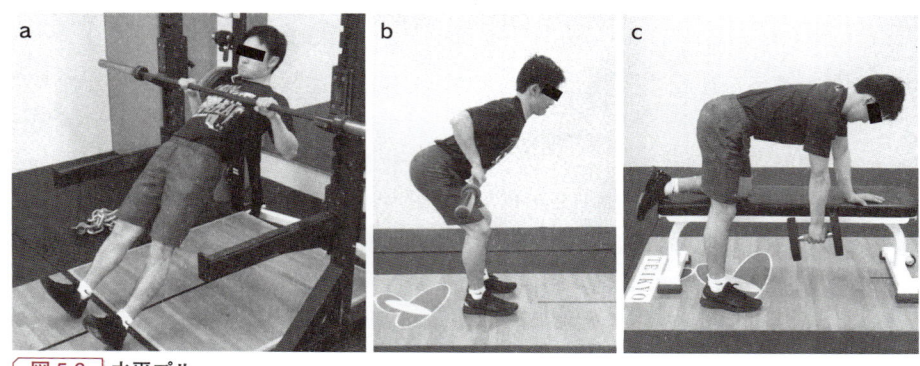

図 5-6　水平プル
a：インバーティッドロウ，b：ベントオーバーロウ，c：ワンハンドロウ

2 レジスタンストレーニングの具体的方法とプログレッション

　以下フォースベクトル/動作パターンを基にエクササイズを6パターンに分類し主なエクササイズとそのプログレッションについて説明する．

(1) 上肢水平プッシュ

　自重でのプッシュアップは基礎的ではあるが肩甲帯および体幹のコントロールを必要とする全身のコーディネーションが要求されるエクササイズである．背中にプレートを置くことで荷重をかけたプッシュアップを行うこともできる．

ベンチプレスはバーベルだけでなくダンベルで行うことにより，より大きな可動域を利用し，かつ片側での実施（オルタネイトプレス）も可能となる（図 5-5）．

(2) 上肢水平プル

　自重でのインバーティッドロウはプッシュアップ同様，体幹とのコーディネーションを養成するための基礎種目として扱える．ベントオーバーロウはヒップヒンジ姿勢を保持しながらプル動作を行うため，身体後方の運動連鎖（posterior kinetic chain）の強化としても活用できる．ワンハンドロウはより深い可動域を利用することができる（図 5-6）．

図 5-7　垂直プッシュ

a：バーベルショルダープレス，b：ダンベルショルダープレス

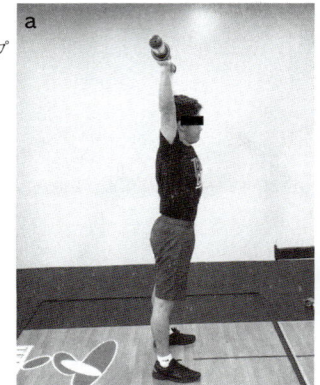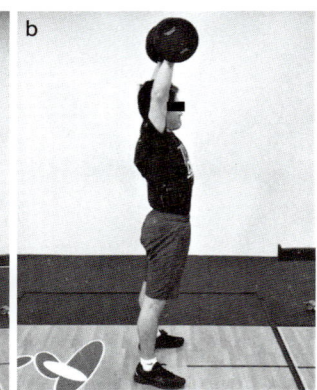

図 5-8　垂直プル

a：バンドアシスト懸垂，b：懸垂

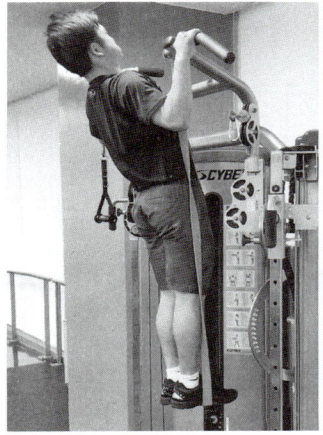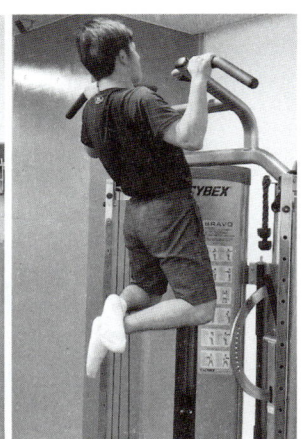

(3) 上肢垂直プッシュ

　ダンベルショルダープレスでは動作の自由度が高くより安定性を高く保った状態でプレス動作を行うことが求められる．また片側での実施（オルタネイトプレス）により体幹の安定性に焦点を当てながらトレーニングを行うことができる（図 5-7）．

(4) 上肢垂直プル

　懸垂はバンドでの補助を用いて行う，もしくは台などを用いてエキセントリック（下降）局面のみを行うなどのオプションを用いることが

できる．その他としてラットプルダウンが代表的である（図 5-8）．

(5) 下肢ヒップヒンジ系

　腰部，膝の代償を伴わず股関節の屈伸を行う運動で posterior kinetic chain を強く刺激することができる．立位でのヒップヒンジは前方向への力を発生させるため，走動作との関連が深い．ルーマニアンデッドリフト（RDL）は体幹をニュートラルに保ち股関節を屈伸する基礎種目である．なお，デッドリフトはヒップヒンジ運動とスクワット運動の中間的な性格をもつ．

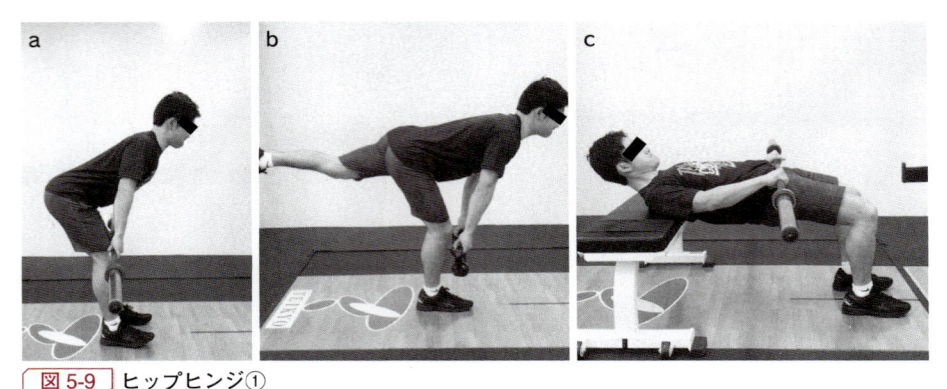

図 5-9 ヒップヒンジ①
a：RDL，b：片脚 RDL，c：ヒップスラスト

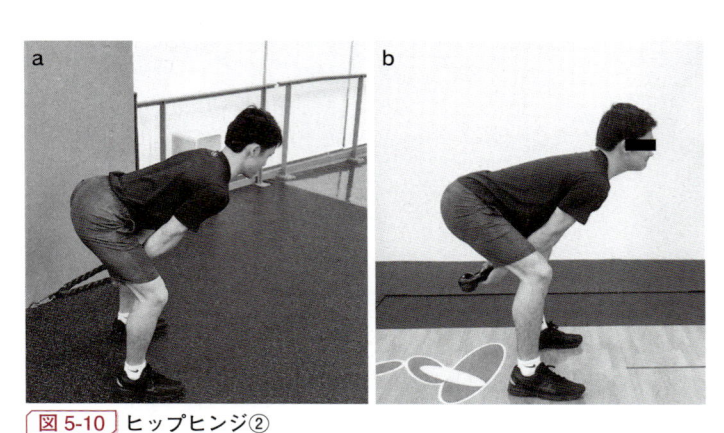

図 5-10 ヒップヒンジ②
a：プルスルー，b：ケトルベルスイング

片脚 RDL では，股関節および脊椎に対する抗回旋の安定性が求められ，より 3 次元的な負荷を与えることができる．ヒップスラストは腰背部での負担が小さく，かつ膝屈曲位での股関節伸展動作を行うため，より臀部にフォーカスを当てることができる．プルスルーはケーブルシステムを利用して立位でありながら純粋な水平方向へのプッシュ動作を鍛えることができる．ケトルベルスイングスイングは動作をより爆発的に行う種目である（図 5-9，5-10）．

(6) 下肢垂直スクワット（SQ）系

SQ 系種目は股関節とともに膝関節の屈伸運動も大きく貢献する運動である．基礎種目であるスクワットを中心に行う．ゴブレット SQ では過度な腰部の動きを回避することができ，よい姿勢をつくりやすい．リアフットエレベーティッド（RFE）スプリット SQ は後ろ足を上げることで前足にかかる荷重が強くなりより強い刺激を与えることができる．フロントランジはより動的に行う種目で，前足を踏み込む際にはより強いエキセントリック刺激が大腿部前面および後面にかかる（図 5-11）．

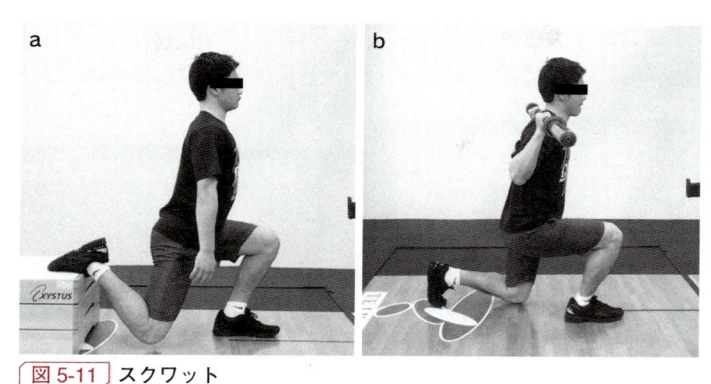

図 5-11　スクワット

a：RFE スプリットスクワット，b：フロントランジ

6 ▸ バランストレーニング・スタビリティトレーニング

1 バランストレーニングに関する科学的基礎

　バランス能力は，さまざまなスポーツにおけるパフォーマンス指標と有意に関連していることが報告されている．例としてアイスホッケー選手の動的バランス能力と最大スケーティングスピードとの有意な関係を示した研究[23]やゴルファーの片脚バランスとアプローチショットの正確性との有意な関係を示した研究[24]などがある．

　バランス能力は静的および動的バランス能力に分けて考えられる．静的バランスは支持基底面内で可能な限り動揺を出さずに重心を維持する能力，すなわちその場を動かずにバランスを保つ能力である．一方，動的バランスは安定したポジションを維持しながら特定のタスクを実行する能力，または不安定なサーフェスでのバランスを維持または回復する能力とされている[25]．要するに動きながらバランスを取る能力であるといえる．

　静的バランスの評価としては主に片脚立ちの維持時間の測定が行われ，足圧中心（center of pressure：CoP）の軌跡を評価することもある．動的バランスの評価はバランスボード上での片脚立ちや，片脚立ちの状態で遊脚を数方向に対してリーチ運動し，どれだけ遠くの伸ばせるかというスターエクスカーションバランステスト（SEBT）などが一般的に行われる．

　バランス能力は各関節および筋における固有受容感覚および神経筋調節能力の指標でもあり，傷害との関連性も強い．特に動的バランスはその関連性が強く，SEBT スコアは傷害発生の予測指標の 1 つとして測定されたり，リハビリテーションにおける動的安定性の度合いをみる評価ツールとして利用されたりすることも多い[26]．

2 スタビリティトレーニングに関する科学的基礎

　スタビリティトレーニングは体幹の安定性を高めることで体幹の肢位と動作をコントロールしパフォーマンス向上や傷害予防を図るトレー

ニング法として広く認識されている．体幹部は四肢で発生した力を効率的に伝達する重要な役割を果たしている．特に腰椎はその要となる部位であり，その安定性に関する研究も多く報告されている．Panjabi らは脊柱を安定させるシステムを① passive，② neural control，③ active の3つのサブシステムに分類した[27]．passive サブシステムは骨，関節，靱帯などによる静的安定性をもたらす．neural control サブシステムは脊柱周囲の感覚情報を中枢神経系経由で筋へフィードバックする機構であり，active サブシステムはその情報を用いて筋が実際に活動し脊柱を動的に安定させる．特に動的コントロールに関しては多くの研究が報告されている．

正常な体幹の脊柱安定化活動として，四肢の運動に先行して体幹筋が活動することが報告されており[28]，四肢動作による重心の変位などに対してフィードフォワード機構が機能していると考えられる．さらにその現象は腰痛を有する群において欠損するとされている．一連の研究より多裂筋や腹横筋といった体幹深部筋群の活動の重要性が明らかになり，それに応じたトレーニング法も考案された．代表的なものとして腹部を引き込むようにして腹横筋を中心とした筋群の活性化を狙う drawing-in が挙げられる．ただしこういったアプローチはリハビリテーションの段階では有効だが，刺激が小さく筋量自体の改善には不十分であることが多く，パフォーマンス改善のためには負荷を漸増させていく必要がある．また最終的にはスタビリティ機能は単一の筋活動ではなく，より全体的に捉える必要もある．

腰部の安定性をもたらす体幹機能のメカニズムとして他に腹腔内圧（intra-abdominal pressure：IAP）の上昇と主働筋-拮抗筋の共同収縮が挙げられる[29]．腹腔はその周囲を骨盤底筋群，横隔膜，腹筋群により囲まれており，これらの筋群の働きで腹腔内圧が亢進する．この上でストレスを受けうる各方向に対する抵抗性を高めるトレーニングを実施していく．

3 バランストレーニングの具体的方法とプログレッション

バランストレーニングは基本的に静的バランスの養成⇒動的バランスの養成へと段階的に進めていく．

(1) 立位姿勢の保持（タンデム姿勢⇒片脚立ち姿勢）

姿勢を保ちながら閉眼をさせることで視覚情報が遮断され難易度が増す（図 5-12）．

(2) サーフェスの変更（弾力性や空気圧，形状などによってさまざまなバリエーション）

バランスマット⇒バランスディスク⇒半球状バランスボードという順番で不安定性が強くなるためプログレッションに用いたい（図 5-13）．

(3) 同時タスクの実施

静的バランスを保ちながら以下のような流れで四肢の動作やその他のタスクを同時実施させ動的バランスを養成していく．動作やタスクを大きくしたり，より強く速い動きにすることで片脚へのバランス要求は高くなる．またパス動作を行う際などはパスを上下，左右などに散らすことでレベルを上げることができる（図 5-14）．

4 スタビリティトレーニングの具体的方法とプログレッション

スタビリティトレーニングを実施する上で基本となる腹腔内圧の維持のためにはトレーニング中の姿勢が重要となる．基本的に脊柱は生理

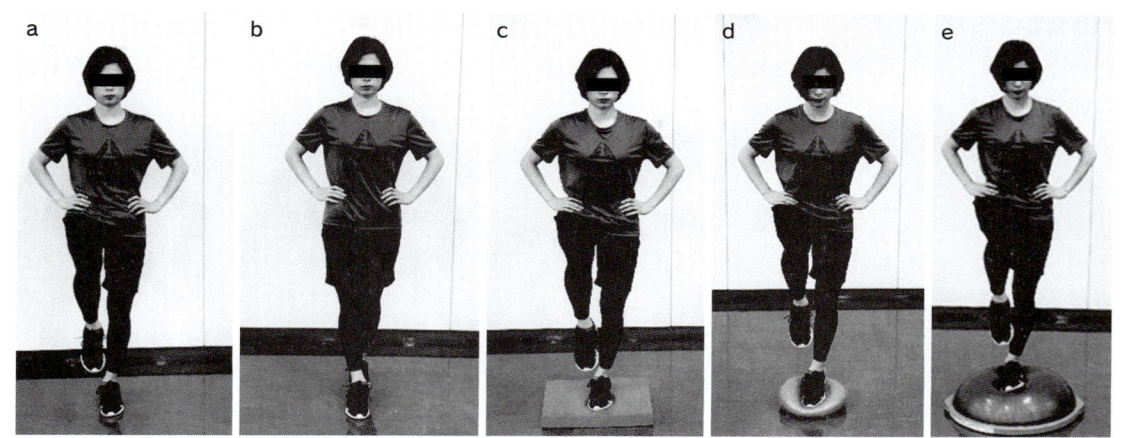

図 5-12 肢位やサーフェスを変えた片脚立ちバランスエクササイズ

a：床面での片脚立ち，b：床面でのタンデム肢位，c：バランスマット，d：バランスディスク，e：半球上バランスボード

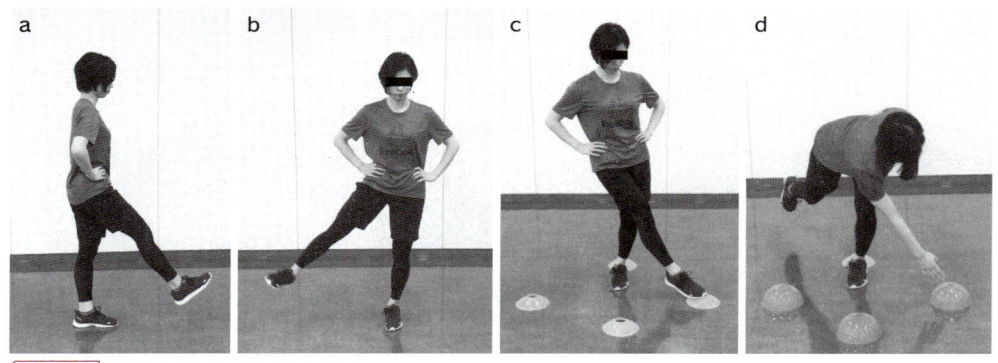

図 5-13 動的バランスエクササイズ

a,b：遊脚のスイング動作，c：遊脚のリーチ動作，d：上肢のリーチ動作

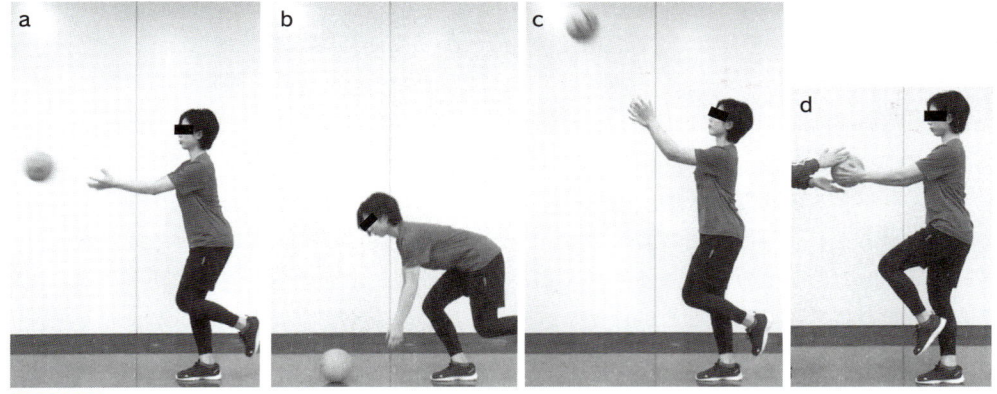

図 5-14 動的バランスエクササイズ

a〜c：さまざまな角度でのパス動作，d：パートナー外乱

的な弯曲を保ち，またその上で接地面である足部から鉛直上方向に走る重心線上に各身体部位の部分重心が位置するべきである．その姿勢をチェックする目安として耳⇒肩峰⇒大転子⇒膝⇒足関節外果が一直線上に並んでいることを矢状面で確認するとよい．また前額面上のチェックポイントとして肩と骨盤が概ね同じ高さに位置することを確認する．

トレーニングは神経筋協調性を高める基礎エクササイズよりスタートし徐々に負荷量を高めていく．種目選定の際には力の方向（フォースベクトル）を意識し各方向に対して体幹の力発揮を行うことを考える．特に競技で負荷のかかりやすい方向は重点的に行う．負荷の調整は支点間の距離や基底面の安定性，重心の高さなどで調整することができる．

(1) anti-extension progression：伸展方向への負荷に対する抵抗性

基礎エクササイズであるデッドバッグとバードドッグは四肢を伴った伸展動作を行わせる際に腰椎の伸展が起こらないようにコントロールさせることがポイントである（図 5-15）．全てのエクササイズは腰椎の伸展動作を制御しながら行う（図 5-15〜5-18）．

(2) anti-flexion progression：屈曲方向への負荷に対する抵抗性

ヒップリフトやデッドリフト/スクワットといったストレングストレーニングでの posterior kinetic chain に対するトレーニングが当てはまる．

(3) anti-lateral flexion progression：側屈方向への負荷に対する抵抗性

実際には側屈方向の抵抗だけでなく伸展方向や回旋方向に対する負荷もかかるため全方位に注意をもたせる必要がある（図 5-19, 5-20）．

(4) anti-rotation progression：回旋方向への負荷に対する抵抗性

腰椎を安定させるとともに回旋運動を胸椎中心で行う（図 5-21）．

7 エンデュランストレーニング

1 エンデュランストレーニングに関する科学的基礎

エンデュランス能力は試合の後半までパフォーマンスをできる限り高い状態に維持し続けられる能力であるといえる．このような高いエンデュランス能力の発揮のためにはさまざまな生理学的機能が高まっていることが必要である．

中長距離あるいは比較的長時間の運動を継続する活動の場合，特に最大酸素摂取量（$\dot{V}O_2max$），乳酸性作業閾値（LT），ランニングエコノミーの3要素に大きな影響を受ける[30]．

$\dot{V}O_2max$ はエネルギーの材料である酸素を単位時間当たりでどれだけ摂取できるかを表したものであり，最も一般的かつ信頼性のある全身持久力の指標とされている．摂取する酸素量は消費している量と同等であり，高い摂取量は高い酸素消費量＝高いエンデュランス能力に直結する．多くのトップアスリートを対象とした報告の中で一般成人と比べて高い $\dot{V}O_2max$ が示されている[31]．改善には高量トレーニングの

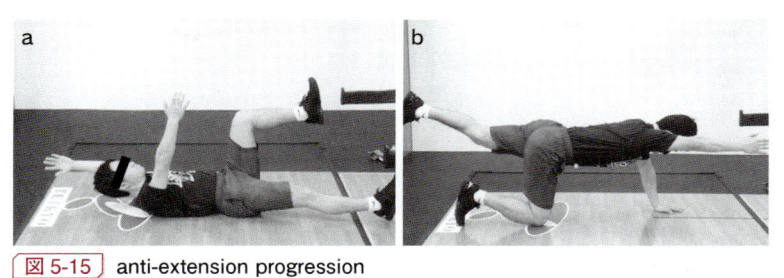

図 5-15 anti-extension progression

a：デッドバグ，b：バードドッグ

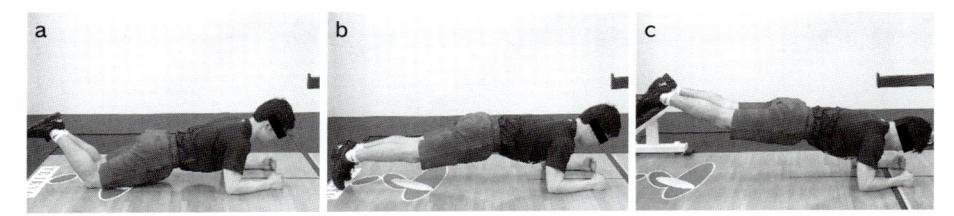

図 5-16 anti-extension progression

フロントプランクのプログレッション

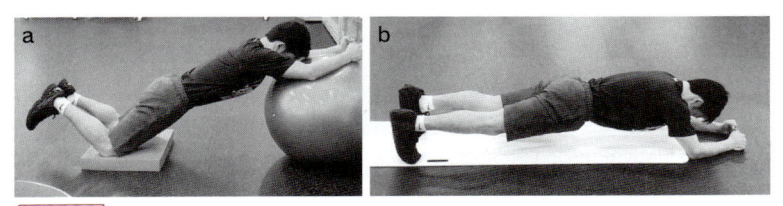

図 5-17 anti-extension progression

a：ロールアウト，b：ボディソー

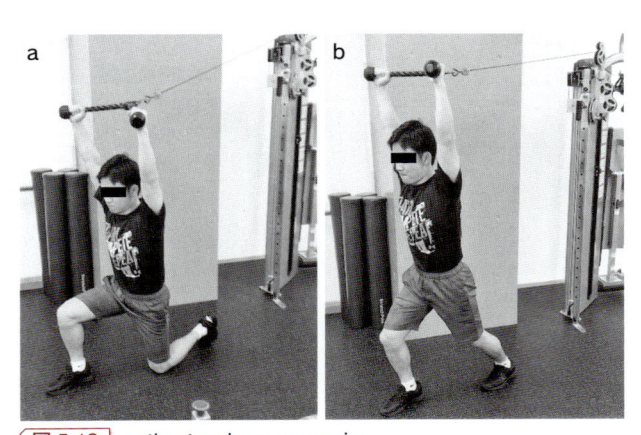

図 5-18 anti-extension progression

ケーブルオーバーヘッドプレスのプログレッション

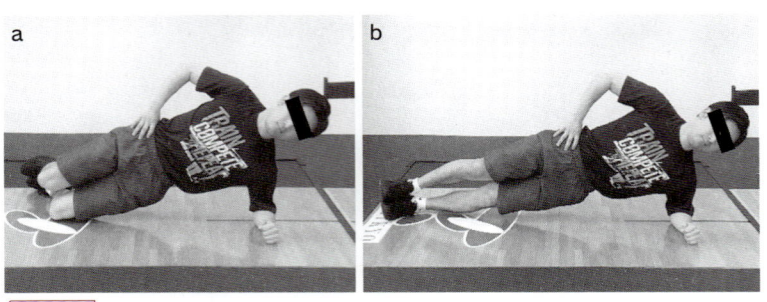

図 5-19 anti-lateral flexion progression

ラテラルプランクのプログレッション

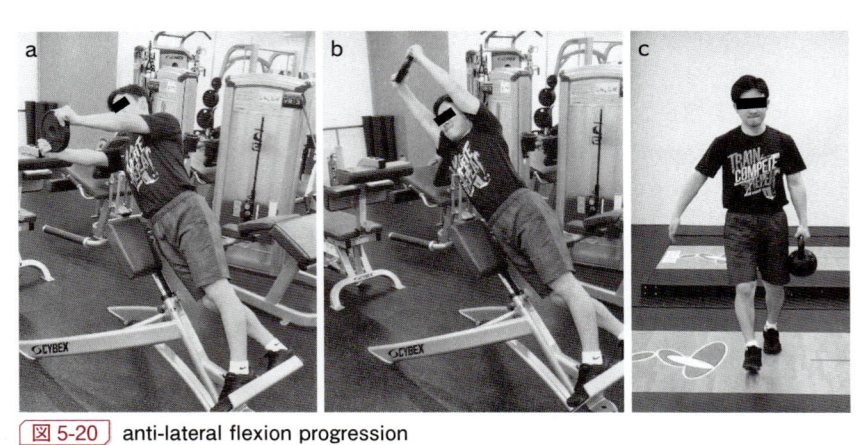

図 5-20 anti-lateral flexion progression

a, b：オブリークホールド，c：スーツケースキャリー

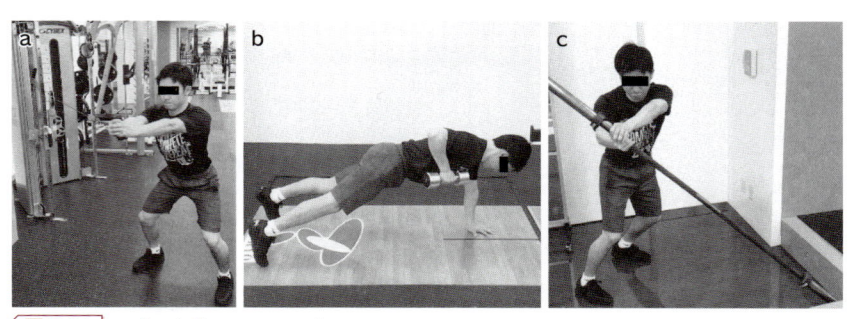

図 5-21 anti-rotation progression

a：パロフプレス，b：レネゲードロウ，c：ランドマイン

効果は低く高い強度帯（90〜100％ $\dot{V}O_2max$）での実施が推奨されている[30].

　LTもエンデュランス能力に関与する指標である．乳酸は解糖系ATP再合成システムの反応過程で生成され，運動強度の高まりとともに解糖系の需要が高まり血中乳酸濃度も増加する．乳酸の産生が筋での処理能力を上回ると急激に血中乳酸濃度が高まる．このポイントをLTとよぶ．ハイレベルなLT速度は高い強度でも長時間の運動を続けられることに直結する．改善にはLT以上の速度帯でのトレーニングが推奨される[30].

　ランニングエコノミーは走りの経済性を示す概念であり，ある走速度に対するエネルギーコストといえる．より少ないエネルギーでより速く，長く動くことを表す指標である．代謝だけでなくフォームなどが相互影響する複雑な概念である．改善には高強度でのトレーニングが推奨される[30].

2 エンデュランストレーニングの具体的方法

　エンデュランストレーニングの改善はトレーニングの強度に対して特異的である．そのためゴールとする競技がどのような強度と量のエンデュランス能力を求めているのかを分析し，それに合わせたトレーニング計画が必要である．

(1) トレーニング強度を設定する際の指標
①心拍数
　運動強度の設定は％HRreserve法（カルボーネン法）を用いて簡易的に行うことができる．ただし心拍数は個人差が出やすく必ずしも運動強度を精確に示すわけではない．また，急激な運動強度の立ち上がりに対して心拍数の上昇反応は遅延することがあり（cardiac lag），高強度

かつ短時間の運動をインターバルで行う際のモニタリングなどには不向きである．
②血中乳酸値
　一般に血中乳酸レベルが2〜4mmol/lに達する強度をLTという．また4mmol/lに達したポイントを血中乳酸蓄積開始点（onset of blood lactate accumulation：OBLA）とよぶ．このレベルはトレーニング持続時間を長く保たせる臨界点であり強度設定を行う上で重要な指標となる．
③MAS：maximal aerobic speed
　$\dot{V}O_2max$に達する最低速度のことを指す．この速度を基準としてトレーニング強度を決定することができる．ただしMASと最大スプリントスピードのギャップ幅（anaerobic speed reserve）には個人差があり高強度トレーニングの際にはMASを基準とした設定にも限界がある．

　直接的には2分ごとにランニング速度を1km/hずつ漸増させていき最後に2分間維持できた速度をMASとして評価することができる．MASデータと$\dot{V}O_2max$には関連性があり以下の式により推定することができる[32].

　推定$\dot{V}O_2max$（ml・kg・min）= MAS（km/h）×3.5

　20mシャトルランテストの結果からMASを推定する方法も報告されており，以下に式を示す[33].

　MAS（km/h）= 終了時のスピード（km/h）× 1.81 - 7.86

(2) トレーニング強度の設定
　トレーニング強度の設定を行うには生理学的指標などを用いて標準化されたトレーニング強度のスケールを用いることが有効である．トレーニング強度を標準化して2〜5つのゾーンに分割することが多い．ただしこのようなスケール

表5-3	the Norwegian Olympic Federation によるトレーニング強度スケールの例		
intensity zone	HR (% HRmax)	乳酸値 (mmol/l)	VO₂ (% VO₂max)
1	60～72	0.8～1.5	50～65
2	72～82	1.5～2.5	66～80
3	82～87	2.5～4.0	81～87
4	88～92	4.0～6.0	88～93
5	93～100	6.0～10.0	94～100

（文献34より引用）

を利用する際には個人差の考慮を忘れてはならない.

どの分類法においてもLTレベルを基準点として用いる. 代表的な3つのゾーンモデルでは血中乳酸値を基準として以下のような分割を行う（表5-3）[34].

①zone 1 (easy training)：1 mmol/l 以下（ベースライン値付近）

非常に楽, もしくは楽と感じる程度の速度帯である. 30分以上の長時間の実施となるが低強度のためリカバリーセッションなどに用いられる.

②zone 2(threshold training)：1～3mmol/l（ベースライン値＋1mmol/l付近）

心地よいと感じ, 会話ができる程度の速度帯が該当する. ランニングエコノミー・LT速度改善に重要な強度帯である.

※ベースライン値＋1mmol/l付近の血中乳酸濃度は乳酸の生産と除去のバランスを維持できる最大運動強度で「最大乳酸定常値（MLSS）」とよぶ.

③zone 3(high intensity training)：3mmol/l以上

高強度で短時間のトレーニング設定となる. このトレーニングレベルはさらに2つに細分化することがある.

- テンポトレーニング：3～4mmol/l
  会話するのが大変になる程度の速度帯である.
- インターバルトレーニング：4mmol/l以上
  会話はできず最大努力を要求される速度帯である.

このゾーンでのトレーニングではMAS・$\dot{V}O_2max$・LT・ランニングエコノミーの改善が効率的に行うことができる.

チームスポーツにおけるエンデュランストレーニングの特異的な手法としてスモールサイドゲームがある. 普段よりも寸法の小さなピッチを利用し, プレイヤー数などを調整してプレー関与しない時間を減らし, 短時間で非常に高強度のトレーニングを行うことができる. フィジカル・テクニカル・タクティカル要素のハイブリッドトレーニングであり, 現場での活用度は高いと思われる.

8 スピード・アジリティトレーニング

1 スピード・アジリティトレーニングに関する科学的基礎

　スピード能力は主に直線上で素早く移動する能力を指す．アジリティは方向転換能力と競技中の外的環境に対して反応する認知能力，反応能力の2つを含んだ能力である[35]．ともにいわゆる「素速さ」を表す用語ではあるがスピードおよびアジリティ能力の相互関係性に関する研究ではトレーニング効果の相互転移はあまりみられなかった[36]．そのため2つは別の能力として捉えトレーニング介入をしていくことが重要である．

　直線スプリントは脚伸展力を床面に伝え，その床反力（水平分力）を活かして前進していく作業である．そのためスピード改善のための基礎は脚伸展パワー（爆発的筋力）の向上と床反力を適切な角度で得た上で全身に効率的に伝える安定した姿勢（支柱＝ピラー）および動作スキルの養成であるといえる．並進前方向のパワー発揮を行うスプリントでは背筋群〜大臀筋〜ハムストリングを中心とした posterior kinetic chain の利用が重要である．垂直方向への力発揮を主に行う（フロント）スクワットと並進方向への力発揮を主に行うヒップスラストのパフォーマンスへの転移を比較調査した研究ではヒップスラスト実施群の方が20mスプリントにおいてパフォーマンス改善が有意にみられたことを報告している[37]．

　アジリティに対するアスレティックトレーニングにおいてはクローズドスキル（反応や状況認知の要素を省く）としての方向転換の動作スキルをまず正しく得ることが基礎として重要である．方向転換速度の向上には筋パワーやスピードに併せて以下の技術が重要となる[38]．
①脚の接地位置
②加速減速局面におけるストライド調整
③身体の姿勢・前/後傾の調整

　正しく適切な減速動作は方向転換スキルを獲得する上で第1に着手すべきである．車の運転で考えると正しくブレーキングを行った後にハンドルを切ることで横ブレ，スリッピングを防ぐことができるが，アジリティ能力でも同様である．その上で方向転換動作を行う際の効率的な力の伝達のための安定した姿勢（支柱＝ピラー）および動作スキルを特異的に訓練していく．そして実際のカッティング/ターンドリルに落とし込んでいく．基本的には多方向に対して方向転換が行えるようにトレーニングをプログラムしていくが，各競技で求められる，よく起こる方向転換角度などを分析し特異的に実施することも必要となる．最終的には刺激への反応や対人ドリルという形でオープンスキル化していくことでより競技に即した能力に高めていく．

2 スピード・アジリティトレーニングの具体的方法とプログレッション

(1) スピードの基礎ドリル

　Aマーチ，ウォールドリルは股関節伸展を中心とした脚伸展動作と予備動作である脚の引き付けを学ぶドリルである．脊柱のニュートラルな姿勢と股関節の動きにフォーカスを置く．徐々にAスキップへ移行し動きを速く強くしていく（図5-22）．

　Aドリルを応用した pop-float skip やアンクルホップは reactive strength の改善に役立つ

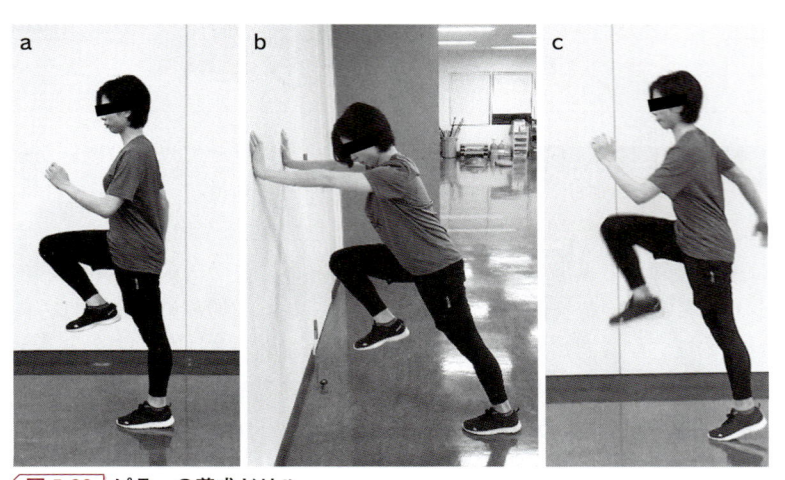

図 5-22 ピラーの養成ドリル

a：マーチ，b：ウォールドリル(load & lift)，c：A スキップ

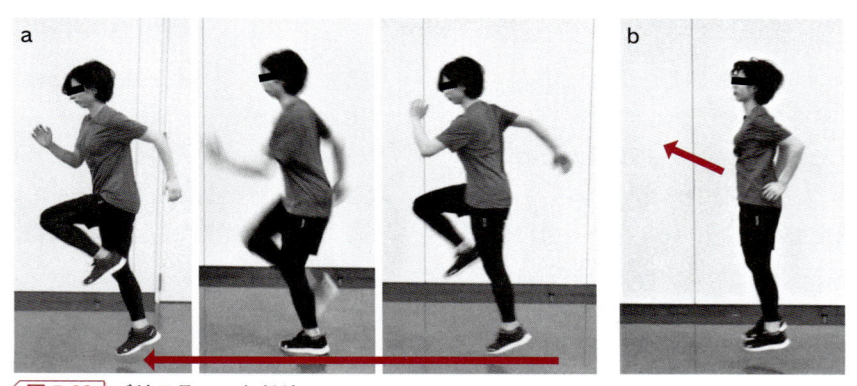

図 5-23 バリスティックドリル

a：pop-float skip，b：ankle hop

（図 5-23）．これらのドリルでは接地時に下肢のスティッフネスを高めて床反力を効率的に得る＝接地時間を短くし高く／前方に跳ぶことにフォーカスを置く．

　フォールスタートはスタートの加速能力を高めるテクニカルなドリルである（図 5-24）．立位から徐々に前傾していき限界点で手足を前に振り出し加速動作を行う．プッシュオフのパワーを高める動作としてはバンド負荷を用いた

ランニングドリルやバンディングなどが挙げられる（図 5-25）．これらのドリルでは爆発的な下肢の動きを先導するように腕も力強くスイングする必要がある．

(2)アジリティの基礎ドリル

　側方の力発揮を特異的にトレーニングするためウォールドリルも側方に向けて行う．体幹の軸は直立に保ちながらキックの力をダイレクト

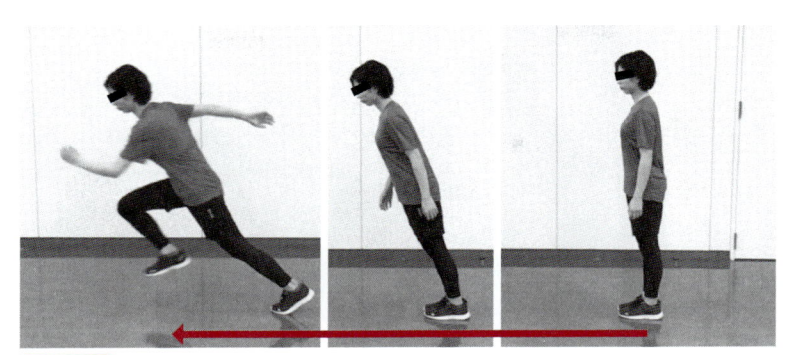

図 5-24 フォールスタート

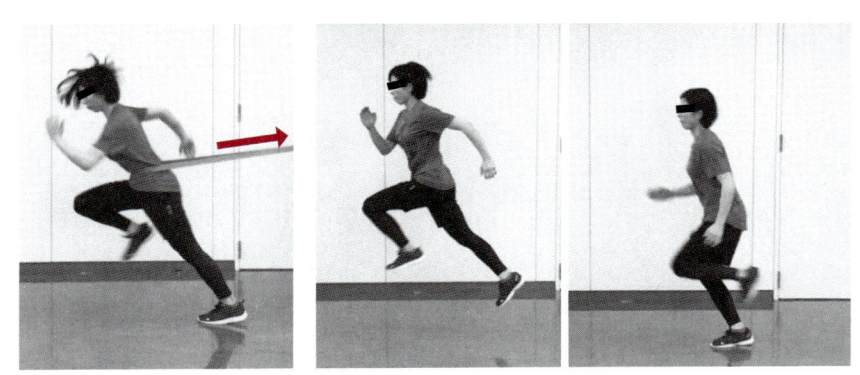

図 5-25 パワーエクササイズ，バンドレジストラン，バウンディング

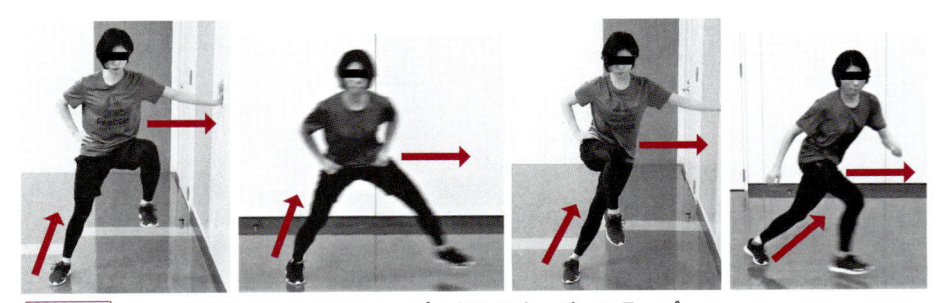

図 5-26 ウォールドリルとサイドステップ / クロスオーバーステップ

に壁に伝えることを意識させる．それぞれがサイドステップやクロスオーバーステップとリンクすることを意識する（図 5-26）．

ストップ動作においては踏み込む足で並進後方の力を正しく得るために体幹は直立に近い姿勢を保つ必要がある（図 5-27）．この時前方の慣性力に負けて過度な前傾姿勢を取ってしまうと次に続く方向転換動作において下肢動作のコントロールが難しくなる．

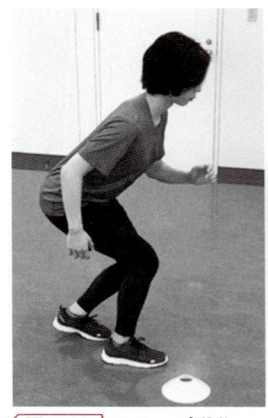
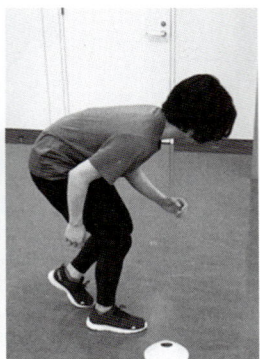

図 5-27 ストップ動作

▶ 文献

1) NSCA JAPAN, "ストレングス&コンディショニングとは（最終閲覧日 2019 年 6 月 21 日），" 2019. [Online]. Available : https://www.nsca-japan.or.jp/01_intro/sandc.html

2) 北川 薫：トレーニングの原則．トレーニング科学，文光堂，東京，32，2011

3) Tudor O, et al：トレーニングの原理．競技力向上のためのトレーニング戦略，尾縣 貢ほか監訳，大修館書店，20-37，2006

4) Cunanan AJ, et al：The General Adaptation Syndrome：A Foundation for the Concept of Periodization. Sport Med 48：787-797, 2018

5) Issurin V：Block periodization versus traditional training theory：a review. J Sports Med Phys Fitness 48：65-75, 2008

6) Chiu LZF：The Fitness-Fatigue Model Revisited：Implications for Planning Short-and Long-Term Training. Strength Cond J 25：42-51, 2003

7) Meeusen R, et al：Prevention, diagnosis, and treatment of the overtraining syndrome：Joint consensus statement of the european college of sport science and the American College of Sports Medicine. Med Sci Sports Exerc 45：186-205, 2013

8) Wilson JM, et al：A Practical Approach to the Taper 30：10-17, 2008

9) Mujika I, et al：Detraining：loss of training-induced physiological and performance adaptations. Part I. Sport Med 30：79-87, 2000

10) Mujika I, et al：Detraining：Loss of Training-Induced Physiological and Performance Adaptations. Part II. Sport Med 30：145-154, 2000

11) Reynolds JM, et al：PREDICTION OF ONE REPETITION MAXIMUM STRENGTH FROM MULTIPLE REPETITION MAXIMUM TESTING AND ANTHROPOMETRY. J Strength Cond Res 20：584-592, 2006

12) Amonette WE, et al：PEAK VERTICAL JUMP POWER ESTIMATIONS IN YOUTHS AND YOUNG ADULTS. J Strength Cond Res 26：1749-1755, 2012

13) Young W, et al：Resistance Training for Short Sprints and Maximum-speed Sprints" Strength Cond J 23：7-13, 2001

14) Ramsbottom R, et al：A progressive shuttle run test to estimate maximal oxygen uptake. Br J Sports Med 22：141-144, 1988

15) Bangsbo J, et al：The Yo-Yo Intermittent Recovery Test：A Useful Tool for Evaluation of Physical Performance in Intermittent Sports. Sports Med 38：37-51, 2008

16) Michael J. Alter：柔軟性の定義．柔軟性の科学，山本利春監訳，大修館書店，3-4，2010

17) Guissard N, et al：Effect of Static Stretch Training on Neural and Mechanical Properties of the Human Plantar-Flexor Muscles. Muscle Nerve 29：248-255, 2004

18) Weppler CH, et al：Increasing Muscle Extensibility：A Matter of Increasing Length or Modifying Sensation? Phys Ther 90：438-449, 2010

19) Behm DG, et al：Acute effects of muscle stretching on physical performance, range of motion, and injury incidence in healthy active individuals：a systematic review. Appl Physiol Nutr Metab 41：1-11, 2016

20) Shrier I：Does Stretching Improve Performance?

A Systematic and Critical review of literature. Clin J Sport Med 14, 2004

21) Herbert RD, et al : Stretching to prevent or reduce muscle soreness after exercise. Cochrane Database Syst Rev no. 4, 2007

22) Clark MA, et al : NASM Essentials of Corrective Exercise Training. Jones & Bartlett Learning, 2014

23) Wahl MJ, et al : "RELATIONSHIP BETWEEN HOCKEY SKATING SPEED AND SELECTED PERFORMANCE MEASURES. J Strength Cond Res 19 : 326-331, 2005

24) Wells GD, et al : "Physiological correlates performance. J Strength Cond Res 23 : 741-750, 2009

25) Hrysomallis C, et al : Balance Ability and Athletic Performance. Sport Med 41 : 221-232, 2011

26) Gribble PA, et al : Using the star excursion balance test to assess dynamic postural-control deficits and outcomes in lower extremity injury : A literature and systematic review. J Athl Train 47 : 339-357, 2012

27) Panjabi M : The Stabilizing System of the Spine. Part I. Function, Dysfunction, Adaptation, and Enhancement. J Spinal Disord Tech 5 : 383-389 ; discussion 397, 1992

28) Hodges PW, et al : Experimental muscle pain changes feedforward postural responses of the trunk muscles 151 : 262-271, 2003

29) Cholewicki J, et al : Intra-abdominal pressure mechanism for stabilizing the lumbar spine. Journal of Biomechanics 32 : 13-17, 1999

30) Midgley AW, et al : Training to Enhance the Physiological Determinants of Long-Distance Running Performance. Sport Med 37 : 857-880, 2007

31) Lucia A, et al : Physiology of professional road cycling. Sport Med 31 : 325-337, 2001

32) Léger L, et al : Gross Energy Cost of Horizontal Treadmill and Track Running. Sport Med An Appl. Med. Sci. Sport Exerc 1 : 270-277, 1984

33) Berthoin S, et al : Comparison of two field tests to estimate maximum aerobic speed. J Sports Sci 12 : 355-362, 1994

34) Seiler S : What is best practice for training intensity and duration distribution in endurance athletes? Int J Sports Physiol Perform 5 : 276-291, 2010

35) Sheppard J, et al : Agility literature review : Classifications, training and testing. J Sports Sci 24 : 919-932, 2006

36) Young WB : Specificity of sprint and agility training methods. J Strength Cond Res 15 : 315-319, 2001

37) Contreras B, et al : Effects of a Six-Week Hip Thrust vs. Front Squat Resistance Training Program on Performance in Adolescent Males : A Randomized Controlled Trial. J Strength Cond Res 31 : 999-1008, 2017

38) Young W, et al : Is muscle power related to running speed with change direction? J Sports Med Phys Fitness 42 : 282-288, 2002

（土屋篤生）

第6章

コンディショニングにおける
その他の情報

1 成長期のコンディショニング

1 身体発育の特徴

(1) 身体発育のパターン

　ヒトの身体の発育のテンポはつねに一定ではない（図6-1）．思春期にみられる発育スパートのピークを迎える年齢は最大発育速度年齢（peak height velocity age：PHVA）とよばれ（図6-1），男子では女子よりも約1〜2年遅く，ピーク時の発育量もわずかに大きい．現代の日本人のPHVAは，男子13歳（10cm/年），女子11歳（8cm/年）ごろとされる[1]．また，身体各部位の長さは，出生時から成熟完了時にかけて頭部はおよそ2倍，体幹は3倍，上肢は4倍，下肢は5倍程度になるが，それぞれ最大発育を迎える時期も異なっているため，結果として身体比率（プロポーション）も発育に伴い変化することになる[2]．さらに，身体内部の各臓器や器官も，発育割合やスパートのタイミングが異なっている（図6-2）．

　すなわち，子供は大人を単純に縮小したミニチュアではなく，発育段階によって身体各部の長さや重さの比率が異なり，各臓器・器官と関連する機能の成熟度も異なることが伺える．これらの点は，成長期アスリートにおける理想的な（もしくは安全な）スポーツ動作や適切な運動内容・負荷などを考える上で留意すべき事柄となる．

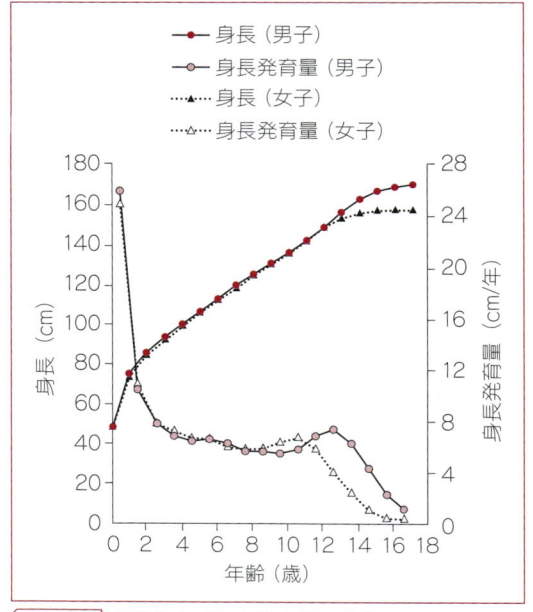

図6-1 身長およびその発育量の変化

『2000年日本人小児の体格 標準値』を基に作図
身長：各年齢の全国平均値
身長発育量：1歳上の全国平均値−各年齢の全国平均値
（文献2より引用）

(2) 骨と筋の発育

　骨の多くは，軟骨が骨へ置換される軟骨性"骨化"により形成され，軟骨細胞が分化しながら増殖することで長さを増していく[2]．この骨化は骨の中央部から始まり，次いで両端の順で生じ，その隙間が骨端線（いわゆる成長軟骨）となる．骨端線（成長軟骨）の消失は骨長発育の

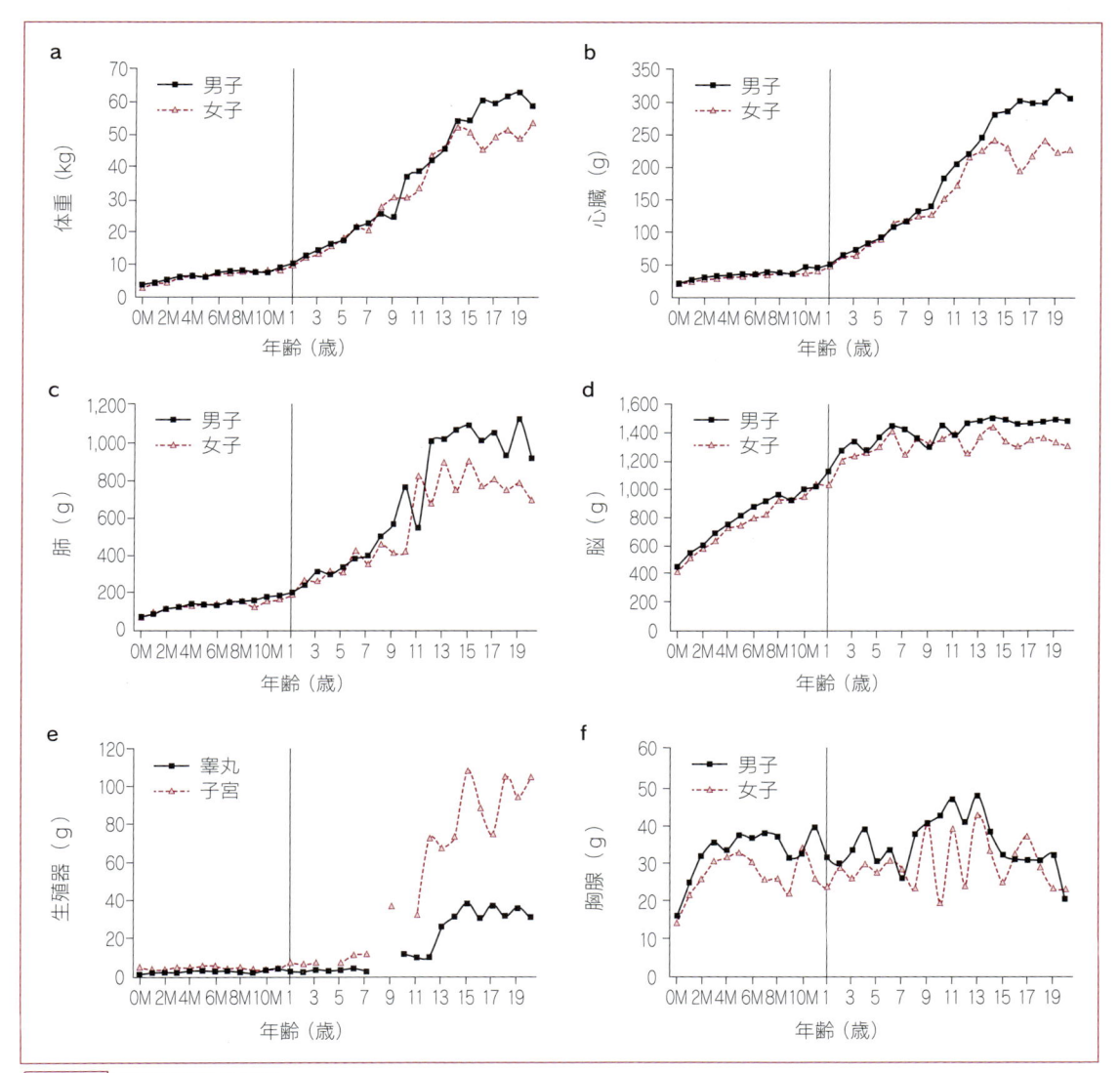

図 6-2　各臓器重量の発育

a：体重, b：心臓, c：肺(出生後と思春期に急激な発育量増大がみられる)
d：脳(早期の急激な発育が特徴. 20 歳時の重量と比較して, 1 歳で約 77％, 5～6 歳には 90％以上に達する)
e：生殖器(出生後はほぼ変化せず思春期に急激に増大する)
f：胸腺(10～14 歳ごろに 20 歳時重量の 150～200％となり, その後減少する)
(文献 2 より作図, 文献 3 より引用)

終了を意味するが, その時期は部位によっても異なり, 四肢よりも肩甲骨や骨盤などの体幹に近い骨で遅い[4]. また, 筋は作用する骨の後を追う形で成長するため[5], 骨と筋の発育増大期にはタイムラグが生じる. その結果, 小学校高学年から中学生, すなわち身長最大発育の時期

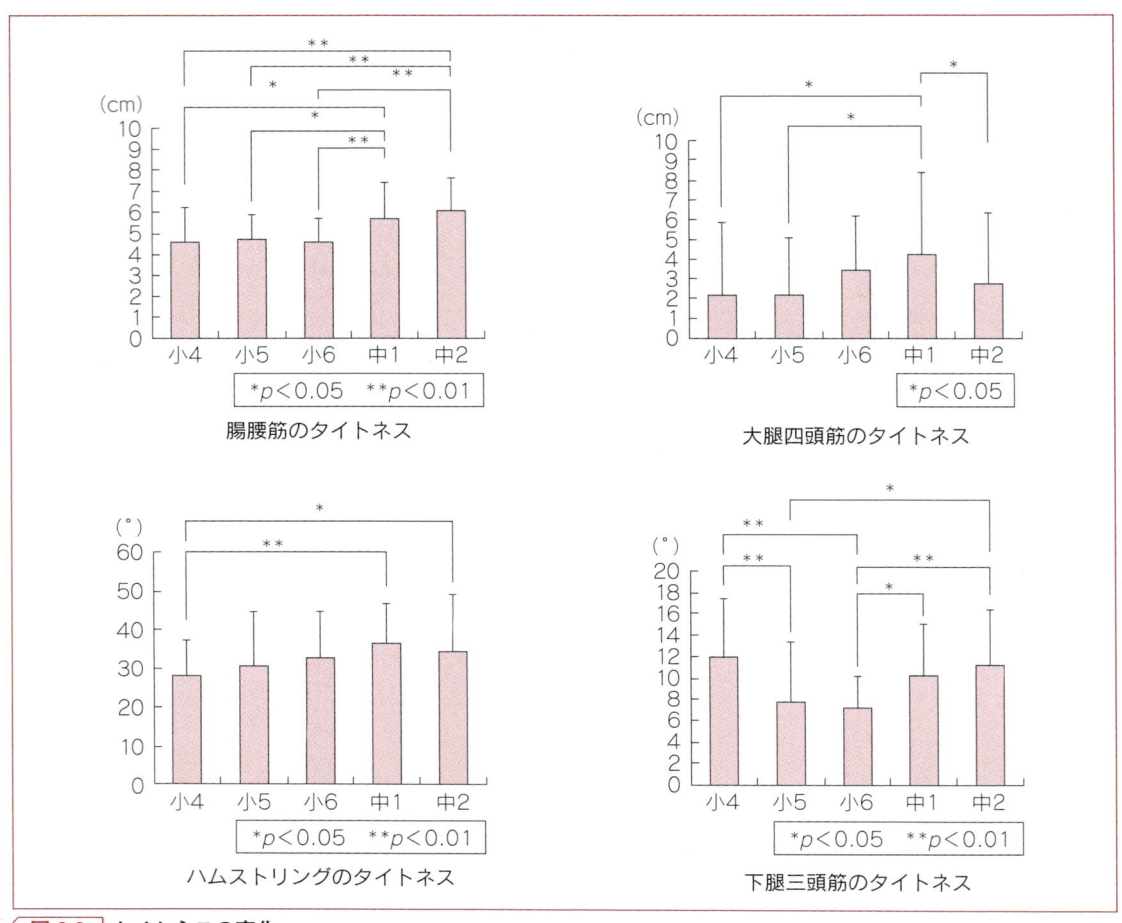

図6-3　タイトネスの変化
（文献5より一部改変）

には，筋タイトネスの一時的な増大や柔軟性の低下が生じることも報告されている[5]（図6-3）.

(3) 体力・運動能力の発達

　身体機能としての体力・運動能力もその要素によって発達過程が異なっており，発達増大期は一般的に，その能力を伸ばすためのトレーニングの効果が最も期待できる時期とされる．図6-4は，大澤が最近の日本の児童生徒の身長発育と新体力テストデータを基に算出した，体力・運動能力各要素および身長の最大発達年齢を出現順に示したものである[6]．一般に，敏捷性や調整力などは，乳幼児期に急速に進む神経系の成熟に強い影響を受けてPHVAより前の早期に発達増大を迎えるとされている．一方，持久力はPHVAに続いて発達増大期を迎えているが（図6-4），これには有酸素能力の向上を主として，走技術の改善，筋力増大などが貢献していると考えられる．なお，有酸素能力の指標として用いられる最大酸素摂取量も発育に

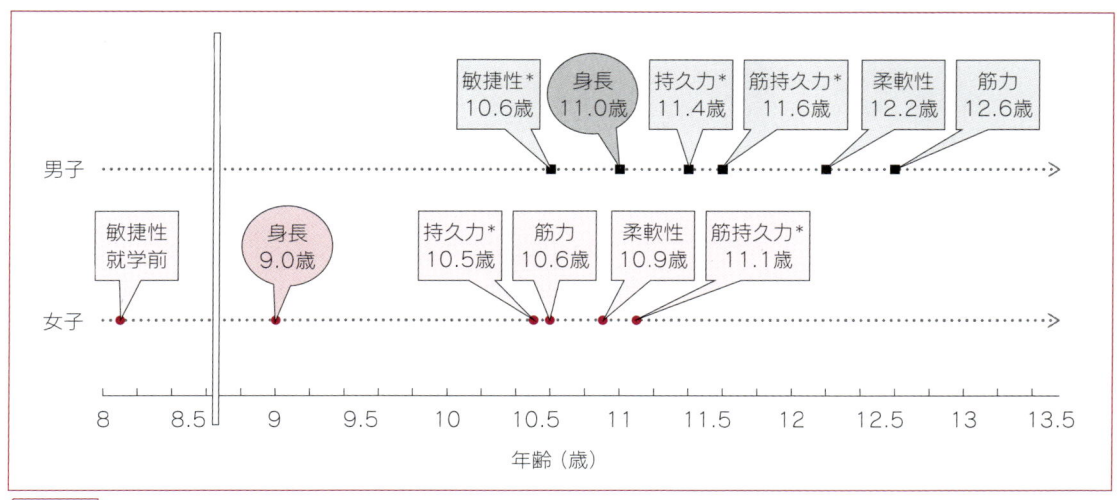

図 6-4 最大発達年齢を迎える年齢

平成 11～21 年の新体力テストデータを用いて，筋力（握力），筋持久力（上体起こし），持久力（20m シャトルラン），敏捷性（反復横跳び），柔軟性（長座体前屈）の発育増加量曲線を描き，最大発達年齢を算出
＊筋持久力，持久力，敏捷性（男子）は，就学前に第 1，第 2 の発達増大期が存在する可能性も示唆されている
（文献 6 より作図）

伴い増加し，発達増大期はおおむね PHVA と一致することが報告されている[7]．先行研究からは，思春期より前の子供に対する有酸素能力へのトレーニング効果は成人と比べ低いこと[8]，PHV 期以降に増大すること[7]が示唆されている．また，筋力は PHVA から 1 年以上遅れて発達増大期を迎えている（図 6-4）．筋量（除脂肪量）の発達増大も PHVA に遅れてみられることが報告されており[9]，筋量や筋断面積の発達的増大に伴い筋力も高まると考えられる．一方，男子 12 歳以下，女子 9 歳以下では，筋断面積当たりの筋力が低いことも報告されており[10]，PHVA 前の筋力増大には神経系機能の成熟や筋線維組成の変化などが強く影響していると考えられる．トレーニング効果も同様で，PHVA 前にもレジスタンストレーニングによる最大筋力の向上はみられるが，成人と比べると筋肥大よりも力発揮に関与する神経系の機能改善の影響が強いことが予想される[11]．加えて，

未成熟な骨に過度な負荷がかかると障害リスクも高まることから，高強度の本格的なレジスタンストレーニングの開始は PHVA 以降が望ましいと考えられる．

成長期におけるトレーニングは，各アスリートの PHVA を手掛かりに各能力要素の発達過程を捉え，適切な時期と内容を検討しながら行うことが，その効率性と障害予防の観点からも望ましい．ただし，トレーニングの最適時期とは，必ずしもその能力を獲得する上での限界時期を示しているわけではない．

2 成長期のスポーツ外傷・障害の特徴

疫学，メカニズム：成長期に発生するスポーツ外傷・障害は，青年期以降と同じく捻挫・靱帯損傷や脱臼，骨折，筋腱損傷など幅広いが，青年期と比べて"骨"に関連した外傷・障害が多いという点が 1 つの特徴である．帖佐によると，

表 6-1	成長期の代表的なスポーツ外傷・障害

部位別代表的スポーツ外傷（日本体育協会改変）

部　位	病　名
脊椎	頸部捻挫，Burner 症候群，脱臼骨折，脊髄損傷
肩関節	肩関節脱臼，肩鎖関節脱臼，鎖骨骨折
前腕	橈骨・尺骨骨折
手関節	TFCC 損傷
手・指	**突き指（槌指）**，側副靱帯損傷，有鈎骨・舟状骨骨折
骨盤	裂離骨折
胸部	腓腹筋・大腿四頭筋・ハムストリング肉離れ
膝関節	**打撲・挫傷**，半月損傷，ACL 損傷，MCL 損傷
足関節	**足関節捻挫**，アキレス腱断裂，腓骨筋腱脱臼

太字：1週間以上練習を休んだスポーツ外傷・障害の発生頻度上位3疾患（文科省調査報告書，2000 より）
（文献12 より一部改変）

部位別代表的スポーツ障害（日本体育協会改変）

部　位	病　名
脊椎	椎間板ヘルニア，脊椎分離症，椎体終板障害
肩関節	肩インピンジメント症候群，リトルリーグ肩，肩関節不安定症
肘関節	**野球肘**，上腕骨外上顆炎
手関節	手根不安定症
骨盤	恥骨結合炎，疲労骨折
股関節	大腿骨頭すべり症，弾発股
膝関節	**Osgood-Schlatter 病**，ジャンパー膝，半月障害，腸脛靱帯炎，鵞足炎，PF 関節障害，離断性骨軟骨炎
脚部	**シンスプリント**，脛骨疲労骨折，Compartment 症候群
足関節	アキレス腱炎，離断性骨軟骨炎，内果疲労骨折
足部	外脛骨障害，扁平足障害，疲労骨折，骨端症

太字：1週間以上練習を休んだスポーツ外傷・障害の発生頻度上位3疾患（文科省調査報告書，2000 より）
（文献12 より一部改変）

成長期アスリートにおいて発生頻度の高い疾患は，外傷では足関節捻挫，突き指（槌指）と膝の打撲・挫傷（ACL 損傷を含む）で，障害では Osgood 病，野球肘とシンスプリントであっ た[12]（**表 6-1**）．また，学校管理下の運動場面で発生した負傷種別をみると，高等学校と比べて小・中学校では骨折の発生割合が高いことがわかる（**図 6-5**）．これは，先述のとおり成長

期の骨が未成熟で，運動によって加わる負荷に対して脆弱であるためと考えられる．加えてPHVAの前後の時期は，骨と筋の発育のタイムラグにより一時的に筋・腱の柔軟性が低下し，その筋の付着部である未成熟な部分（骨端軟骨）に高い負荷がかかるため，骨の筋腱付着部での障害（Odgood 病や Sever 病など）も発生しやすくなる．したがって，成長期の運動・スポーツでは，繰り返しの動作や偏側性の動作を行い過ぎないように注意したい．また，骨折や骨端症などでは，適切な治療が行われなかった場合に変形などの後遺症が残る[12]可能性もあるため，定期的なチェックを行い早期発見・治療につなげることも重要である．その他に，子供は大人と比べて体温調節能力が未熟であり，身長が低く地面からの照り返しも受けやすいため熱中症発生のリスクが高いことや，心臓および胸郭が未成熟なため，胸部への比較的軽い衝撃でも心臓振盪（心室細動）が発生するリスクがあることにも留意しておきたい．また，脳も脆弱であり，衝撃による影響もより深刻になる危険性があるため，脳振盪をはじめ頭部外傷が疑われる場合（および競技復帰する際）などはより慎重な対応が必要となる．

3 成熟の個人差への配慮

身体発育や発達には一定のパターンが見出されるが，その進む速さ，すなわちある時点での

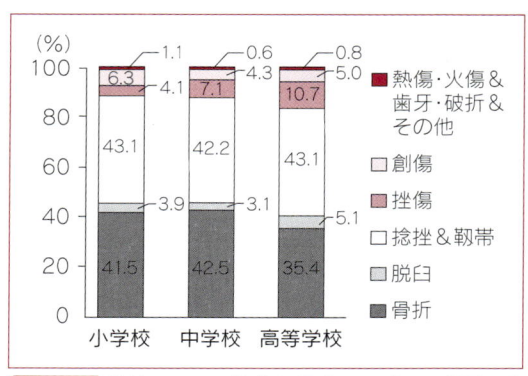

図 6-5 **学校における体育や運動・スポーツ場面で発生した負傷の種別割合**

平成 25〜30 年の運動・スポーツ場面（体育，体育的クラブ活動，運動会・体育祭，競技大会・球技大会，体育的部活動）で発生した負傷
（文献 13 より作表）

生物学的な成熟（到達）度は人によって異なり，暦年齢と必ずしも一致しない．特に成長期の生物学的成熟には性差があり，個人差も大きいため，成長期アスリートの体格や身体能力を評価する際には，暦年齢を基準とするだけでなくそのアスリートの生物学的成熟度を踏まえた評価を行いたい．このことは，過剰な負荷による外傷・障害発生の予防だけでなく，アスリートの現状や将来性を正確に把握（予測）するためにも重要となる．代表的な生物学的成熟指標には，二次性徴の発達観察に基づく「性成熟」や，骨化の進行程度に基づく「骨成熟」，最大発育速度年齢（PHVA）を基準にした「身体成熟」などがある[2]．

2 女性アスリートのコンディショニング

1 女性の身体的特徴

（1）身体組成・アライメント・関節弛緩性

女性は男性より PHVA を 2 年ほど早く迎え，

最大発育速度（年間身長増加量）も小さいため，最終身長は平均的に男性より低くなる（図 6-1）．また，女性では第二次性徴の発達に伴い脂肪量の増加が大きくなる（一方，男性では筋量増加

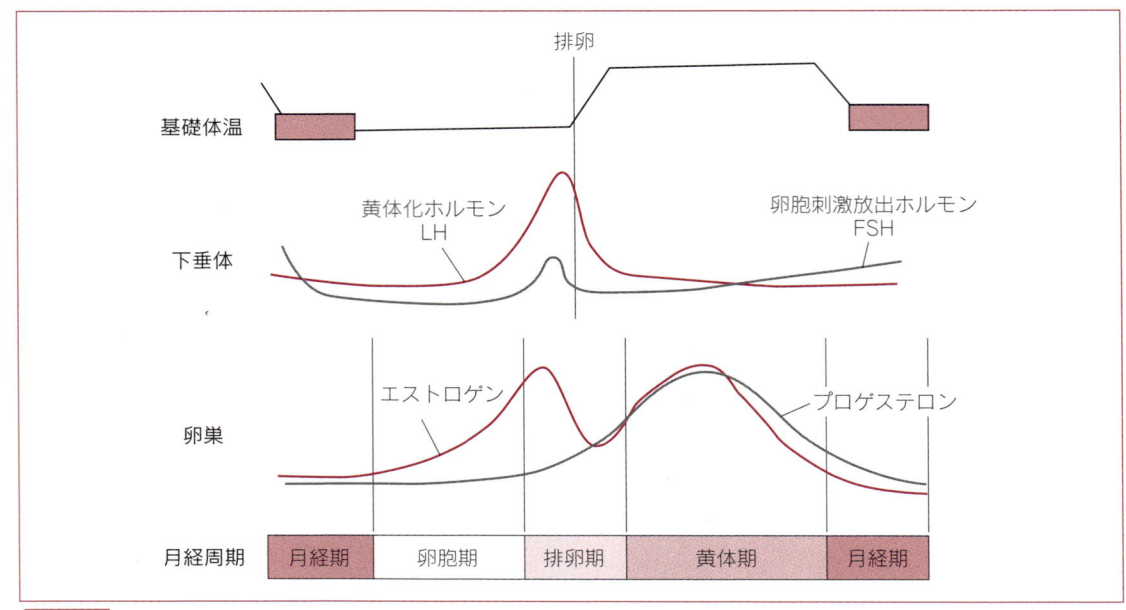

図 6-6 月経周期に伴う各種ホルモンの変化
（文献 16 より一部改変）

が進む）ため，思春期以降の女性の身体組成は男性と比べ除脂肪体重が少なく高体脂肪率となる[14]．アライメントは，女性は男性よりも骨盤前傾角，大腿骨前捻角，大腿四頭筋角度（Q-angle），膝伸展角度が大きく，大腿脛骨角（FTA）は小さいことなどが報告されている[15]．また，女性は男性よりも全身関節弛緩性が高い．これらの身体的特徴は女性アスリートで生じやすい外傷・障害や疾患に反映される．

(2) 月経現象

プロゲステロンとエストロゲンの 2 種類の女性ホルモンの分泌は，約 25〜38 日の周期で変動し，排卵や月経を引き起こす（図 6-6）．無月経を含めた月経の異常（表 6-2）は，発育・発達上の問題や，将来の妊孕性，重篤な疾患と関与する可能性もあるため，婦人科受診の対象となる[17]．また，月経に伴うホルモン分泌の変化や出血などは，正常の範囲内であっても身心の状態や競技パフォーマンスに少なからず影響する（詳細は後述）．

2 女性アスリートの三主徴

女性アスリートに多くみられる健康問題として，利用可能エネルギー不足（low energy availability：LEA），視床下部性無月経，骨粗鬆症が挙げられ，女性アスリートの三主徴（female athlete traid：FAT）と定義付けられている[18, 19]．

(1) 利用可能エネルギー不足 (LEA)

LEA は，運動によって消費するエネルギーに見合っただけのエネルギーを食事から摂取できていない状態のことで，1 日当たりの［総エネルギー摂取量］から［運動によるエネルギー

表 6-2 月経の正常と異常

	正常	異常
月経の開始	12 歳ごろ	早発月経（10 歳未満）
		遅発月経（15 歳過ぎ）
月経血量	20〜140g	過少月経，過多月経（多量の経血で生理用品の交換が 1〜2 時間ごとに必要な場合などに疑う）
凝血	なし	あり
月経周期	25〜38 日（変動が 6 日以内）	稀発月経（39 日以上）
		頻発月経（24 日以下）
持続日数	3〜7 日以内	過短月経，過長月経
排卵	あり	なし
月経障害	なし〜軽度	月経困難症，月経前症候群

無月経
　原発性無月経：満 18 歳になっても初経が起こらないもの
　続発性無月経：これまであった月経が 3 か月以上停止したもの
（文献 17 より一部改変）

消費量] を引いて [除脂肪量（Fat Free mass：FFM)] で除した値が，30 kcal/kgFFM/day 未満である場合と定義されている[18]．LEA の状態が長期間続くと黄体化ホルモンの周期的分泌が抑制され，無月経[18]や骨代謝低下にもつながる．LEA を疑う基準としては，「BMI 17.5 未満」，「標準体重 85 ％未満」，「1 か月当たり 10 ％以上の体重減少」が示されている[18,19]．

(2) 機能性視床下部性無月経

　続発性無月経（表 6-2）のうち，視床下部−下垂体系の異常によって生じたものを機能性視床下部性無月経という．アスリートの無月経は体脂肪率が低い持久系競技や審美系競技で多くみられ（表 6-3），原因として LEA により視床下部がエネルギー不足を認識し，ホルモン分泌が抑制されて無月経に至る可能性などが考えられている．LEA の他に精神・身体的ストレスによるホルモン環境の変化[20]，多嚢胞性卵巣症候群などの疾患[17]が無月経の原因となること

もあるため，医療機関を受診し原因を特定した上で適切な治療を受けることが重要となる．

(3) 骨粗鬆症

　骨粗鬆症は「低骨量と骨組織の微細構造の異常を特徴とし，骨の脆弱性が増大し骨折の危険性が増大する疾患」であり[21]，有病率は女性では男性の約 3 倍と推定されている[21]．女性アスリートでは，無月経に伴う低エストロゲン状態や，その原因ともなる LEA 状態が骨粗鬆症リスクを高める原因の 1 つとなる．特に骨の発育期である 20 歳ごろまでの長期の LEA 状態や無月経は，最大骨量に影響を及ぼし閉経後の骨粗鬆症や骨折リスクを高める可能性もある．

(4) FAT と疲労骨折

　無月経，低エストロゲン状態によって低骨量/骨粗鬆症となった骨に運動負荷が加わることで疲労骨折のリスクが高くなる．疲労骨折の発生率は，無月経のアスリートがそうでないアス

表6-3 競技特性別にみた無月経と疲労骨折の割合

	技術系	持久系	審美系	重量系	球技系	パワー系
人数（名）	101	98	56	25	291	112
年齢（歳）	21.3±5.1	22.2±5	19.7±3.1	23.3±4.1	21.9±4.3	20.5±4.4
専門的競技開始年齢（歳）	14.2±5.0	12.9±5.0	10.0±3.1	14.5±4.1	13.3±9.9	12.9±4.4
初経年齢（歳）	12.4±1.2	12.9±1.4	14.5±2.0	12.4±1.5	12.9±1.4	12.7±1.3
BMI	21.7±1.9	20.8±2.3	19.3±1.5	27.3±6.1	22±1.8	20.9±2.6
無月経（名）	5（5%）	14（14%）	19（34%）	1（4%）	11（4%）	2（2%）
疲労骨折（名）	1（1%）	18（18%）	15（27%）	2（8%）	32（11%）	10（9%）
摂食障害（名）	0（0%）	0（0%）	0（0%）	0（0%）	0（0%）	2（0.3%）

無月経と疲労骨折は，グループ3の審美系の球技に多くみられ，このグループでは，専門的競技開始年齢が早く，初経年齢の遅発化がみられた．また，他のグループと比較しBMIが低かった
（文献20より引用・一部改変）

リートと比べて高いこと，無月経の割合が多く低体重を求められる持久系や審美系種目で高いことなどが報告されている[20]．

女性（とりわけ成長期の）アスリートは，障害予防や生涯を通じた健康のためにも，まずは運動量と食事量の調節により適切な利用可能エネルギーを確保し，適正体重や月経を維持していくことが重要である．

3 鉄欠乏性貧血

貧血の中でも多いのがヘモグロビンの材料である鉄が不足した場合に生じる鉄欠乏性貧血であり，アスリートでも同様である．原因として，アスリートでは運動による鉄需要の増大（造血亢進や，筋肉の含鉄酵素やミオグロビンの増加）や鉄喪失の増加（多量にかく汗や尿への排出，消化管出血など）があり，これに鉄摂取量が追いつかない場合，貧血を起こしやすくなると考えられている[22]．女性アスリートでは月経による鉄喪失が加わり，さらに減量など体重制限が必要な種目では，食事量とともに鉄摂取量が低下することでそのリスクが増すことが推測される．国体選手で貧血が疑われる（低ヘモグロビン濃度の）選手の割合は，社会人では男子10.7%，女子19.1%であるが，中学生では男子の方が多く，高校生以降になると女子の方が多くなる傾向が報告されている[22]．種目別にみると，長距離走やマラソンなど練習量が多い競技やレスリングなど減量が必要な競技で発生率が高いとされる[22]．

貧血の症状は，めまい，立ちくらみ，頭痛，息切れなどがあり，全身へ酸素を運搬できなくなると有酸素運動能力の低下につながる[19]．川原によると，アスリートの場合は軽度の貧血を見逃さないためにもヘモグロビン濃度の正常下限値は男性14g/dl，女性12g/dlを基準として，運動能力や自覚症状などを総合して判断することが推奨される[22]．治療は鉄剤の服用が中心となるが[22]，鉄摂取だけでなく，バランスの良い食事をしっかり取り，運動量を調節することでエネルギー不足とならないようにすることも大

切である.

4 月経周期とコンディション

(1) 月経随伴症状とパフォーマンスへの影響

　月経に伴うホルモン濃度の変化（図6-6）は女性の身心にさまざまな影響を及ぼし，日常生活に支障をきたすこともある．特に月経期間中には，下腹痛や腰痛などを中心症状とした「月経困難症」が[19]，月経前の黄体期には，身体的症状（体重増加，浮腫，食欲亢進，眠気など）や精神的症状（いらいらや気分の落ち込みなど）が出現する「月経前症候群」などが知られている[19]．月経周期によって筋力や筋持久力，有酸素能力などの身体能力や競技パフォーマンスそのものが変化することを明確に示す知見は示されていないが，月経周期に伴う身体症状や精神状態の変化が，アスリートのパフォーマンス発揮や競技へのモチベーションなどに影響する可能性は十分に考えられる．須永らの調査では，女子学生アスリートの約8割が月経周期によるコンディションの変化を感じており，自覚的コンディションが最も悪いのは「月経中」「月経前」が多く，反対に最も良いのは「月経終了～数日後」が多かったことが報告されている[23]．

(2) 月経随伴症状への対策

　月経痛が強く日常生活や練習に支障があったり，鎮痛剤の使用量が増えたりしている場合，月経前のパフォーマンス低下が顕著な場合などには，婦人科の受診をすすめる[19]．月経に伴うコンディションの変化は個人差が大きく，また個人内変動も大きいため[23]，基礎体温と主観的症状の記録などによりアスリート自身が月経周期に伴う自分のコンディションの変化を把握することが大切である．その上で，低用量ピルの使用で月経周期を調節し，主観的コンディションの良い時期と試合や練習日程とを合わせることも可能である[19]．

3 オーバートレーニング

1 オーバートレーニング症候群とは

(1) 定義と症状，その実態

　オーバートレーニング症候群（over training syndrome：OTS）は，「過剰なトレーニング負荷によって運動能力や競技成績が低下し，短期間の休息では疲労が回復しなくなった状態」を指し[24]，抑うつ感や意欲の低下，不眠，食欲の変化など幅広い症状が含まれる（表6-4）．OTSという診断名は国際疾病分類表には掲載されておらず[25]，スポーツ医・科学の分野で"競技パフォーマンスの低下"という現象を中心に研究されてきた概念である[24]．

　OTSの有病率を示した研究は非常に少ないが，持久系競技（水泳・陸上など）のアスリートにおける報告が多いようである[24]．日本陸上競技連盟医事委員会が，中学校陸上競技の全国大会出場選手を対象に行った調査では，男女のいずれも半数前後の選手が，OTSにあてはまる症状を経験していることが報告されている[26]．

(2) うつ病とオーバートレーニング症候群

　抑うつ状態を呈する精神疾患の代表であるうつ病（大うつ病）とOTSとの臨床的な症候には共通する部分がかなり多い（表6-4）[25]．OTS

| 表6-4 | オーバートレーニング症候群とうつ病の症状の比較 |

OTS の症候	大うつ病の DSM-Ⅳ 診断基準項目
身体的パフォーマンスの低下	—
全身倦怠感，活力の欠如	A-2，A-5，A-6
不眠	A-4
食欲の変化	A-3
焦燥感，イライラ感，興奮，不安	A-5
体重の減少	A-3
意欲の減退	A-2
集中困難	A-8
抑うつ感	A-1

（文献 25 より一部改変）

では高強度トレーニングに伴う身体的パフォーマンスの低下が主症状となる．これはうつ病の診断基準項目にはないが，それ以外の症候は全てうつ病の基準項目にも含まれるため[25]アスリートのうつ病がスポーツ現場において OTS として解釈される可能性や[24]，OTS とうつ病とは同様の病態生理が背景にある可能性などが指摘されている[25]．

2 オーバートレーニング症候群の診断・治療

　山本によると，OTS の診断は原則的には他の疾患を除外した上で行われる[24]．抑うつ状態がみられる場合は，先述した大うつ病の他に，脳の器質的な疾患や身体疾患，使用している薬剤，大うつ病以外の精神疾患などが原因である可能性も考えられるため，これらとの鑑別を経て行われる[24]．また，アスリートにとって一時的な競技パフォーマンスの低下や，気分の落ち込み（抑うつ気分）などは必ずしも珍しいこと

ではないかと思われるが，これらの症状がどれくらい継続しているかということも 1 つの基準となる．ヨーロッパスポーツ科学会とアメリカスポーツ医学会が共同で発表した合意声明[27]では，一過性にパフォーマンスが低下した状態が数週間以内に収まるものをオーバーリーチング（OR），数週間以上にわたって症状が持続するものを OTS とよんで区別している[25,27]．

　OTS の治療は，心身の十分な休息が中心であり，トレーニング継続の可否や強度は，症状や重症度によって異なる．抑うつ状態を伴う場合には，うつ病治療に準じた内服治療（抗うつ薬，抗不安薬，睡眠薬）が行われることもある[24]．

3 オーバートレーニングの予防

　OTS を予防するためには，まずは指導者がアスリートの，またアスリートが自身の心身のコンディションを把握し，休養を含めたトレーニング計画を調整したり，OTS の徴候を早期

発見につなげたりすることが大切である．具体的には，練習日誌やチェックシートを活用して，競技意欲や気分，睡眠，食欲，体重などについて記録し，疲労の程度を把握することがすすめられる[24]．また，起床時心拍数（自律神経系の乱れを反映して疲労時に数値が高くなる）や[24]，profile of mood states（POMS）や精神健康調査法（the general health questionnaire：日本版 GHQ）などのストレス反応尺度もコンディション指標として有用である．

OTS やアスリートにおける抑うつ状態は，競技パフォーマンスにとどまらず，日常生活にも支障を来して深刻・長期化する可能性もある．一方，アスリートが抑うつ状態や不眠，食欲低下などに陥る原因もさまざまで複雑である．OTS を疑うこれらの症状が継続的にみられる場合は，現場で安易に判断せず，精神科医に相談することが重要である．しかし，アスリートによっては精神医学的治療を受けることや，トレーニングを中断することに抵抗を示したりする場合もある．反対に医療者側がアスリートを取り巻く環境や心理的特性について十分理解できていない場合もある．日頃から，アスリートに対して精神的健康に関する教育・啓発を行ったり，いざというときに相談可能な精神科スポーツドクターを見つけたりしておくとよいだろう．

4 睡眠

1 睡眠の役割

睡眠の定義や役割にはさまざまな説があり，必ずしも十分に明らかになっているわけではないが，睡眠が「生存に不可欠であり，心身を回復させる役割」[28]をもっていることは間違いないだろう．正常な睡眠では，ノンレム睡眠とレム睡眠とよばれる状態が規則的に出現する．ノンレム睡眠では徐波といわれる脳波が多く出現し，大脳皮質は休止状態で外からの刺激に対する応答性も低くなることから「脳の眠り」[28]などといわれる．レム睡眠では覚醒時と似た脳波がみられ，脳は比較的高い活動状態にあるとされるが，筋活動レベルが低下することから「体の眠り」[28]ともいわれる．

睡眠と覚醒は約 24 時間の周期をもつ概日リズムを示し，同じく概日リズムを示す深部体温の変動と対応している（図 6-7）．深部体温は夕方に最高となり明け方に最低となるが，この深部体温（脳温）の低下が睡眠をもたらすとされている[28]．一方，深部体温が明け方の最低値から徐々に上がってくると，覚醒が高まり目覚めを迎える．これらの概日リズムを調整する時計機構はいずれも体内にあるとされているが，本来の概日リズムの周期は 24 時間より長いため，我々は毎日 24 時間周期の地球時間に合わせてリセットしながら生活している[28,29]．

心身の回復という機能が果たされ，強い眠気により日中の活動に支障を来さないためには，ノンレム/レムを含む睡眠が一定量確保され，睡眠と覚醒の切り替えが適切に行われる必要があると考えられる[28]．

2 睡眠と競技パフォーマンス

激しいトレーニングで疲労した身心の回復のためには，より多くの質の良い睡眠が必要である．しかし，これまでの調査では日本人アス

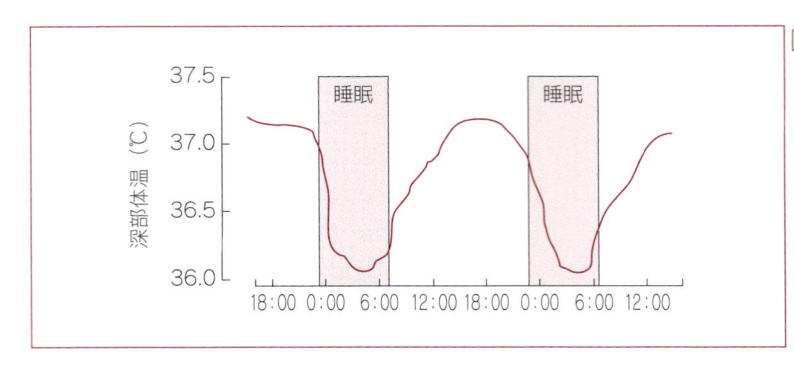

図 6-7　深部体温の変化と睡眠 - 覚醒

（文献 28 より一部改変）

リートの睡眠時間は非アスリート（平均 7.25時間（2015 年 NHK 国民生活時間調査））と同程度，もしくはやや短いことが示されている[30, 31]．睡眠不足は，例え完全な断眠によるものでなくても，日中の認知機能や作業能力の低下を生じさせ，慢性化すると肥満や糖尿病，高血圧，精神的不健康などのリスクを高めることが，多くの研究で示されている[32]．アスリートにおいてこのような睡眠不足は，試合時のパフォーマンス発揮に影響することはもちろん，練習の質の低下や外傷・障害の発生リスクへもつながると考えられる．睡眠と競技パフォーマンスに注目した研究の結果は必ずしも一致していないが，部分/完全断眠による有酸素性能力や無酸素性能力などの低下が示されている[33, 34]．また，競技特有の動作やパフォーマンスへの影響について調べた研究は少ないが，選択や抑制などの認知的要素を多く含む競技パフォーマンスの方が睡眠不足の影響をより受けやすい[33, 34]と考えられている．一方で，普段よりも睡眠時間を延長した結果，競技パフォーマンスが向上したとの報告もある[34, 35]．このことは，一見すると健康的なアスリートが日常的に睡眠不足を抱えており，その結果として競技パフォーマンス発揮が十分にできていない可能性を示唆しているともいえる．

アスリートに必要な睡眠時間については今後の研究が期待されるが[34]，日中の覚醒度を保つために必要な睡眠時間や，睡眠不足の感受性には個人差がある[32]ことに留意しておきたい．また，睡眠の時間だけでなく規則性も重要で，日々の就床/起床時刻の変動が大きく不規則であると，睡眠の質や日中の認知機能，気分などに悪影響を及ぼすことが知られている[36]．

3 アスリートの睡眠障害

アスリートで深刻な睡眠障害をもつ者は少ないとされているが[30]，国内の調査では，大学生アスリートの 46.5 ％[31]，トップアスリートの 30.6 ％[30]が睡眠の質に問題を抱えていた．また，Monma らの調査では，大学生アスリートにおける睡眠障害のリスク因子として，「午前 1 時以降の就床」，「午前 7 時前の起床」，「午後 11時以降のアルバイト」，「消灯後のスマートフォンの使用」，「週 4 日以上の朝練習」，「競技へのモチベーション低下」，「メンタルヘルス不良」などが挙げられ[31]，アスリートに多くみられる生活スケジュールや，不安や緊張などの心理的状態が睡眠の質の低下につながる可能性が示唆された．さらに，高 BMI と睡眠時無呼吸症候群，鉄代謝や筋疲労とレストレスレッグス症候

群など，アスリートに多くみられる形態的特徴や貧血などが睡眠障害につながる可能性も指摘されている[30]．

4 アスリートの睡眠管理

(1) 睡眠実態を把握する

睡眠日誌（就床/起床時刻や起床時覚醒感，日中の眠気など）の記録により自身の睡眠実態を認識し，競技パフォーマンスの良し悪しと照らし合わせてみることで，より適切な睡眠時間や習慣を検討してほしい．最近では，市販のウェアラブル端末やスマートフォンアプリなどを用いて睡眠習慣や質を手軽に記録・評価することもできる．

(2) 寝室環境を整える

良質な睡眠を確保する上で，寝室における光，温度，音の調整は重要である．特に光は生体時計に作用し，体温や睡眠-覚醒の概日リズムに強い影響を与えるため注意が必要である．深部体温が最高点から低下する区間（夜）（図6-1）に明るい光（高照度・高色温度）にさらされると，生体時計に遅れが生じて入眠も阻害される．反対に，深部体温が最低点から上昇し始める区間（朝）に明るい光を浴びると，生体時計が早まり，体温や睡眠-覚醒リズムも24時間周期にリセットされ覚醒が促される[28,29]．したがって，夜間は青白い蛍光灯やスマートフォンの光を浴びることを避け，低照度の白熱球の下で過ごすようにし，朝は積極的に太陽の光を浴びるようにしたい．また，快適な寝床内温度は32〜34℃，湿度は約50％で，暖かく乾燥した状態が望ましいとされており[37]，空調や寝具・寝衣などで調整可能である．なお，深部体温が低下する区間で熱いお風呂に入ったり，高強度の運動を行ったりすると深部体温が上昇し，体温リズム

が乱れてなかなか寝つけなくなる[37]．さらに，就寝前に音楽を聴くことについても入眠を阻害するという実験結果が多いが，普段から音楽を聴く習慣がある人にとっては睡眠に促進的に作用する可能性も示されている[37]．

(3) 仮眠

星川らの調査では，国内トップアスリートの約80％が仮眠の習慣があると答えており，仮眠により夜間睡眠の不足を補っている可能性が指摘されている[30]．ただし，仮眠時間が長過ぎると起床後に眠気や疲労感が強まったり[38]，夕方近くに仮眠をとると夜間睡眠の寝つきが悪くなったりなどの影響も考えられるため，仮眠の時間帯やタイミング，長さには工夫が必要である．

(4) 練習時間帯や生活リズムの調整

早朝もしくは夜遅い時間帯の練習や試合は，睡眠時間を制限したり睡眠の質を妨げたりすることにつながる可能性がある．良質な睡眠を確保することも練習の一環と考え，時には練習や試合の時刻を調整することも必要である．また，試合の時刻に最良のパフォーマンスを発揮したり，時差のある海外での活動に対応したりするためには，就床/起床時刻や練習時刻を含めた生活リズムの調整が重要となる．

(5) 医師や薬剤師との連携

不眠や日中の過度な眠気などは，うつ病などの精神疾患や，オーバートレーニング症候群の症状の1つ（p.136参照）としてみられることもある．また，アスリートが睡眠改善薬や抗うつ薬などを服用する際には，その作用による練習や試合への影響を考慮することはもちろん，ドーピング禁止物質が含まれていないか確認する必要がある．このような問題の発見や改善には，

スポーツに理解のある医師や薬剤師などの専門家との連携を図ることが望ましい.

5 環境への対策

1 時差のある地域への移動

(1) 時差障害 (時差ぼけ)

　数時間の時差のある地域にジェット機などで高速に移動することにより，生体時計と現地の生活時間 (明暗) にずれが生じることで起こるとされ，総睡眠時間の減少を伴って不眠や過剰な眠気，作業能力低下や疲労感，食欲低下，頭重感など身心のさまざまな症状がみられる[39]．時差がある地域に移動しての試合や練習で，十分な競技パフォーマンスを発揮するためには，長時間移動の疲労に加えて時差障害への対策が必要となる.

(2) 時差障害への対策

　試合日よりできるだけ早めに移動をして，体内時計を現地の生活時間に合わせて (再同調させて) おくことが1つの策である．この際に重要なのは移動 (フライト) の方向で，同じ8時間程度の時差であっても，西行きフライトは現地に5〜6日で再同調するのに対し，東行きフライトの場合は再同調に10日前後を要するとされている[39]．

　しかし，現実には到着後試合までの調整日が限られることも多い．そのため，できるだけ速やかに現地の生活時間と生体時計とを合わせるためには，出発前から準備しておく必要がある．生体時計に影響を及ぼす同調因子には高照光や，社会的行動 (食事や運動など) があり，松果体から分泌されるメラトニンも睡眠を促して睡眠・覚醒リズムに影響を及ぼすため，これらを活用する．星川は，アスリートが米国など日本から

みて東側に位置する国へ渡航する場合には，起床したら高照度光を浴びて睡眠スケジュールを早寝早起きの方へとシフトさせ，西側の国へ渡航する場合は，夜に高照度光を浴びて夜更かし朝寝坊する方向へ睡眠スケジュールをシフトさせるという調整法を示している[40] (図6-8)．また，調整の手助けとして医師の処方によるメラトニンアゴニスト (ラメルテオン) も利用可能であるが，眠気などの副作用もあるので注意したい．さらに，航空機搭乗以降は移動先の夜間に相当する時間帯に眠ること，現地到着後は適切な時間に日光を浴びること，現地では4〜5日間は仮眠を最小限にすること，日本でも移動先でも睡眠を十分にとることなども重要とされている[40]．

2 高所での身体運動

(1) 高地順応

　高地の低酸素環境にさらされた身体では，数分後から呼吸循環系をはじめとする順化 (心拍数や換気量の増加，炭酸ガス換気応答など) が起こる[41]．また，高地滞在が10〜14日程度経過すると赤血球数や毛細血管密度増加がみられ，酸素運搬能力の向上や末梢組織に必要な血液量の確保がなされるようになる[41]．このような，環境に適合していくための高地順化が (特に初期の過程で) 上手くいかない場合に，高山病を発症する.

　日本登山医学会の診療ガイドラインによると[42]，急性高山病 (acute mountain sickness：AMS) は，新しい高度に到達して6〜12時間で発症す

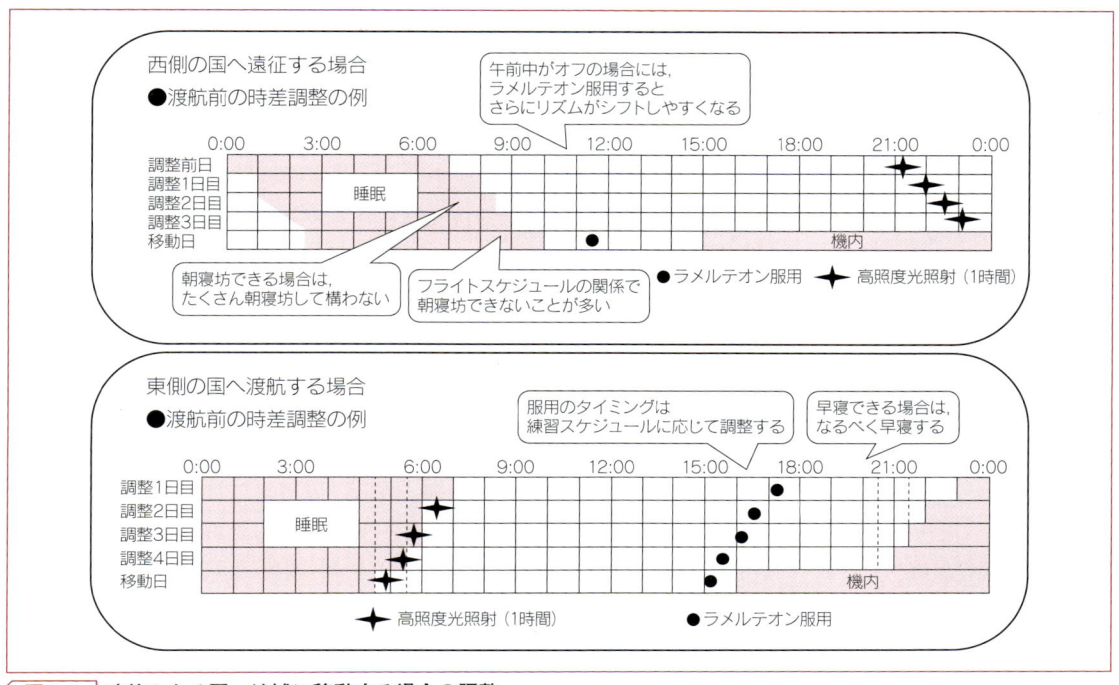

図6-8 時差のある国・地域に移動する場合の調整

（文献40より一部改変）

るとが多く，頭痛，消化器症状（食欲不振，吐き気，嘔吐），倦怠感，めまい，睡眠障害などがみられる．重症度については，若年ほど，到達高度が高いほど，到達速度が速いほど重症の傾向にあるとされる[41, 42]．治療は高度を下げるのが最も効果的であり300〜1,000mの下山が推奨されるが，その際の注意点として1人で下山させることは極力避けるべき[42]ことが示されている．高地脳浮腫（精神状態の変化や運動失調などがみられる）への進行や[42]，高地肺水腫（到着後48〜96時間で発症し，安静時呼吸困難や咳などがみられる）の合併などでは，対処が遅れると死に至る危険性も高くなる[41, 42]．予防として，登山など高所での身体運動時には，余裕のある行程でゆっくり登高すること，十分な睡眠や休息を心がけることが大切

である[41]．

3 紫外線の皮膚への影響

（1）紫外線とは

屋外のスポーツ活動時には紫外線による日焼けに注意したい．紫外線は太陽光のうち目に見えない波長の短い光のことで，UV-AとUV-Bの2種類が地上に到達して日焼けの原因となる．紫外線量は季節によって異なり，春と夏が多く，次いで秋，そして冬が最も少ない（図6-9）．また，日中は午前9時ごろから急速に上昇し，12時が最も紫外線量が多くなる[43]．さらに標高も高いほど紫外線が強くなるので登山時などは要注意である[43]．

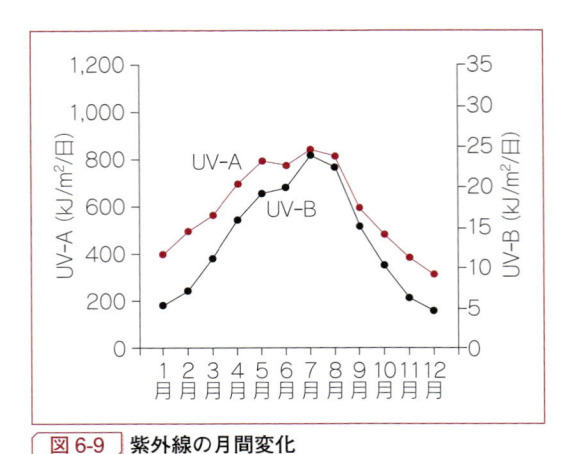

図 6-9　紫外線の月間変化
（文献 43 より一部改変）

(2) 紫外線の皮膚への影響

　日焼けには，12〜24 時間をピークとする紅斑反応（サンバーン）とその後，炎症が治まるころにみられる皮膚の色素沈着（サンタン）の 2 種類がある[43]．これらの日焼けが繰り返されることによって，シミやしわといった光老化や皮膚癌の発症につながっていくとされる[43]．

(3) 日焼けの予防

　皮膚に達する紫外線を減らすには，まずは衣服で肌を覆う．最近では紫外線をカットする繊維素材もみられる．また，顔，首，腕などの肌に直接紫外線が当たる場所には，日焼け止めの使用がすすめられる[43,44]．日焼け止めの紫外線防止効果のうち SPF は日焼けを抑える（UV-B を遮る）指標であり，PA は UV-A による色素沈着の防止効果を示す[43]．また，気を付けていてもある程度の日焼けは避けられないため，皮膚の冷却，保湿，ビタミン A，C，E の補給などのアフターケアが大切であることも指摘されている[44]．一方で，紫外線（UV-B）は皮膚でのビタミン D 合成に必要不可欠であり，ビタミン D はカルシウム代謝に重要な役割を果たす．紫外線の浴び過ぎに注意しながら上手に付き合っていく必要がある．

▶文献

1)　Suwa S, et al：Longitudinal Standards for Height Velocity for Japanese Children from Birth to Maturity. Clin Pediatr Endocrinol 1：5-13, 1992

2)　飯田悠佳子：身体の発育と発達，日本アスレティックトレーニング学会誌 4：1-8，2018

3)　日本法医学会企画調査委員会：法医剖検例の臓器計測値（2009〜2013），日本法医学会企画調査委員会，1-19，2018．http://www.jslm.jp/problem/index.html（2019 年 10 月 10 日確認）

4)　Ogden JA：Skeletal Injury in the Child. Springer, New York, 56-57, 2013

5)　池亀志帆ほか：発育期サッカー選手の筋タイトネスと腰部障害の発生．AUXOLOGY 9：66-69，2003

6)　大澤清二：最適な体力トレーニングの開始年齢 文部科学省新体力テストデータの解析から．発育発達研 69：23-35，2015

7)　Kobayashi K et al：Aerobic power as related to body growth and training in Japanese boys：a longitudinal study. Journal of applied physiology：respiratory, environmental and exercise physiology 44：666-672, 1978

8)　石井好二郎：持久力の発達と加齢変化・トレーニング効果．からだの発達と加齢の科学，初版，高石昌弘，大修館書店，東京，122-133，2012

9)　鳥居 俊ほか：日本人健康男子中学生における身長，除脂肪量，骨量の最大増加時期．発育発達研 70：11-16，2016

10)　金久博昭ほか：発育期青少年の単位筋断面積当りの筋力．体力科学 34：71-78，1985

11)　金久博昭：発育期児童生徒におけるレジスタンストレーニングの効果．トレーニング科学 19：87-96，2007

12)　帖佐悦男：子どものスポーツ外傷・障害と対策，Monthly Book Medical Rehabilitation 228（増大号）：1-5，2018

13)　独立行政法人日本スポーツ振興センター学校安全部：帳票 9 負傷・疾病（場合別，種類別），学校管理下の災害，平成 25 年版帳票（180-182），26 年版帳票（182-184），27 年版帳票（176-178），28 年版帳票（191-193），29 年版帳票（181-183），30 年版帳票（183-186）．独立行政法人日本スポーツ振興センター

14) Veldhuis JD, et al：Endocrine Control of Body Composition in Infancy, Childhood, and Puberty. Endocrine reviews 26：114-146, 2005

15) 松村将司ほか：骨盤・下肢アライメントの年代間の相違とその性差. 理療科 29：965-971, 2014

16) 中村真理子：女性アスリートのコンディション評価. 臨スポーツ医 28：885-891, 2011

17) 岡野浩哉：特集 日常診療でよくみられる女性疾患 5. 婦人科領域から 3）月経異常とエストロゲン-正常から異常を知り, 異常から疾患を慮る. Progress in Medicine 36：55-60, 2016

18) De Souza MJ, et al：2014 Female Athlete Triad Coalition Consensus Statement on Treatment and Return to Play of the Female Athlete Triad：1st International Conference held in San Francisco, California, May 2012 and 2nd International Conference held in Indianapolis, Indiana, May 2013. British Journal of Medicine 48：289, 2014

19) 能勢さやかほか：女性スポーツの医学. —スポーツ指導者・保護者・学校関係者の皆さまへ—女性スポーツ促進に向けたスポーツ指導者ハンドブック, 健やかに, 美しく, そして生活を楽しむ. 公益財団法人日本スポーツ協会, 東京, 5-10, 2019

20) 能勢さやかほか：女性トップアスリートにおける無月経と疲労骨折の検討. 日臨スポーツ医会誌 22：67-74, 2014

21) 骨粗鬆症の予防と治療ガイドライン作成委員会：第1章骨粗鬆症の定義・疫学及び成因. 骨粗鬆症の予防と治療ガイドライン 2015 年版, 日本骨粗鬆症学会・日本骨代謝学会・骨粗鬆症財団, 東京, 1-16, 2015

22) 川原 貴：女性アスリートの貧血. 産と婦 3：271-276, 2015

23) 須永美歌子：月経周期を考慮したコンディショニングサポートの実際. 産と婦 4：421-425, 2018

24) 山本宏明：アスリートの抑うつ状態とオーバートレーニング症候群. スポーツ精神医学（2 版）, 日本スポーツ精神医学会, 診断と治療社, 東京, 13-16, 2018

25) 内田 直：アスリートにみられる精神疾患のメディカルケア オーバートレニング症候群—精神科医の視点—. 臨スポーツ医 31：940-942, 2014

26) 日本陸上競技連盟ジュニアアスリート障害調査委員会：陸上競技ジュニア選手のスポーツ外傷・障害調査～第3報～（2017 年度版）中学生アスリート調査. 公益財団法人陸上競技連盟, 東京, 1-26, 2018. https://www.jaaf.or.jp/pdf/about/resist/medical/20170418-3.pdf（2019 年 10 月 16 日確認）

27) Meeusen R, et al：Prevention, diagnosis, and treatment of the overtraining syndrome：joint consensus statement of the European College of Sport Science and the American College of Sports Medicine. Medicine & Science in Sports & Exercise 45：186-205, 2013

28) 本多 真：睡眠の質とは何か. 体育の科学 68：781-787, 2018

29) 林 光緒：第6章 生体リズムと睡眠. 睡眠心理学, 初版, 堀 忠雄, 北大路書房, 京都, 84-92, 2008

30) 星川雅子ほか：日本人トップアスリートを対象とした睡眠習慣に関する質問紙調査. 日本臨床スポーツ学会誌 23：74-87, 2015

31) Monma T, et al：Sleep disorder risk factors among student athletes. Sleep Medicine 44：76-81, 2018

32) 甲斐田幸佐：第20章 断眠と睡眠延長. 睡眠心理学, 初版, 堀 忠雄, 北大路書房, 京都, 279-287, 2008

33) Fullagar HH, et al：Sleep and Athletic Performance：The Effects of Sleep Loss on Exercise Performance and Physiological and Cognitive Responses to Exercise. Sports Med 45：161-186, 2015

34) 守田優子ほか：睡眠負債とアスリートのパフォーマンス. 睡眠医療 12：399-402, 2018

35) Mah CD, et al：The Effects of Sleep Extension on the Athletic Performance of Collegiate Basketball players. Sleep 34：943-950, 2011

36) 上田一貴：第5章 睡眠の個人差. 睡眠心理学, 初版, 堀 忠雄, 北大路書房, 京都, 71-83, 2008

37) 岩城達也：第14章 就寝前の活動と睡眠環境. 睡眠心理学, 初版, 堀 忠雄, 北大路書房, 京都, 195-209, 2008

38) 林 光緒：第21章 仮眠の効果. 睡眠心理学, 初版, 堀 忠雄, 北大路書房, 京都, 288-296, 2008

39) 高橋敏治：時差ぼけと光環境. 睡眠医療 11：525-530, 2017

40) 星川雅子：アスリートの睡眠の改善に向けて. 臨スポーツ医, 34, 1154-1161, 2017

41) 花岡正幸：高所での呼吸・循環器反応と内科疾患. 臨スポーツ医 34：220-225, 2017

42) 日本登山医学会 高山病と関連疾患の診療ガイドライン作成委員会編：高山病と関連疾患の診療ガイドライン. 中外医学社, 東京, 1-29, 2017

43) 森田明理：登山におけるスキントラブルとスキンケア. 臨スポーツ医 34：234-237, 2017

44) 上田由紀子：皮膚のコンディショニング. 臨スポーツ医学 35：850-852, 2018

（飯田悠佳子）

第7章 コンディショニング・リハビリテーションにおける栄養の役割

1 スポーツ栄養について知っておくべきこと

1 コンディショニングにおける栄養の意義

コンディショニングは,「パフォーマンス発揮のための全ての準備プロセス[1]」と位置付けられており,その複合的な相互依存関係にある準備プロセスの1つに栄養がある.ひと言で「栄養」というものの,その定義は非常に広義であり,「体外から適切な物質を体内に取り入れ,消化・吸収して代謝を行い,これによって生成されるエネルギーを利用して,消費されたからだの成分を補うとともに,新たにこれを作り上げる」活動,すなわち「日常生活を営むこと」とされている[2].したがって,アスレティックトレーナーが行うコンディショニングを,栄養の観点から促進するためには,この2つの広義な意味の中から,密接に関わりの深い内容を見抜き,統合して活用していかなければならない.

表7-1は,コンディショニングにおいて栄養と関係性が高いと考えられるアプローチと,その内容について簡潔にまとめたものである.パフォーマンス発揮における全てを網羅しているわけではないが,代表的な内容を抽出している.アスレティックトレーナーは,少なくともこれらの内容について基本的な知識と正しい認識を備えて現場に立ち,より良いコンディショニングの実現に尽力する必要がある.

2 リハビリテーションにおける栄養の意義

一方,リハビリテーションは「再び良好な状態に調整して戻すこと」と考えられる.練習やトレーニングによる疲労からのリカバリーはもちろん,内科的疾患を患った場合や傷害からの早期復帰を目指すリハビリテーション期,さらには貧血や女性アスリートの三主徴[3](利用可能なエネルギー不足,視床下部性無月経,骨粗鬆症),脱水などコンディションに対して何らかの悪影響を及ぼしている状態を,どのように良好な状態に戻すことができるかが,栄養と密接に関わる部分であると考えられる(表7-2).

コンディショニングもリハビリテーションも,栄養からのアプローチは不可欠である.本章においては,その中でも特に重要性が高いと考えられるエネルギー代謝と疾病の予防と対策,サプリメントの正しい認識,そして増量と減量について記述する.

表7-1 コンディショニングと栄養の関係性―パフォーマンス発揮の観点から―

競技特性に応じたエネルギー補給	競技特性に応じたエネルギー代謝を理解し，その特性に即したエネルギー補給を行う
増量	主に除脂肪体重を増加させるために，計画的にエネルギー出納を正にする
減量	主に体脂肪量を減少させるために，計画的にエネルギー出納を負にする
グリコーゲンローディング	持久系競技において，計画的にグリコーゲンの貯蔵量を増加させて試合に臨む
試合当日の栄養補給戦略	試合開始時間から逆算して，栄養補給のタイミングや内容，量を計画して試合に臨む
合宿，遠征における食環境整備	滞在するホテルや合宿所での食環境をマネジメントする
暑熱環境における栄養補給戦略	暑熱環境に対する栄養補給の対策を行う（水分補給，熱中症予防，深部体温の冷却など）
寒冷環境における栄養補給戦略	寒冷環境に対する栄養補給の対策を行う（エネルギー摂取量の増加，深部体温の上昇，ビタミンD補給など）
サプリメント（エルゴジェニックエイド）	競技パフォーマンス向上のエビデンスが報告されているサプリメントを選定し，利用する

表7-2 リハビリテーションと栄養の関係性―リカバリーの観点から―

運動後の疲労	特に運動後，速やかに糖質とタンパク質，アミノ酸を中心に補給し，枯渇したグリコーゲンを再補充する
脱水	速やかに水，または糖質や電解質を含む水分を補給し，脱水状態を改善する
腸内環境	腸内環境の悪化に対して，食物繊維やプロバイオティクス，プレバイオティクスなどを含む食事を取る
上気道感染	予防も含めて，栄養バランスの整った食事を取る
利用可能エネルギー不足	糖質を中心に日々のエネルギー摂取量を少しずつ増やし，エネルギー消費量に見合った補給をする
骨折	予防も含めて，カルシウムやビタミンD，ビタミンK，ミネラル，タンパク質などを含む食事を取る
貧血	予防も含めて，糖質やタンパク質，鉄，ビタミンC，ビタミンB群などを含む食事を取る
摂食障害	ドクターやスポーツ栄養士と連携をとりながら，身体面，心理面，栄養面を総合的にフォローする
サプリメント（メディカル・ヘルス）	健康やコンディションを保つエビデンスが報告されているサプリメントを選定し，利用する

2 エネルギー代謝

　アスレティックトレーナーは，スポーツ選手のコンディショニングとリハビリテーションに携わるに当たって，さまざまな観点から競技特性を把握する．その中の1つとして，エネル

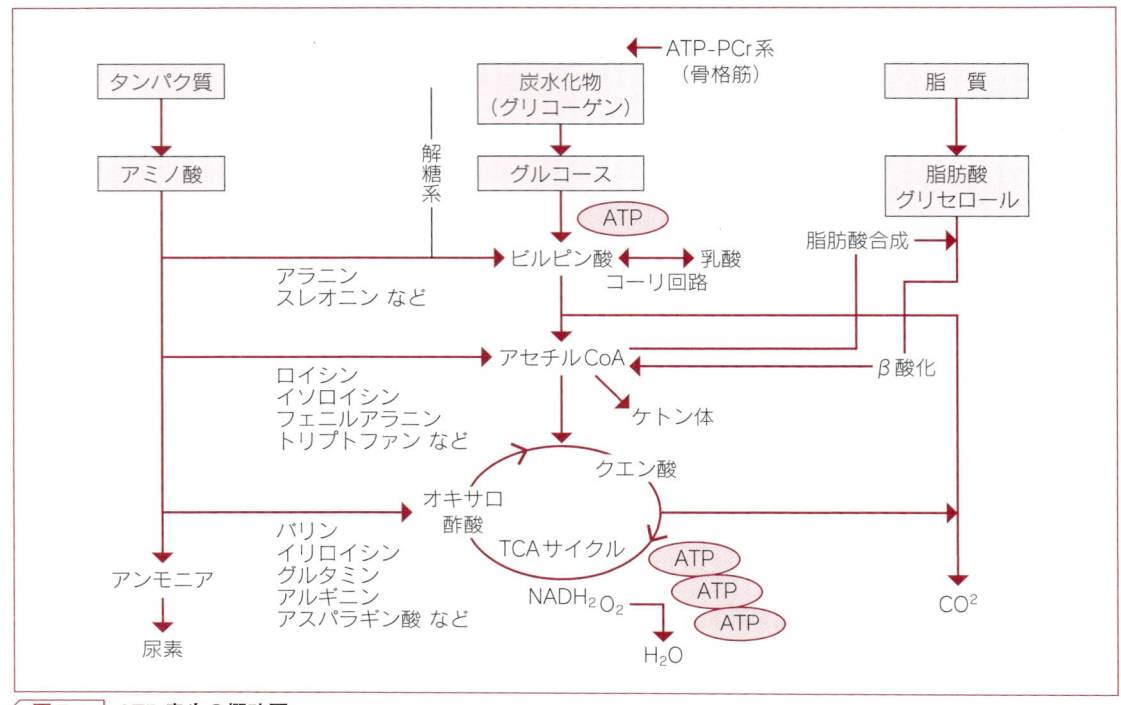

図 7-1 ATP 産生の概略図

ギー供給機構の特徴を理解することは重要なことである. なぜならば, 競技特性によってエネルギー代謝の特徴は大きく異なるため, それに応じてエネルギー摂取も変わってくるためである. そこで, 各競技に応じたエネルギー代謝の特徴を捉え, それに応じたエネルギー摂取の方法について取り上げる.

1 エネルギー代謝の基礎

運動を行うためには骨格筋が収縮する必要があり, それにはエネルギーが必要となる. エネルギーは, 高エネルギーリン酸化合物であるアデノシン三リン酸 (adenosine triphosphate : ATP) から得ることができる. この ATP を産生できる栄養素が, タンパク質, 脂質, 炭水化

物であり, これらを総称して「エネルギー産生栄養素[4]」とよぶ. これら 3 つの中で, 最も ATP を効率よく産生できる栄養素は炭水化物であり, エネルギーを供給する概略を簡易的に示したものが図 7-1 である.

エネルギーは, 筋や肝臓にグリコーゲンとして蓄えられているが, その量には限りがあり, 高い運動強度で長時間の運動を行う競技などであれば枯渇することも考えられる. したがって, そのエネルギー消費量に対して適切に ATP を再合成できるように, ① ATP-PCr 系, ②解糖系, ③有酸素系という 3 つのエネルギー供給機構が存在する. ATP-PCr 系は, 酸素を必要とせずに, クレアチンキナーゼという酵素のみで ATP を再合成し, その速度は 3 つの系において最も速い. 一方で, その持続時間は 6〜8 秒

表7-3 強度のゾーンに応じたエネルギー供給機構

ゾーン	持続時間	強度レベル	エネルギー供給機構	無酸素性(%)	有酸素性(%)
1	<6秒	最大	ATP-PCr	100〜95	0〜5
2	6〜30秒	高	ATP-PCr & 速い解糖系	95〜80	5〜20
3	30秒〜2分	やや高	速い & 遅い解糖系	80〜50	20〜50
4	2〜3分	適度	遅い解糖系 & 有酸素系	50〜40	50〜60
5	3〜30分	やや低	有酸素系	40〜5	60〜95
6	>30分	低	有酸素系	5〜2	95〜98

(文献5より作表)

と非常に短いという特徴がある．解糖系も同様に，酸素を必要とせずに，グリコーゲンをピルビン酸に分解する過程で ATP を再合成するため，ATP-PCr 系と合わせて「無酸素性エネルギー供給機構」とよばれている．この持続時間は，最大で30〜33秒程度とされる．3つ目の有酸素系は，酸素を使ってグルコースや脂肪の燃焼（β 酸化）を促し，ミトコンドリア内膜で多くのエネルギーを産生することができる．運動時間が長くなることによって，脂肪がエネルギーとして活用される割合が高くなり，この脂肪や炭水化物が枯渇しない限りエネルギーを産生し続けることができる．しかし，この速度は，3つの機構において最も遅い．これらの特徴を踏まえて，強度のゾーンに応じたエネルギー供給機構をまとめたものが表7-3である．

2 エネルギー供給機構から捉える競技特性

エネルギー代謝量の高低は，競技特性を検討する上で重要である．例えば，持続的な動きよりも一瞬の技術やテクニックを求められる競技や，低い体重と体脂肪レベルを維持，または達成しなければならない競技はエネルギー代謝量も低くなる[6]．一方，高い運動負荷を持続的に行う競技や，身体の成長，筋肉量の増加，体重

の増量が求められる競技は，エネルギー代謝量も高くなる[6]．これらの特性を踏まえると，3つのエネルギー供給機構のうち，どの機構を中心にエネルギー代謝が行われるかを把握することは，疲労のモニタリングやピリオダイゼーション，トレーニングプログラムの作成を行う上では極めて重要であると考えられる．表7-4は，競技別に3つのエネルギー供給機構の割合を一覧で示しており，競技特性の把握に活用したい．

3 スポーツ選手における糖質摂取ガイドライン

表7-5，7-6は，糖質摂取量のガイドラインを示したものである．例えば，トレーニング後に素早いリカバリーを実現させたいのであれば，表7-5のように運動強度やその継続時間によって摂取量を検討しなければならない．同じ陸上競技でも，マラソン選手と投擲の選手がトレーニング後に同じ量の糖質を摂取して最善のリカバリーを実現できるわけではない．また，コンディショニングとして，試合当日に最大限のパフォーマンスを発揮させたいのであれば，表7-6のように試合の状況や摂取目的に応じて，同じように摂取量を検討しなければならない．「一般的なエネルギー補給」を目的とした摂取量が，7〜12g と非常に幅が広いのは，競技によって

表 7-4 競技スポーツにおけるエネルギー供給機構の割合

スポーツ	種目／ポジション	ATP-PCr系（%）	解糖系（%）	有酸素系（%）
アーチェリー		0	0	100
陸上競技	100 m	53	44	3
	200 m	26	45	29
	400 m	12	50	38
	800 m	6	33	61
	1,500 m	—	20	80
	5,000 m	—	12.5	87.5
	10,000 m	—	3	97
	マラソン	—		100
	跳躍	90	10	0
	投擲	90	10	0
野球		80	15	5
バスケットボール		80	10	10
バイアスロン		0	5	95
カヌー	C1：1,000 m	25	35	40
	C2：1,000 m	20	55	25
	C1,2：10,000 m	5	10	85
自転車	200 m トラック	98	2	0
	4,000 m パシュート	20	50	30
	ロードレース	0	5	95
飛び込み		98	2	
ドライビング	モータースポーツ	0	0〜15	85〜100
	リュージュ	0	0〜15	85〜100
乗馬		20〜30	20〜50	20〜50
フェンシング		90	10	0
フィールドホッケー		60	20	20
フィギュアスケート		60〜80	10〜30	20
ゴルフ（スイング）		100	0	0
体操		90	10	0
ハンドボール		80	10	10
アイスホッケー	フォワード	80	20	0
	ディフェンス	80	20	0
	ゴールキーパー	95	5	0
柔道		90	10	0
カヤック	K1：500 m	25	60	15
	K2,4：500 m	30	60	10
	K1：1,000 m	20	50	30
	K2,4：1,000 m	20	55	25
	K1,2,4：10,000 m	5	10	85
ラグビー		30〜40	10〜20	30〜50
セーリング		0	15	85〜100
スキー	スラローム（45〜50秒）	40	50	10
	ダウンヒル（90〜150秒）	10	45	45
	ノルディック	0	5	95
サッカー	ゴールキーパー	80	20	0
	ハーフバック	60	20	20
	ストライカー	80	20	0
	ウイング	80	20	0
スピードスケート	500 m	95	5	0
	1,500 m	30	60	10
	5,000 m	10	40	50
	10,000 m	5	15	80
水泳	50 m	95	5	0
	100 m	80	15	5
	200 m	30	65	5
	400 m	20	40	40
	800 m	10	30	60
	1,500 m	5	20	70
テニス		70	20	10
バレーボール		90	10	0
水球		30	40	30
レスリング		45	55	0

（文献7より作表）

表 7-5 の見出し

表 7-5 トレーニングとリカバリーのための 1 日における糖質摂取量

運動			1 日の摂取量 (g/kg BW)
強度	種類	目安時間	
軽い	低強度あるいは，スキル主体の練習	30〜60 分	3〜5
中等度	通常練習やトレーニング	60 分前後	5〜7
高い	持久的なトレーニングや，中高強度の運動	60〜180 分	6〜10
非常に高い	2 部練習や中高強度の断続的な運動	240〜300 分	8〜12

（文献 8 より作表）

表 7-6 試合日における糖質摂取量

摂取目的	試合の状況	摂取量（g/kg）
一般的なエネルギー補給	90 分未満の試合への準備	7〜12
グリコーゲンローディング	90 分を超える持続的，断続的な試合への準備	10〜12
試合前の補給	試合の 1〜4 時間前	1〜4
試合間の素早い補給	2 試合分のエネルギー源としての試合間リカバリー	1〜1.2 g/kg/h を初めの 4 時間，その後は 1 日の必要量に応じて

（文献 8 より作表）

エネルギー供給機構が大幅に変わるためである．特にこの糖質摂取量とエネルギー供給機構からみた競技特性は関係性が高く，コンディショニングやリハビリテーションの成果に直結するため，食事における主食量や，補食の量とそのタイミングなどを十分に考慮して，選手対応を計画する必要がある．

その中でも運動後の糖質摂取は，極めて重要なタイミングとなる．国際スポーツ栄養学会が発表している，栄養補給のタイミングにおけるポジションステートメント[9]によると，消費したグリコーゲンを運動後に素早く（4 時間未満を目安）回復させるためには，1 時間当たりで炭水化物を 0.8g/kg とタンパク質を 0.2〜0.4g/kg 同時に摂取することが重要であるとされている．また，レジスタンストレーニングに伴う炭水化物とタンパク質の同時摂取によって，グリコーゲンの回復だけではなく，筋タンパク質の合成にも影響があるとされる．このような知見を基にした実際の戦略については，スポーツ栄養士と連携し，検討することが必要である．

3 各種疾病予防における栄養

スポーツ現場では多くのヒトやモノ，ならびに疾病につながる感染源が交錯し，必ずしも衛生であるとはいい難い環境の中で競技生活を強いられることがある．平昌オリンピック・パラリンピック競技大会におけるアスリートサポートの報告書[10]によると，インフルエンザやノ

ロウイルスなどの感染症を罹患した選手やスタッフを隔離するために，安静部屋を設け，蔓延を防ぐ対策を行ったとされている．しかし，アスレティックトレーナーとして課せられる役割は，すでに起こった感染や汚染を監視し蔓延を防ぐことは必要だが，起こる前にいかに予防して健康を維持するかが，選手のコンディショニングにとってはより重要であると考えられる[11]．栄養の側面から疾病の予防率を高め，万が一罹患した場合の対策について，どのように現場で実践することができるかを，腸内環境，食中毒，食物アレルギーや食物不耐症をトピックスとして取り上げる．

① 腸内環境の悪化に対する予防と対策

腸内環境が悪化して起こる症状の1つに下痢がある．下痢は，直接的にパフォーマンスを下げ，水分やエネルギー供給を妨げる．原因としては，食中毒などの感染症が主ではあるものの，それ以外の要因として，過度な緊張状態から消化器系の不調を訴える選手や，競技前後に摂取する食品や飲料の選択が適切ではないこと，さらに試合前の食事に多くの脂肪や食物繊維を摂取することなどが挙げられる[12]．表7-7は下痢，ならびに便秘を予防するための食品一覧をまとめたものである．アスレティックトレーナーは，これらの内容について，事前に選手や選手の家族，または食事提供者に教育し，連携をとり，腸内環境の悪化を防ぐ対策に努めたい．なお，下痢や便秘など便の状態を顕在化する指標として，ブリストルスケール（図7-2）がある[13]．特に海外遠征の多いチームに帯同している際に，選手の便の状態を把握する上では有効に活用できる．

② 食中毒の予防と対策

わが国は，農林水産省との共管法としてHACCAP（hazard analysis and critical control point：ハサップ）支援法[14]を制定し，食中毒菌汚染や異物混入などの危害要因（ハザード）を把握した上で，安全品質管理の工程を徹底し，そのリスク低減と予防に努めている[15]．そのため，他国に比較すれば食中毒の罹患率は低いかもしれないが，選手のサポートを行う上では，罹患してしまえば大きくコンディションに悪影響を及ぼすため，確実に食中毒を起こしてはいけないという強い危機管理意識のもと，その予防と対策を行う必要がある．

表7-8は，食中毒の主な原因をまとめたものである．例えば，スポーツ現場でよく活用される"おにぎり"もリスクの1つである．おにぎりは，素手で握ることで食中毒菌である黄色ブドウ球菌が検出される可能性が高く，携行食品でもあるため比較的長い時間，暑熱環境下を持ち歩くということも菌の繁殖を助長する要因でもある．食品安全管理における認識が低いヒトによる差し入れや準備によって，集団食中毒の原因にもなり兼ねないため十分に注意する必要がある．また，チームで焼肉に行き，生肉を掴んだトングを併用したり，加熱が不十分な肉を食べることによって，腸管出血性大腸菌やカンピロバクターなどに集団感染するリスクも考えられる．さらに，カレーや煮物を長時間常温放置して次の日に食べることによって，ウエルシュ菌に汚染されるということもある．

さらに，スポーツ現場においては少し特殊といえる事例もある．

例えば，アメリカンフットボールチームがノロウイルスに集団感染した報告があるが[16]，初発の選手は試合前日に七面鳥のサンドイッチを喫食したことが原因であった．下痢や嘔吐の症

表7-7 便秘ならびに下痢の改善のための食品一覧

便秘の改善	下痢の改善		
不溶性食物繊維	水溶性食物繊維	プロバイオティクス	プレバイオティクス
豆類	アボガド	乳酸菌	オリゴ糖
とうもろこし	オクラ	ビフィズス菌	たまねぎ
根菜	こんにゃく	発酵食品	ココア
おから	キノコ類	ーヨーグルト	じゃがいも
さつまいも	海藻類	ーチーズ	とうもろこし
たけのこ	さつまいも	ー納豆	にんじん
キノコ類	やまいも	ー豆腐	りんご
アーモンド	納豆	ー漬物	バナナ
ほうれん草	ドライフルーツ，果物	ーみそ	納豆
ココア	ブロッコリー		豆腐
穀類	穀類		アスパラガス

状を訴えたが，軽度に収まったため試合には出場した．しかし，原因食品であるサンドイッチを喫食していない選手からも集団にノロウイルスが検出された．これは，初発の選手の排泄物が自身の体表に付着し，汚染された状態で密着するような試合に出場し，接触を介して伝播したという経路が推測されている．ノロウイルスは，塩素にも比較的強く，生存率が高いため，密集した空間で長時間を過ごす人の間で発生する傾向が強く[17]，スポーツ現場はそのリスクが非常に高い．

　また，高頻度に行うこともある遠征先の食環境も注意が必要である．食中毒を起こしたレストランとそうではないレストランを比較した研究によると，食品安全認証を受けたサービス管理者を配置しているか否かが，食中毒の発生率と有意に関連していることが分かっている[18]．合宿所や僻地など，期間を限定して運営する食事提供場所などは，このような食品安全認証を受けた管理者が徹底されていない可能性も考えられる．アスレティックトレーナーは，遠征先の担当者と食事調整を行う機会もあると考えられるが，栄養価が考えられたメニュー構成はもちろん，食の安全管理者の有無や宿泊先の食事

type 1
ころころとした固いナッツのような便
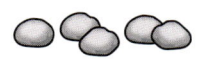

type 2
固く短いソーセージのような便
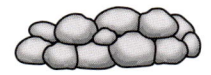

type 3
表面がひび割れた短いソーセージ（または蛇）のような便
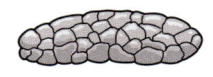

type 4
滑らかでやわらかいソーセージ（または蛇）のような便
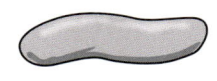

type 5
はっきりとしたしわのある半固形のやわらかい便
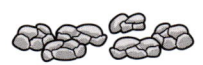

type 6
ふわふわで水に近い便
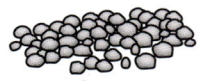

type 7
完全に水状の便
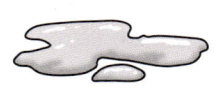

図7-2 ブリストルスケール

表7-8 食中毒の種類，食品，頻発季節，予想される感染経路について

病因	食品	頻発季節	予想される感染経路
腸管出血性大腸菌（O-157，O-111）	生肉，生レバー，生野菜，生魚，加工食品	夏，冬	汚染された食材や水の経口摂取，生肉を扱ったトングの併用など
カンピロバクター	牛，豚，鶏，生乳	春，夏	加熱不十分な家禽類を食べる，または生肉を食べるなど
サルモネラ属菌	牛，豚，鶏，卵，乳製品，加工品	夏，秋	猫や犬などの動物，または汚染環境に生息するネズミなど
セレウス菌	チャーハン，炒め野菜や肉，スパゲティ，スープ	年中	熱に強いため，加熱で殺菌が難しい．土がつきやすい穀類や豆類，香辛料など
黄色ブドウ球菌	素手で調理された食品，ハム，牛，豚，鶏，卵サラダ，ペストリー	夏	ヒトの指や手に傷があるにも関わらず素手で調理された食品，または長時間放置された食べかけ食品
ウエルシュ菌	カレー，煮魚，肉野菜の煮つけ，麺のつけ汁	不定	加熱調理した食品の長時間室温放置，再加熱の不十分など
腸炎ビブリオ	貝，魚介類	不定	十分に加熱されていない魚介類，または保存の温度管理がされていない魚介類など
ノロウイルス	二枚貝，井戸水，汚染水	冬	感染したヒトの手やつば，糞便，吐瀉物や汚染されて十分に加熱されていない二枚貝など

提供環境についても，十分に留意して準備を進めたい．

予防と対策のポイントは，表7-8 に示されてある原因になりやすい食品と感染経路を十分に理解し，事前にこの危険因子を排除するというリスクマネジメントの徹底である．選手はもちろん，選手の家族や食事提供者もこれらの危機管理意識を強くもち，環境を整える必要があり，アスレティックトレーナーはこれらの教育においても役割を担うことがある．食事提供者向けに教育するための食中毒予防チェックリスト（表7-9）などを参照に，その対策に努めたい．

③ 食物アレルギーや食物不耐症の予防と対策

ある特定の食物を食べることによって起こる人体に有害な反応は，大きく2つに大別され，1つは食物アレルギーであり，もう1つが食物不耐症である[19]．表7-10 はその一覧を示したものである．

まず食物アレルギーには，大きく分けてIgE依存性の即時型と細胞依存性の遅延型の2つがある．

IgE依存性の即時型食物アレルギーは，原因となるアレルゲンが食品であるというだけで，花粉やカビの胞子，動物のフケ，ハチ毒といった物質に対して起こるIgE抗体反応と同様の機序によるものであり，発症は遺伝やその他の生理学的因子が大きく関与しているといわれる[20]．世界的にみて，乳，卵，魚，甲殻類（エビ，カニ，ロブスター，他），ピーナッツ，大豆，ナッツ類，小麦の8つの食品群が原因となる頻度は特に高く[21]，日本では表7-11 で示されている食品においてアレルギーの表示義務，ならびに表示の推奨が定められている[22]．最も軽微で頻繁にみられる口腔アレルギーは，生の果実や野菜を食べることによって口や咽頭に

表 7-9 食中毒予防チェックリスト―食事提供者向け―

- ☑ 調理に使う原材料はできるだけ新鮮なものを用いる
- ☑ 原材料は室温に放置せず，冷蔵する
- ☑ 調理従事者および食品取扱者は常に健康に留意し，定期的な検便で保菌していないことを確認する
- ☑ 調理場は常に清潔に保ち，ネズミ，ゴキブリなどの駆除も行う
- ☑ 調理前の手洗い，消毒を行う
- ☑ 調理機器は常に清潔にし，特に下処理に使用したまな板や包丁などは熱湯消毒する
- ☑ 食品は加熱により殺菌する
- ☑ 調理後の食品はできるだけ速やかに喫食する
- ☑ 喫食まで時間がかかる場合は 5℃以下，または 55℃以上で保管し，細菌の増殖を防ぐ
- ☑ いつ作ったか不明なもの，または明らかに時間が経っているものは喫食しない
- ☑ 料理は"清潔"，"冷却"，"分離"を心がける
- ☑ 残ったものを次の日に食べる場合は，冷蔵庫で急速冷蔵する

表 7-10 特定の食物を食べることによって起こる人体への有害な反応

	分類	例
食物アレルギー	IgE 依存性即時型食物アレルギー	口腔アレルギー 運動誘発性食物アレルギー
	細胞依存性遅延型食物アレルギー	セリアック病 その他の遅延型過敏反応
食物不耐症	アナフィラキシー反応 代謝性疾患 特異体質反応	乳糖不耐症 亜硝酸塩誘発性喘息

表 7-11 食品におけるアレルギー表示義務，ならびに推奨リスト

表示	食品	備考
義務 （7 品目）	えび，かに，小麦，そば，卵，乳，落花生	症状が重篤で死に至る危険性がある
推奨 （20 品目）	あわび，いか，いくら，オレンジ，カシューナッツ，キウイフルーツ，牛肉，くるみ，ごま，さけ，さば，大豆，鶏肉，バナナ，豚肉，まつたけ，もも，やまいも，りんご，ゼラチン	可能な限り表示するよう努めることとされており，含まれていても表示されていないことがある

かゆみやじん麻疹，血管浮腫のような症状が現れる[23]．また，選手への対応で見落とされがちなアレルギーの 1 つが，運動誘発性食物アレルギーであると考えられる．貝類や甲殻類，小麦，セロリ，桃など非常にさまざまな食品が関与しており，例えば昼食を食べた後に練習を行ったところ，じん麻疹や発作などが症例として起こり得る[24]．したがって，食事後の練習やトレー

表7-12　IgE 依存性食物アレルギーによる症状

種類	症状
消化器	嘔気 嘔吐 下痢 腹部痙攣
皮膚	じん麻疹 皮膚炎または湿疹 血管浮腫 かゆみ
呼吸器	鼻炎 喘息 咽頭浮腫
全身	アナフィラキシーショック

ニングなどの選手のコンディション変化には注意が必要である．参考までに，IgE 依存性の即時型食物アレルギーによって起こる症状を，表7-12 にまとめた．

一方，細胞依存性の遅延型食物アレルギーは，原因となるアレルゲンを摂取後，6〜24時間またはそれ以上の時間が経ってから症状が発生し，局所的な組織炎症や慢性倦怠感，小腸の粘膜障害による栄養吸収不良などがもたらされる[25]．これらの症状はセリアック病（グルテン過敏性腸疾患）と診断されることがあり，主に小麦，ライ麦，大麦，ライ小麦，スペルト小麦などを摂取した場合に生じることが多い．セリアック病の中には，潜在性あるいは無症候性で時々症状が現れるという患者もいることから，多くの場合確定診断なしに，あるいは発症リスクを示す血清学的指標などのみで，小麦などを取らないような食生活にしている可能性も考えられる．これらの潜在性を明らかにするために，近年，血中食物抗原特異的IgG 抗体検査（いわゆる遅延型アレルギー検査）がスポーツ現場でも行う選手が増えたように思われるが，日本アレルギー学会や日本小児アレルギー学会は公式

見解としてこれに対して注意喚起を行っている[26,27]．図7-3 はその原文を引用作図したものだが，検査の妥当性と原因ではない食品を除去することによる健康被害や低栄養を招く恐れを危惧している．今後の研究動向に注視する必要がある．

次に，食物不耐症の代表的な症状としては乳糖不耐症がある．乳糖不耐症は，消化管酵素であるラクターゼが欠損しているために牛乳や乳製品に含まれる乳糖を代謝できなくなり，腹部の不快感や膨満感，泡状の下痢を呈する症状である[28]．一般的な対策としては，乳糖を含む乳製品を避けることであるが，乳製品に含まれる乳タンパク質やカルシウムなどは，選手にとってリカバリーや筋タンパク質合成，骨成長のためにも取り入れたい食品である．Taylor らの報告によると[19]，ほとんどの乳糖不耐症の患者の場合，235 ml の牛乳に含まれる乳糖を摂取しても実質的には何も症状が出ないとされている．さらに，例えばヨーグルトなどは β ガラクトシダーゼ活性をもつ微生物が含まれているため，他の乳製品よりも耐用されやすいということも報告されている．したがって，選手が「牛乳を飲むとお腹を下すから飲まない」という主訴があった場合，その原因が乳糖不耐症なのであれば，全く取らないという選択肢ではなく，リカバリーや筋タンパク質合成，骨成長のためにも200 ml 程度で飲むことやヨーグルトを食べることなどを進めることも有益であると考えられる．

アスレティックトレーナーは，氾濫する情報から正しい情報を取捨選択し，その上で選手のアレルゲンや食物不耐症に関する情報を確実に把握しなければならない．特に表示義務がなされている7食品に関しては，重篤な症状を誘発する可能性があるため，用意する食事から排除する対策を行うなど，細心の注意が必要である．

また，アレルゲンとなる食品を排除する場合，

米国や欧州のアレルギー学会および日本小児アレルギー学会では，食物アレルギーにおける IgG 抗体の診断的有用性を公式に否定しています．
その理由として，以下のように記載されています．

すなわち，
①食物抗原特異的 IgG 抗体は食物アレルギーのない健常な人にも存在する抗体である．
②食物アレルギー確定診断としての負荷試験の結果と一致しない．
③血清中の IgG 抗体のレベルは単に食物の摂取量に比例しているだけである．
④よって，この IgG 抗体検査結果を根拠として原因食品を診断し，陽性の場合に食物除去を
指導すると，原因ではない食品まで除去となり，多品目に及ぶ場合は健康被害を招くおそ
れもある．

以上により，日本アレルギー学会は日本小児アレルギー学会の注意喚起を支持し，食物抗原
特異的 IgG 抗体検査を食物アレルギーの原因食品の診断法としては推奨しないことを学会の
見解として発表いたします．

参考文献：
Stapel SO, et al. Allergy 2008；63：793-796.
Bock SA. J Allergy Clin Immunol 2010；125：1410.
Hamilton RG. J Allergy Clin Immunol 2010；125：S284.
日本小児アレルギー学会ホームページ：
「血中食物抗原特異的 IgG 抗体検査に関する注意喚起」
平成 27 年 2 月 25 日
一般社団法人日本アレルギー学会
理事長 斎藤博久

図 7-3 **血中食物抗原特異的 IgG 抗体検査に関する注意喚起**

不足する栄養素をどのように代替するかを考え
なければならない．わが国でもメディアや著名
なプロ選手の影響からか，小麦を取らない方が
健康に良いといったいわゆる"グルテンフリー"
という言葉が浸透しているが，特に選手の場合，
確定的な診断がなされていないにも関わらずア
レルギーを疑って食事制限することによって，
先述したとおり低栄養に陥る可能性や，リカバ
リーの遅延を招くことも考えられる．アレルギー
の診断を確定的に受けている選手に関しては，
安易にアスレティックトレーナーが指導を行う
のではなく，そのスクリーニングに努め，その
先の具体的な代替食の指導はスポーツ栄養士と
連携することが重要である．アスレティックト
レーナーは，選手に起こるコンディション変化
の要因の 1 つに，これらアレルゲンの可能性が
存在することを理解した上で，選手への対応を
行うことが望まれる．

4 サプリメント

1 サプリメントとは

サプリメントには，必須栄養素（ビタミン，
ミネラル，タンパク質，アミノ酸，糖質など），
ハーブ，植物をはじめ，健康維持やパフォーマ
ンス向上を見込んで開発された成分など，非常

表7-13	サプリメントの分類（例）
スポーツフード	スポーツドリンク エナジードリンク スポーツジェル スポーツ菓子 電解質 プロテイン スポーツバー タンパク質強化食 液体食
エルゴジェニックエイド	カフェイン クレアチン 硝酸塩 β-アラニン 重炭酸塩 HMB
メディカルサプリメント	ビタミンD 鉄 カルシウム
ヘルスサプリメント	ビタミンD プロバイオティクス ビタミンC 糖質（ドリンク，ジェル） 牛の初乳 ポリフェノール（ケルセチンなど） 亜鉛 グルタミン カフェイン エキナセア（ハーブ） オメガ-3脂肪酸 ビタミンE

（文献29より作表）

に多様な製品が世界各国に存在している[29]．米国や欧州，オーストラリアではサプリメントに関する考え方について言及されており[30~32]，わが国でも国立スポーツ科学センター（JISS）によって，スポーツフード＆サプリメントとして情報が発信されている[33]．このように，各国によって捉え方や市場も異なっており，サプリメントを明確に分類する世界共通の方法は存在しないと考えられる．ゼリー飲料やバー，プロテインパウダーなどのスポーツフードを，サプリメントとして捉えるか否かには賛否があると推察されるが，国際オリンピック委員会（IOC）が2018年に発表した声明においては，「スポーツフーズ」ならびに，栄養補助を目的とした「メディカルサプリメント」，パフォーマンスの向上を目的とした「エルゴジェニックエイド」，健康や身体の適応を目的としたいわゆる「ヘルスサプリメント」の大きく4つに分類している（表7-13）[29]．

選手は，トレーニング量の大幅な増加や，試合に向けたウエイトコントロールなど，一般人と比較して，特異的にエネルギー量やビタミン，ミネラルを必要とすることがある．特にエネルギーについては，除脂肪体重の増加や月経周期の黄体期におけるトレーニング，寒暖への適応，ストレス，高地などで必要量が増加し[34]，炭水化物やタンパク質を中心に，食事では補給し切れない場合にスポーツフードなどを活用することが多い．また，メディカルサプリメントやヘルスサプリメントは，主にビタミンやミネラルなどの欠乏を予防し，低栄養状態を改善することを目的として使用することができる．一方，エルゴジェニックエイドは，選手が熟練しており，競技に参加できる準備がすでに整い，良好なトレーニングやリカバリー，栄養補給計画を実施している場合に限り，さらにわずかなパフォーマンス向上を追求する目的で使用を検討するべきとされている[29]．

これらサプリメントの使用に当たっては，選手自身へ栄養アセスメントを行うことが重要である[35]．表7-14は栄養アセスメントの概要をまとめたものである．栄養アセスメントは，栄養上の問題やその原因を特定するための体系的なデータを収集して検証するプロセスを伴うため，スポーツ栄養に関する専門性が高い．アスレティックトレーナーは，栄養アセスメントの概要を把握した上でスポーツ栄養士との連携につなげ，サプリメントの使用を検討することが必要である．

表7-14 スポーツ栄養に関する ABCDE アセスメント

A：anthropometric	身長，身体組成，周径囲，座高，BMI
B：biochemical	血液検査，尿検査，妊娠・妊孕性検査
C：clinical	受傷・病歴，フィジカルテスト，服用中の薬，サプリメントの摂取状況
D：dietary	食事の量，質，タイミング ※実践的アプローチを行う上で，最も軸となる項目 　ABCE の変動要因を踏まえて決定され，クライアントに提供される
E：environmental	エネルギー消費レベル，年間トレーニング計画とピーキング，気温や湿度・高度スポーツ・競技の文化や背景，遠征，仕事 / 学校，家族 / 生活環境，競技の経験年数

（文献 35 より作表）

2 サプリメントを有効に活用するためには—安全性，信頼性，有効性，弊害を踏まえて—

サプリメントを有効に活用する上で，前述の栄養アセスメントは前提条件であるが，サプリメントそのものの安全性や信頼性，ドーピングなどの弊害についても十分に考慮する必要がある．2018 年 10 月 1 日，わが国では「スポーツにおけるドーピングの防止活動の推進に関する法律」[36] が施行された．目的は，「スポーツ基本法及びスポーツにおけるドーピングの防止に関する国際規約の趣旨にのっとり，ドーピング防止活動に関する施策を総合的に推進し，もってスポーツを行う者の心身の健全な発達及びスポーツの発展に寄与すること」と明記されている．

この法律が示すように，国内はもちろん世界的にもアンチドーピングに対する認識は高まっており，選手は信頼できる情報を求めている[37,38]．しかし，選手の多くは栄養に関する情報源として，有資格のスポーツ栄養士ではなく，コーチやストレングス＆コンディショニングコーチ，さらにはアスレティックトレーナーなどから得ているという報告が多数あり[39]，さらに栄養知識の低い学生選手の情報源に至っては，インターネットやコマーシャル，雑誌や友人，親などから得ていることも報告されている[40]．情報を主体的に選択肢し，活用できる力，いわゆる“情報リテラシー”の低い選手に対して，スポーツ医科学スタッフが発信する情報の重要性が極めて高いことが推察され，アスレティックトレーナーも，サプリメントに関する高い知識と信頼できる情報源を有してフィールドに立つことが求められる．

IOC はこのような実態の中で，エビデンスレベルの構造を示している（図 7-4）．公表されている論文の中にも信頼性の高低が示され，ランダム化比較試験やそれらのデータを統合解析したメタアナリシス，またはシステマティックレビューなどが高いエビデンスレベルであるとされている．一方で，先行研究[40]で示されているような，日常に氾濫された情報源においては，仮説やアイデアなど信頼性が高いとはいい難い．本章では詳細を割愛するが，このように研究結果を正しく読解する能力も問われることとなる．そのような安全性や信頼性，有効性を担保した上で，サプリメントを実際に使用す

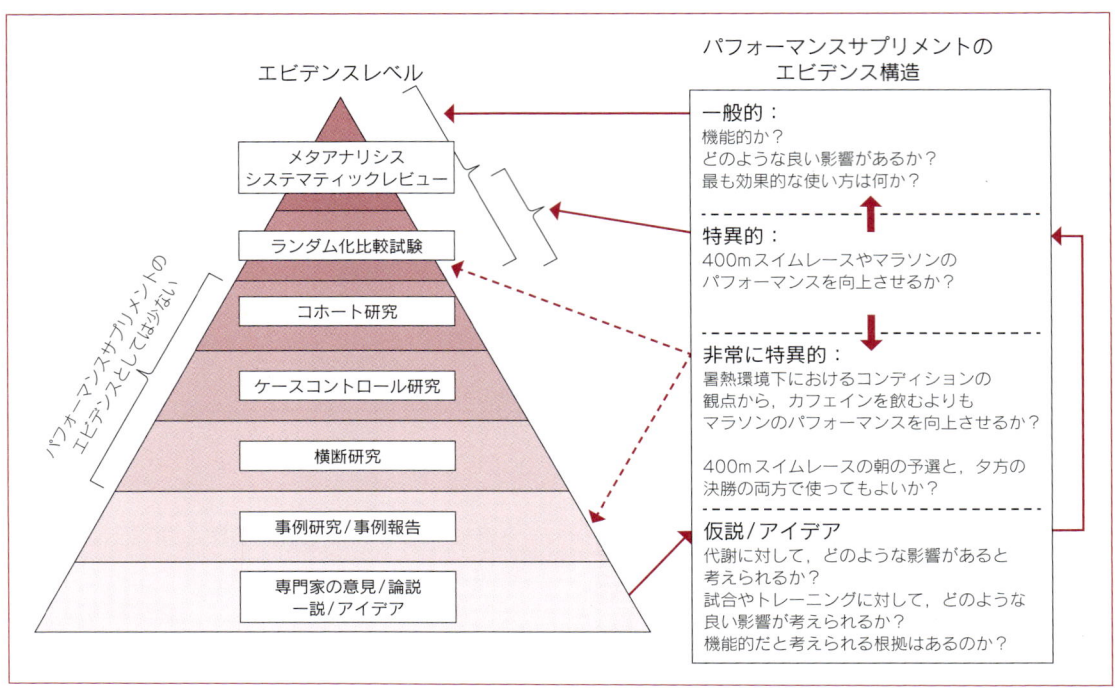

図7-4 サプリメントの使用を検討するためのエビデンスレベル構造

（文献29より作図）

るためのフローチャートをまとめたものが，**図7-5，7-6**である．

図7-5は，メディカルサプリメントやヘルスサプリメントについて，**図7-6**はエルゴジェニックエイドについてまとめている．

ともに弊害としては，使用する以上ドーピングのリスクが伴うことは変わらず，どんなに品質保証が十分な製品であったとしても，意図せず禁止物質が混入してしまう可能性を完全に排除することはできない[41]．また，適正な栄養アセスメントと製品の選択ができていなければ，過剰症や疾病を招く恐れもある．そのリスクを最大限低減させた上で，このフローチャートは使用に向けた確認事項についてまとめている．使用を検討する前段階で考慮すべきことや，食事による改善が現実的かどうか，競技に対して有効かどうか，安全かどうか，信頼できる情報源かどうか，そして使用してみてどうかなど，実践的な内容である．アスレティックトレーナーも安易にサプリメントの使用をすすめるのではなく，このフローチャートなどを活用し，選手教育も十分に行った上で使用を検討していくことを心がけたい．

5 増量と減量

エネルギー出納は，単純に摂取量と消費量の差によって考えられ，正となる出納が続けば増

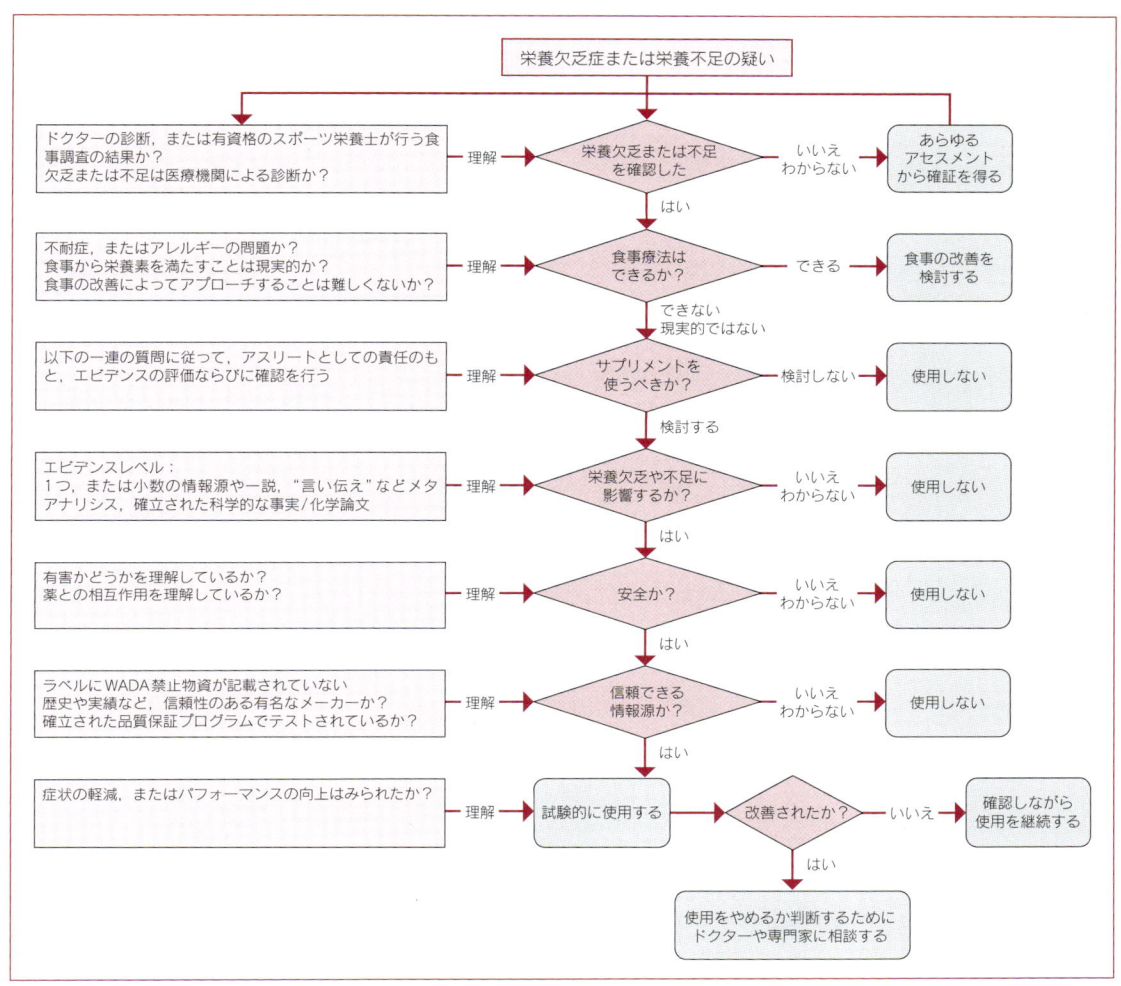

図 7-5 アンチドーピング規則違反のリスクを低減させた上で，栄養補助を目的としたサプリメントを使用するためのフローチャート（ドクター，メディカルスタッフ用）

（文献 29 より作図）

量が実現し，負となる出納が続けば減量を実現することができる．しかし，競技スポーツにおけるさまざまな状況によるエネルギー出納の変化を認識することは極めて難しい．また，選手にとっては単純に体重を増減させることが目的ではなく，多くの場合は除脂肪体重を増やし，体脂肪量を減少させることを求めている．

1 増量

除脂肪体重を主に増量する上で，運動後のリカバリー期には，特に十分なエネルギー摂取を行う必要がある．しかし，運動後は食欲減退や疲労，適切な食事を摂りづらい状況や他の活動（クールダウンや荷片付け，取材やドーピング検査など）によって食事に集中できず，補給を

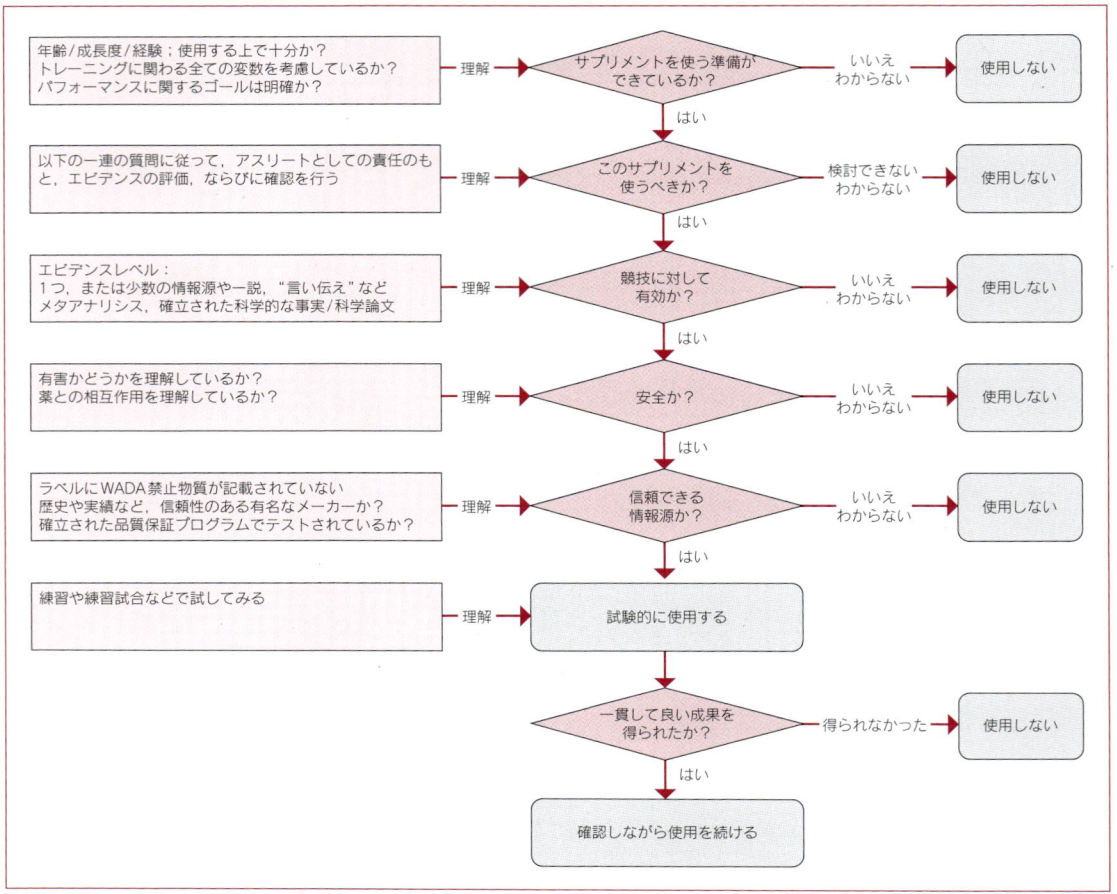

図7-6 アンチドーピング規則違反のリスクを低減させた上で，エルゴジェニックエイドを使用するためのフローチャート

（文献42より作図）

し損ねるという問題が現実的に存在する．Burke[42]は，これらの状況に対する有効な対策として，①食事のタイミングを計画的に頻回に行う，②優先順位をよく考え，状況判断を適切にして食事や飲料を摂取できるように事前に心掛ける，③高エネルギー飲料や少量でエネルギー密度の高いものを摂取する，ことを挙げている．また，選手個々に対応した計画が前提ではあるものの，一般的なガイドラインとして1日当たり約500kcalのエネルギーを増加するこ

とも報告されている[43]．さらに，筋タンパク質合成のために推奨されるタンパク質の補給法についても，いくつか重要な点がまとめられており[44]，総じて具体的な増量のポイントをまとめたものが**表7-15**である．これらを，個々の状況に合わせて計画を策定することが重要である．なお，より具体的な増量の考え方や実践方法については事例が報告されているため，そちらを参照されたい[45]．

表 7-15	増量のための栄養補給に関する重要なポイント

- 選手個々に対応した計画を策定する
- 1日当たり，現状よりも約 500 kcal のエネルギー負荷を行う
- 食事のタイミングを練習やトレーニングに応じて計画的に頻回にする
- 状況判断を適切に食事や飲料を摂取できるように，事前に優先順位を明らかにする
- 高エネルギー飲料や少量でエネルギー密度の高いものを摂取する
- タンパク質は，1日の総摂取量を約 3〜4 時間ごとに均等に分けて摂取する
- 20〜40 g，もしくは 0.25〜04 g/kg（約 10 g の必須アミノ酸を含む）を 1 回のタンパク質摂取量とする
- 運動後の摂取（2 時間後まで）は，アミノ酸スコアの高いタンパク質源を推奨する
- レジスタンストレーニング日の就寝前にカゼインタンパク質（30〜40 g）を補給する

（文献 42〜44 より作表）

2 減量

パフォーマンスの向上を目的として，計画的に体脂肪の減少を行う選手もいれば，残念ながら競技文化や適切な減量方法に関する無知などが原因となり，過酷な減量に取り組む選手もいる．例えば，体重別競技の選手は，試合があるたびに日常的に減量を行っており，計量の数時間前あるいは数日前に通常よりもさらに数キロ落とすことが報告されている[46]．その結果，表7-16 に示すような問題を引き起こす可能性が報告されている[47]．表 7-17 はこのような極端な減量方法をまとめたものだが，これらに対して Burke はガイドラインを示して警告を促しており[48]，アスレティックトレーナーはスポーツ栄養士と連携した上で，正しい減量の方法について選手に注意喚起することが求められる．

減量も増量と同様，選手個々に対応した計画が前提であるが，除脂肪体重を維持し体脂肪量を減らすために，タンパク質を 1 日当たり 1.8〜2.7 g（1 日当たり除脂肪体重 1kg 当たりタンパク質約 2.3〜3.1 g）に加え，本来体重維持に必要なエネルギーから約 500 kcal のエネルギーを減少させたエネルギー出納を維持することが重要である[49]．その際に，炭水化物の摂取量を大きく減少させることは，グリコーゲンの枯渇と水分量による急速な体重減少を起こす（炭水

表 7-16	極端な減量によって引き起こす可能性のある心身への悪影響

- 脱水
- 熱中症
- 疲労
- 倦怠感
- めまい
- 免疫機能の抑制，低下
- ホルモンバランス不良
- 体温上昇または低下
- 摂食障害の誘発
- 筋力低下
- 血漿量の低下
- 低血圧
- 電解質異常
- 腎不全（利尿剤の乱用）
- 失神
- タンパク質分解
- 微量栄養素バランスの悪化
- エナジーアベイラビリティの低下

（文献 47 より作表）

表 7-17	心身への悪影響を伴う可能性が高い極端な減量方法

絶食
自己流の断食
メディア操作された食事療法
誇張表現で流行になっている食事療法
科学的根拠に乏しい，または疑わしい食事療法
意図的に行う脱水
　- 利尿剤
　- 長時間のサウナ
　- 水分および塩分の極端な制限
　- 衣類の重ね着
過剰な唾はき
自己嘔吐
下剤の乱用
熱産生を促す薬やサプリメントの乱用

（文献 49 より作表）

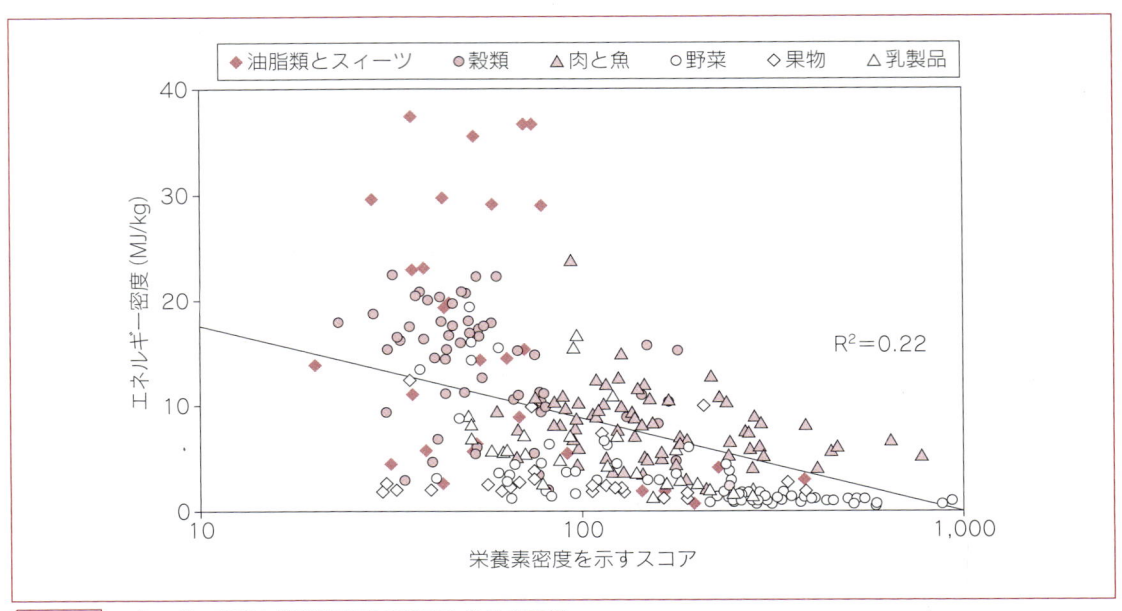

図中凡例: ◆油脂類とスイーツ ●穀類 △肉と魚 ○野菜 ◇果物 △乳製品

縦軸: エネルギー密度 (MJ/kg)
横軸: 栄養素密度を示すスコア

$R^2 = 0.22$

図 7-7 エネルギー密度と栄養素密度の豊富な食品の関係
（文献 51 より引用）

化物はその 3〜4 倍量の水分と一緒に貯蔵される）．その後，再度炭水化物を食事に組み込むことによって，体重は速やかに元に戻る[50]．したがって，継続的にエネルギー量をコントロールするためには，栄養素密度の高い食品を選択することが重要である[51]．図 7-7 は，エネルギー密度と栄養素密度の豊富な食品の関係を示したものである．エネルギー密度が高く，栄養素密度が低い典型的な食品には，デザートやポテトチップスなどの油脂類が多い食品が含まれており，栄養素密度の高い食品には，乳製品や野菜，肉や魚などのタンパク質源となる食品が含まれていることが分かる．

低炭水化物食の是非についての見解は多様であるが，低脂肪食（すなわち高炭水化物食）と比較して，低炭水化物食における体重減少の長期的差はみられなかったという報告がある[52, 53]．

また，興味深いことに Dansinger ら[54] は，低炭水化物食とバランス食，低脂肪のポイント方式食，超低脂肪食の 4 種類の食事療法を比較したところ，4 グループの間に 1 年間の体重減少に差は認められず（4 グループともに 2.1〜3.2kg の体重減少がみられた），それよりも，アドヒアランス（選手が目的を理解した上で，自ら規則を遵守すること，または長期的に続けられること）の高さの方が体重減少に対する影響が大きいことを報告している．これらの見解については複数の研究が支持していることを考えると，栄養素の組成が重要であることに変わりはないものの，選手に対して減量に関する必要な知識を十分理解させた上で取り組ませることもやはり重要である[55〜57]．

したがって，減量を実施する際には，①適切な期間での減量計画の策定，②総エネルギー摂

取量のコントロール，③栄養素密度の高い食品の選択，④高タンパク質食，さらに⑤食事のアドヒアランスの向上が成功への重要なファクターと考えられる．より具体的な減量の考え方や実施方法については，増量と同様に事例報告[58]を参照されたい．

3 スポーツ栄養士との連携

これまで解説したとおり，競技力向上を目的として行う増量と減量を実践する際には，より専門性の高いスポーツ栄養学の知識が求められる．さらに，ガイドラインはあるものの，長期にわたって継続できるよう個別化された対応を行うべきであり，選手のアドヒアランスを高めるためには，定期的なサポートを欠かすことはできない[57]．そのためには，アスレティックトレーナーをはじめとしてアスリートの健康管理を行うものとスポーツ栄養士の連携は不可欠である．

Garthe らは，21 名のエリート選手に対して，無作為に栄養カウンセリングを受ける群と自由に食べて良い群に分けて，両者に激しいトレーニング負荷をかけた研究を報告している[59]．その結果，カウンセリングを受講した群の方が，

介入期間中ならびに 12 か月後において総体重と除脂肪体重が増加した．これは，介入時はもちろん，終了後数か月にわたって栄養指導の効果が続くことを示している．しかし，この継続効果もフォローの有無によって変わってくると考えられる．わが国においてアスレティックトレーナーは，スポーツ現場に帯同する機会が多く，常に選手の近くでコンディションの変化を把握することが求められるため，アドヒアランスを高める鍵を握っているといっても過言ではない．

スポーツ栄養士は，ウエイトコントロールを行う目的や期間に応じて，身体組成測定や食事調査，病歴や摂食障害の有無などの栄養アセスメントを行うこととなる．これらを考慮して目標と計画を策定することになるが，これらの記録を双方で共有しておくことで情報の統合が実現できる．藤垣は，学際研究の観点から，専門知（discipline）の統合には主体と客体の「妥当性要求の境界」を明らかにし，相互理解を深めることが必要であると示唆している[60]．互いの専門知を理解し合い，増量や減量だけではなく，競技力向上に向けた，新たな"consilience（異分野統合による飛躍）"または"innovation"を生み出すサポートを目的に連携が深まることを願う．

▶ 文献

1) 財団法人日本体育協会：公認アスレティックトレーナー専門科目 テキスト 1―アスレティックトレーナーの役割―，文光堂，東京，26-91，2007

2) 中野昭一ほか：栄養学総論―からだと栄養―，医歯薬出版，東京，28-31，1991

3) Nattiv A, et al：American College of Sports Medicine position stand. The female athlete triad. Med Sci Sports Exerc 39：1867-1882, 2007

4) 菱田 明ほか監修：日本人の食事摂取基準 2015 年版．第一出版，東京，153-163，2014

5) Bompa TO, et al：Variables of Training. Periodization. 6th ed, Human Kinetics, 71-87, 2018

6) 木村修一ほか翻訳監修：最新栄養学，第 10 版，建帛社，東京，590-604

7) Bompa TO, et al：Basis for Training. Periodization. 6th ed, Human Kinetics, 3-28, 2018

8) Burke LM, et al.：Carbohydrate for training and competition. J Sports Sci 29（suppl 1）：S17-S27, 2011

9) Kerksick CM, et al：International society of sports nutrition position stand：nutrient timing. Journal International Society Sports Nutrition 29：14-33, 2017

10) 独立行政法人日本スポーツ振興センターハイパフォーマンスセンター：平昌オリンピック・パラリンピック競技大会におけるアスリートサポートに関する報告書．2018，https://www.jpnsport.go.jp/hpsc/Portals/0/news/pdf/pyeongchangreport.pdf.

（2019 年 1 月 20 日参照）

11) National Athletic Trainers Association：Athletic Training Educational Competencies. 5 th ed, 29-30, 2011

12) Susan A Lanham-New, et al：Sport and Exercise Nutrition, Nutrition for competition. Wiley, London, 200-216, 2011

13) Heaton KW, et al：How bad are the symptoms and bowel dysfunction of patients with the irritable bowel syndrome? A prospective, controlled study with emphasis on stool form. Gut 32：73-79, 1991

14) 農林水産省：HACCAP 支援法. http://www.maff.go.jp/j/shokusan/sanki/haccp/index.html（2019 年 1 月 20 日参照）

15) Doores S：Food Safety：Current Status and Future Needs. American Society for Microbiology Press, Washington, DC：1-29, 1999

16) Becker KM, et al：Transmission of Norwalk virus during a football game. New England Journal of Medcine 343：1223-1227, 2000

17) Keswick BH, et al：Inactivation of Norwalk virus in drinking water by chlorine. Applied Environmental Microbiology 50：261-264, 1985

18) Hedberg CW, et al：Systematic environmental evaluations to identify food safety differences between outbreak and nonoutbreak restaurants. J Food Prot 69：2697-702, 2006

19) Taylor SL, et al：Food allergies and other food sensitivities：A publication of the Institute of Food Technologists' expert panel on food safety and nutrition. Food Tech 55, 68-83, 2001

20) Hourihane JO, et al：Peanut allergy in relation to heredity, maternal diet, and other atopic diseases：results of a questionnaire survey, skin prick testing, and food challenges. BMJ 313：518-21, 1996

21) Food and Agricultural Organization of the United nations. Report of the FAO Technical Consultation on Food Allergies. FAO, Rome, November：13-14, 1995

22) 消費者庁：食品表示法等（法令及び一元化情報）. https://www.caa.go.jp/policies/policy/food_labeling/food_labeling_act/（2019 年 1 月 24 日参照）

23) Wang J：Oral Allergy Syndrome. Food Allergy：Adverse Reactions to Foods and Food Additives, 4th ed, Blackwell Publishing, Malden, MA：133-143, 2008

24) Williams AN, et al：Food-dependent exercise and pressure-induced syndroms. Food Allergy：Adverse Reactions to Foods and Food Additives, 4th Blackwell Publishing, Malden, MA：584-

25) Rubio-Tapia A, et al：Gluten-sensitive enteropathy. Food Allergy：Adverse Reactions to Foods and Food Additives, 4th edition, Blackwell Publishing, Malden, MA：211-222, 2008

26) 一般社団法人日本アレルギー学会：学会見解「血中食物抗原特異的 IgG 抗体検査に関する注意喚起」. https://www.jsaweb.jp/modules/about/index.php?content_id=81（2019 年 1 月 25 日参照）

27) 日本小児アレルギー学会：「血中食物抗原特異的 IgG 抗体検査に関する注意喚起」. http://www.jspaci.jp/modules/membership/index.php?page=article & storyid=91（2019 年 1 月 25 日参照）

28) Suarez FL, et al：Diet,genetics, and lactose intolerance. Food Technology 51：74-76, 1997

29) Maughan R, et al：IOC consensus statement：dietary supplements and the high-performance athlete. Br J Sports Med 52：439-455, 2018

30) U.S. Food and Drug Administration：Dietary supplements. https://www.fda.gov/food/dietary supplements/（2019 年 1 月 6 日参照）

31) European Food safety Authority：Food Supplements. https://www.efsa.europa.eu/en/topics/topic/food-supplements（2019 年 1 月 5 日参 照）

32) Australian Institute of Sport：Sports Nutrition. https://www.sportaus.gov.au/ais/nutrition/resources（2019 年 1 月 5 日参照）

33) 国立スポーツ科学センター：スポーツフード＆サプリメント. https://www.jpnsport.go.jp/jiss/nutrition/supplement/tabid/1217/Default.aspx（2019 年 1 月 6 日参照）

34) Manore MM, et al：Energy requirements of the athlete：assessment and evidence of energy efficiency. in Burke L, et al（eds）, Clinical Sports Nutrition. 5th ed. Sydney, Australia：McGraw Hill, 114-139, 2015

35) Sundgot-Borgen J, et al：How to minimise the health risks to athletes who compete in weight-sensitive sports review and position statement on behalf of the Ad Hoc Research Working Group on Body Composition, Health and Performance, under the auspices of the IOC Medical Commission. Br J Sports Med 47：1012-1022, 2013

36) 法律第 58 号：スポーツにおけるドーピングの防止活動の推進に関する法律. https://www.kantei.go.jp/jp/kanpo/2018/june.4/h300620/gifs/g106200005.pdf（2019 年 1 月 2 日参照）

37) Jacobson BH, et al：Nutrition practices and knowledge of college varsity athletes：A follow up. J Strength Cond Res 15：63-68, 2001

38) Shifflett B, et al：Understanding of athletes' nutri-

595, 2008

tional needs among athletes, coaches, and athletic trainers. Res Q Exerc Sport 73：357-362, 2002

39）Burns RD, et al：Intercollegiate student athlete use of nutritional supplements and the role of athletic trainers and dietitians in nutrition counseling. J Amer Diet Assoc 104：246-249, 2004

40）Rosenbloom CA, et al：Nutrition knowledge of collegiate athletes in a division I national collegiate athletic association institution. J Am Diet Assoc 102：418-420, 2002

41）Martínez-Sanz JM, et al：Intended or Unintended Doping? A Review of the Presence of Doping Substances in Dietary Supplements Used in Sports. Nutrients 9：1093, 2017

42）Burke LM：Energy needs of athletes. Can J Appl Physiol 26（suppl 1）：S202-S219, 2001

43）Rankin JW：Weight loss and gain in athletes. Curr Sports Med Rep 1：208-213, 2002

44）Kerksick CM, et al：Nutrient timing. J Int Soc Sports Nutr 29, 14-33, 2017

45）清野 隼：増量に取り組むトップアスリートの栄養サポートの考え方とその事例．日本ストレングス＆コンディショニング協会機関誌 22：2-7, 2015

46）Burke L, et al：Clinical Sports Nutrition, 4 th ed, Making weight in sports. McGraw-Hill, Sydney, 149-170, 2010

47）Fletcher GO, et al：The potential dangers of using rapid weight loss techniques. Strength Cond J 36：45-48, 2014

48）Burke LM：Weight-making sports. In practical Sports Nutrition.Human Kinetics,Champaign, IL, 289-312, 2007

49）Murphy CH, et al：Considerations for protein intake in managing weight loss in athletes. Eur J Sport Sci 15：21-28, 2015

50）Kreitzman SN, et al：Glycogen storage：illusions of easy weight loss, excessive weight regain, and distortions in estimates of body composition. Am J Clin Nutr 56（suppl 1）：S292-S293, 1992

51）Drewnowski A：Concept of a nutritious food：toward a nutrient density score. Am J Clin Nutr 82：721-32, 2005

52）Bradley U, et al：Low-fat versus low-carbohydrate weight reduction diets：effects on weight loss, insulin resistance, and cardiovascular risk：a randomized control trial. Diabetes 58：2741-2748, 2009

53）Foster GD, et al：Weight and metabolic outcomes after 2 years on a low-carbohydrate versus low-fat diet：a randomized trial. Ann Intern Med 3：153（3）：147-57, 2010

54）Dansinger ML, et al：Comparison of the Atkins, Ornish, Weight Watchers, and Zone diets for weight loss and heart disease risk reduction：a randomized trial. JAMA 5；293（1）：43-53, 2005

55）Alhassan S, et al：Dietary adherence and weight loss success among overweight women：results from the A TO Z weight loss study. Int J Obes 32：985-991, 2008

56）Sacks FM, et al. Comparison of weight-loss diets with different compositions of fat, protein, and carbohydrates. N Engl J Med 26；360（9）：859-73, 2009

57）Makris A, et al：Dietary approaches to the treatment of obesity. Psychiatr Clin North Am 34：813-27, 2011

58）清野 隼：減量に取り組む男性アスリートに対する栄養サポートの考え方とその事例．日本ストレングス＆コンディショニング協会機関誌 21：2-6, 2014

59）Garthe I, et al：Long-term effect of nutritional counselling on desired gain in body mass and lean body mass in elite athletes. Appl Physiol Nutr Metab 36：547-54, 2011

60）藤垣裕子：学際研究遂行の障害と知識の統合：異分野コミュニケーション障害を中心として．研究技術計画 10：73-83, 1995

（清野　隼）

第8章

外傷受傷から競技復帰までの取り組み

1 リハビリテーションプログラミング

リハビリテーションのプランは傷害に対する各組織の生理学的反応と，各々の組織の治癒過程に基づいて作成されなくてはならない．傷害の診断名が同じであっても，患者によって競技復帰にかかる時間やその過程は異なる．したがって，プランは患者ごとに個別化しなくてはならない．傷害からの競技復帰は直線的なものではなく，さまざまな要因によって影響を受ける複雑な過程である．各段階は独立したものではなく，それぞれの段階がオーバーラップする．段階的なリハビリテーションは，傷害の受傷から競技復帰の過程の基礎となる（図8-1）．

リハビリテーションとトレーニングは両者ともに漸進性過負荷（progressive overload）の原則，Wolff's law および specific adaptation to imposed demands（SAID）の原則に基づき，組織へ漸進的にストレスを加えて強度および機能を高め，動作の向上を目的とする[1]．アスリートにとってリハビリテーションとトレーニングはそのスタート地点が異なるだけで，原理・原則は同様である．つまり，受傷から競技復帰，再発予防およびパフォーマンス向上のトレーニングは連続したものである．どの段階でリハビリテーションが終了し，パフォーマンストレーニングが開始されるかといった明確な指標やタイムラインは存在しない．

まず患者のニーズに合わせた，最終的なゴール設定する．この長期ゴールから逆算し，どの

ような身体機能および精神的要素が獲得される必要があるかを特定し，短期ゴールを設定する．これによって，身体に新しい刺激およびストレスに順応する上で適切な時間を与え，安全かつ効果的な競技復帰を可能とする．短期ゴールの達成の積み重ねが，最終的に長期ゴールの達成へつながる[2]．

リハビリテーションのどの段階においても，評価-計画-介入-再評価のサイクルを繰り返す．包括的な評価によって，身体構造および機能の問題を特定する．この評価に基づき，仮説を立て，改善すべき問題に優先順位をつけ，その問題改善に適した介入を計画および実施する．そして，介入によって問題が適切に改善されているかどうかを再評価する．もし，改善が確認されない場合は，介入部位が誤っているか，治療介入方法が不適切，もしくは仮説が間違っている可能性がある．この場合，評価，計画および介入の過程を振り返り，問題点を抽出し，修正を加える．

組織の治癒段階を考慮することは，傷害からの効率的な競技復帰において重要となる．まず，適切に傷害を臨床評価し，必要に応じて医師に照会することで確定診断を得る．これによって損傷が起きている組織とその損傷の度合いを明らかにし，治癒過程および生理学的反応に基づいたプランの構築を助ける．組織治癒のガイドラインに従わずにリハビリテーションを進める

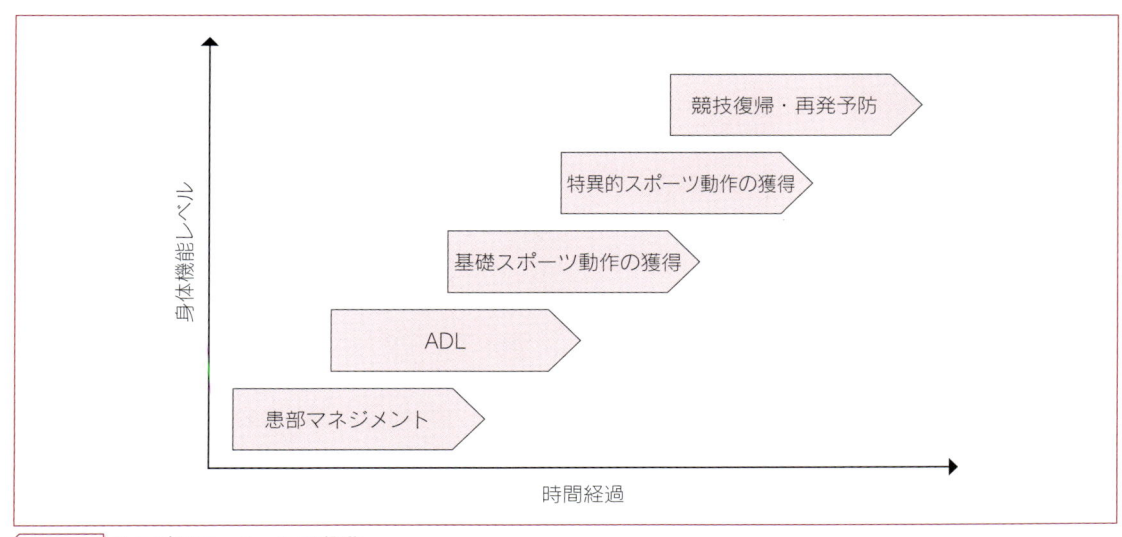

図 8-1 リハビリテーションの段階

ことは再受傷のリスクを高めることになる.

　臨床評価に加えて，機能評価はプラン確立において必須な評価である．機能評価は通常，傷害もしくは痛みの原因を特定する助けとなる．例えば，肩甲骨の運動性欠如や肩甲上腕関節の関節コントロールの低下は，肩関節インピンジメントや腱炎といった障害の発症原因となり得る[3]．解剖学的な身体構造の異常や病理学といった臨床評価とは異なり，機能評価は動作の異常や欠如に焦点を当てる[4]．これら2つの評価を組み合わせ，損傷が起きている局所の組織および機能へのアプローチに加えて，全身の状態を把握することに努める必要がある．損傷組織・関節の強度および機能の再獲得・向上は競技復帰において不可欠である．例として，膝の靱帯を損傷した患者の競技復帰を目指したリハビリテーションにおいて，日常生活に必要となる膝の関節運動，可動域，関節周囲筋群の筋力などの再獲得は最低条件となる．身体が1つのシステムとして機能するためには，各身体部位がそれぞれ適切に機能する必要がある[5]．これ

ら各身体部位の機能が最適化されて初めて，各部位の機能を統合し，歩行，走行，ジャンプ，方向転換といったスポーツで要求される動作を再獲得することができる．

　リハビリテーションの過程において，痛みを軽減することは最優先事項となる．痛みを軽減させる上では，痛みを引き起こしている組織を特定する必要がある．例えば，バスケットボール選手が股関節の痛みを訴えているとする．この股関節の痛みが起きている原因として内転筋もしくは腹筋群の筋もしくは腱の損傷，靱帯や関節包の損傷，関節間での軟部組織のインピンジメント，軟骨などの関節面の変性，腰部もしくは神経系からの関連痛など，この他にも多くの可能性が考えられる．したがって，多角的に疼痛発現の要因を検討する必要がある．痛みにアプローチすることと痛みの原因にアプローチすることは大きく異なる．動作不良，機能不全，神経学的障害や原因となる組織にアプローチしない限り，一時的な痛みの軽減は得られても，長期的な痛みの改善にはなり得ない．

痛みを引き起こしている組織が特定された後，関節が適切に動いていることを確認する．損傷部位の可動域，組織の柔軟性，損傷部近位および遠位の関節の可動域および組織の柔軟性を評価し，それぞれの関節の適切な可動域および機能の獲得を目指す．

次に，適切な筋が適切なタイミングで収縮しているかなど，身体が適切な神経-筋コントロールを有していることを確認する[6~8]．主働筋が動作の原動力となっており，協働筋や拮抗筋の過活動が起きていないことを確認する．神経-筋コントロールが獲得されるとともに，損傷部およびその周囲の筋群の筋力を向上する．

そして，体性感覚機能の確認へと移る．各身体部位の動きおよび痛みが生じている原因に影響を与える反射，視覚，前庭覚といった全ての神経系（中枢神経，自律神経，そして末梢神経）の機能と運動プログラミングの状態を評価し，必要に応じて改善する[9]．神経系は筋骨格機能を司り，感覚入力は運動出力を決定づける．視覚器，固有受容器，前庭器から脳に送られる感覚入力が適切でない場合，その結果生み出される体幹および四肢の運動出力は不適切な状態になる[10]．

上記の要素が最適化されるにつれて，基礎動作の獲得へと移行する．各関節が適切な可動域と神経-筋コントロールおよび筋力を有しているだけでは競技復帰に不十分であり，それぞれの関節が協働して身体が1つのシステムとして動き，身体がパワーを生み出すための基礎筋力を有している必要がある．この基礎動作が確立されるとともに，さまざまな負荷，スピード，運動面での動作を導入し，走行，加速，減速，ステップワーク，方向転換といった基礎スポーツ動作の獲得を目指す．さらに，安全な競技復帰を達成するために，患者のスポーツやニーズに合わせた競技特異的な動作の獲得が不可欠と

なる．また，これら全ての段階において，心理学的要因は患者の痛みの感じ方やリハビリテーションおよび治療介入に対する反応へ影響を与える．

多くの場合，疼痛の軽減と可動域の再獲得が優先事項となるが，それぞれの要素は他の段階への前提条件となるわけではなく，多くの要素へ同時に介入する．例えば，疼痛軽減のための介入をしながら，関節可動域および神経-筋コントロールに介入をするといったように，1つの要素が完全に確立されない限り次の要素へ介入ができないというわけではない．

次に，リハビリテーションにおける各段階の詳細を示す．

1 患部マネジメント（受傷直後〜安静期）

この段階におけるゴールは，痛みおよび腫脹の軽減，スパズムの軽減，出血のコントロール，また，機能低下を最小限に抑えながら組織治癒に理想的な身体内環境を作ることである．痛みの存在によって身体機能の低下や変化が起こるため，痛みを無視して，エクササイズを実施することはできない[11]．痛みが消散もしくは軽減して初めて，パフォーマンスや競技特異的な動作に焦点を当てた段階へと進むことができる．したがって，痛みの原因にアプローチすることは最優先事項となる．炎症反応過程で分泌されるプロスタグランジンによって侵害受容器や筋紡錘が過敏化される[12,13]．筋紡錘の過敏化により，筋の緊張状態を高め，スパズムを引き起こす．筋スパズムは身体が代償運動を引き起こす原因の1つであり，スパズムによって痛みが増悪する．このサイクルを，痛み-スパズムサイクルとよぶ[14]．

組織の治癒特性，痛みの生理学および心理学的要因を考慮することは，適切な疼痛軽減を目

的とした介入方法を決定する助けとなる．適切な介入を選択する上で，各介入手段の生理学的反応および禁忌の理解は不可欠となる．リハビリテーションのどの段階においても，痛みや腫脹が憎悪した場合，エクササイズなどの介入によって負荷された組織へのストレスが大き過ぎることを意味するため，介入および計画を変更する必要がある．

　この段階において，物理的刺激や徒手的介入といった，痛みなどの症状軽減を助ける介入が用いられる．また，筋の等尺性収縮は鎮痛効果を生み出すことも報告されていることから[15]，低強度のエクササイズを早期に処方することも重要となる．また，機能評価に基づき，患部の組織治癒過程を妨げない程度に患部周辺組織および関節の機能不全改善を目的とした運動アプローチを開始する．この際，瘢痕組織の形成を妨げないように組織への負荷の大きさ，負荷をかけるタイミングに注意しなくてはならない．負荷が大き過ぎたり，負荷を加えるタイミングが早過ぎると，瘢痕組織の形成を妨害し，組織の治癒を遅らせる．成熟を開始した瘢痕組織は，漸進的に負荷がかかることによって，未成熟な水素結合からより強い共有結合へと変化が促され，線維のアライメントは負荷の方向に合わせて変化し，タイプⅠコラーゲンの蓄積が促され，線維の強度が高まる[16]．瘢痕組織成熟期においては，低負荷から徐々に組織へ加えられる負荷を高め，外力に対する耐性を高めることを目的とした介入を実施する．

2　ADL まで

　この時点では，患者の症状を軽減するアプローチを継続しながら，日常生活動作（歩行，階段昇降，姿勢の変化など）を痛みなどの症状なく実施できるようになることを目的とした運動介入を開始する．また，損傷を起こしている組織を保護しながら，患部外の可動域，神経-筋コントロール，体性感覚機能，動作コントロール（運動パターン），心肺機能を最大限維持するために患部外トレーニングを実施する．

3　基礎動作，基礎スポーツ動作の獲得

　この段階においては，症状軽減を目的とした物理的刺激や徒手的介入の割合は減り，運動介入による機能回復を目的とした介入の割合が著しく増加する．リハビリテーションの初期段階においては，傷害の部位に応じた身体部位ごと，筋肉ごとのトレーニングを実施することが多いが，競技復帰の段階に近づくにつれて，それぞれの身体部位および筋肉が協働して機能することに焦点を当てたトレーニングの割合が増える[1]．基本的に競技によって動作は異なるが，スポーツ競技に関わらず共通した動作もある．例えばスクワット動作は，多くのスポーツにおける減速，着地，ジャンプといった動作の基礎（アスレティックスタンス）となる．また，水泳などの競技を除き，多くのスポーツにおいて走るという動作は一般的な動作である．これら基礎動作および基礎スポーツ動作の獲得は，特異的スポーツ動作および競技復帰を達成する上で前提条件となる．例として，基礎動作パターンを以下のように分類することもできる．
①上肢のプッシュ・プル動作
②下肢のプッシュ（スクワット）・プル（ヒップヒンジ）動作
③体幹スタビライゼーション

　これら，動作パターンに，片側‐両側，動作の方向性，負荷，スピードといった要素を組み合わせることもできる[17, 18]．同様に，基礎スポーツ動作を以下のように分類することもできる．

①リニア動作

ジャンプ，着地，ジョグ，加速，ストライド，減速，バックペダル

②多方向動作

シャッフル，カッティング，クロスオーバーステップ，ドロップステップ，ターン

4 特異的スポーツ動作の獲得

基礎動作および基礎スポーツ動作が確立されるにつれて，コーチやストレングス＆コンディショニングコーチといったパフォーマンスの専門家と協働し，競技特有の動作を導入する．アスリートが従事する競技の動作を分析し，バイオメカニクスおよび生理学的観点から，損傷した組織にかかる負荷が小さい動作から開始し，漸進的に段階を上げていく．心肺機能が低いとケガを受傷するリスクが高まるといった報告がある[19]．したがって，患者の心肺機能を向上するため，競技に要求されるエネルギーシステム系に応じたトレーニングを積極的に実施する必要もある．

5 競技復帰／再発予防

この段階においては，医師やアスレティックトレーナー，理学療法士およびコーチ，ストレングス＆コンディショニングコーチといったパフォーマンスの専門家の客観的判断に基づき，アスリートは漸進的に競技トレーニングへ再参加し，完全復帰を目指す[20]．損傷組織の治癒といった臨床評価および，アスリートの関節機能，動作，パフォーマンス，心肺機能といった機能評価に基づき，競技への完全復帰のプランを立てる．このプランを設計する上で，アスリートの心理的要因を考慮することも忘れてはならない．再受傷などの恐怖心が軽減し，精神的準備ができていることを客観的に評価することは，安全な競技復帰を達成する上で重要な要素の1つである[21]．受傷後および競技復帰におけるアスリートの精神的状態を評価する上で，さまざまな質問紙が臨床現場で活用されている（この評価方法の詳細は文献21を参照とする[21]）．

2 組織の治癒過程と痛み

筋骨格系および神経の構造とこれら組織に加わる機械的ストレスを理解することは，アスレティックトレーナーが傷害そのものを理解するだけではなく，それら傷害に対する介入を決定する上での基盤となる．

身体に加わる外力が組織の耐えることができる閾値を超えた際に，傷害が発生する．各組織の外力に対する反応の大部分はその組織の機械的特徴によって決定づけられる．スティッフネスは組織が特定の負荷に抵抗する相対的能力を示し，スティッフネスが高いほど，より大きな負荷に抵抗できる．外的負荷に対する組織内の抵抗は応力とよばれる．負荷が加わった際の組織の構造変化の度合いはひずみとよばれる．この応力によって引き起こされた組織内部のひずみが組織の構造変化を引き起こす（図8-2）[22]．組織がこの構造変化から元の構造へ戻る特性を弾性とよぶ．組織が元の構造へ戻ることができない程度まで構造変化が起こった場合，負荷が取り除かれた後も組織の構造変化が残る．この応力とひずみを引き起こす機械的ストレスとして，圧迫，伸張，剪断，曲げ，捻転の5つが挙

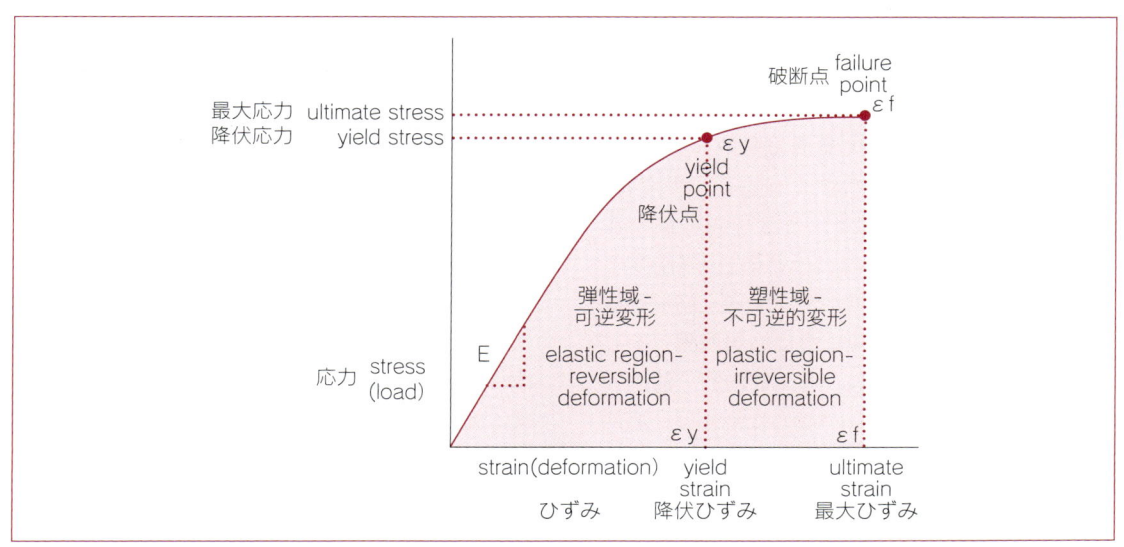

図 8-2 応力 – ひずみ曲線

（文献 22 より一部改変）

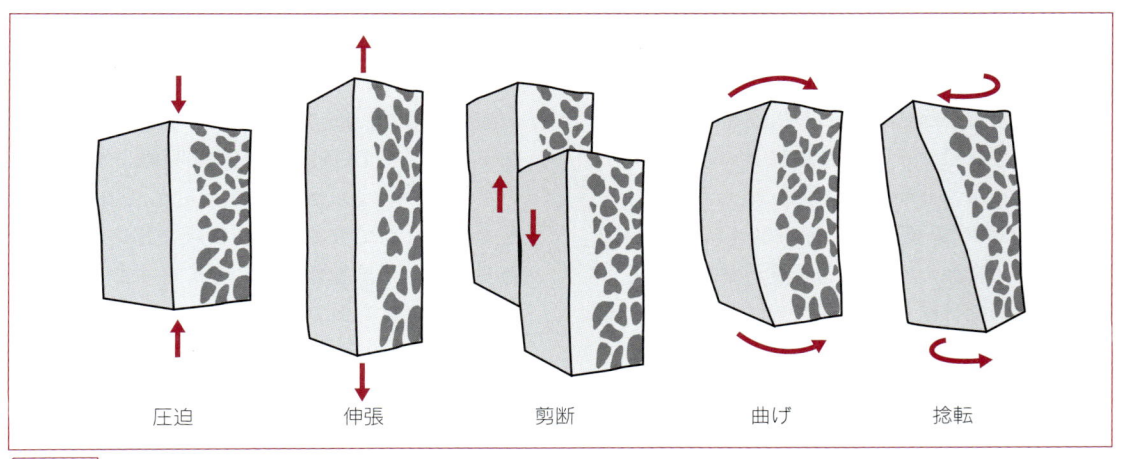

圧迫　　　　伸張　　　　剪断　　　　曲げ　　　　捻転

図 8-3 機械的ストレス

（文献 22 より一部改変）

げられる（**図 8-3**）．

　骨を除き，身体の全ての組織は軟部組織と定義される．身体には主に 4 つのタイプの軟部組織が存在する．皮膚と血管の内膜，内臓といった上皮組織．腱，靱帯，軟骨，脂肪，血管を構成する結合組織．骨格筋，心筋，滑膜筋といった筋組織．そして，脳，脊髄，神経線維といった神経組織が挙げられる [23]．

1 筋の組織学と傷害

筋は収縮性の細胞もしくは線維によって構成される．筋線維は収縮する能力の他に興奮性，伝導性，弾性といった特性を有する．平滑筋，心筋，横紋筋（骨格筋）という3種類の筋が体内に存在する．筋線維内には筋形質/細胞質とよばれる半流動体の物質が存在する．筋原線維は筋内膜に覆われ，筋線維束は筋周囲膜，そして筋全体は筋外膜に覆われる．筋内膜，筋周囲膜，筋外膜は腱膜につながる．骨格筋は一般的に血流に富んだ組織であり，動脈，静脈，リンパ管，神経線維は筋周囲膜に広がる．毛細血管網は筋内膜に広がり，筋線維に直接つながる[24]．

(1) 肉離れ

各筋は関節をまたぎ，機械的強度が高く相対的に弾性に劣る腱を介して骨に付着する．筋が過剰に伸張もしくは大きな負荷が加わった際に，筋線維の断裂が起こる．この損傷を，肉離れとよぶ．肉離れは，その重症度によって以下の3つに区別することができる[25]．

I度：線維の断裂がないか5%未満で，MRIもしくは超音波の画像上で浮腫が確認される．

II度：筋の部分断裂．筋の5%以上の線維が断裂している．

III度：筋の完全断裂．

肉離れはどの筋にでも起こり得るが，複数の関節をまたぐ多関節筋（2つの関節をまたぐ2関節筋）で好発することが確認されている．また，肉離れは筋腱移行部で起こりやすい[24]．

(2) 痙攣

痙攣は非常に大きな痛みを伴う不随意の筋収縮である．つねに負荷がかかり，疲労しやすい筋群で好発する．筋痙攣が起こるメカニズムは未だにはっきりとされていないが，神経-筋制御の撹乱，脱水，体内の電解質不均衡などが原因として挙げられている[26]．筋の疲労はゴルジ腱紡錘の活動を低下させる一方で，筋紡錘の活動を高める．これは筋の反射的な収縮（痙攣）を引き起こす[27]．

(3) 筋肉痛

ストレスの大きな筋活動が筋肉痛を引き起こすことはまれではない．特に，慣れていない身体活動後に起こることが多い．また，歳を重ねるにつれて，筋肉痛が起こる傾向がある．筋肉痛には2つのタイプがある．1つ目は，疲労に伴う急性筋肉痛である．急性筋肉痛は運動中もしくは運動直後に起こる．2つ目のタイプは，運動後約12時間後に起こる遅発性筋肉痛（delayed onset of muscle soreness：DOMS）．このDOMSは運動後24〜72時間後に痛みの度合いが最大になり，その後次第に症状が軽減する[28]．通常，3〜4日で症状がなくなる．DOMSの症状として，筋の緊張増加，腫脹，可動域の低下がある．DOMSの原因は明確になってはいないが，いくつかの仮説が立てられている．その1つとして筋組織の極微細な損傷が挙げられる．また，筋腱組織をつなぐ結合組織の損傷も原因と考えられる[28]．

(4) 打撲

ボールや地面，他選手といった外的物質が筋，腱，皮膚，脂肪といった軟部組織に衝突した際に，これら組織が深部にある骨に対して圧縮されることによって打撲が引き起こされる．組織に加わるインパクトが大きい場合，毛細血管に損傷が起こり，組織内に出血が起こる[29]．この出血は斑状出血を起こす．多くの患者は強い圧痛を訴える．また，打撲が筋に起こった場合は，筋の収縮によって痛みが引き起こされる．

(5) 骨化性筋炎

打撲などの外傷が組織に加わり（特に，筋組織），組織内にカルシウムの異常な蓄積が起こる．このカルシウムの蓄積は，筋線維間もしくは，深部にある骨から骨棘を形成する場合もある[30]．このカルシウムの形成は，骨化性筋炎とよばれる．

(6) 筋萎縮，拘縮

筋萎縮は，筋線維数の減少，筋線維が細くなることによる筋全体の体積の減少である．この主な原因として，身体部位の固定，不活動や神経の損傷が挙げられる[31]．一方，拘縮は筋組織の異常な収縮により関節の運動が制限されることを意味する[31]．

2 腱の組織学と傷害

腱は，ゼラチン状物質のバンドルに覆われた波形のコラーゲン線維を含み，摩擦を軽減する．腱は筋を骨に付着し，限られた領域に牽引力を集中させる[32]．腱に負荷がかかった際，波状のコラーゲン線維は負荷の方向へと真っすぐ伸び，負荷が取り除かれるとともに，元の波状の形状へと戻る．腱の線維は，生理的制限を超えた範囲で伸長された際に損傷が起こる．通常，6〜8％以上線維が伸長されると損傷が起こる[33]．通常，腱の強度は筋の2倍であるため，損傷は筋腹，筋腱移行部，骨付着部で起こる．ただし，持続的に緊張が加わることは，線維芽細胞の浸潤によってコラーゲン組織がさらに生成され，組織がより伸長される．また，腱に異常な張力が持続的に加わることによって，線維芽細胞が増加し，コラーゲン組織がさらに生成され，腱組織がより伸長される．微小な損傷が積み重なることによって，コラーゲン線維の再吸収を助長し，結果的に腱組織の強度を低下させる[32]．コラーゲン線維の再吸収は，身体部位を固定している期間にも起こる．この再吸収期間にコラーゲン線維の強度は低下し，組織の損傷リスクが高くなる．

(1) 腱炎

腱炎は，文字どおり腱の炎症を意味する．筋の活動に合わせて，腱はスライドする．特定の動作が繰り返し行われた際，腱に炎症が起こり得る．この炎症は，運動時の痛み，腫脹，熱感，捻髪音といった症状を呈する．繰り返しオーバーユースが続き，この炎症を起こしている腱が治癒しなかった場合，腱の変性が生じる．腱の変性は中高年者の間で起こることがより一般的ではあるが，強度の高い運動を繰り返し行う若年層でも起こり得る[33]．

(2) 腱鞘炎

腱が動くスペースは限られているため，腱が動くとともに大きな摩擦力が生まれる．大きな摩擦力が生まれる部位を通過する腱は，腱鞘とよばれる滑液鞘に覆われている．腱鞘炎は，この腱鞘が炎症を起こしている状態を表す[33]．

3 関節の組織学と傷害

身体の多くの関節は滑膜関節である．全ての滑膜関節は，2つもしくはそれ以上の骨によって構成される．これらの骨が向かい合うことで関節を作り，身体が動くことを可能とする．関節面は，非常に薄く，滑らかな関節軟骨（硝子軟骨）に覆われている[22]．また，関節は，厚い関節包に包まれている．関節包の内側には，非常に薄い滑膜が並ぶ．滑膜は神経および血管に富む．また，滑膜は滑液を生成し，関節の潤滑，ショック吸収，関節および軟骨の栄養供給といった役割を果たす[34]．関節包，靱帯，滑膜

外側，脂肪体は神経に富み，滑膜内側，軟骨，半月板/関節円板にも神経が走行する．機械的受容器とよばれる神経受容体が関節包および靭帯に存在し，この受容体は中枢神経に関節の位置情報を伝える．関節によっては半月板や関節円板，三角線維軟骨複合体とよばれる，線維軟骨が存在する．膝関節は関節の両側に半月板が存在し，関節の適合性を高め，関節および軟骨に加わるストレスを軽減する[35]．関節の機械的安定性は主に靭帯によってもたらされる[36]．靭帯は，コラーゲン線維の集まりが平行に走行した分厚い結合組織である[37]．このコラーゲン線維の束は平行に並んでいるが，コラーゲン線維自体は全て平行に走行しているわけではない．靭帯と腱の構造は類似しているが，靭帯は腱に比べて扁平で，コラーゲン線維の密度が高い．靭帯の解剖学的位置は，関節の動きを決定する要因の1つである[36]．

(1) 捻挫

関節にその関節の動きの制限以上の外力もしくは関節の動きの面を外れた外力が加わった際に，靭帯の損傷が起こり得る．靭帯損傷の重症度はさまざまな形で分類されるが，最も一般的に用いられる重症度の分類は以下のとおり3度に分けられる[37]．

Ⅰ度：靭帯の線維の伸長．関節の不安定性は極めて小さい．低‐中度の痛み，局所的な腫脹，関節の堅さといった症状が伴うことが多い．

Ⅱ度：靭帯の線維の部分的な断裂．中度の関節不安定性を伴い，中‐重度の痛み，腫脹，関節の堅さといった症状．

Ⅲ度：靭帯の完全断裂．関節の不安定性．Ⅲ度の靭帯損傷は関節の亜脱臼を引き起こす場合もある．受傷直後著しい痛みを伴うが，その後痛みを感じなくなる場合もある．これは靭帯断裂に伴う神経線維の断裂によるものである．腫脹

と関節の堅さを伴う．

靭帯損傷に伴い関節内に血液と滑液が浸出することにより，腫脹，熱感，圧痛，皮膚の変色，斑状出血といった症状を引き起こす[38]．腱の損傷と同様に，靭帯または関節包に大きな外力が加わった場合，剥離骨折が起こる場合もある．靭帯と関節包は比較的血流供給に乏しいため，治癒に時間がかかる．逆に，靭帯および関節包内に多くの神経線維が走行しているため，損傷時に大きな痛みを伴うことも少なくない[37]．

(2) 脱臼，亜脱臼

脱臼は関節を構成する少なくとも1つの骨が，解剖学的に通常な位置を完全に外れた状態である[39]．徒手的もしくは手術によって正しい位置に整復する必要がある．脱臼は，肩，指，肘，股関節で好発するが，どの関節でも起こり得る[40]．一方，亜脱臼は，関節を構成する骨が一時的に通常な位置を外れた後に元の位置に戻った状態である[39]．亜脱臼は肩関節と膝蓋大腿関節で好発する[39,41]．

脱臼が起こる場合，明らかな変形を伴うことが多い．脱臼，亜脱臼に伴い，関節の安定性を供給している靭帯および腱の損傷が起こることが多い[41]．また，剥離骨折が引き起こされる場合もある[42]．その他に，脱臼，亜脱臼を引き起こす外力が成長板/骨端の分離や長骨の骨折を引き起こすこともある．このように脱臼および亜脱臼に伴い，さまざまな合併症がみられることがある．脱臼，亜脱臼が1度起こると，その関節周囲の組織が伸長されるため再受傷のリスクが高まる[39,40]．

(3) 関節炎

関節の変性に伴う炎症を関節炎とよぶ．関節軟骨が摩耗し，軟骨の下層にある骨を曝し浸食する場合もある[43]．関節のメカニクスの変化は，

最終的にその関節の変性へとつながる．変性は，関節および関節周囲の軟部組織に繰り返し加わるストレスの結果起こる場合と，1回の大きな外力によって起きる場合がある．関節炎は，膝関節，股関節，腰椎椎間関節といった体重のかかる関節で好発するが，肩関節や頚椎椎間関節で起こることもある[44]．

関節炎の症状は局所的であることが多い．一般的な症状として，関節を動かした際の摩擦に伴う痛みがあり，この痛みは安静によって軽減する．安静時，特に起床時の関節の堅さ，圧痛や，ギシギシときしむ音が聴こえたり，感じる場合もある[43]．

(4) 滑膜炎

滑膜の炎症を表し，滑膜炎は急性でも慢性でも起こり得る．慢性の滑膜炎は関節に繰り返し加わる微細な損傷もしくは関節の傷害が適切に処置されなかった場合に起こる．病態が進行するにつれて滑膜の組織が変性し，肥厚する[45]．関節の動作制限や，きしむ音がする場合もある．

(5) 関節包炎

捻挫や関節に微小な損傷が繰り返し起こることによって，関節包炎とよばれる慢性的な炎症が起こる[45]．多くの場合，関節包炎には滑膜炎が伴う．

(6) 滑液包炎

滑液包は少量の液体（滑液）を含む滑膜の袋である．摩擦が好発する身体部位に位置し，この摩擦を軽減しスムーズな動きを可能とする．過剰な動きもしくは急性の外力がこの滑液包の周囲で起こると炎症を起こし，多量の滑液を産出する．この限られたスペースの中で滑液が蓄積し続けることによって圧力が上がり痛みを引き起こす[46]．滑液包炎が関節周囲で起こる場合，関節の動きが制限される．滑液包炎が好発する部位として，肩峰下滑液包，肘頭滑液包，膝蓋前滑液包が挙げられる[46, 47]．

4 骨の組織学と傷害

骨組織には，骨基質の中に埋め込まれている骨細胞や，石灰化骨基質を合成する骨芽細胞，骨基質を吸収する破骨細胞といった細胞が存在する[22]．骨の表層は皮質骨とよばれ，密で強固な緻密質となっており骨の外壁をなす．血管およびリンパ管が走行するハーバス管を中心に，骨細胞が同心円状のネットワークを形成し，円柱状の骨単位とよばれる基本単位を構成する[22]．骨の外部は骨膜に覆われている．骨膜は血管に富み，骨の保護，栄養供給，成長，再生といった役割を果たす．骨の内部では，無数の細かな骨梁から構成される海綿骨が発達している．また，骨の内部には骨髄を収める髄腔という空所がある．成長期における長管骨の両端には成長軟骨が存在し，これを基盤として長軸方向へ骨が成長する[22]．

骨の役割として，身体の支持，関節を構成し動作を生み出す，内臓の保護，カルシウムの貯蔵，血液生成が挙げられる．

骨の構造は，骨端，骨端軟骨，骨幹，骨膜，髄腔，骨内膜に分けることができる[22]．骨幹は皮質骨に囲まれた円柱状の骨の主軸となる部分で，中央部は海綿骨がほとんど存在せず空洞である．骨端の形状は球根状で，筋の付着するスペースを与える．骨端は主に海綿骨から構成される．長骨の骨端には硝子軟骨の層（関節軟骨）が存在し，骨端の関節面を覆う．この関節軟骨は動作時に関節面を保護し，衝撃を緩和する．高密度の線維膜である骨膜は，関節面以外の骨の表面を覆う．シャーピー線維とよばれる結合組織線維は，骨膜から現れ骨質に侵入する．骨

膜の内膜には多数の血管および骨芽細胞が存在する．この血管は骨に血液および栄養を供給し，骨芽細胞は骨の成長および修復を促す．髄腔の内膜を骨内膜とよび，その内側に骨髄を収める．骨はつねに破骨細胞による骨吸収と骨芽細胞による骨形成を繰り返し，骨の再構築（リモデリング）が行われる．

骨の形状と構造は骨に加わるストレスによって影響され，それに適応するように形づくられている（Wolff の法則）．つまり，骨に加わる機械的ストレスは骨代謝に影響し，ストレスに応じて骨は形状と構造が変化する[48]．

(1) 骨折

骨折は一般的に閉鎖骨折（単純骨折）と開放骨折（複雑骨折）の2種類に分けることができる．閉鎖骨折は，骨折部が体外に解放されていない状態の骨折を示す．逆に，開放骨折は折れた骨の端が大きく変位し，皮膚を含む周囲の組織を貫通し，骨折部が露出された状態である．このため，開放骨折は感染を併発する可能性が非常に高い．どちらのタイプの骨折も適切に処置されないと深刻な問題となる．骨折の症状および兆候として，明らかな変形，圧痛，腫脹，能動的または受動的な動きに伴う痛みが挙げられる[38]．捻髪音を伴う場合もある．臨床的な評価だけでなく，X線（レントゲン）による確定診断が不可欠となる．骨折の形状により，若木骨折，粉砕骨折，縦骨折，横骨折，斜骨折，螺旋骨折，剥離骨折に分類される[49]．

(2) 疲労骨折

疲労骨折が起こる直接的原因はまだ解明されていないが，いくつかの要因が挙げられており，筋収縮による繰り返し加わる過負荷，無月経，筋疲労に伴う骨に加わるストレス分布の変化，床反力の変化，繰り返しストレスが局所に加わ

ることなどがある．一定の時間内に急性外傷を引き起こす閾値下の筋収縮が繰り返されることによって，骨の耐久力を超えたストレスを生み出し，疲労骨折を引き起こす[50]．荷重骨は骨の強度が高まる前に骨吸収が起こり，骨の強度がいったん下がる．筋が生み出す力の増加とリモデリングのスピードの増加によって骨吸収が引き起こされ，骨の外面の強度が下がり，骨の希薄化が生じる．この骨の希薄化はより深刻な骨折をする可能性がある[50]．疲労骨折の段階として，局所の骨の微小骨折，骨膜および骨内膜のストレス反応，線状骨折，転移骨折へと移行する．

スポーツにおける典型的な疲労骨折の原因として，オーバートレーニング，ケガや病気後の早期の練習/試合参加，適切なトレーニングの欠如，練習量の急激な増加，習慣および環境の変化．また，姿勢と足のコンディションが適切でない場合，骨折を起こすリスクが高まる可能性がある[51]．

5 神経の組織学

神経組織は情報伝達のために特殊化した細胞と，それらを保護する細胞によって形成され，中枢神経（脳と脊髄）と筋，感覚器管といったさまざまなシステムの間の情報交換の役割を果たす[52]．神経の基礎細胞はニューロンであり，核を収める細胞体と，樹状突起および軸索によって構成される．樹状突起は他の神経細胞から放出された神経伝達物質に反応する役割がある．各神経細胞から1つの軸索が伸び，神経興奮を伝達する．末梢神経で確認される大きな軸索は，シュワン細胞と衛星細胞によって構成された髄鞘に覆われる．中枢神経では，オリゴデンドロサイト，星状膠細胞，上衣細胞，ミクログリアといったさまざまなタイプのグリア細胞

がニューロンを結合し，神経組織の枠組みを作るために協働する[52].

6 神経の傷害

最も好発する神経の傷害として，外傷による末梢神経損傷が挙げられる．創傷によって神経を損傷し，治癒を困難にする場合や，骨折や脱臼により神経の剝離や過度な圧迫が引き起こされることもある[53].

他の組織の傷害と同様に，神経に起こる傷害は外傷性のものとオーバーユースに分類できる[53].　神経に直接影響を及ぼす外傷は感覚鈍麻や知覚過敏，知覚障害といったさまざまな感覚反応を引き起こす．例えば，急激な神経の伸長や圧迫は鋭く焼けるような痛みを引き起こす．この痛みは末梢の四肢に広がり，筋力の低下といった症状を伴うことも少なくない．末梢神経損傷は，神経線維へのインパルスの伝導を妨げる．末梢神経損傷は圧縮もしくは神経に軽度の打撲が直接加わることで引き起こされる．一時的な機能低下（通常数時間から数日で回復する，場合によっては数週間から数か月かかる）が起こる[53].

神経炎は慢性的な神経の問題で，長期にわたりさまざまなストレスが神経に加わることで引き起こされる．神経炎の症状はさまざまであり，深刻でない神経の症状から神経麻痺といった症状が起こり得る．さらに深刻な傷害として，神経の圧迫や完全断裂が挙げられる．このタイプの傷害は対麻痺や四肢麻痺といった永久的な身体障害を引き起こすことがある[54, 55].　痛みとなる原因が生じた部位と異なる部位に感じる痛みは関連痛とよばれる．神経への損傷やトリガーポイントは関連痛を引き起こす．

7 炎症過程

炎症過程は組織の再生や修復に不可欠である．炎症過程は，炎症期，線維増殖期，成熟期の3つの期で構成される[56].　アスレティックトレーナーはリハビリテーションのプランを立てる上で，各期の流れおよび起こるべき生理学的現象を理解する必要がある．治療および運動介入によって組織の修復をスムーズに促すこともできるが，誤った介入によって炎症過程を妨げ，組織の修復や機能回復を遅延し，競技復帰を遅らせる可能性がある．したがって，炎症過程に沿った適切な介入を実施することは，身体が組織を自然と治癒する上で適切な体内環境を作る助けとなる[57].

(1) 炎症期，炎症5徴候

組織に損傷が起こると，治癒過程は直ちに開始する．細胞へのダメージは化学伝達物質の代謝活動を変化させ，炎症反応を起こす[58].　炎症の症状として，熱感，発赤，腫脹，圧痛，機能低下の5つが挙げられる．この初期の炎症反応は治癒過程において必須である．

炎症期はさまざまな化学伝達物質の相互作用の連続によって生じる．これら化学伝達物質は侵襲してきた有機体によって伝達されるものと，損傷した組織から放出されるものがある．損傷した肥満細胞から放出されるヒスタミンは毛管を拡張し細胞の透過性を高める．これによって内皮細胞の腫脹が起き，細胞の隔離が生じる．ロイコトリエンとプロスタグランジンは辺縁趨向（好中球やマクロファージといった白血球が細胞壁に付着）を起こす．また，これらの化学伝達物質は局所の細胞透過性を高め，組織液，タンパク質，好中球が漏出し，細胞外のスペースに滲出液を作り出す．したがって，血管拡張は滲出液の生成と損傷部位に好中球を供給する

上で重要である．腫脹が増加し，血管外の圧力が増加するにつれて，損傷部位への血流が低下し，損傷部位からのリンパの流れが低下する．腫脹の量は血管透過性と血管損傷の程度に直接関連する．サイトカイン，特にケモカインとインターロイキンは白血球を制御し，食細胞を炎症部に引き寄せる助けをする．ケモカインに反応して，数時間内に好中球とマクロファージは炎症部へ遊走する[58]．

血管反応は化学伝達物質によって制御される．組織の損傷に対する最初の血管反応は血管収縮である．この血管収縮は通常5〜10分続く．血管収縮は対側の内皮壁を圧縮し局所の貧血を起こす．この貧血は後続する血管拡張によって直ちに充血へと変わる．この血流増加は一時的なもので，拡張した血管内の血流を低下させ，白血球が内皮に付着することを可能とする．血小板は通常，血管壁に付着しない．ただし，血管の損傷によって内皮に傷がつき，コラーゲン線維が露出した場合は，血小板がコラーゲン線維に付着し，血管壁にマトリックスを構成し，最終的に血栓を作る．この血栓は局所のリンパ液の滲出を抑え，炎症反応を局所に留める．血栓形成の第1段階はフィブリノゲンがフィブリンとなることである[58]．この変化は損傷を受けた細胞からトロンボプラスチンとよばれるタンパク質分子の放出に刺激される連鎖反応によって生じる．トロンボプラスチンはプロトロビンをトロビンへと変化させ，次に，フィブリノゲンをより粘性の高いフィブリンへと変化させ，損傷部位への血流を低下させる．血液凝固は通常損傷後12時間後に始まり，48時間以内に完了する．これらさまざまな要因による相互作用によって，損傷部位は覆われる[58]．

▌(2) 線維増殖期

線維増殖期において増殖および再生の活動は瘢痕組織の形成へとつながる．瘢痕組織形成の期間は損傷が発生して数日以内に開始し4〜6週間続くこともある．この期間に，炎症期の多くの症状が減少する．

この期間中，損傷部の酸素低下に刺激され，毛細血管が広がり，損傷部の治癒を促す．酸素供給の増加と血流の増加によって組織再生に不可欠となる栄養素が供給される．肉芽組織とよばれる線維性結合組織の形成がフィブリン塊の分解とともに起こる．肉芽組織は，線維芽細胞，コラーゲン，毛細血管によって構成される．治癒過程において，この組織が損傷部を埋める．毛細血管が損傷部に広がるにつれて，線維芽細胞が毛細血管に並行して蓄積する．線維芽細胞はコラーゲン，エラスチン，プロテオグリカン，グリコサミノグリカンによって構成される細胞外基質を合成し始める[58]．約1週間後に，線維芽細胞は形成過程にある瘢痕組織上にコラーゲン線維を乱雑に生産し始める．少なくとも16種類（タイプ）のコラーゲンが存在するが，体内の80〜90％のコラーゲンはタイプⅠ，Ⅱ，Ⅲによって構成される．タイプⅠコラーゲンは，皮膚，筋膜，腱，骨，靱帯，軟骨，間質組織で確認される．タイプⅡコラーゲンは硝子軟骨や椎間板にみられる．タイプⅢコラーゲンは皮膚，平滑筋，神経および血管に存在する．タイプⅢコラーゲンはタイプⅠに比べて伸長強度に乏しく，治癒過程における線維増殖期でより多く確認される．コラーゲンの合成に伴い，損傷部の伸長強度は増加する．この伸長強度が増加するとともに，線維芽細胞の数は減少し，成熟期へと移行するシグナルが送られる．

▌(3) 成熟期

成熟期は，治癒過程において長期にわたる．瘢痕組織に加わる伸長力に応じて，瘢痕組織を構成するコラーゲン線維の走行方向の変化やコ

ラーゲン線維のリモデリングが起こる．この過程の中で，タイプⅢコラーゲンの数は減少し，タイプⅠコラーゲンが増加する[58]．コラーゲン線維の分解および合成は，漸進的な瘢痕組織の伸長強度増加と，瘢痕組織内の毛細血管減少と並行して起こる．損傷部位に加わる外力の大きさや方向に並行して，コラーゲン線維は走行方向を変え，組織の機械的強度を高める．通常3週間経過するころには，強度の高い収縮された，非血管性の瘢痕組織になる[59]．成熟期が完了するには数年かかる場合もある．

(4) 慢性炎症

炎症を起こしている組織の周辺には極めて限られた数の化学伝達物質が存在する．急性炎症中に通常存在する好中球は，マクロファージとリンパ球，線維芽細胞，形質細胞に置き換えられる．軽度の炎症が持続することで，結合組織にダメージが起こり，組織の壊死や線維化が起こり，治癒および修復を遅延させる．慢性炎症は肉芽組織や線維性結合組織の生成を引き起こす．これらの組織の過剰形成は，損傷組織の正常な機能回復を妨げる[58]．慢性炎症が起こるメカニズムは明確になっていないが，オーバーユースといった特定の組織に度重なり加わる微細損傷と関連していると考えられる[60]．

(5) 骨の治癒

骨損傷の治癒過程は軟部組織の治癒過程と類似しているが，骨治癒の機能要素は軟部組織のものと大きく異なる．軟部組織の治癒で最も重要な因子は瘢痕組織の張力強度であるが，骨は捻転，曲げ，圧迫といった機械的ストレスにも抵抗する強度が必要となる[61]．骨への外傷は骨膜への打撲から転移のない閉鎖骨折，深刻な骨の転移を伴う開放骨折と多岐にわたる．骨折によって，骨内の血管および骨膜が損傷し，出血

が起き，それに続き血液凝固が起こる[61]．骨髄からの出血は骨膜および骨折部周辺の軟部組織によって留められる．約1週間以内に，線維芽細胞はコラーゲン線維の網目状のネットワークを形成する．血餅内のフィブリン鎖は増殖する血管の枠組みの役割を果たす．軟骨芽細胞は線維軟骨を生成し始め，骨折部に仮骨を形成する[61]．初期の段階において仮骨はコラーゲン性フィブリンによって形成されるため，柔らかい組織である．その後に骨芽細胞は増殖を始め，仮骨に侵入し，最終的に軟骨を代替する海綿骨梁を形成する．仮骨は骨に結晶化し，骨のリモデリングを開始する．仮骨は骨折外部の骨膜周辺に存在する外仮骨と骨片の間に確認される内仮骨に分類することができる．仮骨のサイズは，治癒期間における骨折部のダメージの大きさに比例する．また，この期では骨折部に破骨細胞が現れ始め，骨片を吸収する[61]．

リモデリングの過程は，線維軟骨が徐々に線維骨によって代替され，最終的に層板骨に代替される．リモデリングは，治癒をしている骨に加わるストレスに応じて，骨芽細胞が新しい骨を形成し，破骨細胞が骨を吸収する継続的な過程である．Wolff's law に従い，骨は大きさや形，構造を変えることで機械的ストレスに適応する[10]．

(6) 疲労骨折の治癒

疲労骨折は，圧縮および筋による伸長の結果起こり得る．靱帯や骨にストレスが加わることは，組織の相対的強度を高める利点がある反面，過剰もしくは不適切なストレスが加わることによって組織の強度が低下するリスクもある[50]．骨は張力や圧縮のストレスに応じて電位を生み出す．骨が曲がることにより，凸部に正の電化とともに張力が加わる．凹部には負の電化とともに圧縮が加わる．捻転力は円周方向に張力を

加える．圧縮と筋収縮による伸長が継続して加わることで，骨吸収の増加が起き，結果的に微小骨折が起こる[50]．すなわち，破骨細胞の活動が骨芽細胞の活動を上回った場合，疲労骨折のリスクが高まる．急性骨折の治癒と類似し，疲労骨折の治癒は破骨細胞と骨芽細胞の活動のバランスを再獲得することによって起こる．正常な治癒が起こらなかった疲労骨折は皮質骨折へと移行し，最終的に偽関節となることもある．骨に加わるストレスを軽減し，骨のリモデリングを可能にすることで治癒を促す．

8 痛みの生理学

痛みは複雑な主観的な感覚で，その感覚の質と特徴の表し方はさまざまである．患者の痛みの治療は，その痛みの受け取り方を変化させることである．痛みの軽減は重要な要素の1つである．

痛みの受容器は侵害受容器もしくは自由神経終末として知られる．侵害受容器は機械的刺激，温度そして化学的刺激に反応する．この受容器は，一般的に皮膚，骨膜，歯，髄膜などに存在する．求心性神経線維は，侵害受容器からのインパルスを脊髄に伝導する一方で，運動ニューロンといった遠心性神経線維は脊髄からのインパルスを末梢へと伝導する．1次求心性神経は侵害受容器からのインパルスを脊髄後角に伝導する[62]．1次求心性神経は Aα，Aβ，Aδ，そして C 線維の4つのタイプが存在する．Aα と Aβ 線維は線維の直径が大きく，Aδ と C 線維は直系の小さい求心性神経である．Aδ と C 線維は痛覚と温冷覚を伝達する．Aδ 線維は皮膚に存在する侵害受容器から生じ，速い痛み（1次的疼痛）を伝達する一方で，C 線維は表層の組織（皮膚）および深部組織（靱帯，筋）から生じ，遅い痛み（2次的疼痛）を伝達する[62]．

2次求心性神経は脊髄後角からの感覚情報を脳へと伝達し，侵害刺激別に分類される．2次求心性神経は Aβ，Aδ，C 線維からの情報を受け取る．侵害刺激に特化した2次求心性神経は侵害刺激にのみ反応し，Aδ と C 線維からのみ情報を受け取る．全ての2次求心性神経は，感覚皮質に到達する前に，シナプスを形成する．多くの2次求心性神経線維は視床で終結し，残りの線維は中脳中心灰白質もしくは毛様体内の細胞群で終結する．3次求心性神経はこれらの部位からの情報を感覚皮質に伝達し，感覚皮質でこの情報が統合および解釈され，この情報に基づき，生理学的反応が起こる[63]．

ニューロン間で情報が伝達されるためには，神経終末から伝達物質が放出され，シナプス間隙へ侵入し，次のニューロンの受容器に付着しなくてはならない．このプロセスは主に，神経伝達物質によって引き起こされる[63]．ただし，神経伝達物質以外のいくつかの化合物がこのシナプス活性を促進もしくは抑制することが確認されている．これらの物質として，下行経路で活発なセロトニン，1次ニューロンと2次ニューロンの間で痛みの伝達を抑制するノルエピネフリン，直系の小さい求心性神経で活発なサブスタンスP，下行経路で確認されるエンケファリン，中枢神経系で確認される β エンドルフィンなどがある[62, 63]．

(1) 鎮痛機構

鎮痛機構の神経生理学的メカニズムは完全には解明されていない．これまでに"ゲートコントロール理論"，"下行性疼痛抑制系"，"内因性鎮痛物質の放出"の3つの疼痛機構の理論が提示されている[64]．この3つの理論の組み合わせが疼痛機構のメカニズムを説明する可能性がある．

(2) ゲートコントロール理論

皮膚受容器から送られる感覚情報は Aβ 線維を介して脊髄後角の膠様質に伝達される. 同様に, 侵害受容器からの痛みの情報は Aδ と C 線維を介して脊髄後角に伝達される[63, 64]. Aβ 線維の神経活動の増加は脊髄後角に存在するエンケファリン介在ニューロンからエンケファリンの放出を引き起こし, Aδ と C 線維から 2 次ニューロンへの痛みの情報伝達を "ゲートを閉める" ことによって抑制する[64]. 結果的に, 痛みの情報は伝達されず, 脳の感覚中枢に到達しない. このようにゲートコントロール理論による鎮痛は脊髄レベルで起こるとされている.

(3) 下行性疼痛抑制系

脊髄の下行経路の刺激は, Aδ と C 線維からの痛みの情報を抑制する. 過去の経験や感情, 知覚などの因子は痛みの情報伝達および痛みの感じ方に影響する. 高位中枢からくる情報は脊髄の下行経路を移動する縫線核と中脳中心灰白質からのセロトニン放出を刺激する. セロトニンは脊髄後角に入り込み, 神経伝達物質であるエンケファリンとサブスタンスPの放出を促す. エンケファリンとサブスタンスPは Aδ と C 線維から 2 次ニューロンへのインパルスのシナプス伝達を抑制もしくは閉鎖することによって疼痛効果を生み出す[62, 64].

(4) 内因性鎮痛物質の放出

Aδ と C 線維を介した痛みの情報伝達を引き起こす侵害受容器への侵害刺激は, 視床下部および下垂体前葉からの内因性オピオイドペプチドである β エンドルフィンの放出および, 中脳中心灰白質と縫線核からダイノルフィンを放出することを促す. β エンドルフィンは中枢神経系に内因し, 強い鎮痛作用があることが知られている[64].

3 物理的刺激の活用

1 物理的刺激の概論

温熱, 寒冷, 電気, 超音波, 光線といったさまざまな物理的エネルギーというストレスを身体に加えることで, 細胞の代謝活動に影響を及ぼし, 治癒過程の助けをする[65]. 身体はそれぞれのスピードで自然と治癒していくため, 物理的刺激が実際にケガを治癒するわけではない. 目的は, 物理的エネルギーを用い, 身体が自然治癒する上で最適な環境を作り出すことである. 前述したとおり, この物理的エネルギーは一種のストレスであることを忘れてはいけない. 不適切な物理的刺激の適用は, 身体に望ましくないストレスを加え, 治癒の遅延またはケガの悪化といった逆効果を引き起こしかねない. 各方法の適用および禁忌を理解し, それぞれのケガや症状, 治癒段階に基づき適切に処置することが不可欠である.

2 法的考慮

アスレティックトレーナーとして物理的刺激を用いる上で, 法律を理解し, それに基づき適切に使用しなくてはならない. 各手法の使用法, 適用および禁忌の理解は必須となる. 効果的な方法を選択する上で, 適切な病態把握, どの方法が目的に最も適しているかの判断が基盤となる.

③ 温熱・寒冷エネルギー伝達のメカニズム

　温熱および寒冷刺激を用いた介入の基礎原則は，温度の異なる物体間での熱伝導である．温度の高い物質から熱が失われ，その熱は温度の低い物質へと移される[66]．例えば，ヒートパックの温度は患部の組織温度より高いため，ヒートパックの熱エネルギーは組織へ移動および吸収される．同様に，アイスパックが組織を直接的に冷やすのではなく，組織の温度がアイスパックの温度より高いため，組織の熱エネルギーはアイスパックへと移行される．

　フーリエの法則に従い，温度差が大きいほど，熱エネルギーの移動スピードは高まる．熱エネルギーの移動は，伝導，対流，輻射，蒸発，転換の5つのメカニズムのどれかによって起こり，複数のメカニズムが同時に起こる場合もある[67]．伝導は，2つの物質が接触することによって起こる熱エネルギーの移動である．例としてアイスパックやヒートパックが挙げられる．熱エネルギーの伝導率は温熱・寒冷療法として利用される物質およびその物質が適用される組織のタイプによって異なる．対流は，媒体（通常，空気もしくは液体）の動きによって熱エネルギーが移動するもので，例としてワールプールがあり，媒体の動きが上昇するとともに熱エネルギーの移動も高まる．輻射は媒体を利用せずに熱エネルギーの移動が起こるものであり，光線や透熱がその例である．転換は，熱エネルギーの源となる媒体の変化によってエネルギーの移動が起こる．例えば，透熱は，電気のエネルギーを熱へと転換する．同様に，超音波は音波によって熱を生じる．蒸発は，熱を奪うメカニズムの1つであり，液体がガスへと変わる際に熱が奪われる．発汗やコールドスプレーは蒸発を用いた熱エネルギー移動の例である．

　組織の温度が1℃上昇するごとに，組織の代謝率は13％上がり，1℃下がるごとに代謝率は13％減少する[68]．熱の伝導率は組織によって異なる．脂肪組織は熱エネルギーの伝導を妨げる．また，1つの組織の層に吸収されたエネルギーは，深部に存在する次の層には伝導されない（law of grotthus-draper）．したがって，深部の組織の温度変化は表層の組織に比べて制限される．つまり，物理療法の種類を適切に選択することによって，ターゲットとした組織に効果的に物理的エネルギーが伝達されなければならない．

④ 温熱刺激

(1) 生理学的効果

　身体の熱に対する反応は，使用される熱のタイプ，温度，適用される時間，そして熱エネルギーが適用される組織の特性によって異なる．

　温熱刺激は組織の粘性を減少し，コラーゲンの伸張性を増加することによって瘢痕組織などの組織の伸張性を高める[69]．温熱刺激は皮膚受容器を刺激し，Aβ線維の活動を高め疼痛の軽減を助ける（ゲートコントロール理論）．また，組織損傷に伴う腫脹の増加は神経を圧迫し，痛みを引き起こす場合もある．したがって，急性期後に，温熱刺激を用いることで血流を増加し，腫脹の軽減を促し，疼痛を軽減する[68]．疼痛や局所貧血は筋スパズムが起こる原因であるため，温熱刺激によって疼痛が軽減されたり，血流が増加することによって筋スパズムが和らぐ．同様に，温熱刺激は筋の2次求心性神経の感受性を低下し，筋スパズム減少を助ける[68]．また，温熱刺激によって組織の温度が上昇し，身体代謝の増加，酸素分圧の減少，pHレベルの減少，毛細血管透過性の増加やヒスタミンなどの放出による血管拡張などが起こり，組織が治癒する

| 表8-1 | 治療効果を達成する上で求められる組織の温度 |

温度上昇	治療効果
1℃	低度の炎症消散，代謝率の上昇
2℃	筋スパズムの減少，疼痛軽減，血流上昇，慢性炎症の消散
3℃	組織の伸張性増加，瘢痕組織減少，交感神経活動の抑制

（文献70より引用）

上で望ましい身体内環境を作る．

(2) 適応

コラーゲンの伸張性増加，血流増加，疼痛軽減，筋スパズムの軽減，急性期後の炎症および腫脹軽減といった効果が期待される[68,69]．このため，亜急性期および慢性期の炎症，慢性痛，筋スパズム，可動域制限，亜急性期および慢性期の腫脹および血腫，関節拘縮が温熱刺激の一般的な適応となる[70]（**表8-1**）．組織の伸張性が増加されるためには，受動的に温熱刺激が適用されるだけではなく物理的にその組織が伸張される必要がある[71]．

代表的な温熱刺激として，ヒートパック，ワールプールやパラフィンワックスが挙げられる．ヒートパックやワールプールは表層熱であり，熱エネルギーの伝達は2cm以下である．熱エネルギーは超音波療法や透熱療法では設定によって2cm以上の深さに伝達される[69]．

(3) 禁忌

温熱の一般的な禁忌として，急性期の炎症，血流障害，末梢血管の疾患，静脈血栓症，進行した関節炎，体温調節障害，がん，妊娠が挙げられる．また，感覚障害が起きている部位周辺や，眼および精巣周囲に温熱を用いる場合は十分な注意を払う必要がある[68,72]．

5 寒冷刺激

(1) 生理学的効果

急性期の傷害に対する寒冷刺激を用いた介入の主な生理学的目的は細胞代謝速度の減少である．代謝を低下させることによって細胞が生存する上で必要となる酸素量を減少させ，2次的損傷の割合を低下させる．細胞の十分な代謝低下を起こすためには組織温が10～15℃まで減少する必要がある[73]．細胞の代謝負荷を軽減することは細胞のミトコンドリアへのダメージを減少し，細胞の生存率を高める．20分のアイスパック適用で，細胞の代謝は19％減少することが報告されている[74]．

寒冷刺激は炎症メディエーター放出の減少，プロスタグランジン合成の減少，毛細血管透過性の減少，白血球/内皮炎症の相互作用を減少，クレアチンキナーゼ活動の減少することによって炎症反応を抑える．炎症メディエーターの抑制効果および毛細血管透過性の減少により，2次的腫脹および血腫の形成を制限する[75,76]．この腫脹および血腫形成の抑制は，神経に加わる圧迫を軽減し疼痛軽減を助ける．

寒冷刺激は局所の細動脈収縮，血液粘性増加，血流減少を起こす．組織温の低下は血管および軟部組織の温度受容器を刺激し，交感神経系から血管収縮の反応が起こる．

寒冷刺激は神経伝達速度の低下，神経インパルスが放出されるために必要な脱分極の閾値（神

経脱分極の閾値）を増加させる．皮膚温が5℃低下すると神経学的変化が起こり，筋紡錘の感受性が低下するなどの変化がみられる．皮膚温が7.4℃低下すると運動神経の神経伝導速度は14％低下し，感覚神経の神経伝導速度は33％低下する[77]．皮膚温が20℃に低下すると，運動神経のインパルスを放出する助けをするアセチルコリンは60％低下する．

最大限の鎮痛効果を得るためには，皮膚温が約14.4℃まで減少する必要があるが，この温度はアイスパックを20分置くことによって達成される温度である[74]．皮膚温が15.6℃まで上がると感覚は戻る．

寒冷刺激は炎症の減少および腫脹形成を制限し，痛みを引き起こす化学的および機械的因子を除去する．また，寒冷刺激は神経伝達と神経伝導速度を低下させることによって2次的に疼痛を軽減する．寒冷刺激は直径の小さい神経線維を刺激することで痛みの伝導を抑制する[77]．また，寒冷刺激によって下行性疼痛抑制系のメカニズムが引き起こされ，エンケファリンの放出を促す[78]．細胞内カルシウムイオンの濃度を高め，カリウムチャネルを抑制することで感覚神経細胞膜の脱分極および再分極を遅らせる[79]．これら複数のメカニズムの組み合わせによって，寒冷刺激は痛みの伝達および知覚を低下させる．

(2) 適応

寒冷刺激介入の適応として急性期の炎症，急性および慢性の痛み，腫脹形成の予防，中枢神経障害に関連した痙性，急性および慢性の筋スパズム，神経痛が挙げられる．急性外傷後30分以内に寒冷療法が適用されることによって2次的損傷に対する最大限の効果が得られる[80]．

寒冷刺激のみの適用は腫脹の形成を制限するが，すでに存在している腫脹の除去は促さない．

寒冷刺激に圧縮と挙上を組み合わせることによって腫脹の除去を助ける[81]．

代表的な寒冷刺激介入として，アイスパック，アイスマッサージ，ワールプール，コールドスプレーが挙げられる．クライオキネティクスは寒冷刺激と運動刺激を組み合わせた介入であり，寒冷刺激により痛みの要素を除去もしくは低下させることによって早期かつ安全に痛みのない可動域の増加を助ける．特に痛みが可動域制限となっている場合には効果的な介入である[82]．

(3) 禁忌

温熱刺激とは異なり，治癒過程の中で寒冷刺激が禁忌となるケースは少ない．寒冷アレルギーや過敏症，血流もしくは神経系の異常があるケースは禁忌となる．寒冷刺激に敏感な患者の中には，動脈スパズムによって血流が制限されチアノーゼを生じるレイノー現象などの神経血管障害を引き起こす場合もある．また，低血圧もしくは高血圧などの心臓血管系もしくは心肺系疾患を有する患者の中には，冷水浴などによって身体部位の大部分が冷やされることによって血圧上昇や呼吸困難といった症状を経験する人もいるため十分な注意が必要となる．また，感覚障害を有する糖尿病患者に対する寒冷刺激の適用にも十分な注意が払われるべきである[68]．

6 電気刺激

(1) 生理学的効果

神経組織に適切な電流刺激が加えられることによって，神経細胞膜の脱分極が起こる．神経線維には主に3つのタイプ（感覚神経，運動神経，痛覚神経）が存在する．電流の強度およびパルス幅が増加するにつれて，脱分極が起こる順序は感覚神経，運動神経そして痛覚神経とな

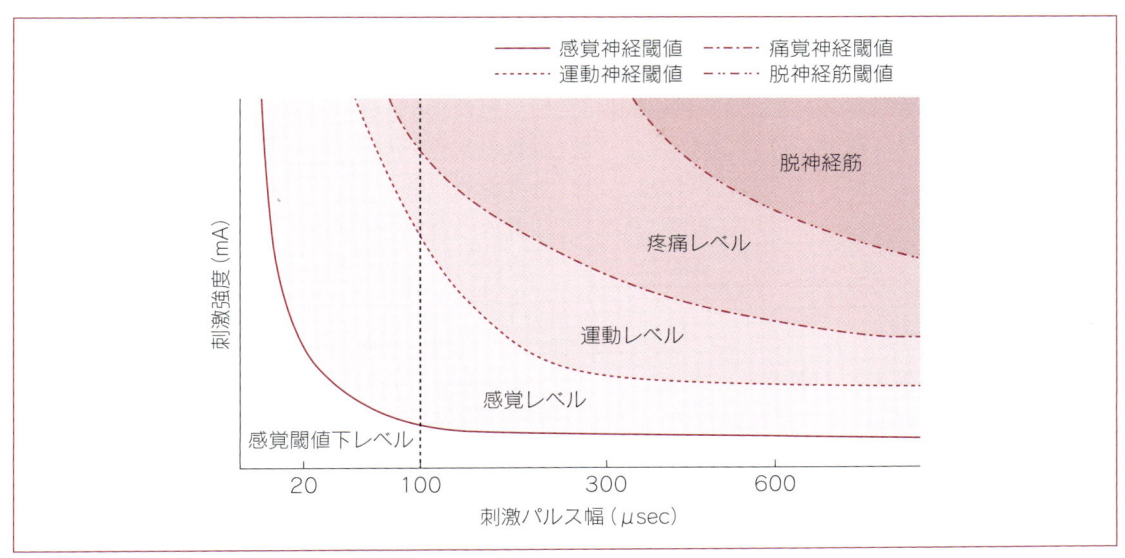

感覚神経閾値 ----- 痛覚神経閾値
運動神経閾値 ----- 脱神経筋閾値

脱神経筋

疼痛レベル

運動レベル

感覚レベル

感覚閾値下レベル

刺激強度（mA）

刺激パルス幅（μsec）

20　100　300　600

図8-4　強さ - 時間曲線（S-D 曲線）

（文献 83 より引用）

る[83]．つまりパラメーターを変化させることによって，異なる生理学的な反応を生み出すことが可能である（図8-4）．

目的に応じて適した電流の波形はあるものの，どの波形の電流も特定の治療効果を達成する上で利用できる．代表的な電気刺激の波形として，直流，干渉電流，経皮的電気刺激（TENS），マイクロカレント，高電圧（ハイボルト），ロシアン電流が挙げられる．

電気刺激は神経線維を刺激することによって，疼痛の軽減を助ける．前述した"ゲートコントロール理論"，"下行性疼痛抑制系"，"内因性鎮痛物質の放出"の3つの疼痛機構を介して，疼痛の減少が起こる[62]．筋収縮を引き起こさない強度かつ皮膚感覚刺激を最大限に引き出す高頻度の電流は，ゲートコントロール理論を引き起こし，AδとC線維から2次ニューロンへの痛みの情報伝達を抑制する．高強度の電流は，痛みを伝達する直径の小さな神経線維を刺激することによって，脊髄の下行経路が刺激されA

δとC線維からの痛みの情報を抑制する．感覚神経への電気刺激は中枢神経系からのエンケファリン放出，下垂体からのβエンドルフィンの放出を促す[84]．運動神経への電気刺激は筋収縮を引き起こす．電気刺激の頻度が増加するとともに，筋の緊張は増加する．強度またはパルス幅が増加するとともに，より多くの運動単位が活性される．これらパラメーターを変化させることによって，目的に応じた筋収縮を獲得することができる[83, 85]．

（2）適応

電気刺激介入の主な適応として，疼痛の減少，筋収縮/筋再教育，この筋収縮によって2次的に起こる血流増加および浮腫の軽減が挙げられる．

（3）禁忌

心疾患，ペースメーカー，動脈疾患，感染部位，静脈血栓症，妊婦の腹部，腰部，骨盤周

表 8-2 超音波による温度上昇率

強度 (W/cm²)	1MHz (℃/分)	3MHz (℃/分)
0.5	0.04	0.3
1.0	0.2	0.6
1.5	0.3	0.9
2.0	0.4	1.4

（文献88より引用）

囲，悪性腫瘍上，露出した金属インプラント，てんかんの既往，感覚および精神障害，不安定骨折は禁忌となる．また，生理中に腹部，腰部，骨盤周囲へ電気療法を適用することは経血量を増加するリスクがあるため注意が必要となる．また，頸動脈洞，食道，喉頭，眼，上部胸郭，側頭部といった身体部位周囲や，成長期における骨端線，コミュニケーション障害を有する患者への電気刺激介入適用には十分な注意が払われる必要がある[86]．

7 超音波刺激

(1) 生理学的効果

超音波刺激は音波のエネルギーを用い，温熱もしくは非温熱効果を生み出し組織の治癒に適切な体内環境を作り出す助けをする．

トランスデューサーの先端に埋め込まれている圧電性結晶体（クリスタル）に交流電流が流れることによって超音波が発生する．超音波の周波数は1秒間に生み出される音波の数を表し，一般的な超音波介入機器の周波数は1MHzもしくは3MHzである．周波数によって音波エネルギーが伝達される深さが異なる．周波数とエネルギー伝達距離は反比例し，周波数が小さいほどより深部に音波エネルギーが伝達される．1MHzの音波は約5cm，3MHzの音波は約2.5～3cmの深さまでエネルギーが伝達され

る[87]．超音波エネルギーを組織に伝達するためにはジェルなどの高密度の媒体が必要となる．

超音波介入器の運転サイクルによって，超音波の波形が決定する．各パルスは温熱もしくは非温熱作用をもつ．運転サイクルが100％の超音波出力形態は連続波形で，主に温熱効果を生み出し，運転サイクルが100％未満の超音波出力形態はパルス波形で主に非温熱効果を生み出す．温熱，非温熱超音波療法の選択は，組織の治癒段階および治療のゴールに基づく．通常，非温熱超音波は急性期に用いられ，温熱超音波は亜急性期および慢性期に適用される．運転サイクルが100％に近いほど超音波によって生み出される熱は高まり，運転サイクルが下がるにつれて音波が生み出される時間の間隔が空くため，生み出される熱は低下する．超音波の強度（W/cm²）は温度上昇率を決定する（**表 8-2**）[88]．

非温熱効果はパルス波形（運転サイクル20～25％）および出力強度0.5W/cm²もしくは連続波形（運転サイクル100％），出力強度0.3W/cm²以下によって生み出される[89]．超音波によって生み出されるパルスは音響流，キャビテーションとマイクロストリーミングを起こし，非温熱効果を生み出す．音響流は流体中を強い音波が伝搬すると媒質流体が一定方向に移動する現象である．キャビテーションは，トランスデューサー内のクリスタルの圧縮および膨張によって圧力の変化が起き，微小な組織/細胞の変形が生じ，ガス気泡の形成および消滅が起きる物理的現象である．この音響流とキャビテーションはマイクロストリーミングを生み出す．音響流がガス気泡，細胞膜，細胞小器官の周囲で生じると，この音響流の流れに逆らう渦が生まれる．この細胞膜周囲に生じるマイクロストリーミングは細胞膜の浸透性，細胞の拡散率を上げる[90]．これにより，浮腫の軽減，フィブリン溶解の促進および線維芽細胞の遊走を促し，

コラーゲン合成を助ける．連続波形で低出力強度の超音波刺激は，パルス波形を高出力強度に比べて，安定したキャビテーションを引き起こし，より効果的な非温熱効果を生み出す可能性が示唆されている．

超音波エネルギーは分子間の摩擦を引き起こし，熱を生産する．また超音波エネルギーが反射されることによって熱が生じる．腱，半月板，骨膜，大きな神経根，筋膜や瘢痕組織といったコラーゲンが豊富な組織は温度が上昇しやすい．脂肪や関節液といった液体の割合が多い組織は超音波エネルギーを吸収しにくいため，温度の上昇は制限される[91]．

(2) 適応

超音波刺激は血流上昇，組織の伸張性増加，カルシウム蓄積の低下，疼痛軽減，筋スパズムの軽減，細胞膜透過性の変化，創傷治癒の促進に用いられる[92,93]．目的に応じて，周波数，運転サイクル，強度，適用時間が決定されるべきである[92,93]．超音波刺激の適切な適用範囲は，トランスデューサーの有効照射面積での約2～3倍の範囲である[94]．したがって，介入部位が広範囲にわたる場合，介入をいくつかに分割して行う必要がある．また，トランスデューサーを動かすスピードは，組織へ超音波エネルギーが吸収される割合に影響を及ぼし，1秒ごとに4cm動かすことが効果的である[95]．温熱超音波を用いる際は，温熱で紹介した効果を達成する上で求められる組織の温度上昇を基にパラメーターを設定する[70]．

低強度パルス波形超音波は骨折治癒を促す可能性が報告されている．音響流，キャビテーションは骨芽細胞と軟骨細胞の増殖を促し，仮骨の質・強度を高めることになる．受傷後早期（炎症期および仮骨形成期）に適用することによって効果が高まることが示唆されている[96]．

また，超音波刺激による介入は薬の分子を体内の皮下組織へ伝達する助けをすることにも利用される（phonophoresis）[97]．

(3) 禁忌

温熱超音波の禁忌は温熱介入と同様である．その他超音波の禁忌として虚血性の部位，静脈血栓症，感覚麻痺，眼の周囲，頭蓋骨，心臓，性器，悪性腫瘍上，骨折部位（低出力超音波機器を除き），感染部位，妊婦の腹部，骨盤および腰椎周辺，循環不全などが挙げられる[72,93]．

8 透熱／ジアテルミー

ジアテルミーは，高周波非電離電磁エネルギーを用い，深部組織に熱を生み出す．電磁エネルギーにより，イオンの動きが起こり，これによって摩擦が生じ熱を発生する．超音波刺激と同様に熱を深部まで伝達することが可能である．超音波刺激と比べ，保温効果が高いことが知られている．また，ジアテルミーは，イオンの細胞膜への付着が変化し，細胞機能を変化される．これにより，微小血管浸透性の増加，線維芽細胞増殖因子の活性，マクロファージの活動増加を起こし，組織治癒に望ましい環境を作る[98]．

ジアテルミーの適用は，温熱および温熱超音波と同様である．禁忌は，温熱のものに加えて，ペースメーカーなどの体内電子機器，金属インプラント，プラスティックインプラント，骨セメントが挙げられる．

9 光線／レーザー

光線は精密な単色光を生み出し，組織に生理学的現象を引き起こす．光線療法のエネルギーは皮膚から約2cmの深さまで伝達される．吸

収された光子からのエネルギーは ATP 生産を刺激するミトコンドリアに作用する[99]．ATP エネルギーは電子伝達鎖の短期刺激，ミトコンドリア呼吸鎖の刺激，ATP 合成の増加，細胞内の pH レベルおよび COX 生成の減少といった分子レベルの活動を変化させる．これによって，組織の修復に適切な環境を作る[100]．また，強度の高い光線（class 4）は温熱効果を生み出す．光線療法の禁忌として，眼の周囲，甲状腺，静脈血栓症，悪性腫瘍，性器，妊婦の腹部，腰部，骨盤が挙げられる[101]．

10 ショックウェーブ

ショックウェーブは，局所に高圧音波を生み出すことで，組織に微細損傷を起こし，石灰化沈着物を分解し，炎症過程を再開することによって治癒を促す．腱炎などの慢性炎症に対する効果が確認されている[102]．

4 徒手的アプローチの活用

1 徒手的アプローチの概論

徒手的アプローチは，治療者の手を用いた直接的な手技の総称である．代表的なものとして，マッサージ，instrument-assisted soft-tissue mobilization（IASM），ジョイントモビライゼーション，ストレッチ，カッピング，鍼/ドライニードリングなどが挙げられる．適用に際しては，対象となる身体部位，組織，疾患，機能障害を含む症状などさまざまな側面から評価し，適用する手技を決定する．

2 マッサージ

マッサージによって組織に加わる機械的ストレスによる組織癒着および瘢痕組織の軽減，血流・リンパ流の増加や 2 次的に神経系に作用し，疼痛の減少（ゲートコントロール理論，内因性鎮痛物質の放出），筋スパスムの軽減，心理学的作用による全身のリラックスもしくは興奮を引き起こす．

マッサージのストロークやスピード，組織に加わる圧力，マッサージのテクニックによって，異なる生理学的効果が期待される[103]．

3 instrument-assisted soft-tissue mobilization（IASM）

IASM とは器具を利用し軟部組織にアプローチする徒手療法の 1 つである．器具を用いることによって機械的ストレスを組織に加え，組織の癒着の軽減や慢性障害に対して炎症過程を再開し，組織の治癒に適した生理学的環境を生み出す．IASM は局所の炎症反応を引き起こす．したがって，急性期の損傷部位への適応は十分な注意が払われた上で行われるべきである．IASM は，治療を実施する者の疲労を軽減し，患者に効果的な治療を提供する助けとなる[104]．

4 ジョイント・モビライゼーション

ジョイント・モビライゼーションは関節包内運動を促し，疼痛の軽減および可動域向上を助ける．関節包内運動は自動運動に伴って生じる構成運動と，筋が弛緩した状態で他動的に生じる関節の遊び（joint play）の 2 つの要素に分類

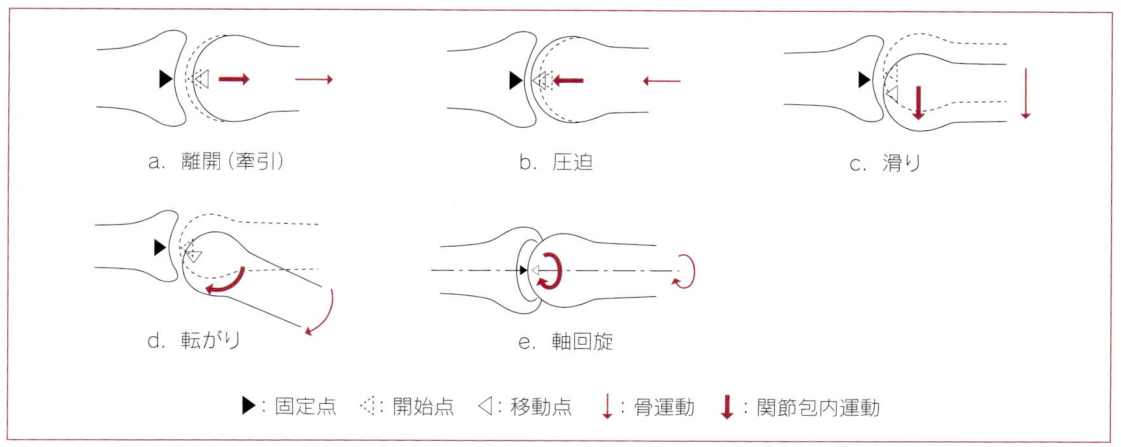

a. 離開（牽引）　　　b. 圧迫　　　c. 滑り

d. 転がり　　　e. 軸回旋

▶：固定点　◁：開始点　◁：移動点　↓：骨運動　↓：関節包内運動

図 8-5 構成運動と関節の遊び

（文献 105 より引用）

図 8-6 凹凸の法則

（文献 105 より引用）

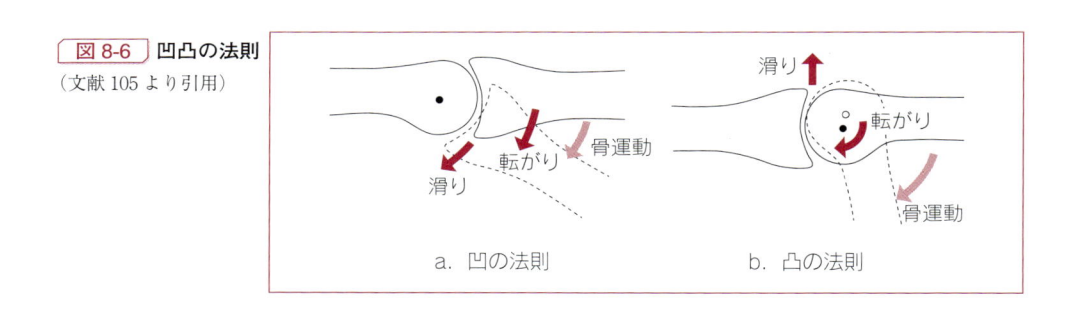

滑り　転がり　骨運動

a. 凹の法則　　　b. 凸の法則

され，どちらも正常な関節運動に不可欠なものとなる．

　構成運動は滑り，軸回旋，転がりの3つの組み合わせで起こる．関節の遊びには，これら3つの動きに加えて，牽引および圧迫がある（図8-5）[105]．例として，距腿関節背屈の動きを構成する距骨の後方滑りが挙げられる．ジョイント・モビライゼーションの原則として，凹凸の法則がある．運動が起こる関節面が凹の場合，骨の運動と同方向に滑りが起こる．反対に，運動が生じる関節面が凸の場合，滑りは骨の運動と反対方向に起こる（図8-6）[105]．

　ジョイント・モビライゼーションは利用される振幅およびそのスピードの程度によって，5つのレベルに分けられる．

① grade 1：小振幅のグラインドを可動域初期に適用する．主に痛みやスパズムが原因でROMが制限されている際に利用される．

② grade 2：振幅を増加し，ROM中間で用いることで，痛みやスパズムによるROMの制限を低下させる．

③ grade 3：大きな振幅を病理学的可動域制限の範囲まで加える．組織の緊張，圧縮などによる関節のスティッフネスに適用される．

④ grade 4：痛みもしくはスパズムがなく，可動範囲の最終域で制限がある場合に，小振幅のグラインドを用いる．

⑤ grade 5：関節のマニピュレーション

高速のスラスト（thrust）で病理学的可動域制限を超えた範囲に関節を動かす[106]．関節のマニピュレーションはカイロプラクターなどの訓練を受けた医療従事者によって安全に実施されるべきである．

アスレティックトレーナーによって他動的に加えられる関節包内運動に合わせて，患者が能動的に関節を動かすマリガンテクニック（Mulligan's technique）という手技も存在する[107]．

関節の過可動性や関節炎，悪性腫瘍などはジョイント・モビライゼーションの禁忌となる[106,107]．

5 ストレッチ

第5章参照．

6 カッピング

ガラス，シリコン，プラスティックもしくはゴム製のカップと熱もしくはパンプを用いて，皮膚を吸引する．この皮膚の吸引によって生まれた陰圧は，皮膚表面と下層の血管との間に圧力差を生む．これにより，表層毛細血管拡張が起こる[108]．カッピングは主に血流増加，腫脹および疼痛の軽減，瘢痕組織に用いられる．

7 鍼／ドライニードリング

鍼治療もしくはドライニードリングは，細い針を用いた治療である．鍼治療とドライニードリングは同様の針を用いた治療であるが，鍼治療は東洋医学，ドライニードリングは西洋医学の理論に基づき治療が行われるとされている[109]．鍼治療およびドライニードリングどちらも特別な訓練を受けた医療従事者によって実施されなくてはならない．

ドライニードリングの西洋医学に基づいた生理学的なメカニズムとして，以下のような理論が挙げられている．針が身体組織に挿入されることにより，局所の微細損傷が起こる．この微細損傷によりC線維が刺激され，サプスタンスPとカルシトニン遺伝子関連ペプチドが放出され血流が増加する．鍼の挿入による機械刺激により，$A\beta$線維が刺激され，ゲートコントロール理論に基づき疼痛の軽減が起こる．また，$A\delta$線維およびC線維への刺激は内因性オピオイドペプチドの放出およびセロトニンとノルアドレナリンの放出による下行性疼痛抑制系が活性される[110]．これらのメカニズムにより，鎮痛効果が生まれる．また，鍼の挿入は局所単縮反応を引き起こすことがある．局所単縮反応は末梢神経からのアセチルコリン放出を抑制し，運動終板の活動を低下させる可能性が示唆されている[111]．

5 運動アプローチの活用

1 運動アプローチの概論

エクササイズのタイプや具体的なエクササイズなどの詳細は第5章を参照とし，ここではリハビリテーション過程における運動アプローチの利益およびプログレッションに焦点を当てる．

前述したとおり，受傷から競技復帰，そして再発予防およびパフォーマンス向上のトレーニングは連続したものである．リハビリテーションとトレーニングは両者ともに漸進性過負荷の

表8-3	エクササイズ処方における変数の例
変数	**プログレッション**
可動域	小さい→大きい
筋収縮様式	等尺収縮→求心性収縮→遠心性収縮→プライオメトリックス
運動連鎖	OKC →（SCKC）→ CKC
機能的要求	シンプル→複雑
運動速度	遅い→速い
負荷	小さい→大きい
支持基底面	広い→狭い（両脚→片脚），安定→不安定
運動面	矢状面，前額面→水平面
エネルギーシステム	有酸素系→解糖系→ ATP-CP 系

原則，Wolff's law および SAID の原則に基づき，組織に漸進的にストレスを加えて組織の強度および機能を高め，動作の向上を目的としている．

運動アプローチは損傷組織の機能および構造の再獲得で重要な役割を果たす．運動療法によって身体に機械的ストレスが加わることによって細胞が変形し，生物医学的反応を引き起こす．このストレスに応じて，身体のタンパク質合成は高まり，組織の再生および修復を促進する．治癒過程の中で損傷部に瘢痕組織が形成される．瘢痕組織は線維の走行方向が乱雑で，正常な組織に比べて機械的，生理学的および機能的に劣る．運動療法を介して損傷組織に適切な機械的ストレスを加えることにより，瘢痕組織線維のリアライメント（走行方向の正常化）を促し，ストレスの方向に合わせて線維増殖が起こり，損傷組織の機械的強度および機能を高める．

（機械的ストレスによる損傷組織の細胞，分子，および組織レベルでの生理学的反応は参考文献を参照[15, 65]）

前述したとおり，筋の等尺性収縮は鎮痛効果を生み出すことも報告されている[3]．したがっ

て，早期に低強度のエクササイズを処方することは有益である．また，加圧トレーニングを利用することによって，損傷組織に大きな機械的ストレスを加えることなく，血流制限による代謝的ストレスによりさまざまなホルモンの分泌を促すことで，筋肥大や組織の治癒に望ましい体内環境を作る可能性が示唆されている[112]．

物理的刺激を用いた介入の項目で述べたとおり，身体は自然と治癒するため，物理刺激，徒手刺激，運動アプローチといった介入により実際に生理学的な治癒スピードを上げることはほぼ不可能であるが，リハビリテーション過程において誤った介入により治癒過程を妨げる可能性は大いにある．したがって，運動アプローチの処方およびプログレッションの決定は，損傷組織の治癒過程および機能に基づくべきである．運動療法のプログレッションの原則として，さまざまな変数を考慮して損傷組織にかかる負荷が小さいもの，機能的要求が高くないものから開始し，徐々に負荷および難易度を高めて，組織の強度を高める（漸進性過負荷の原則）．以下の図にエクササイズ処方に関連する変数の例を挙げる（**表8-3**）．また，介入に対する生理

学的反応は傷害または患者によって異なるため，画一的治療は実施されるべきではなく，物理刺激や徒手的アプローチと同様に運動療法も的確な評価に基づき個別化されなくてはならない．

運動アプローチのプランを作成する上で，パフォーマンス向上のピリオダイゼーションと同様に患者とのコミュニケーションを基に，患者が最終的に達成を目指すゴール（長期ゴール）を設定し，そこから逆算して短期ゴールを設け，プログラムを作成する．多くの場合，競技復帰がリハビリテーションにおける長期ゴールとなり，その競技に必要となる組織強度，機能，競技動作およびフィットネスの再獲得を目指す．受傷後，この競技動作およびフィットネスの獲得に必要な身体機能要素が段階的に再獲得されなくてはならない．短期ゴールの積み重ねが長期ゴールの達成となるため，短期ゴールは長期ゴール達成に必要となる身体機能および，傷害の発生メカニズムおよびリスクに関連しなくてはならない．

痛みは処方しているエクササイズが適切かどうかを判断する上で助けとなる．また，痛みに加えて，腫れ，熱感，機能低下といった症状の変化，代償動作の有無などはリハビリテーションの段階の上げ下げを決定する上での指標となる．例えば，エクササイズ中に痛みが増加する場合は，処方したエクササイズの負荷が損傷組織に対して大き過ぎることを示唆するため，エクササイズの負荷などの変数を変化させ，ストレスが小さいものに代替する必要がある．また，翌日に痛みや症状が増加している場合は，前日のリハビリテーションで加えられたストレスが損傷組織が耐え得る閾値を超えている可能性を示すため，変化を加える必要がある[17, 113]．

2 競技復帰の決定

競技復帰の決定は，組織の治癒，身体機能および患者の精神的準備に基づく．ドクターやアスレティックトレーナー，理学療法士およびストレングス＆コンディショニングコーチ，コーチ，患者自身といったリハビリテーション過程に関わる全員が競技復帰決定の責任を担う[20]．損傷組織は，競技復帰に最低限必要となるレベルまで治癒しているか，痛みなどの症状はないか，可動域，筋力，バランスなどの固有受容機能，基礎動作，競技特異動作，フィットネスは競技に復帰する上で適切か，患者は恐怖心などなく心理学的に競技復帰の準備ができているか，これら多くの短期ゴールが達成されているかをリハビリテーションに携わる全ての専門家と患者によって客観的に確認されることで，再受傷のリスクを最低限にし，安全な競技復帰が達成される．

6 補装具の活用

補装具は，外的なサポートを利用し，損傷した組織に機械的な保護を加える．近年，さまざまな補装具が市場に出回っており，代表的なものとして，テーピング/ラッピング，ブレース，足底板などが挙げられる．

リハビリテーション過程および競技復帰後における再受傷を予防することを目的とした補装具の利用に関しては議論が続いている[114]．補装具の活用のメリットとして，外的なサポートにより損傷組織にストレスが加わる動作の制限，心理学的な安心感を与えるといったものが挙げられる．反対に，外的なサポートに依存するこ

とによる筋や靭帯といった軟部組織による動作のコントロールが低下し，組織の機能および生理学的強度の低下，適切な動作パターンを崩すといったデメリットも示唆されている．

アスレティックトレーナーとして，補装具活用のメリットおよびデメリットを理解し，適切に利用することが重要となる．リハビリテーション早期における補装具の活用により，損傷部位を保護し組織の治癒を促す可能性はある．同様に，痛みのない範囲で早期に損傷組織周囲の関節を動かすことは疼痛の軽減および機能回復を促進できる．また，テープの伸張を利用してフィードバックを与えることにより，機能不全および動作の修正を促すために使用されるケースもある．ただし，補装具を長期にわたり利用

することにより身体組織本来の機能回復を妨げる可能性もあるため，補装具の利用を最低限にし身体本来の機能を再獲得する必要がある．補装具は運動療法といったリハビリテーションプログラムを代替するものではないということを忘れてはいけない．

足底板は靴の中敷を利用した矯正用具の一種であり，マルアライメントに起因する傷害に適用され，静的および動的姿勢制御機能を高める[115]．足の機能解剖および動作時における足部の機能と各関節の運動連鎖を考慮して，足底板は作成および適応される．足底筋膜炎，脛骨疲労骨折，膝蓋大腿疼痛症候群に対する足底板療法の効果が示唆されている[116]．

7 競技復帰過程における心理的サポート

傷害はパフォーマンス低下や深刻なケースでは選手生命を脅かす．傷害により身体的機能低下を引き起こすだけでなく，心理的ダメージも引き起こす．アスレティックトレーナーは患者との距離が近く日常的に接するため，傷害受傷した選手とアスレティックトレーナーの関係性は選手の心理学的状態，リハビリテーションの過程および競技復帰に影響を与える重要な要素ということが確認されている[21]．アスレティックトレーナーは患者の傷害に対する心理学的反応および情緒的変化を理解し，適切に対応する必要がある．傷害受傷からの競技復帰を達成する上で，身体的機能だけではなく，心理学的機能の正常化は不可欠となる．傷害受傷をした選手の中には，不安や焦り，緊張，失望感，抑うつといった情緒的反応によってリハビリテーションに集中することができず，競技復帰の遅延や競技に復帰ができないといったケースもあ

る．また，競技復帰のタイミングを決定する上で，患者が精神的に準備ができているかを評価することは不可欠となる[21]．

1 受傷後の情緒変化

(1) 情緒変化の5段階

Kubler-Ross の臨死5段階モデルは，末期医療における患者の情緒変容過程を①否認，②怒り，③取引，④抑うつ，⑤受容に段階分けし，この段階を経て患者がストレスを軽減し，現実を受容する過程を表す．このモデルはスポーツ傷害においても適応され，受傷時から患者がどのようにケガの現実を受容するかを時系列的段階で説明可能である[117]．

①否認：ケガをした現実を受け入れることができない状態と考えられる．ケガという事実を否認することによって心理的ストレスを軽減しよ

うとする試みである．

②怒り：ケガによってスポーツに参加できないという現実を理解し始めるとともに，失望感から感情を表に出すことによってストレスを減らそうとする行動と考えられる．

③取引：ケガをしているという現実を認識するが，何かの救いがないかと模索する段階である．

④抑うつ：スポーツに参加したいがケガによって実現不可能という理想と現実の違いに対処ができず，アイデンティティが失われた状態として捉えられる．

⑤受容：競技復帰というゴール達成が近づき，意欲が高まり，積極的にリハビリテーションに取り組む姿勢が確立される．

受容の段階ではケガの事実と競技復帰へのチャレンジを理解し，気持ちの整理がつき，競技復帰というゴールを達成する上でやるべきことを把握および実行する．この受容の段階に達するまでに，患者は第1段階の否認から第4段階の抑うつの過程を何度も行き来する．アスリートの競技復帰に携わる家族や友人，恋人，チームメート，アスレティックトレーナーなどのメディカルスタッフが，心理面の受容を理解することによって効果的にソーシャルサポートを提供することができると考えられる[117, 118]．

2 アスレティックトレーナーの役割

(1) 各リハビリ段階におけるサポート

ケガをした選手はさまざまな思考，感情を経験し，これらは選手の行動パターンに影響を与える．同様にこの行動パターンは選手の思考および感情に影響を及ぼす．行動と思考/感情は相互に影響を与え合う．傷害の重症度，回復状況や競技復帰までにかかる時間は患者の心理面に大きく影響する．また，チームメイト，コーチ，家族やアスレティックトレーナーなどのメディカルスタッフからのサポートといった患者を取り巻く環境も影響を及ぼす．

受傷直後，多くの患者は否定的な認知的評価を示す．この否定的な思考は否定的な感情へとつながり，不安や憂鬱といった感情を示す．行動的反応として，ソーシャルサポートを求めるパターンが一般的である．特に，家族，配偶者もしくは恋人からサポートを得ようとする傾向が確認された．傷害の確定診断が下ると，その重症度によって患者の認知的評価が変化する．ケガが重症であるほど，より否定的な感情反応を引き起こし，想定していたよりケガが重症でない場合，否定的感情反応は和らぐ．受傷直後およびリハビリテーション過程早期では，感情の変動が著しい[118]．

リハビリテーションが進むにつれて，患者はその過程に関連したさまざまな認知的評価を示す．リハビリテーションプログラムの価値を疑問視したり，失望や意欲が湧かないといった反応を示す患者は多い．この失望といった感情は，用心深くなる，躊躇するといったリハビリテーションに対する行動変化を生む．受傷直後と同様にソーシャルサポートを求めるといった行動的反応が確認された．ただし，この段階においてはメディカルスタッフからのサポートを追求するパターンへと変化することが確認されている．つまり，アスレティックトレーナーが患者に心理学的サポートを提供する役割が増幅されるのである[118]．

競技復帰の段階においては，自信の欠如や再受傷の恐れといった反応を示す患者は少なくない．この段階における認知的評価は肯定的なものと否定的なものが混ざり合っている．競技復帰に対する興奮に加えて，不安や再受傷の恐怖心といった感情を示す．この感情は行動反応にも現れ，競技復帰過程における活動に対してより慎重になる．リハビリテーションが進行し，

ケガからの回復および競技復帰が近づくにつれて患者の感情および行動はより肯定的になる[118].

アスリートの認知的評価と感情的および行動的反応が，リハビリテーションのさまざまな段階でどのように相互に関連しているかを理解することは，アスリートが受傷から競技復帰の過程の中での心理社会的反応を理解する助けとなる．ストレッサー，自己意欲，アスリートとしてのアイデンティティ，自己認識などの個人的要因，およびチームメイトやコーチによる影響，およびリハビリテーション環境などの環境的要因は，アスリートがどのような反応を示すかに影響する．これら2つの要因を評価および考慮することによって，それぞれのアスリートの心理社会的反応に基づき対応することを可能とする[21, 118].

リハビリテーションの全ての段階に共通している点として，患者を取り囲むさまざまな人からのソーシャルサポートを求めるという行動的反応が挙げられる．このソーシャルサポートはリハビリテーションに大きな影響を与え，効果的な競技復帰を達成する上での要因となる．アスレティックトレーナーとして，リハビリテーションの段階および患者に合ったソーシャルサポートを提供する上で適切な人材を判断できること，また，アスレティックトレーナーとしてどのようなソーシャルサポートを提供で*きるかを理解することは重要となる．アスリートの個人的要因および環境的要因に応じて，スポーツ心理学者といった専門家と連携をし，必要に応じてアスリートを専門家へ照会することもソーシャルサポートを提供する手段の1つである．

▶ 文献

1) Reiman MP, et al：Integration of strength and conditioning principles into a rehabilitation program. Int J Sports Phys Ther 6：241-253, 2011

2) Hoover DL, et al：Periodization and physical therapy：Bridging the gap between training and rehabilitation. Phys Ther Sport 18：1-20, 2016

3) Lefèvre-Colau MM, et al：Kinematic patterns in normal and degenerative shoulders. Part Ⅱ：Review of 3-D scapular kinematic patterns in patients with shoulder pain, and clinical implications. Ann Phys Rehabil 61：46-53, 2018

4) Sahrmann SA：Diagnosis by the physical therapist-a prerequisite for treatment. A special communication. Phys Ther 68：1703-1706, 1988

5) Sahrmann S, et al：Diagnosis and treatment of movement system impairment syndromes. Braz J Phys Ther 21：391-399, 2017

6) Frank C, et al：Dynamic neuromuscular stabilization & sports rehabilitation. Int J Sports Phys Ther 8：62-73, 2013

7) Hodges PW, et al：Pain and motor control of the lumbopelvic region：effect and possible mechanisms. J Electromyogr Kinesiol 13：361-370, 2003

8) Schuermans J, et al：Prone Hip Extension Muscle Recruitment is Associated with Hamstring Injury Risk in Amateur Soccer. Int J Sports Med 38：696-706, 2017

9) Riemann BL, et al：The sensorimotor system, part Ⅰ：the physiologic basis of functional joint stability. J Athl Train 37：71-79, 2002

10) Riemann BL, et al：The Sensorimotor System, Part Ⅱ：The Role of Proprioception in Motor Control and Functional Joint Stability. J Athl Train 37：80-84, 2002

11) Hug F, et al：Motor Adaptations to Pain during a Bilateral Plantarflexion Task：Does the Cost of Using the Non-Painful Limb Matter? PLoS One 11：e0154524, 2016

12) Nijs J, et al：Nociception affects motor output：a review on sensory-motor interaction with focus on clinical implications. Clin J Pain 28：175-181, 2012

13) Khalid S, et al：Neuroanatomy and Neuropsychology of Pain. Cureus 9：e1754, 2017

14) Mense S：Muscle pain：mechanisms and clinical significance. Dtsch Arztebl Int 105：214-219, 2008

15) Rio E, et al：Isometric Contractions Are More Analgesic Than Isotonic Contractions for Patellar Tendon Pain：An In-Season Randomized Clinical Trial. Clin J Sport Med 27：253-259, 2017

16) Khan KM, et al：Mechanotherapy：how physical

therapists' prescription of exercise promotes tissue repair. Br J Sports Med 43：247-252. 2009

17）Blanchard S, et al：A theoretical model for exercise progressions as part of a complex rehabilitation programme design. Br J Sports Med 53：139-140, 2019

18）Taberner M, et al：Progressing rehabilitation after injury：consider the 'control-chaos continuum. Br J Sports Med Epub ahead of print 53：1132-1136, 2019

19）Eliakim E, et al：Pre-season Fitness Level and Injury Rate in Professional Soccer-A Prospective Study. Sports Med Int Open 2：E84-E90, 2018

20）Ardern CL, et al：2016 Consensus statement on return to sport from the First World Congress in Sports Physical Therapy, Bern. Br J Sports Med 50：853-864, 2016

21）Podlog L, et al：Psychosocial factors in sports injury rehabilitation and return to play. Phys Med Rehabil Clin N Am 25：915-930, 2014

22）Pathria MN, et al：Acute and Stress-related Injuries of Bone and Cartilage：Pertinent Anatomy, Basic Biomechanics, and Imaging Perspective. Radiology 280：21-38, 2016

23）Bramhill J, et al：Bioactive Nanocomposites for Tissue Repair and Regeneration：A Review. Int J Environ Res Public Health 11；14（1）. pii：E66. 2017

24）Järvinen TA, et al：Muscle injuries：biology and treatment. Am J Sports Med 33：745-764, 2005

25）Mueller-Wohlfahrt HW, et al：Terminology and classification of muscle injuries in sport：the Munich consensus statement. Br J Sports Med 47：342-350, 2013

26）Schwellnus MP：Cause of exercise associated muscle cramps（EAMC）--altered neuromuscular control, dehydration or electrolyte depletion? Br J Sports Med 43：401-408, 2009

27）Braulick KW, et al：Significant and serious dehydration does not affect skeletal muscle cramp threshold frequency. Br J Sports Med 47：710-714, 2013

28）Hotfiel T, et al：Advances in Delayed-Onset Muscle Soreness（DOMS）：Part Ⅰ：Pathogenesis and Diagnostics. Sportverletz Sportschaden 32：243-250, 2018

29）Crisco JJ, et al：A muscle contusion injury model：biomechanics, physiology, and histology. Am J Sports Med 22：702-710, 1994

30）Beiner JM, et al：Muscle contusion injury and myositis ossificans traumatica. Clin Orthop Relat Res 403（suppl）：S110-S119, 2002

31）Skalsky AJ, et al：Prevention and management of limb contractures in neuromuscular diseases. Phys Med Rehabil Clin N Am 23：675-687, 2012

32）Nourissat G, et al：Tendon injury：from biology to tendon repair. Nat Rev Rheumatol 11：223-233, 2015

33）Scott A, et al：Tendinopathy：Update on Pathophysiology. J Orthop Sports Phys Ther 45：833-841, 2015

34）Ralphs JR, et al：The joint capsule：structure, composition, ageing and disease. J Anat 184：503-509, 1994

35）Fox AJ, et al：The human meniscus：a review of anatomy, function, injury, and advances in treatment. Clin Anat 28：269-287, 2015

36）Frank CB：Ligament structure, physiology and function. J Musculoskelet Neuronal Interact 4：199-201, 2004

37）Hauser RA, et al：Ligament Injury and Healing：A Review of Current Clinical Diagnostics and Therapeutics. The Open Rehabilitation Journal 6, 1-20, 2013

38）Kaminski TW, et al：National Athletic Trainers' Association position statement：conservative management and prevention of ankle sprains in athletes. J Athl Train 48：528-545, 2013

39）Braun C, et al：Conservative management following closed reduction of traumatic anterior dislocation of the shoulder. Cochrane Database Syst Rev 5：Epub ahead of print, 2019

40）Nabian MH, et al. Epidemiology of Joint Dislocations and Ligamentous/Tendinous Injuries among 2,700 Patients：Five-year Trend of a Tertiary Center in Iran. Arch Bone Jt Surg 5：426-434, 2017

41）McCarthy MA, et al：Medial Patella Subluxation：Diagnosis and Treatment. Iowa Orthop J 35：26-33, 2015

42）Elfar J, et al：Fracture-dislocations of the proximal interphalangeal joint. J Am Acad Orthop Surg 21：88-98, 2013

43）McAdams TR, et al：Articular Cartilage Injury in Athletes. Cartilage 1：165-179, 2010

44）Vina ER, et al：Epidemiology of osteoarthritis：literature update. Curr Opin Rheumatol 30：160-167, 2018

45）Connell D, et al：Adhesive capsulitis：role of MR imaging in differential diagnosis. Eur Radiol 12：2100-2106, 2002

46）Khodaee M：Common Superficial Bursitis. Am Fam Physician 95：224-231, 2017

47) Draghi F, et al：Prevalence of subacromial-subdeltoid bursitis in shoulder pain：an ultrasonographic study. J Ultrasound 18：151-158, 2015

48) Frost HM：Wolff's Law and bone's structural adaptations to mechanical usage：an overview for clinicians. Angle Orthod 64：175-188, 1994

49) Kemp AM, et al：Patterns of skeletal fractures in child abuse：systematic review. BMJ 337：a1518, 2008

50) McInnis KC, et al：High-Risk Stress Fractures：Diagnosis and Management. PM R 8 (suppl 3)：S113-S124, 2016

51) Wright AA, et al：Risk factors associated with lower extremity stress fractures in runners：a systematic review with meta-analysis. Br J Sports Med 49：1517-1523, 2015

52) Flores AJ, et al：Anatomy and physiology of peripheral nerve injury and repair. Am J Orthop (Belle Mead NJ) 29：167-173, 2000

53) Olivo R, et al：Peripheral Nerve Injuries in Sport. Neurol Clin 35：559-572, 2017

54) Kirshblum SC, et al：International standards for neurological classification of spinal cord injury (revised 2011). J Spinal Cord Med 34：535-546, 2011

55) New PW, et al：International Spinal Cord Injury Data Sets for non-traumatic spinal cord injury. Spinal Cord 52：123-132, 2014

56) Hildebrand K, et al：The Basics of Soft Tissue Healing and General Factors that Influence Such Healing. Sports Med Arthroscopy Review 13：136-144, 2005

57) Guo S, et al：Factors affecting wound healing. J Dent Res 89：219-229, 2010

58) Li J, et al：Pathophysiology of acute wound healing. Clin Dermatol 25：9-18, 2007

59) Krafts KP, et al：Tissue repair：The hidden drama. Organogenesis 6：225-233, 2010

60) Battery L, et al：Inflammation in overuse tendon injuries. Sports Med Arthrosc Rev 19：213-217, 2011

61) Marsell R, et al：The biology of fracture healing. Injury 42：551-555, 2011

62) DeLeo JA：Basic science of pain. J Bone Joint Surg Am 88 (suppl 2)：58-62, 2006

63) Yam MF, et al：General Pathways of Pain Sensation and the Major Neurotransmitters Involved in Pain Regulation. Int J Mol Sci 24；19 (8). pii：E2164, 2018

64) Kirkpatrick DR, et al：Therapeutic Basis of Clinical Pain Modulation. Clin Transl Sci 8：848-856, 2015

65) Thompson WR, et al：Understanding Mechanobiology：physical therapists as a force in Mechanotherapy and musculoskeletal regenerative Rehabilitation. Phys Ther 96：560-569, 2016

66) Petrofsky JS, et al：Heat transfer to deep tissue：the effect of body fat and heating modality. J Med Eng Technol 33：337-348, 2009

67) Logan CA, et al：The Role of Therapeutic Modalities in Surgical and Nonsurgical Management of Orthopaedic Injuries. J Am Acad Orthop Surg 25：556-568, 2017

68) Nadler SF, et al：The physiologic basis and clinical applications of cryotherapy and thermotherapy for the pain practitioner. Pain Physician 7：395-399, 2004

69) Robertson VJ, et al：The effect of heat on tissue extensibility：a comparison of deep and superficial heating. Arch Phys Med Rehabil 86：819-825 2005

70) Draper DO：Ten mistakes commonly made with ultrasound use：Current research sheds light on myths. Athletic Training：Sports Health Care Perspectives 2：95-107, 1996

71) Funk D, et al：Efficacy of moist heat pack application over static stretching on hamstring flexibility. J Strength Cond Res 15：123-126, 2001

72) Batavia M：Contraindications for superficial heat and therapeutic ultrasound：do sources agree? Arch Phys Med Rehabil 85：1006-1012, 2004

73) Bleakley C, et al：The use of ice in the treatment of acute soft-tissue injury：a systematic review of randomized controlled trials. Am J Sports Med 32：251-261, 2004

74) Ho SS, et al：The effects of ice on blood flow and bone metabolism in knees. Am J Sports Med 22：537-540, 1994

75) Wilkerson GB：Inflammation in connective tissue：Etiology and management. J Athl Train 20：298-301, 1985

76) Menth-Chiari WA, et al：Microcirculation of striated muscle in closed soft tissue injury：effect on tissue perfusion, inflammatory cellular response and mechanisms of cryotherapy. A study in rat by means of laser Doppler flow-measurements and intravital microscopy. Unfallchirurg 102：691-699, 1999

77) Algafly AA, et al：The effect of cryotherapy on nerve conduction velocity, pain threshold and pain tolerance. Br J Sports Med 41：365-369, 2007

78) Ernst E, et al：Ice freezes pain? A review of the clinical effectiveness of analgesic cold therapy. J

Pain Symptom Manage 9：56-59, 1994

79）Reid G, et al：Physiology. Cold current in thermo-receptive neurons. Nature 413：480, 2001

80）Merrick MA, et al：Progression of secondary injury after musculoskeletal trauma-a window of opportunity? J Sport Rehabil 19：380-388, 2010

81）van den Bekerom MP, et al. What is the evidence for rest, ice, compression, and elevation therapy in the treatment of ankle sprains in adults? J Athl Train 47：435-443, 2012

82）HAYDEN CA：CRYOKINETICS IN AN EARLY TREATMENT PROGRAM. Phys Ther 44：990-993, 1964

83）烏野 大ほか：高電圧パルス電流療法. 理学療法の歩み 15：27-40, 2004

84）Schmitz RJ, et al：Effect of interferential current on perceived pain and serum cortisol associated with delayed onset muscle soreness. J Sport Rehab 6：30-37, 1997

85）Delitto A, et al：Two theories of muscle strength augmentation using percutaneous electrical stimulation. Phys Ther 70：158-164, 1990

86）Reed B：The Physiology of Neuromuscular Electrical Stimulation. Pediatr Phys Ther 9：96-10, 1997

87）Hayes BT, et al：Three-MHz Ultrasound Heats Deeper Into the Tissues Than Originally Theorized. J Athl Train 39：230-234, 2004

88）Draper DO, et al. Rate of temperature increase in human muscle during 1 MHz and 3 MHz continuous ultrasound. J Orthop Sports Phys Ther 22：142-150, 1995

89）Demmink JH, et al. The variation of heating depth with therapeutic ultrasound frequency in physiotherapy. Ultrasound Med Biol 29：113-118, 2003

90）VanBavel E：Effects of shear stress on endothelial cells：Possible relevance for ultrasound applications. Prog Biophys Mol Biol 93：374-383, 2007

91）Draper DO, et al：Examination of the law of grotthus-draper：does ultrasound penetrate subcutaneous fat in humans? J Athl Train 28：246-250, 1993

92）Baker KG, et al：A review of therapeutic ultrasound：biophysical effects. Phys Ther 81：1351-1358, 2001

93）Saber AA, et al：Therapeutic Ultrasound：Physiological Role, Clinical Applications and Precautions. J Surg 5：61-69, 2017

94）Garrett CL, et al：Heat distribution in the lower leg from pulsed short-wave diathermy and ultrasound treatments. J Athl Train 35：50-55, 2000

95）Klucinec B, et al：The transducer pressure variable：Its influence on acoustic energy transmission. J Sport Rehabil 6：47, 1997

96）Rutten S, et al：Enhancement of Bone-Healing by Low-Intensity Pulsed Ultrasound：A Systematic Review. JBJS Rev 29：4, 2016

97）Ferrara KW：Driving delivery vehicles with ultrasound. Adv Drug Deliv Rev 60：1097-1102, 2008

98）Wang JL, et al：Short waves-induced enhancement of proliferation of human chondrocytes：involvement of extracellular signal-regulated map-kinase(erk). Clin Exp Pharmacol Physiol 34：581-585, 2007

99）Benedicenti S, et al：Intracellular ATP level increases in lymphocytes irradiated with infrared laser light of wavelength 904 nm. Photomed Laser Surg 26：451-453, 2008

100）Clijsen R, et al：Effects of low-level laser therapy on pain in patients with musculoskeletal disorders：a systematic review and meta-analysis. Eur J Phys Rehabil Med 53：603-610, 2017

101）Santana-Blank L：Contraindications in noninvasive laser therapy：truth and fiction. Photomed Laser Surg 22：442, 2004

102）Korakakis V, et al：The effectiveness of extra-corporeal shockwave therapy in common lower limb conditions：a systematic review including quantification of patient-rated pain reduction. Br J Sports Med 52：387-407, 2018

103）Goats GC：Massage--the scientific basis of an ancient art：Part 2. Physiological and therapeutic effects. Br J Sports Med 28：153-156, 1994.

104）Cheatham SW, et al：The efficacy of instrument assisted soft tissue mobilization：a systematic review. J Can Chiropr Assoc 60：200-211, 2016

105）竹井 仁：骨関節疾患に対する関節モビライゼーション. 理学療法科学 20：219-225, 2005

106）Saunders DG, et al：Joint mobilization. Vet Clin North Am Small Anim Pract 35：1287-1316, 2005

107）Heiser R, et al：The use of joint mobilization to improve clinical outcomes in hand therapy：a systematic review of the literature. J Hand Ther 26：297-311, 2013

108）Lowe DT：Cupping therapy：An analysis of the effects of suction on skin and the possible influence on human health. Complement Ther Clin Pract 29：162-168, 2017

109）Zhou K, et al：Dry needling versus acupuncture：the ongoing debate. Acupunct Med 33：485-490, 2015

110) Cagnie B, et al : Physiologic effects of dry needling. Curr Pain Headache Rep 17 : 348, 2013

111) Perreault T, et al : The local twitch response during trigger point dry needling : Is it necessary for successful outcomes? J Bodyw Mov Ther 21 : 940-947, 2017

112) Hughes L, et al : Blood flow restriction training in clinical musculoskeletal rehabilitation : a systematic review and meta-analysis. Br J Sports Med 51 : 1003-1011, 2017

113) Whiteley R, et al : Clinical implications from daily physiotherapy examination of 131 acute hamstring injuries and their association with running speed and rehabilitation progression. Br J Sports Med 52 : 303-310, 2018

114) Lowe WR, et al : Functional Bracing After Anterior Cruciate Ligament Reconstruction : A Systematic Review. J Am Acad Orthop Surg 25 : 239-249, 2017

115) Kilmartin TE, et al : The scientific basis for the use of biomechanical foot orthoses in the treatment of lower limb sports injuries--a review of the literature. Br J Sports Med 28 : 180-184, 1994

116) Hume P, et al : Effectiveness of foot orthoses for treatment and prevention of lower limb injuries : a review. Sports Med 38 : 759-779, 2008

117) Walker N, et al : Psychological responses to injury in competitive sport : a critical review. J R Soc Promot Health 127 : 174-180, 2007

118) Clement D, et al : Psychosocial responses during different phases of sport-injury rehabilitation : a qualitative study. J Athl Train 50 : 95-104, 2015

（飯田　聡）

7　競技復帰過程における心理的サポート　**199**

第 9 章

足部の外傷・障害

1 機能解剖

1 骨

足部は種子骨を含む 28 の骨から成り，一対の足は 56 個の骨で構成されている．全身に存在する骨が 200 余りであることから考えると，実に 1/4 以上もの骨が足部に集中していることとなる．足部はリスフラン関節とショパール関節を境に，主に前足部，中足部，後足部に分けられる（図 9-1）．以下にそれぞれの区画に属する骨を紹介する．

(1) 前足部を構成する骨

①趾骨

片足で 14 個，両足で 28 個の骨が趾骨を構成しており，第 2～4 趾は末節骨，中節骨，基節骨の 3 つの骨から，母趾は末節骨と基節骨の 2 つの骨から成る．趾骨は足趾を曲げ伸ばしする筋の遠位付着部として機能する．

②種子骨

母趾種子骨は，短母趾屈筋腱内の内側と外側にある 2 つの小さな骨である．上面には第 1 中足骨頭に相対する関節面がある．母趾種子骨は，つま先立ちをする際に母指球にかかる力を吸収するとともに，母趾に付着する筋の機能を向上させる役割がある．

③中足骨

第 1～5 趾に連なる中足骨を，それぞれ第 1～5 中足骨とよぶ．それぞれ遠位から順に頭部，体部，底部で構成される．第 5 中足骨底部には短腓骨筋の遠位付着部となる茎状突起がある．遠位ではそれぞれの基節骨に，近位では第 1～3 中足骨が内側・中・外側楔状骨に，第 4，5 中足骨は立方骨に連なっている．第 1 中足骨頭の底面には，短母趾屈筋腱に組み込まれた 2 つの種子骨に相対する関節面がある．

(2) 中足部を構成する骨

①楔状骨

楔状骨は，足部の中央に位置する 3 つのくさび型の骨である．内側・中・外側楔状骨は，それぞれ近位で舟状骨に，遠位で第 1～3 中足骨に連なり，横アーチの形成に寄与する．

②舟状骨

舟状骨は，球状の距骨頭を受け入れる"くぼみ"によって舟の形に見える骨である．舟状骨の内側には後脛骨筋の主な遠位付着部である舟状骨粗面があり，内果の先端から約 2.5cm 前下方で触れることができる．

③立方骨

立方骨は，中足部外側部に位置する六面体の骨である．遠位で第 4，5 中足骨に，内側で外側楔状骨と舟状骨に，後側面で踵骨に連なっている．底面には長腓骨筋腱が走行する大きな溝がある．

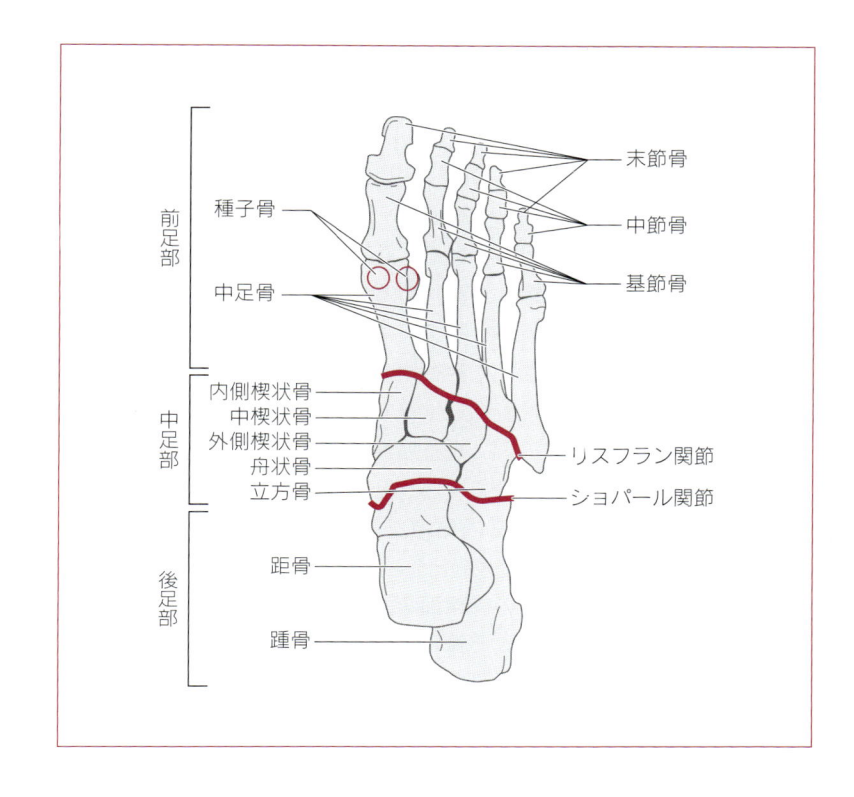

図 9-1 足部の骨

末節骨
中節骨
基節骨
種子骨
中足骨
内側楔状骨
中楔状骨
外側楔状骨
舟状骨
立方骨
リスフラン関節
ショパール関節
距骨
踵骨
前足部
中足部
後足部

(3) 後足部を構成する骨

①距骨

　距骨は身体で唯一，筋が付着していない骨である．距骨頭，頸，体に分かれ，上部で脛骨，腓骨に連なり距腿関節を形成し，下部では踵骨に連なり距骨下関節を形成する．距骨頭は前内側で舟状骨に連なり，距舟関節を形成する．距骨の後内側面にある外側結節と内側結節の間の溝は，長母趾屈筋腱の滑車として機能する．

②踵骨

　踵骨は最も大きな足根骨で，地面からの衝撃を直接受ける骨である．踵骨上部は距骨に連なり距骨下関節を形成し，前外側面は立方骨に連なり踵立方関節を形成する．踵骨後側面には，アキレス腱の付着部である踵骨骨粗面があり，底面には，多くの内在筋と足底腱膜の付着部である内側突起と外側突起がある．踵骨の内側上

部には，距骨頭を下から支えるために，内側方向に水平に突き出した棚状の載距突起がある．

2 軟部組織

(1) 筋

　足には，長母指屈筋や長趾伸筋などの下腿に近位付着部を有する外在筋と，母趾内転筋や小趾外転筋など足部に近位付着部を有する内在筋がある．足部痛の原因が外在筋の腱や，その遠位付着部であることも多いため，これらの外在筋腱の走行経路と付着部の知識は必須である．なかでも後脛骨筋は，足底面を内側から支える重要な外在筋である．

　足部の内在筋の多くは足底に位置しており，足背にある内在筋は**短趾伸筋**のみである．対して引張力がかかる足底面には，4層にわたる内

在筋があり，これらは全て足趾と足底の安定に寄与している（図9-2）．以下に足部底面における内在筋を紹介する．

①第1層の筋

足部の第1層に位置する内在筋は，**短趾屈筋**，**母趾外転筋**，**小趾外転筋**である．これらの筋は，全て踵骨隆起の内側と外側にある突起と周囲の結合組織を近位付着部としている．短趾屈筋は，遠位で第2〜5足趾の中節骨底面の内外側に付着し，腱の遠位付着部近位は長趾屈筋腱を通すために分岐している．短趾屈筋の機能は，長趾屈筋を補助し，足趾を屈曲させることである．母趾外転筋は，足部内側縁を構成し，足底に進入する神経を覆う通り道となっている．母趾外転筋は，母趾基節骨の内側面を遠位付着部とし，短母趾屈筋の内側頭と遠位付着部を共有している．小趾外転筋は，足部の外側底面縁の一部を構成し，第5趾の末節骨基底部の外側に付着する．

②第2層の筋

第2層に位置する内在筋は，**足底方形筋**と**虫様筋**であり，ともに長趾屈筋腱に付着する．足底方形筋は，2つの頭部を介して踵骨足底面に付着しており，両頭部とも長趾屈筋腱の分岐よりも近位を遠位付着部としている．足底方形筋は長趾屈筋腱を安定させ，腱の内側方向への偏位を防ぐ．虫様筋は4つの筋から成り，それぞれ近位で長趾屈筋腱に付着し，第2〜5足趾内側の趾背腱膜を遠位付着部とする．虫様筋は中足趾節関節を屈曲させ，趾節間関節を伸展させる．

③第3層の筋

第3層に位置する内在筋は，**母趾内転筋**，**短母趾屈筋**，**小趾屈筋**である．母趾内転筋は，横頭と斜頭の2つの頭部から成り，両頭部は遠位で母趾基節骨の外側と隣接する外側種子骨に付着している．短母趾屈筋も同じく2つの頭部を

有し，遠位で母趾基節骨基底部の内側と外側に付着する．小趾屈筋は，遠位で小趾外転筋腱とともに第5趾末節骨外側に付着している．

④第4層の筋

第4層に位置する内在筋は，3つの**底側骨間筋**と4つの**背側骨間筋**である．底側骨間筋は1頭で第3〜5中足骨の内側を近位付着部とし，遠位で第3〜5趾の基節骨底内側に付着して第3〜5趾の内転を行う．対して背側骨間筋は，近位で全ての中足骨の対側面に2頭で付着し，遠位で第2〜4趾の基節骨底部に付着する．これらの背側骨間筋は，第2〜4趾のMTP関節の底屈，PIP，DIP関節の背屈，第2，4趾の外転を行う．

（2）靱帯・その他

足部の背面はアーチ構造の背面に当たるため，圧縮応力がかかることから足背面に存在する靱帯は薄く，その数も少ない．一方，荷重によって引張力がかかる足底には，厚みを帯びた数多くの靱帯がある．足部には28個の骨があるため，靱帯の数も他部位に比べて非常に多い．これらの中で，特に長足底靱帯，短足底靱帯，跳躍靱帯の3つの靱帯と足底腱膜が，内在筋や腱とともに足底を支える重要な靱帯として知られている[1]．長足底靱帯と短足底靱帯は主に外側アーチを，跳躍靱帯は内側アーチを支えている．以下にこれらの靱帯と腱膜について記述する．

①長足底靱帯

長足底靱帯は，踵骨突起の前方の踵骨底面から，第3〜5中足骨の基底部底面に付着する足部で最も長い靱帯である．外側アーチを支える靱帯の中で最も底面（表層）位置している．

②短足底靱帯

短足底靱帯は，正式には，底側踵立靱帯とよばれる靱帯で，長足底靱帯の前方，深部の踵骨底面から立方骨底面に付着し，踵立方関節を下

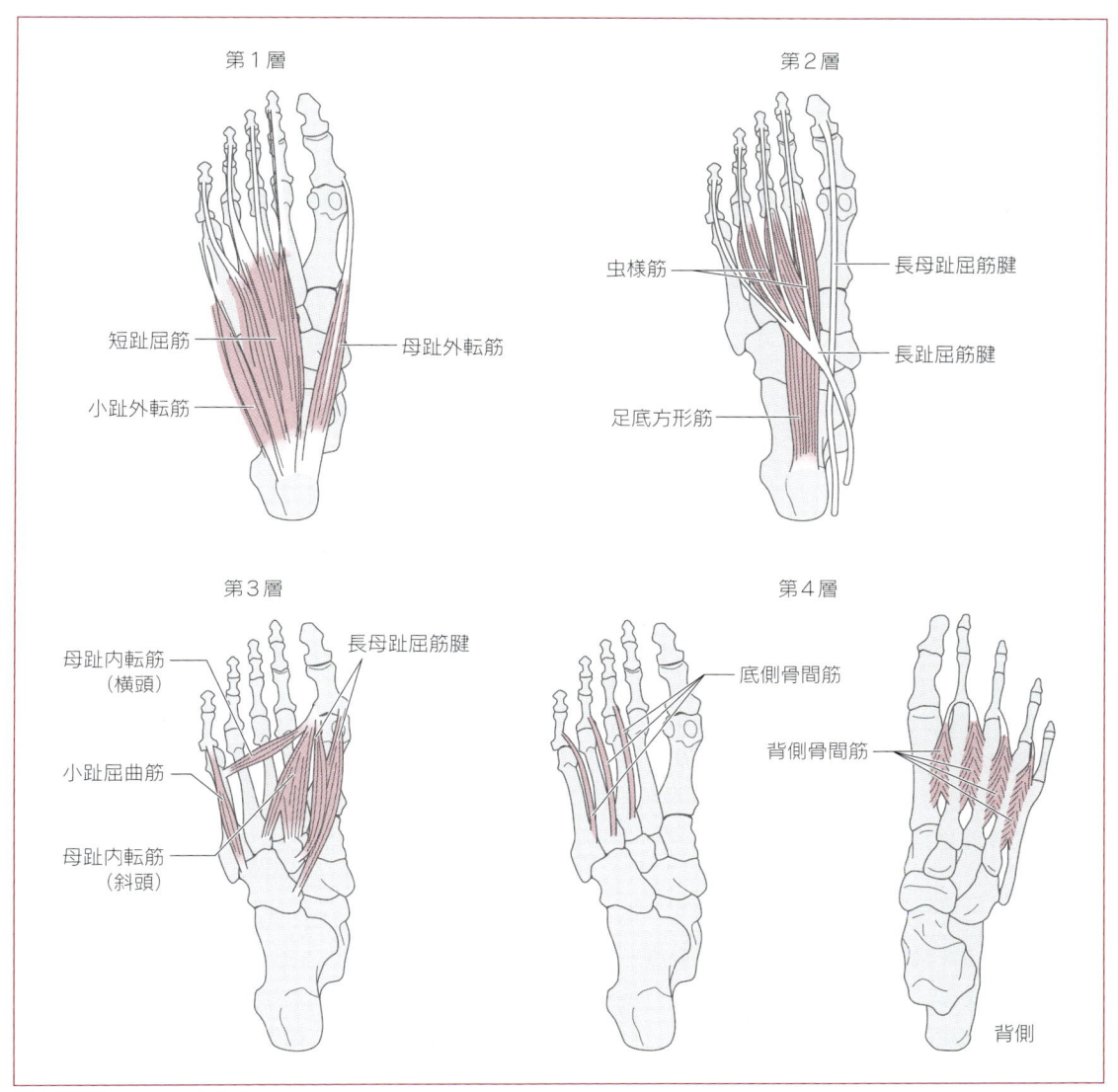

第1層

短趾屈筋
小趾外転筋
母趾外転筋

第2層

虫様筋
長母趾屈筋腱
長趾屈筋腱
足底方形筋

第3層

母趾内転筋
（横頭）
長母趾屈筋腱
小趾屈曲筋
母趾内転筋
（斜頭）

第4層

底側骨間筋
背側骨間筋
背側

図 9-2 足底面の内在筋

から支えている．長足底靱帯とともに外側アーチを支える靱帯である．

③跳躍靱帯

跳躍靱帯にはスプリング靱帯，底側踵舟靱帯，バネ靱帯とさまざまな呼称がある．これらの名称から弾力性に富んだ組織と思われがちである

が，実際は，全く収縮性のない広い帯状の繊維軟骨である．踵骨の載距突起と舟状骨の内側底面をつなぎ，距骨頭を下から支えることで内側縦アーチ保持という重要な役割を担っている．

④足底腱膜

靱帯と同様に，アーチを支える重要な組織と

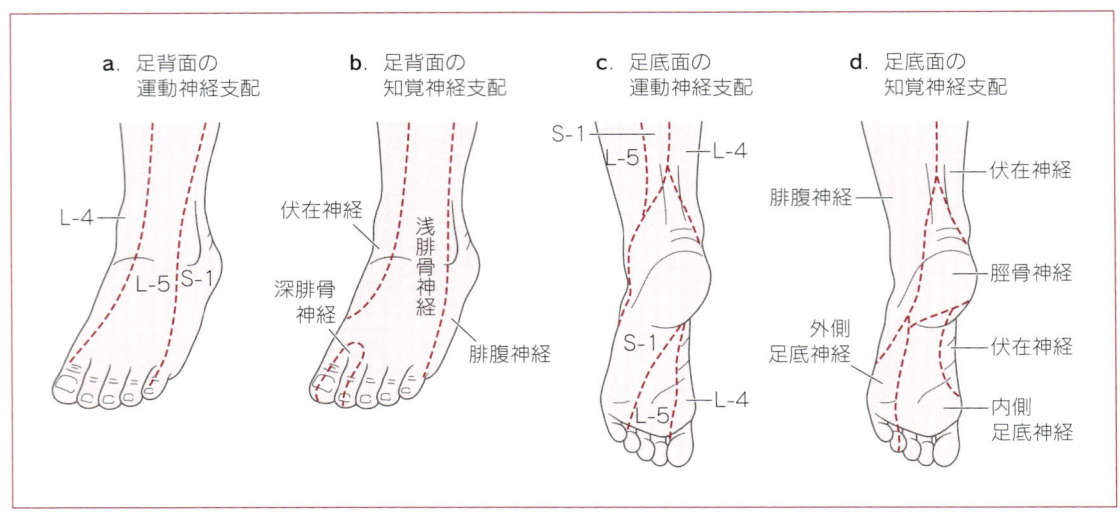

図中：
a. 足背面の運動神経支配
L-4
L-5　S-1

b. 足背面の知覚神経支配
伏在神経
浅腓骨神経
深腓骨神経
腓腹神経

c. 足底面の運動神経支配
S-1
L-5　L-4
S-1
L-5　L-4

d. 足底面の知覚神経支配
腓腹神経
伏在神経
脛骨神経
伏在神経
外側足底神経
内側足底神経

図 9-3 足部における神経支配

して足底腱膜がある．足底腱膜は，踵骨隆起から MTP 関節を超えてそれぞれの足趾の基節骨に付着し，後述のトラス構造の一部を担っている．足部の最も底面（表層）に近く，足裏全体に広がる繊維性の組織で，内側縦アーチの保持において非常に重要な役割を担っている．

(3) 血管

足背の血流を供給する動脈は，**足背動脈と後脛骨動脈**である．足背動脈は主に足背に，後脛骨動脈は主に足底に血液を供給している．それぞれ足背，足底の中足骨レベルで動脈弓を形成し，これらの分枝が足趾に血流を供給する．

(4) 神経

足部の運動および知覚は，おもに坐骨神経から分岐した脛骨神経と総腓骨神経によって支配されている．脛骨神経は**内側・外側足底神経**に分枝し，腓骨神経は，**浅腓骨神経と深腓骨神経**に分枝する．それぞれの主な神経支配域についての事前知識があることで，神経が圧迫されて

症状が出現する絞扼神経障害の評価に役立つ（図9-3）．

3 足部の関節 （図9-4）

(1) 基節骨間関節

足趾には，末節骨と中節骨間に形成される遠位基節骨間関節（DIP 関節）と，中節骨と基節骨の間に形成される近位基節骨間関節（PIP 関節）がある．母趾は末節骨と基節骨しかないため基節骨間関節（IP 関節）のみがある．

(2) 中足趾節関節

基節骨と中足骨頭をつなぐ中足趾節関節（MTP 関節）は，足部で最も可動域の大きい関節であり，主に屈曲（底屈）と伸展（背屈）を行う．

(3) リスフラン関節

第1〜5中足骨の遠位関節面と楔状骨・立方骨の間で形成される関節をリスフラン関節とよぶ．リスフラン関節は，レンガ状に入り組んだ

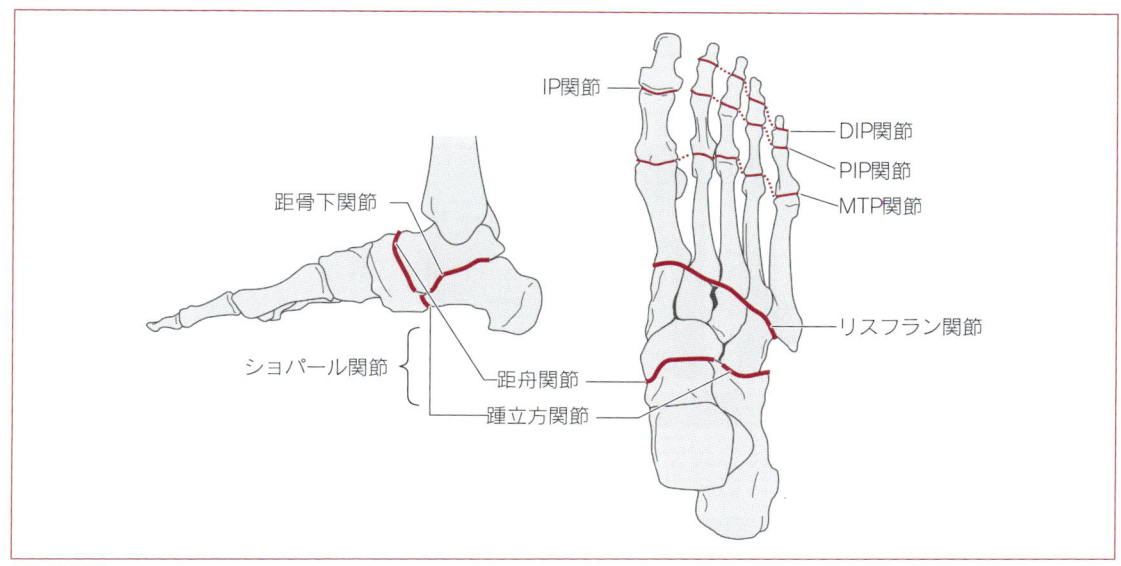

図 9-4 足部の関節

図中のラベル：IP関節／DIP関節／PIP関節／MTP関節／距骨下関節／リスフラン関節／ショパール関節／距舟関節／踵立方関節

構造に加え，強固な靱帯によって連結されているため比較的動きが少ない関節である．

(4) ショパール関節

ショパール関節は，距骨と舟状骨から成る距舟関節と，踵骨と立方骨から成る踵立方関節の2つの関節を合わせた関節である．そのため，ショパール関節には2つの関節軸が存在し，縦軸（長軸）では内返しと外返し運動を，斜軸では背屈・外転と底屈・内転の2平面運動を行うことが知られている[2]．

(5) 距骨下関節

距骨下関節は，足部の重要機能を担う関節である．脛骨から距骨にかかる荷重を3つの関節面を介して踵骨に伝え，全ての荷重をその関節面で引き受ける．距骨下関節は，矢状面，水平面，前額面の3平面上全ての面に動きがあり，その動きは前額面上で最も大きく，続いて水平面，そして矢状面と続き，足関節とともに回内，

回外運動を行う[2~4]．回内運動を行うと足部は内側に倒れこむことから，衝撃を吸収しやすくなり，反対に回外すると，足の剛性が高まり，前方への力強い蹴り出しの効率を高める．

(6) 足部の運動を表現する用語（図 9-5）

足部の運動は，他部位と同様，矢状面，水平面，前額面の3つの身体平面の動きを用いて表現される．矢状面上の動きは底屈と背屈（屈曲と伸展），水平面上は内転と外転（内旋と外旋），前額面上は内がえしと外がえしの動きがある．矢状面と水平面には2種類の用語があるが，底屈・背屈と内旋・外旋は主に後足部の運動に，屈曲・伸展と内転・外転は主に前足部の運動表現に用いられる[5]．

しかしながら，これらの身体面上のみで，全ての足部運動が起こるわけではない．その代表例として回内，回外運動がある．これらは3つの全ての身体面上に動きが生じる運動で，回内運動は，背屈・外転・外がえしの複合運動，回

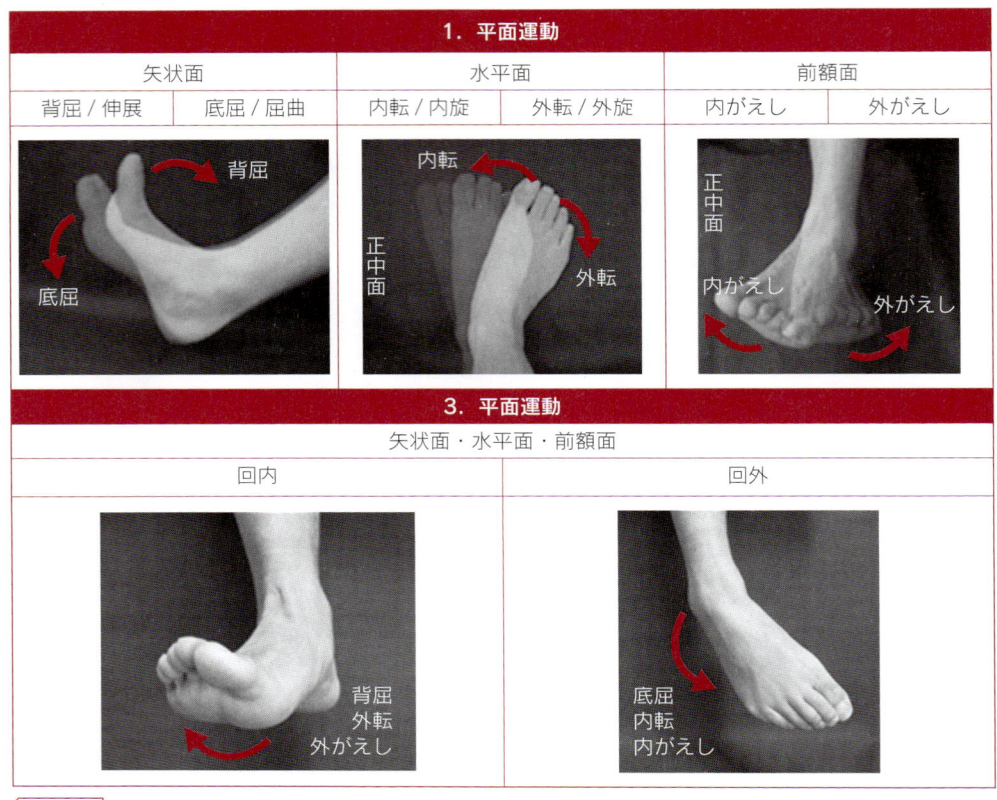

1. 平面運動					
矢状面		水平面		前額面	
背屈 / 伸展	底屈 / 屈曲	内転 / 内旋	外転 / 外旋	内がえし	外がえし

3. 平面運動	
矢状面・水平面・前額面	
回内	回外

図 9-5 足部の運動を表現する用語

サイドノート

　国際バイオメカニクス学会ならびに米国の整形外科学会では，内がえし，外がえしを前額面上の1平面運動[6,7]，回内，回外を3平面運動と定義している[7]．一方，日本では，従来から日本整形外科学会と日本リハビリテーション医学会による回内，回外が前額面上の1平面運動，内がえし，外がえしを3平面運動[8]とする逆の定義を採用してきた．

　近年，海外書籍の邦訳が増加するとともに，これらの違いが混乱を招き，次第に用語統一の必要性が唱えられるようになってきた[9]．そこで，足の外科学会は，足関節・足部・趾の運動に関する用語を提案し[4]，結果，現在では足関連学会を中心に，国際的な定義に沿った定義（回内，回外は3平面，内がえし，外がえしは1平面運動）で統一されつつある．そのため，近年発行の運動学の邦訳書はもとより[2]，日本語で書かれた理学療法の書籍[3]においても，国際定義に即した表現が採用されるようになってきた．しかしながら，現在でも新旧さまざまな書籍が流通しているため，足部の動きの表現については，注意が必要である．

外運動は，底屈・内転・内がえしの複合運動である[2,3,5]．回内，回外運動以外にも複数の身体面上に生じる動きがあるが，回内・回外運動以外は，1平面運動で用いる用語をつないで表現することが一般的である（例：背屈・外転と底屈・内転の2平面運動，背屈・内転・内がえしと底屈・外転・外がえしの3平面運動など）[5]．

4 足部構造

足部には自立に適した，アーチ構造とトラス構造がある．アーチ構造（図 9-6a）は要石と輪石によって構成される構造で，自重による圧縮応力がアーチの背面（凸部）にかかることで，静的自立が可能となる．

足部には，踵骨，距骨，舟状骨，内側・中楔状骨，第1・2中足骨で構成される内側縦アーチ，踵骨，立方骨，第4・5中足骨で構成される外側縦アーチ，そして，第2〜4中足骨の中央〜基底部で構成される横アーチの3つのアーチがあり，それぞれのアーチには，要石として働く骨がある．（図 9-6b, c, d）[10]．アーチ背面には圧縮応力がかかって安定する一方，アーチ底面（凹面）には引張力が働くため，足底面においては，その底面を動的に支える組織が必要となる．

アーチ構造以外に，足部を支える構造としてトラス構造がある．トラス構造は三角形を基本単位とする構造形式で，上からの荷重が梁を開かせる力をかけることに対し，底面に紐や梁を通すことで，安定を得る構造である（図 9-7a）．足部では距舟関節を支点とし，舟状骨-楔状骨-中足骨から成る前方の梁と，踵骨の後方の梁があり，その2つを結ぶ底辺の紐として，足底腱膜が存在する（図 9-7b）[10]．足底腱膜の遠位付着部が基節骨であることから，足趾が MTP 関節で伸展（背屈）すると，足底腱膜は，基節骨によって前方に巻き上げられ，その結果，近位付着部である踵骨が前方に引き出されて，アーチが高くなる（図 9-7c）．その結果，アーチを構成する骨群間に大きな圧縮応力がかかり，足全体の剛性と安定性が高まる．この足底腱膜による効果は，ウィンドラス効果とよばれ，歩行時の足部の安定に大きく寄与している．

5 足部のランドマーク

足部におけるランドマークとしては，**MTP 関節**，**舟状骨骨粗面**，**第5中足骨茎状突起**が挙げられる．MTP 関節は足趾を最大限に屈曲させた状態で，足背面で触れることができるため，それぞれの中足骨の長さの推定に役立つ．舟状骨の骨粗面は内果から約 2.5 cm 斜め前下方で触れることができる突起で，後脛骨筋腱の遠位付着部の一部であり，アーチ高の評価に使われる．第5中足骨茎状突起は，足部外側中央で触れることができる突起で，短腓骨筋の遠位付着部として機能する．これらのランドマークは，それぞれ外傷や障害の好発部位であるため，正確な位置を把握することで足部評価が容易となる．

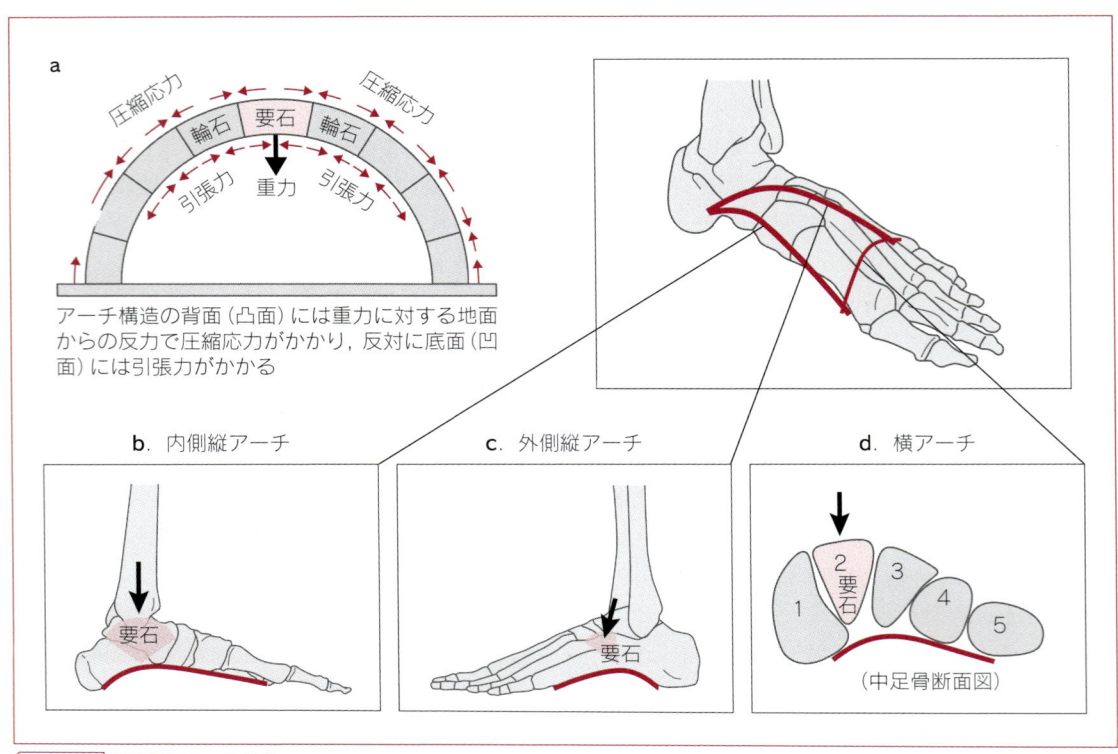

a

アーチ構造の背面（凸面）には重力に対する地面からの反力で圧縮応力がかかり，反対に底面（凹面）には引張力がかかる

b．内側縦アーチ　　　c．外側縦アーチ　　　d．横アーチ

（中足骨断面図）

図 9-6 足部のアーチ構造

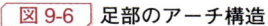

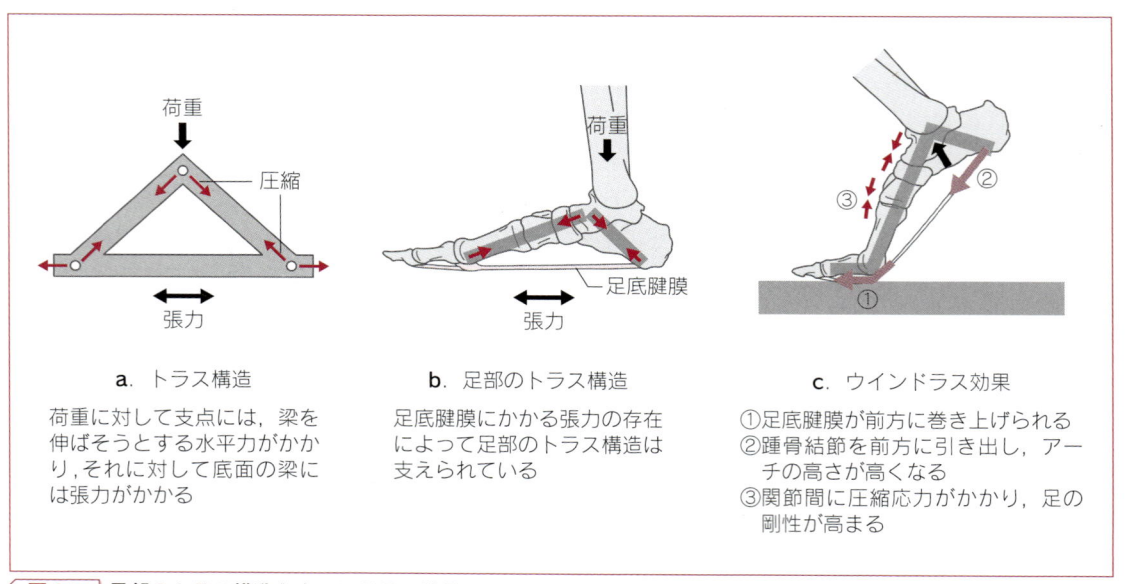

a．トラス構造

荷重に対して支点には，梁を伸ばそうとする水平力がかかり，それに対して底面の梁には張力がかかる

b．足部のトラス構造

足底腱膜にかかる張力の存在によって足部のトラス構造は支えられている

c．ウインドラス効果

①足底腱膜が前方に巻き上げられる
②踵骨結節を前方に引き出し，アーチの高さが高くなる
③関節間に圧縮応力がかかり，足の剛性が高まる

図 9-7 足部のトラス構造とウィンドラス効果

2 評価

次に足部のアセスメントについて，問診，視診，触診，スペシャルテストの順に紹介する．

1 問診

他の部位と同様，受傷時の状況，痛みの部位，レベル，質，そして，その後の経過，受診歴や過去の受傷歴などの基本項目の聴取は足部においても重要である．急性外傷の例では，受傷時の足の姿位，受けた力の強さや方向の丁寧な聴取が，外傷部位の特定に役立つ．

一方，慢性障害では，トレーニングメニューなどの活動履歴が重要となる．また，足特有の聴取項目とてして，靴下・靴などのフットウェアや，活動地面の種類や状況のサーフェイスがある．フットウェアにおいては，その種類，形状，摩耗具合，着用歴が，足への負荷を推測する上で役に立つ．サーフェイスについても，砂利道，砂道，アスファルト，ターフ，傾斜面など，それぞれ異なる負担を足にもたらすため，聴き取り項目として加えるとよい．これらの聴取においては，その種類のみならず，変更履歴も重要である．フットウェアやサーフェイスの変更に伴う負荷変化への意識は低く，フットウェアやサーフェイスを変更しても，今までどおりの運動を行うことも多い．その結果，障害の発症を招く例もあるため，足部においては，これらの種類や変更履歴は，足部におけるトレーニング履歴変更の聴取と同様に捉えるとよい．

2 視診

足部の視診における重要ポイントは，必ず非荷重と荷重状態を比較，観察することである．

足を診るときは，一般的に検査用ベッドの上に投げ出された非荷重状態の足を診ることが多い．しかし，実際の運動時は圧倒的に荷重状態にある時間が長く，ほとんどの外傷や障害が荷重時に発生することを考えると，非荷重位のみの足評価は不十分といえる．また，非荷重状態から荷重したときに生じる足の動きや形状の違いは，歩行や走行中において，足が靴内でどのように動いているかを推測するための手がかりにもなる．

一般的な荷重時の足の形状として，扁平足や凹足（ハイアーチ足）があり，その判断基準としてはフットポスチャーインデックス[11]が有用である．なかでも too many toe サインは，安静立位の状態で足を後方からみたときに，後足部が外返しし，中足部と前足部が外転することで，外側足趾がみえる外反偏平足の代表的な所見である（図 9-8）．一般的に，アーチが低いほど足部の可動性は高く，アーチが高いほど足の可動性が低いこと知られており[12]，それにより発生する障害の種類の傾向も異なることが知られている．

3 触診

足部の解剖に従い，骨，関節，筋，腱の順に触診する．足部は狭い範囲に多くの組織が密集しているため，それらの組織の正確な位置情報の把握が必要である．事前に足部に好発する障害の圧痛点の位置を把握しておくことで，効率的な触診を行うことが可能となる（図 9-9）．疑いがある部位を見つけたら，必ず健側を触診して比較する．

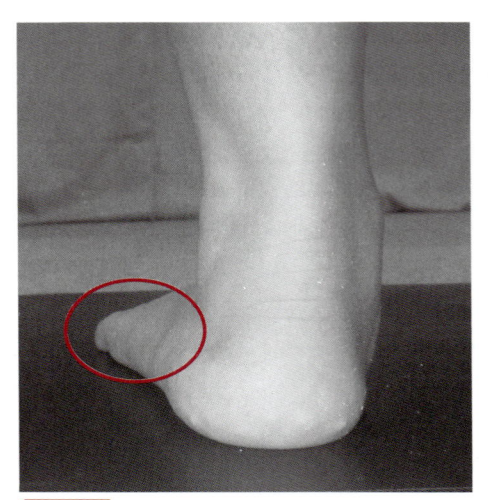

図9-8　too many toe サイン

安静立位の状態で足を後方から見たときに，後足部が外返しし，中足部と前足部が外転することで，外側の足趾が見えることを too many toe サインとよぶ．外反扁平足の代表的所見である

4　可動域テストと徒手筋力検査

　足部における可動域テストで最も重要視される関節は，足関節の背屈である．アキレス腱は踵骨を介して足底腱膜に連なっていることから，足関節に背屈不全があると足部機能に多大な影響を及ぼす．この他，関節可動域が重要となる足部関節には，第1MTP関節と距骨下関節がある（図9-10）．第1MTP関節に背屈可動域制限があると，歩行や走行時にさまざまな代償運動を誘発することが知られている．また距骨下関節に可動域制限があると，衝撃吸収能が低下することも知られている．距骨下関節は3平面運動を行う関節であることから，正確に可動域を計測することは難しい．そのため，臨床的には踵骨の内がえしと外がえしを用いた計測で代替することが一般的である[13, 14]．

　足部の筋や腱への障害が疑われる場合，徒手筋力検査（MMT）を行う．各足部筋肉のMMT

の方法については専門書に譲るとするが，特に正確なMMTが重要とされる筋肉として後脛骨筋が挙げられる．後脛骨筋のMMTは後脛骨筋腱機能不全症の早期発見において非常に重要な意味をもつものの，力を加える方向によっては，容易に前脛骨筋で代償されやすいため注意が必要である．

5　スペシャルテスト

　足部も他の部位と同様に，障害の数に応じた数のスペシャルテストが存在する（図9-11）．また1つの障害に対して複数のテストが存在する例も多い．本章では，主に後に掲載する外傷・障害に関連したスペシャルテストを紹介する．

(1)ウィンドラステスト

　ウィンドラス機能を使って，足底腱膜炎の有無を評価するテストである．

　検査法：非荷重の状態で母趾を伸展（背屈）させ，足底腱膜に引張力を加える．

　陽性所見：踵の内側底面に疼痛が出現したら陽性とし，足底腱膜炎として評価する[15]．

　臨床的意義：足底腱膜は，踵骨からMTP関節を越えて母趾および小趾に付着しているため，MTP関節を背屈させることによって足底腱膜の踵骨付着部に引張力が働く．それにより，足底腱膜炎があると踵骨付着部周辺組織に痛みが生じる．足底腱膜炎であっても，ウィンドラステストで疼痛が出現しない例もあるため，必ず踵底面の内側隆起の圧痛の有無も併せて確認する．

(2)母趾伸展テスト

　母趾伸展テストは，ウィンドラス機能を評価するテストである．ウィンドラステストと同様，母趾を伸展（背屈）させるテストであるが，ウィ

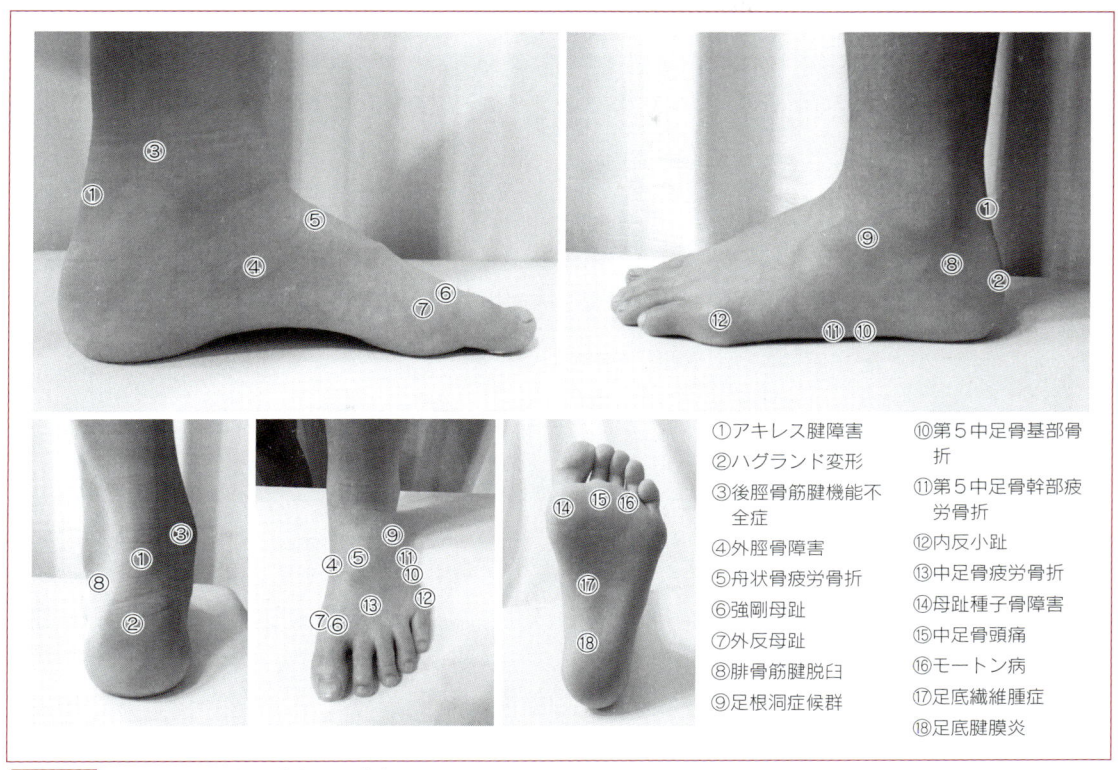

①アキレス腱障害
②ハグランド変形
③後脛骨筋腱機能不全症
④外脛骨障害
⑤舟状骨疲労骨折
⑥強剛母趾
⑦外反母趾
⑧腓骨筋腱脱臼
⑨足根洞症候群
⑩第5中足骨基部骨折
⑪第5中足骨幹部疲労骨折
⑫内反小趾
⑬中足骨疲労骨折
⑭母趾種子骨障害
⑮中足骨頭痛
⑯モートン病
⑰足底繊維腫症
⑱足底腱膜炎

図 9-9 足部の主要外傷・障害の圧痛点

ンドラステストは非荷重で行うことに対し，母趾伸展テストは荷重位で行うテストである．

検査法：足に荷重をかけた状態で母趾を背屈させ，内側縦アーチが挙上するタイミングを観察する．

陽性所見：母趾を背屈させても全くアーチが挙上しない例を absent，多少遅れて挙上した場合を limited として陽性所見とする．母趾 MTP 関節背屈直後に内側縦アーチが挙上する例を正常とし，intact とよぶ．

臨床的意義：同じ評価方法であっても，非荷重位と荷重位で，評価する病態が異なることに留意する．limited や absent の場合はウィンドラス効果が機能しておらず，回内足である可能

性が高いとされる[16]．

(3) 片脚ヒールレイズテスト

後脛骨筋，および後脛骨筋腱の機能を評価するテストである．

検査法：立位の状態で片脚立ちになり，ゆっくりと踵を挙げてつま先立ちをさせる．

陽性所見：踵骨が内がえしすることなく，まっすぐに上昇する例を陽性とする．正常例では，踵の上昇に伴って踵骨に内がえしが生じる．

臨床的意義：後脛骨筋は足関節背屈とともに，足部を内がえしさせる筋肉である．そのため，後脛骨筋が正常に機能している場合では，踵の挙上に伴って，内がえしを認める．重度の

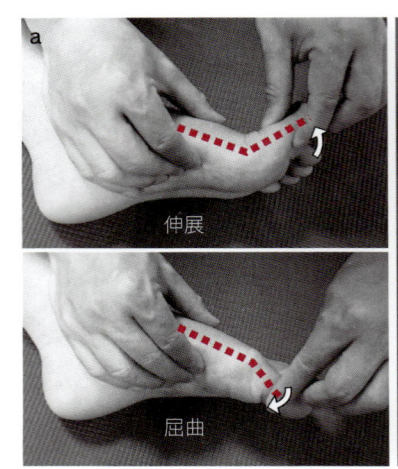
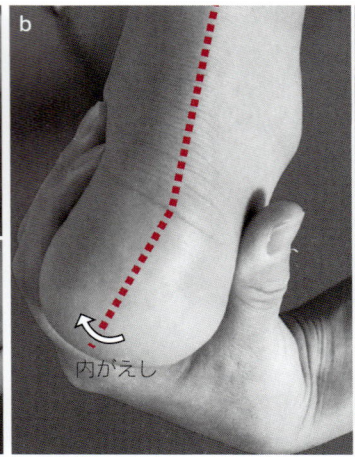
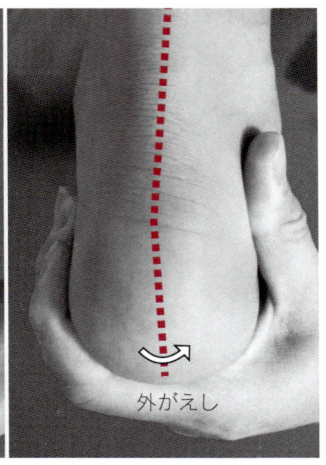

図 9-10 距骨下関節と第 1MTP 関節可動域の測定

a：第 1MTP 関節の可動域測定
第 1 中足骨に対して，母趾基節骨を伸展・屈曲させて角度を計測する．この時，末節骨を持ってしまうと IP 関節の可動域を含んだ角度となってしまうため注意する．正常域は伸展が 60°〜，屈曲が 35°〜である
b：距骨下関節の可動域測定
下腿を固定した状態で，踵骨を内がえし，外がえししたときの下腿中央に対する踵骨の角度を計測する．この時，踵底面にある脂肪体に力を入れて動かせてしまうと，踵骨の角度を正しく捉えることができなくなるため，踵骨をつかむときは，踵骨の中央部分をつかむようにする．一般的には，内がえしが 20°，外がえしが 10° といわれている

後脛骨筋腱機能不全では，踵の挙上すらできないことも多い[16]．

(4) Mulder's クリックテスト

モートン神経腫を評価するテストの 1 つである．
検査法：該当する中足骨間を上下から人差し指と母趾ではさみ，中足骨間を圧迫する．
陽性所見：痛みやしびれなどの症状の再現，クリック感の触知が可能であった例を陽性とする[17]．
臨床的意義：モートン神経腫のスペシャルテストとしては，これ以外にも，中足骨頭部を内外側から検者の手で絞りこんだ状態で足趾への放散痛が誘発されたら陽性とするスクィーズテストや，MTP 関節を背屈させた状態で，該当する中足骨頭間を圧して疼痛が再現されるかをみるテストもある．モートン神経腫の評価する際には，これらのテストの併用が薦められる．

(5) 背屈外がえしテスト

足根管症候群の有無を評価するテストである．
検査法：足関節の最大背屈位の状態で，足部を外がえしさせ，さらに全足趾の MTP 関節を約 10 秒間最大背屈させる．
陽性所見：疼痛が誘発されたら陽性とする[18]．
臨床的意義：足根管症候群の評価として Tinel 兆候も併せて確認するとよい．足根管上にある屈筋支帯を指でタップし，放散痛の有無を確認する．

テスト名	対象疾患	検査方法	陰性	陽性
ウィンドラステスト	足底腱膜炎	非荷重の状態で MTP 関節を伸展させて足底腱膜に引張力を加え，足底腱膜および踵底面の足底腱膜の付着部に疼痛が出現するかをみる．疼痛が出現したら陽性とし，足底腱膜炎として評価する	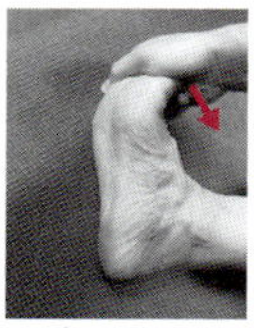 痛みなし	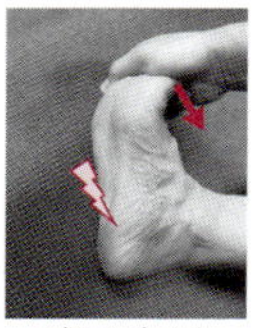 痛みあり
母趾背屈テスト	ウィンドラスの機能不全	荷重位で，母趾 MTP 関節を伸展させ，伸展と同時に内側縦アーチの挙上が認められれば intact，多少遅れて挙上した場合は limited，母趾を背屈させても全くアーチの形状に変化がない場合を absent とし，ウィンドラス効果が機能しているかを評価する	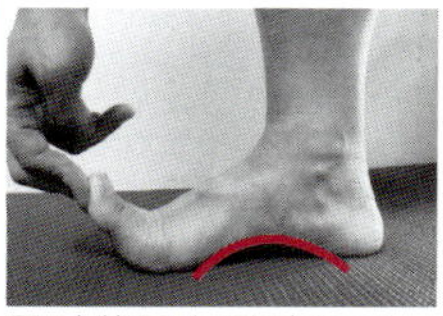 足趾伸展と同時にアーチ挙上＝Intact	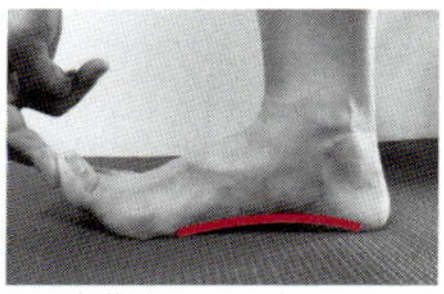 足趾背屈してもほとんどアーチ挙上が認められない＝limited
ヒールレイズテスト	後脛骨筋腱機能不全	患者に片脚ヒールレイズを行わせ，踵の挙上とともに踵骨の内がえしが生じるかをみる．踵が内がえしをせず，まっすぐに踵が挙上する，または外がえし位をとった場合を陽性とし，後脛骨筋腱の機能不全を疑う	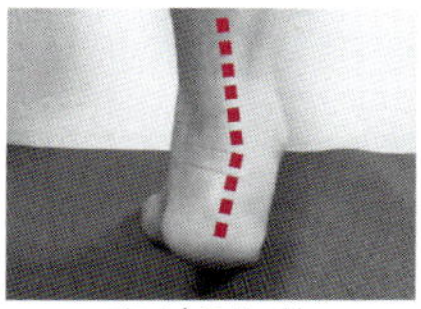 内がえし位	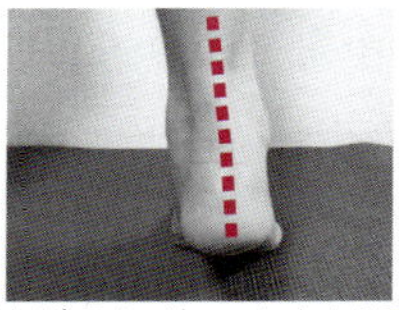 外がえし位，または垂直のまま
Mulder's クリック	モートン病	モートン病が疑われる中足骨間を上下から人差し指と親指ではさみ，反対側の手で中足骨間を圧迫する．放散痛などの痛みの再現や，人差し指と親指に神経腫によるクリック感が認められたら，モートン病である可能性が高い	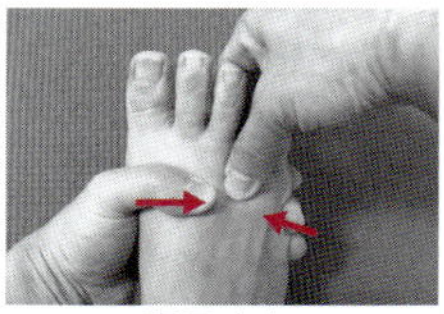 痛みなし	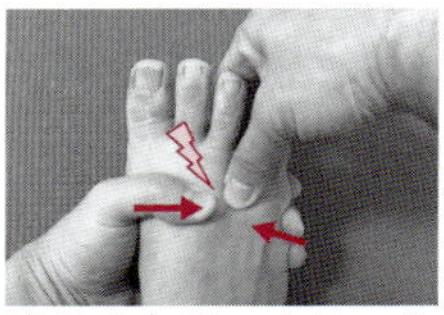 痛みまたは，クリックあり
背屈外がえしテスト	足根管症候群	足関節を最大背屈位にした状態で，足部全体を外がえしさせ，さらに全足趾の MTP 関節を約 10 秒間最大背屈させる．脛骨神経支配域に疼痛，しびれなどが再現されたら陽性とする	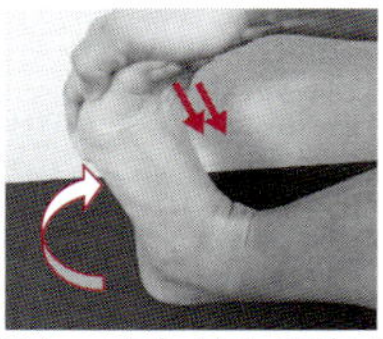 痛み，またはしびれなし	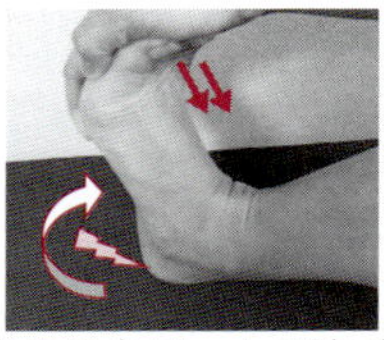 痛みまたは，しびれあり

図 9-11 スペシャルテスト

3 好発する外傷・障害

1 疲労骨折

(1) 病態

　筋や腱が骨にかかる負荷の吸収を和らげる能力を超えて，荷重や床からの反力が繰り返しかかり，結果，骨にひびが入ったり，完全に骨折したりする状態が疲労骨折である．足部に最もよくみられる疲労骨折部位を以下に紹介する（図9-12）．

①中足骨（行軍骨折）

　中足骨の疲労骨折は別名，行軍骨折ともよばれ，長距離の歩行や走行など直線的な力が反復的に中足骨に伝わることで発生する．好発部位は，第2，3中足骨で，最も細い遠位1/3付近で起こることが多く，長距離走，ダンス，バスケットボールなどの競技で発生しやすい[19]．例外的に，バレエダンサーには第2中足骨基部において疲労骨折が生じるとの報告もある．

②第5中足骨近位骨幹端部（Jones骨折）

　第5中足骨幹端部の疲労骨折は，別名Jones骨折として知られており，反復的に行う急な方向転換や，切り替えし動作を繰り返すサッカーやアメリカンフットボールなどの選手に生じることが多い[20]．踵が浮き上がった状態で，足が内がえし位をとることで第5中足骨基部にストレスがかかることが原因といわれている[20〜22]．

③舟状骨の疲労骨折

　舟状骨は前足部から伝えられる床反力に対し，距骨を通じて伝えられる荷重を一手に引き受けることから，反復的な負荷を受けやすく，疲労骨折に至ることがある．特に中央1/3に発生しやすく，陸上競技，なかでもトラック競技の選手において発症率が高いことが報告されている[23]．

　これら以外にも，頻度は少ないながらも，距骨，踵骨，立方骨にも疲労骨折はみられる．

(2) 症状と兆候

　荷重に伴う疲労骨折部位への疼痛がみられるが，安静にすると鎮静する．初期の時点ではすぐに疼痛が収まることから運動を継続しやすく，発見の遅れにつながりやすい．運動を継続すると，次第に疼痛出現までの時間が短くなる．舟状骨の疲労骨折においては，舟状骨の背側中央の前脛骨筋腱と長母趾屈筋の間のスペースにおける圧痛が特徴的で，この圧痛点をNスポットとよぶ[24]．急性骨折とは異なり，発生初期においては発赤や腫脹は認められないことも，診断が遅れる1つの要因である．

(3) 評価

　発症初期の時点では，X線画像上の所見はないため，早期診断にはMRIやエコーが用いられる．初期のX線検査で異常を認めにくいことが発見遅延の原因と思われがちであるが，それ以前に，好発部位の事前知識がなければX線やエコー検査などにつながらない[25]．そのため，好発部位における疼痛例では，疑いをもって評価することが重要となる．発症後2〜3週間たつとX線像上でも骨硬化像がみられるようになる．

(4) 処置

　確定診断が得られたら，運動の休止および，局所の安静と痛みに応じた荷重制限が必要である．中足骨であったとしても，下腿からの筋が前足部に付着しているため下腿からの固定が好ましい．発見が遅れたことにより治癒の遅延が懸念される場合や，保存療法の長期化を懸念す

る場合では，競技復帰の早期化を目指して手術療法が選択されることもある．

2 リスフラン関節脱臼骨折

(1) 病態

中足骨基部や楔状骨間に存在する強固な骨間靱帯，および底側，背側のリスフラン靱帯の損傷に伴い，中足骨や楔状骨に骨折，脱臼が生じた状態をリスフラン関節脱臼関節とよぶ．

(2) 受傷機転

アメリカンフットボールやラグビーなどの競技において，MTP 関節の最大背屈位，および足関節底屈位の状態で，踵に長軸方向の力が加わって生じるメカニズムや，乗馬やウィンドサーフィンなど，足にストラップがかかった状態で中足部を過底屈するメカニズムが知られている[26]．これらの間接的な外力以外では，足部中央を背側から踏みつける直達外力によっても発症する．

(3) 症状・兆候

中足部を中心に，歩行困難になるほどの強度の疼痛と腫脹を認める．

(4) 評価

足部の腫脹，皮下出血，触診にてリスフラン関節に圧痛を認め，X 線，CT，MRI などを用いて確定診断を行う．損傷部位の把握や治療方針を決める上では Myerson らの分類が有効である[27]が，スポーツ領域でみられるわずかな離開の場合は，Nunle と Vertullo の分類も用いられる[28]．軽症例では非荷重の単純 X 線では見逃されることが多いため，麻酔下でのストレス撮影を要する場合もある．

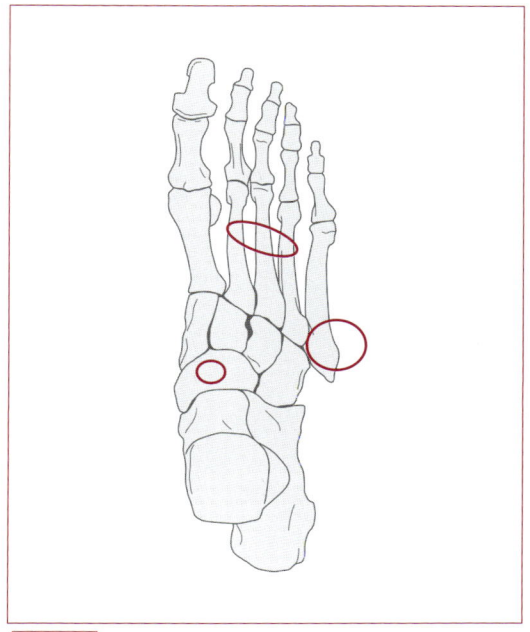

図 9-12　疲労骨折の好発部位

(5) 処置

免荷ギプスで 2 週間ほど固定した後，関節や骨折部の転位，安定性の再評価を行う．関節部の転位や不安定性を認めた場合は，手術療法を考慮する．

3 母趾種子骨障害

(1) 病態

骨折，疲労骨折，壊死，辺縁組織の炎症，第 1 中足骨頭と種子骨間の変形性関節症など，母趾種子骨そのもの，または周辺組織の炎症によって生じる障害の総称である．内側，外側と 2 つある種子骨のうち，内側種子骨の方が荷重による衝撃を受けやすいことから，外側よりも障害の発生頻度が高い．二分種子骨は，1 つの種子骨が 2 つに分かれている状態で，多くの場合，無症状である．他の外傷や障害評価を目的

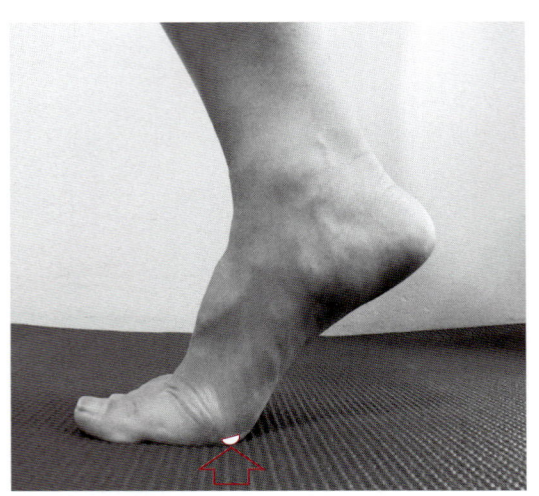

図 9-13 種子骨への直達外力

とした単純X線像で発見されることが多く，必ずしも，種子骨障害の症状の原因であるとは限らない．

(2) 受傷機転

つま先立ちや踵が浮いた状態では，種子骨が前方に移行するとともに，足底の接地面積がせばまり，上からの荷重と下からの床反力が種子骨周囲に集中する（図 9-13）．この状態で急激な力や反復的な力がかかることにより，種子骨に骨折や疲労骨折，炎症が生じる．

(3) 症状・兆候

種子骨に限局性の圧痛を認め，母趾背屈時に疼痛を認める．

(4) 評価

上記の症状以外に，単純X線による骨の評価，およびエコーで周辺組織の炎症を確認する．壊死や陳旧性の骨折などの場合は，CT や MRI などが必要となる場合もある．

(5) 処置

急性骨折の場合では，1 か月程度のギプス固定が必要である．変形性関節症や周囲組織の炎症の場合は，足底板での除圧や局所麻酔などが有効である．抵抗性の場合は外科的摘出なども考慮する．

4 三角骨障害

(1) 病態

三角骨は距骨後方突起に位置する過剰骨で，三角骨の周辺組織に炎症が生じている状態を三角骨障害という．

(2) 受傷機転

サッカーやバレエなど，足関節を過剰に底屈させる競技で，三角骨が脛骨後端と踵骨の間に挟み込まれて疼痛が発症する．そのため足関節後方インピンジメント症候群または三角骨症候群ともよばれている（図 9-14）．繰り返しの過度な底屈により，三角骨およびその周辺組織，特に，そのすぐ内側を走行する長母趾屈筋腱などに炎症が生じる．

(3) 症状・兆候

外果後方，またはアキレス腱前方に自発痛や圧痛を認め，足関節の最大底屈位で疼痛が誘発される．

(4) 評価

足関節最大底屈位における疼痛の再現，または母趾に抵抗を加えた状態での足関節底屈において疼痛が再現されれば三角骨の病変を疑う．単純X線や CT などで三角骨を確認し，エコーで炎症反応を評価する．

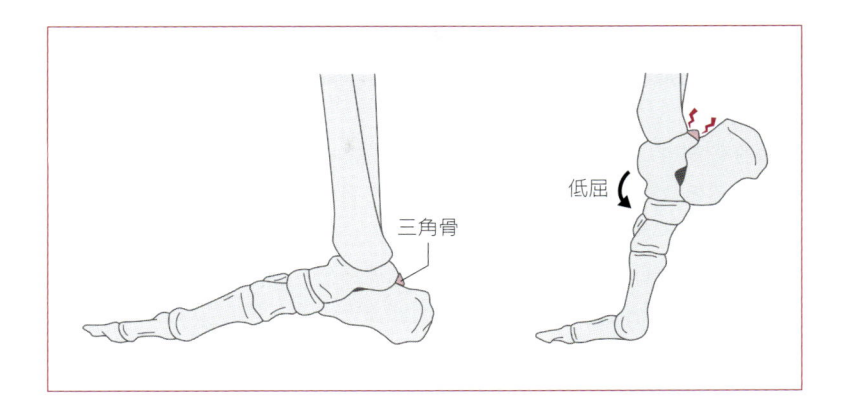

図 9-14 三角骨症候群

三角骨

低屈

(5) 処置

局所麻酔薬とステロイドの局所注入を行った上で，活動を制限し炎症を鎮静させる．保存療法で改善が認められない場合は，外科的に三角骨を摘出することもある．

5 足底腱膜炎

(1) 病態

足底腱膜の踵骨付着部の周辺組織に，繰り返し微小外傷が生じて起こる炎症性の病変である．踵骨棘が認められる場合もあるが，棘の有無や大きさは，臨床的症状とは必ずしも比例しない．

(2) 受傷機転

長時間の歩行や走行などにより，反復的な引張力が足底腱膜にかかることで，足底腱膜の近位付着部である踵骨内側隆起周辺の組織に炎症が生じる．

(3) 症状と兆候

起床後，歩き始めに踵の痛みが出現するが，しばらく歩き続けると疼痛が消える症状が特徴的である．同様に，運動開始直後に疼痛が出現

するものの，運動を続けると消失，軽減する例も多い．しかしながら病態が進行すると，次第に疼痛が続く期間が長くなり，活動中止を余儀なくされる場合もある．

(4) 評価

前述の症状とともに，踵骨内側隆起の圧痛が認められれば足底腱膜炎を疑う．ウィンドラステストで足底腱膜に引張力をかけて痛みの有無を確認し，エコーで足底腱膜の肥厚，MRI で腱膜内の高輝度像や骨髄浮腫などの有無を確認する．アライメント不良が誘因となる場合もあるため，回内足などのアライメント評価も必要となる．

(5) 処置

活動の制限，消炎鎮痛剤の内服，下腿三頭筋や足底組織のストレッチ，足底板などの保存療法が効果的である．近年，体外衝撃波も保険適応となっている．難渋する例では，鏡視下での足底腱膜切離などの外科的処置が検討される．

6 後脛骨筋腱機能不全症

(1) 病態

　後脛骨筋腱に部分断裂などが生じて機能不全が起こると，後脛骨筋が足部を支えることができなくなり，足部全体が内側に倒れこんで徐々に外反偏平足を呈するようになる．重度の外反偏平足になると，距骨下関節，足関節などの足部関節に変形性関節症が生じる．後脛骨筋腱機能不全症は，成人における片側性の進行性外反偏平足の最も一般的な成因である．

(2) 受傷機転

　反復的な後脛骨筋腱への負荷により，後脛骨筋腱や腱鞘に炎症が起こり，放置されると，部分断裂，完全断裂へと進行する．腱の機能不全が生じることで，後脛骨筋腱が足底を内側から支える力が減少するため，患側において外反偏平の変形が進行する．

(3) 症状と兆候

　早期においては，内果後上方の後脛骨筋腱の疼痛，圧痛，腫脹を認める．終末期にいたると重度の外反偏平足を呈し，足関節，距骨下関節における慢性的な疼痛により歩行困難に陥る．

(4) 評価

　後脛骨筋腱の MMT，片脚ヒールレイズテスト，足部アライメントの評価を行う．後脛骨筋腱の病態評価にはエコーや MRI を，関節の病態評価には単純 X 線像や CT などを用いる．

(5) 処置

　早期では局所の安静，活動の制限，足底板や短下肢装具を用いた後脛骨筋腱への負荷の軽減が必須である．外反偏平が進行し，重度の関節症が生じている場合では，関節の固定術などの外科的治療が必要となる．

7 外脛骨障害

(1) 病態

　舟状骨の内側後下方に存在する過剰骨によって，舟状骨内側に疼痛生じさせる障害が外脛骨である．スポーツ活動を盛んに行う 10～15 歳の学齢期に好発する．

(2) 受傷機転

　疼痛の原因としては，骨性隆起部が靴にすれることで生じる皮膚・皮下組織の炎症や，外脛骨と舟状骨本体の繊維性軟骨結合部に生じる骨軟骨炎，外反偏平足や後脛骨筋腱鞘炎などに伴う疼痛など，その疼痛の種類はさまざまである．

(3) 症状・兆候

　運動開始後，中足部内側に疼痛が出現する．後脛骨筋腱付着部に骨隆起を認め，圧痛があり，外反偏平足を合併する例も多い．

(4) 評価

　単純 X 線にて，外脛骨の有無を調べる．外脛骨の分類としては，後脛骨筋腱内に存在する小さな type 1，舟状骨粗面と繊維軟骨性に結合した type 2，骨癒合した type 3 があり，最も治療に難渋するのは type 2 といわれている（図 9-15）．

(5) 処置

　保存療法としては，活動の制限や中止とともに，消炎鎮痛剤の内服を行いつつ，パッドで骨隆起部を保護し，インソールによるアライメントや足部運動の補正が挙げられる．難治性の場合は，外脛骨の摘出など，手術の適応となる例もある．

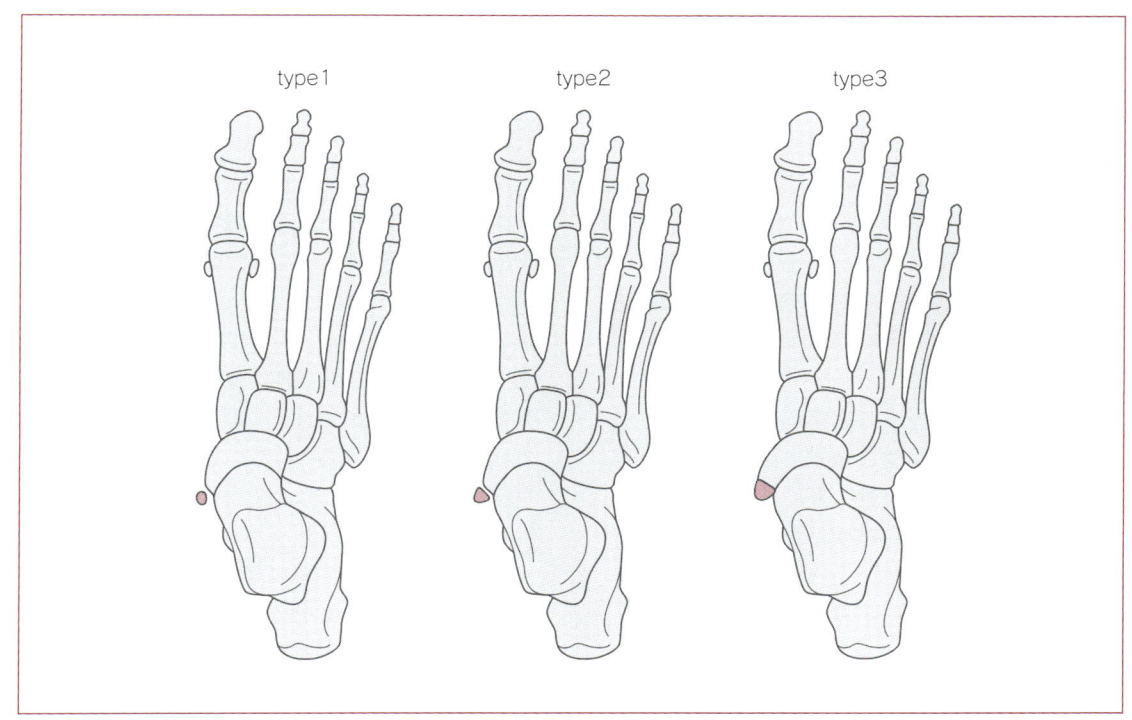

type1　　　　　type2　　　　　type3

図 9-15 外脛骨タイプ

8 足根管症候群

(1) 病態

足関節内果後下方の距骨，踵骨，屈筋支帯で構成される足根管内の脛骨神経，または，その分枝が圧迫されて生じる絞扼性神経障害である．

(2) 受傷機転

動脈，静脈，腱などのさまざまな組織が足根管内の狭い空間を下行しているため，その狭い空間の中で，静脈瘤や腱鞘炎，髄膜炎，腫瘍性病変など，空間内の容積を占める状態が発生すると，足根管内を走行する脛骨神経が圧迫され，屈筋支帯以下に神経障害をもたらす．

(3) 症状と兆候

脛骨神経の支配領域において，感覚鈍麻や放散痛が認められる．長期にわたって神経への圧迫が続くと，母趾外転筋の萎縮を認めるようになる．

(4) 評価

感覚鈍麻の範囲が脛骨神経領域に一致しているか，また屈筋支帯の上を指でタップして放散痛が生じる Tinel サイン，背屈外がえしテストなどで放散痛が再現されことができるかを確認する．エコー，CT，MRI などを用いて，足根管内でスペースを占拠する病変の有無を確認する．

(5) 処置

炎症性の病変であれば，局所の安静，消炎鎮痛薬や，ステロイドと局所麻酔薬の足根管への注入が効果的である．保存療法で症状が軽減せず抵抗する場合は，病変の切除と屈筋支帯の切離が必要となる．

9 モートン病（モートン神経腫）

(1) 病態

中足骨頭間を走行する底側趾神経の絞扼性神経障害で，第3中足骨と第4中足骨間の第3趾間に好発し[29]，特に女性に多く発生するといわれている[30]．通常，圧迫受けた神経枝には神経腫を認める．

(2) 受傷機転

履物による継続的な圧迫，またはMTP関節背屈時において，底側趾神経が横中足根間靱帯にすれることで神経腫が生じると考えられている．アスリートにおいては，トゥボックスのせまい靴やスパイクがついた靴が危険因子であり[31]，また，回内足において，内側縦アーチの延長による神経への伸長ストレスも誘因となり得ることが報告されている[32]．

(3) 症状と兆候

中足骨間から趾間部にかけての灼熱感や放散痛が特徴である．特に，MTP関節の背屈位で荷重すると，症状が増悪する．

(4) 評価

中足骨間を左右から圧迫して疼痛を誘発するスクィーズテスト，人差し指と母趾でクリックを診るMulde's クリックテスト，またはMTP関節背屈した状態で当該中足骨頭間への圧痛有無の確認などを行い，症状再現の有無を確認する．エコーやMRIで神経腫が確認できる場合もある．局所麻酔の注入で症状緩和が認められれば確定診断とする．

(5) 処置

前足部の幅が広い靴に替えるだけで症状の緩和が得られることもあるため，まずは履物の是正を試みる．MTP関節背屈位で疼痛が増強することが多いことから，ソールが硬く，トゥボックスが反り上がった靴でも症状の緩和が得られることがある．また当該中足骨間の下にパッドを入れて中足骨間のスペースを広げたり，足底板の使用によって神経腫への負荷を軽減させたりという保存療法も一部効果がある．局所麻酔薬とステロイドを注入しても，治療に難渋するようであれば，外科的な神経腫の切除が考慮される．

4 リハビリテーション

効率的に足部機能を発揮させるためには，外在筋と内在筋をバランスよく機能させることが重要である．外在筋のリハビリテーションについては第10章「足関節と下腿部の外傷・傷害」を参照するとし，本章では主に足部の内在組織のリハビリテーションについて紹介する．

a. 自重による足背組織の ストレッチ	b. ボールを用いた足底組織の ストレッチ	c. 自重による足底組織の ストレッチ
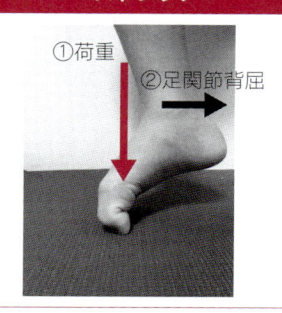	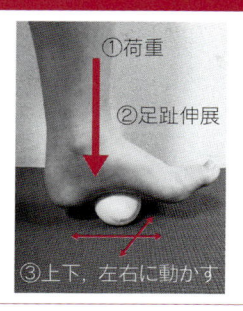	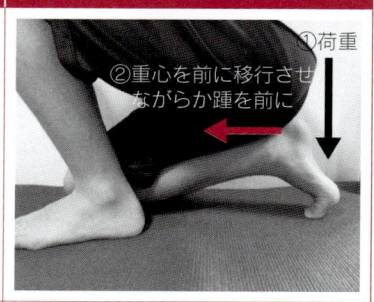
①MTP関節屈曲，足関節を最大底屈した状態で，上から荷重をかける（下腿前面のストレッチがかかっている） ②①の状態から，徐々に踵を後方に引き，足関節を背屈させ，足背面にある内在組織にストレッチをかける．第1MTP関節だけでなく，角度を変えて，第2～5MTP関節にもストレッチをかける	①足をボールに乗せ，上から荷重をかける．ストレッチをしている間，上からの荷重を抜かずにかけ続ける ②足趾を伸展させて，足底組織を伸長させる ③②の状態で，足底の内側，中央，外側で前後にボールを動かす．その後，内側から外側に向かって左右にボールを動かす	①MTP関節を伸展した状態で，腰を下ろす．その状態で，荷重を足趾に向かってかける ②重心を前方に移行させ，踵を前方に動かし，MTP関節をより強く伸展させる．前方に動かす方向を変えて，第1～5MTPまで伸展させ，足底の内側，中央，外側組織にストレッチをかける

図 9-16 足部組織のストレッチ

1 足背組織のストレッチ

(1) 徒手ストレッチ

　足関節最大底屈位の状態で，徒手でMTP関節を第1MTPから順に第5MTP関節まで底屈（屈曲させる）させてストレッチを行う．足関節底屈位では，主に外在筋がストレッチされるため，内在組織をストレッチするためには足関節背屈位で行うようにする．

(2) 自重によるストレッチ（図9-16a）

　椅子に腰をかけ，足関節を最大底屈位に保持した状態で，足趾を屈曲させて足趾背面を地面につける．その状態から踵を後ろに引いて，徐々に足関節を背屈させながらMTP関節から足趾を屈曲させてストレッチする．この時，必

ず足趾に上から十分な荷重をかけた状態を保持しつつ，足関節を背屈させることが重要である．第1，2MTP関節のストレッチを行ったら，3，4，5MTP関節をストレッチするように，角度を変えて行う．

2 足底組織のストレッチ

(1) ボール転がし（図9-16b）

　テニスボールまたはゴルフボールの上に足を置き，足関節を背屈させた状態で荷重をかけながら足底面上をまんべんなく転がす．その際，踵から扇状に内側，中央，外側と足底腱膜の走行に沿って前後に動かすようにする．次に，母趾外転筋から小趾外転筋までかかるように，ボールを左右に動かす．足の下でただボールを転がすだけではストレッチ効果が得られないた

め，しっかりと荷重をかけた状態で行うことがポイントである．

より強くストレッチをかけるためには，MTP関節を背屈させて足趾を伸展した状態でボールを転がすとよい．反対に，足関節の底屈位やMTP関節屈曲位では，足底組織が緩んでストレッチ効果が薄れるため，必ず足関節背屈位，MTP関節伸展位で行うようにする．

(2) 自重によるストレッチ（図9-16c）

MTP関節伸展位，足関節背屈位の状態で，膝を地面についてしゃがむ．その状態で，重心を前に移動させてMTP関節をさらに背屈させながら，踵を前に移行させる[33]．重心を移動する方向を母趾方向，第2，3MTP，第4，5MTPと順番に方向を変えることで，足底面の内側，中央，外側と，まんべんなくストレッチを行うことができる

3 足部のトレーニング

次に，足部のトレーニングの例を紹介する．内在筋は外在筋よりも小さいため，意識せずにトレーニングを行うと，外在筋の強化が主となり，内在筋へのトレーニング効果が薄れてしまうことがある．そのため，内在筋をより機能的にトレーニングするためには，外在筋と内在筋の付着部の違いに留意して，①なるべく荷重した状態で，②足関節を背屈位に保ち，③IP関節を中立位に保持した状態でMTP関節を動かすように努めることがポイントである．

(1) グー・チョキ・パー

足趾を使って，グー・チョキ・パーの形をつくるエクササイズである．チョキやパーなど，不慣れでこれらの形を作ることが難しい場合は，最初は手で受動的に誘導しながら行ってもよい．

つい足先を見ながら行ってしまいがちなエクササイズであるが，足先を見ようとすると，自然に足関節が底屈位となってしまうため，足関節の背屈位を保ち，つねに膝下で行うように努める．

グー・チョキ・パーのエクササイズは，非荷重のエクササイズとして紹介される場合が多いが，端坐位で半荷重，または立位で全荷重しながら，足趾で地面を押すようにすると，より機能的なトレーニング効果を期待することができる（図9-17）．チョキにおいては，母趾で地面を押すチョキと，母趾を浮かせた状態で第2〜5趾で地面を押すチョキの両方を行うとよい．その際は，IP関節を屈曲せず，足趾をまっすぐな状態に保ったまま足趾裏全体で地面を押すように心掛ける．パーも同様に，母趾と第5趾を外転した状態で，母趾と第5趾裏全体で地面を押し，横アーチを挙上させる感覚で行う．

(2) ビー玉つかみ

MTP関節，IP関節を屈曲させてビー玉をつかみ，足趾を開いてビー玉を落とす．重力でビー玉を落とすのではなく，しっかりと足趾間を開いて，パーの位置にして落とすことが重要である．踵を浮かせた非荷重状態で行うよりも，踵を地面につけた状態で踵を中心とするピボット運動で左右にビー玉を移動させると，腓骨筋群や前脛骨筋にも刺激を入れつつ，足関節背屈位を保持しやすくなる．

レベルアップとして，片脚立位の状態でも行うことができるが，その場合も，身体より前でビー玉をつかむと足関節が底屈位となってしまうので，必ず身体の真下でビー玉をつかむようにして行う．

(3) タオルギャザー

椅子に座った状態で，重心を踵に置き，足趾

グー	チョキ		パー
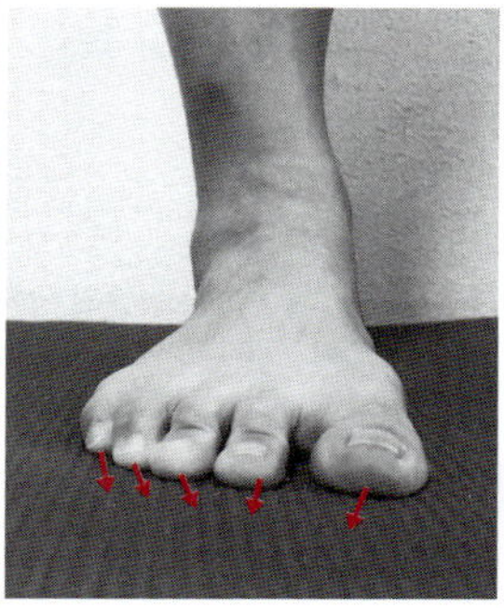	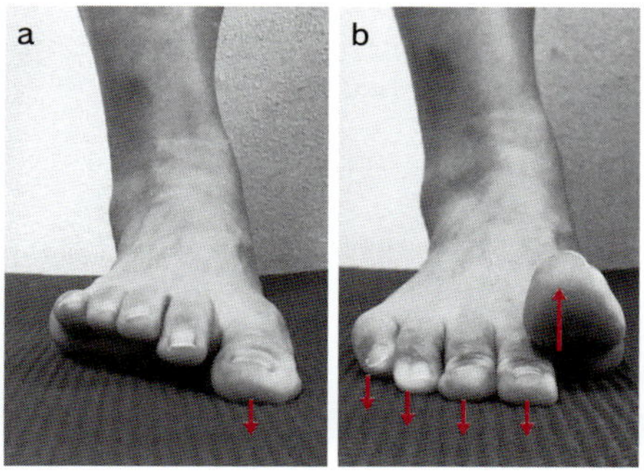 a	b	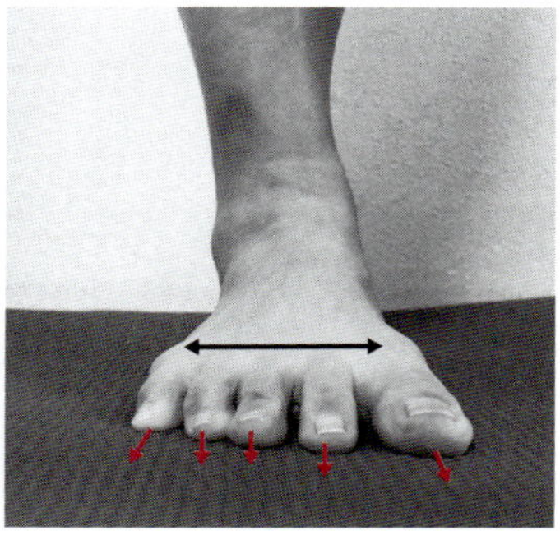
足趾をMTP関節から屈曲し，足趾の腹で地面を押す．足趾先端で地面をつかまず，IP関節は中立位に保ち足趾の腹で押すことがポイントである	a：第2〜5足趾を伸展させた状態で，母趾を地面に向かって押す b：母趾を伸展させた状態で，②第2〜5足趾で地面を押す（足趾の先端ではなく，足趾の腹で地面を押すようにする）		母趾，第5趾を外転させてパーの形をつくり，その状態で，母趾と第5足趾の腹で地面を押す 慣れるまではグーを5秒10セット，チョキを5秒10セット，パーを5秒10セットとして別々に行い，慣れてきたら，グー，チョキ，パーと続けて行う

図 9-17 荷重立位の状態でのグーチョキパー

の全てを使ってタオルを寄せていく．その際，身体の前方でタオルギャザーするのではなく，足関節を背屈位に保ったまま，膝下で行うようにする．半荷重の状態に慣れたら，両脚立位，片脚立位とレベルアップしていく．

(4) ショートフットエクササイズ（図9-18a）

端坐位半荷重の状態で，足底にある筋全体を収縮させ，中足骨頭と踵間の距離を縮めるようにする．慣れるまで，足底の内在筋を収縮させる感覚がつかみにくく，思わず足趾が曲がってしまうことも多い．そのためIP関節を屈曲せず，まっすぐな状態をキープしたまま，足底の

内在筋を収縮するように試みるべきである[34]．慣れてきたら，立位で同じエクササイズを行う．

(5) 内在筋を意識したバランストレーニング（図9-18b）

足関節捻挫後のトレーニングで行うバランストレーニングは，足部全体で身体を支える力が要求されるために，内在筋のトレーニングとして有効である．特に，膝関節と股関節の最大伸展位で行うと，より内在筋にききやすくなる．また他のエクササイズと同様，足趾のIP関節を屈曲させず，足趾をまっすぐな状態に保持したまま行うことが重要である．

a. ショートフットエクササイズ	b. 内在筋を意識したバランストレーニング
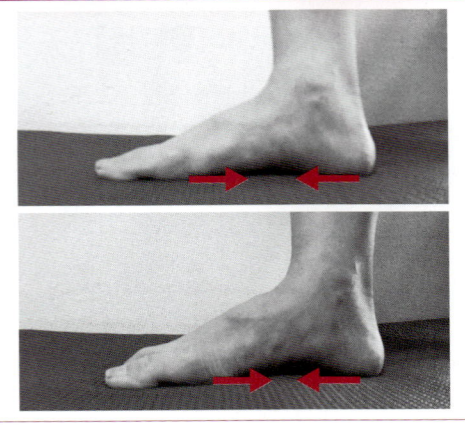	重心　　　　　　重心 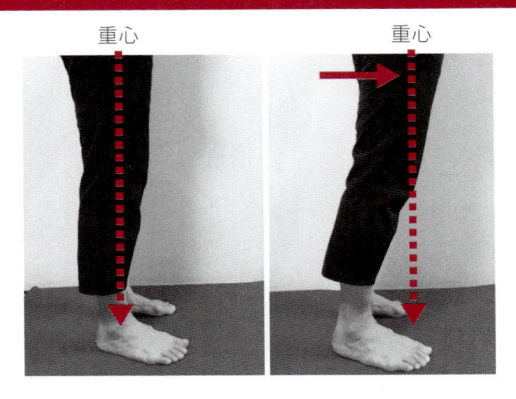
端坐位半荷重の状態で，足底にある筋全体を収縮し，中足骨頭と踵の間の距離を縮めるようにする．足趾はなるべくまっすぐな状態をキープし，足底の内在筋を収縮するようにする．慣れてきたら，立位の状態で行う	股関節，膝関節を伸展した状態で立ち，股関節，膝関節の伸展を保ったまま，重心を前方に移し臍が両側の母趾の真上にくるようにする．足趾を屈曲せず，まっすぐにキープしたまま，5秒間その姿勢を保つ．最初の姿勢に戻ってリラックスした後，再度②の姿勢に戻って5秒静止する．①②を10回繰り返す

図 9-18 内在筋のトレーニング

▶ 文献

1) Laquinto JM, et al：computational model of the lower leg and foot/ankle complex：application to arch stability. J Biomech Eng 132：D21109, 2010

2) Neuman DA：運動表現に関する用語 筋骨格系のキネシオロジー 原著第 3 版，Andrew PD, et al 監訳，医歯薬出版，東京，656-658，2018

3) 野崎修平：足部・足関節の機能解剖とバイオメカニクス，足部・足関節理学療法マネジメント，片寄正樹ほか監修，メジカルビュー社，東京，5-22，2018

4) 足の外科学会　足関節・足部・足趾の運動に関する用語．https://www.jssf.jp/pdf/term_proposal.pdf（2019 年 5 月 1 日閲覧）

5) Doya H, et al：Proposed novel unified nomenclature for range of joint motion：method for measuring and recording for the ankles, feet, and toes. J Orthop Sci 15：531-539, 2010

6) Wu G, et al：ISB recommendation on definitions of joint coordinate system of various joints for the reporting of human joint motion-part 1：ankle, hip, and spine. J Biomech 35：543-548, 2002

7) Saltzman C, et al：Orthopaedic foot and ankle society and hoc committee report, January 1996, Foot Ankle Int 18：310-311, 1997

8) 米本恭三ほか：関節可動域表示ならびに測定法．リハ医 32：207-217, 1995

9) 銅治英雄ほか：足部運動表示における内がえし外がえしの定義．Jpn J Rehabil Med 44：286-292, 2007

10) Sarrafian SK, et al：Load Transmission and arches of the foot. Sarrafian's Anatomy of the Foot and Ankle, Lippincott Wiliams & Wilkins, Philadelphia, 593-597, 2011

11) Redmond AC, et al：Development and varlidation of a novel rating system for scoring standing foot posture：the foot posture Index. Clin Biomech (Bristol, Avon) 21：89-98, 2006

12) Cornwall MW, et al：Relationship between static foot posture and foot mobility. J Foot Ankle Res 4：4-12, 2011

13) Boldt AR, et al：Effect of medially wedged foot orthotics on knee and hip joint running mechanics in femaels with and without patellofemoral pain syndrome. J appl Biomech 29：68-77, 2013

14) Cheung RT, et al：Efficacies of different external controls for excessive foot pronation：a meta analysis. Br J Sports Med 45：743-751, 2011

15) Brown C：A Review of subcalcaneal heel pain and

plantar fasciitis. Aust Fam Physician 25 : 875–81 : 884–5, 1996

16) Lucas R, et al : Infuluence of foot posture on the functioning of the windlass mechanism. Foot (Edinb), 30 : 38–42, 2017

17) Coughlin MJ, et al : Operative treatment of interdigital neuroma. A long-term follow-up study. J Bone Joint urg Am 83 : 1321–1328, 2001

18) Kinoshita M, et al : The dorsiflexion-eversion test for diagnosis of tarsal tunnel syndrome. J Bone Joint Surg Am Dec ; 83-A : 1835–1839, 2001

19) Orava S, et al : Stress fractures. Br J Sports Med 14 : 41–44, 1980

20) Low K, et al : Jones fractures in the elite football player. J Surg Orthop Adv 13 : 156–160, 2004

21) Jones R : Fracture of the bae of the fifth metatarsal bone by indirect violence. Ann Surg. 35 : 697–700, 1902

22) Chuckpaiwong B, Distinguishing Jones and proximal diaphyseal fractures of the fifth metatarsal. Clin Orthop Relate Res 466 : 1966–1970, 2008

23) 真木真一ほか：第4章 中足部・後足部障害. 足部スポーツ障害治療の科学的基礎, 福林 徹ほか監修, 有限会社ナップ, 東京, 105–129, 2012

24) Khan KM, et al : Outcome of conservative and surgical management of navicular stress fracture in athletes. Eighty cases proven with computerized tomography. Am J Sports Med 20 : 657–666, 1992

25) 小久保哲郎ほか：足関節・足部のスポーツ障害. 整形外科日常診療のエッセンス・下肢, 石橋恭之編, メジカルビュー社, 東京, 321–325, 2018

26) Lattermann CJ, et al : Practical management of Lisfranc injuries in athletes. Clin J Sport Med 17 : 311–315, 2007

27) Myerson MS, et al : Fracture dislocations of the tarsometatarsal joints : end results correlated with pathology and treatment. Foot Ankle 6 : 225–242, 1986

28) Nunley JA, et al : Classification, investigation, and management of midfoot sprains ; Lisfranc injuries in the athletes. Am J Sports Med 30 : 871–878, 2002

29) Thomas JL : Diagnosis and treatment of forefoot disorders. Section 3, Morton's I ntermetatarsal neuroma. J Foot Ankle Surg 48 : 251–256, 2009

30) Wu KK : Morton's interdigital neuroma : a clinical review of its etiology, treatment and results. J Foot Ankle Surg 35 : 112–119, 1996

31) Finney W : Treatment of Morton's neuroma using percutaneous electrocoagulation. J Am Podiatric Med Assoc 79 : 615–618, 1989

32) Neuman PJ, et a : l Management of Morton's neuroma in athlete. Clin Podiatr Med Surg 14 : 489–501, 1997

33) 高倉義幸ほか：リハビリテーションの基本. 足の運動療法, メジカルビュー社, 東京, 24–25, 2015

34) Mulligan EP, et al : Effect of plantar intrinsic muscle training on medial longitudinal arch morphology and dynamic function. Man Ther 18 : 425–430, 2013

（泉 有紀）

第10章

足関節・下腿部の外傷・障害

1 機能解剖

1 骨

下腿部の骨格は脛骨と腓骨により形成される（図 10-1）．脛骨の遠位端には内果，腓骨の遠位端には外果があり，足関節は内果と外果が距骨を挟み込むようにして形成されている（図 10-2）[1,2]．足部の骨は，距骨を含めた7つの足骨（距骨，踵骨，舟状骨，立方骨，内側楔状骨，中間楔状骨，外側楔状骨）からなる（図 10-3）[1]．

2 軟部組織

(1) 筋

下腿は4つの区画（コンパートメント）に分けられる．この4つの区画には，前方区画，外方区画，後方浅部区画，後方深部区画が含まれ，それぞれの区画は密な筋膜により仕切られている[2,3]（図 10-4）．前方区画の筋群には，前脛骨筋，長母趾伸筋，長趾伸筋，第3腓骨筋が含まれる．外方区画の筋群には，長腓骨筋，短腓骨筋が含まれる．後方浅部区画の筋群には，ヒラメ筋，腓腹筋，足底筋が含まれ，後方深部区画の筋群には，後脛骨筋，長趾屈筋，長母趾屈筋が含まれる[2,3]．足関節と足部における筋肉と腱を図 10-5〜10-7 に示す．

(2) 靱帯

脛骨と腓骨は遠位脛腓関節と近位脛腓関節を形成する．下腿骨間膜は脛骨と腓骨をつないでおり，前脛腓靱帯と後脛腓靱帯とともに脛骨と腓骨の遠位端に強固な結合性を供給している[4]（図 10-8，10-9）．この強固な結合性による足関節窩の安定は，足関節の安定性と機能に欠かすことができない．足関節は，内側側副靱帯と外側側副靱帯により補強されている．内側側副靱帯は，脛舟部，脛踵部，前脛距部，後脛距部からなる三角靱帯（図 10-9，10-10），外側側副靱帯には，前距腓靱帯，後距腓靱帯，踵腓靱帯の3つの靱帯が含まれる（図 10-8，10-9）[1,5]．

(3) 神経

脛骨神経と総腓骨神経は，坐骨神経により膝窩の上角で分枝する．脛骨神経は，後方浅部区画の筋群と後方深部区画の筋群を支配する[2,3]．総腓骨神経はさらに浅腓骨神経と深腓骨神経に分枝し，浅腓骨神経は外方区画の筋群を，深腓骨神経は前方区画の筋群を支配する[2,3]．

(4) 血管

前脛骨動脈と後脛骨動脈は膝窩動脈から分枝し，前脛骨動脈は前方区画，後脛骨動脈は後方浅部区画と後方深部区画の間を下行する[2,3]．腓骨動脈は，後脛骨動脈から分枝し，後方深部区画を下行する[2,3]．

前脛骨静脈は前脛骨動脈と，後脛骨静脈は後脛骨動脈と伴走し，前脛骨静脈は前方区画，後

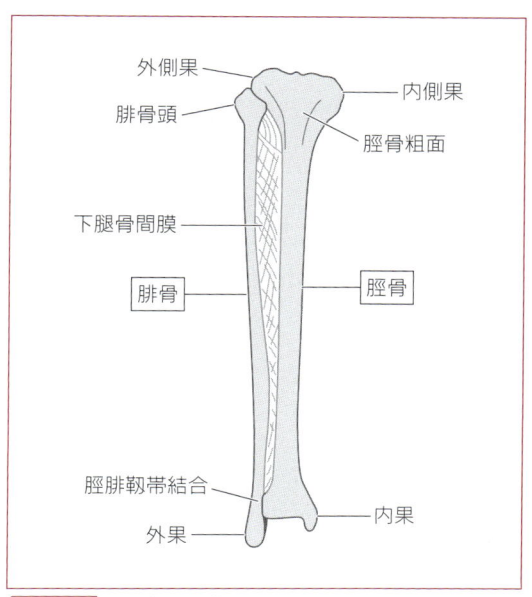

図 10-1 下腿部の骨格

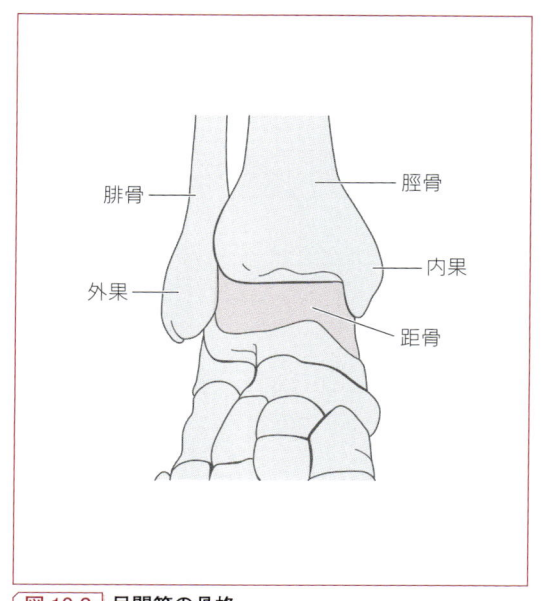

図 10-2 足関節の骨格

脛骨静脈は後方浅部区画と後方深部区画の間を上行する[2,3,6]．大伏在静脈と小伏在静脈は皮下を走行する．大伏在静脈は，足背内側部から下腿内側を上行し，小伏在静脈は，足背外側部から下腿後面を上行する[6]．

3 関節運動・動作

　足関節は下腿部と距骨の間の関節であることから距腿関節ともよばれ，主に底屈と背屈の動きに関与する[5,7]（図 10-11）．距骨下面と踵骨上面の間の関節は距骨下関節とよばれ，主に後足部の回内と回外の動きに関与する[7]（図 10-11）．回内とは，足部の背屈，外転，外がえしの複合運動であり，回外とは，足部の底屈，内転，内がえしの複合運動である[7,8]．足関節の動きを表す用語（回内/回外，底屈/背屈，内転/外転，内がえし/外がえし）の詳細については，第 9 章「足部の外傷・障害」を参照されたい．

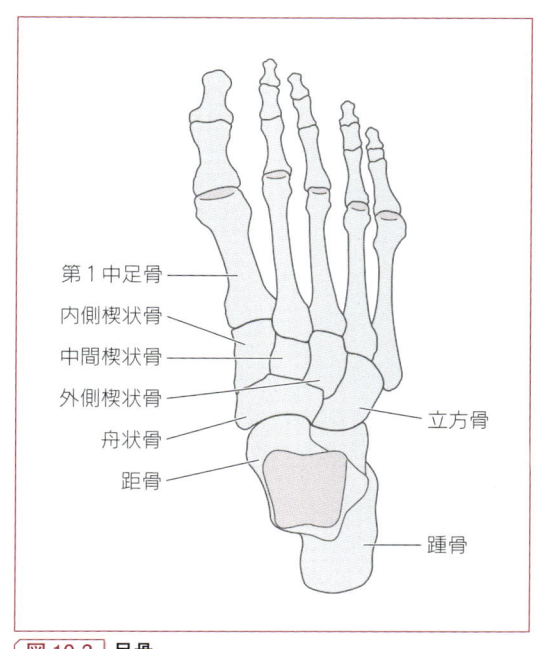

図 10-3 足骨

図 10-4 下腿の 4 つの区画

長母趾伸筋

前脛骨筋

長趾伸筋

深腓骨神経

浅腓骨神経

前脛骨動脈

短腓骨筋

脛骨

長腓骨筋

前脛骨静脈

後脛骨筋

腓骨

長趾屈筋

長母趾屈筋

後脛骨動脈

後脛骨静脈

腓骨動脈

脛骨神経

足底筋

腓骨静脈

ヒラメ筋

腓腹筋 (外側頭)

腓腹筋 (内側頭)

前方区画

外方区画

後方深部区画

後方浅部区画

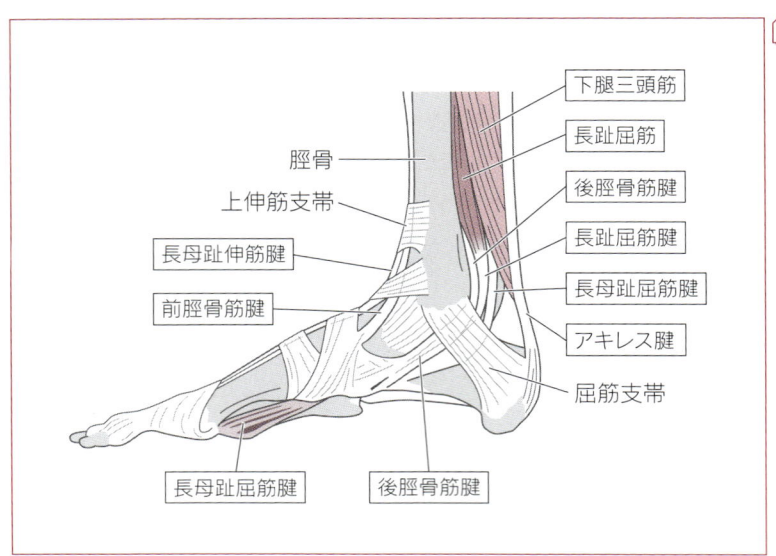

図 10-5 足関節と下腿の筋肉と腱（内側）

下腿三頭筋

脛骨

長趾屈筋

上伸筋支帯

後脛骨筋腱

長母趾伸筋腱

長趾屈筋腱

前脛骨筋腱

長母趾屈筋腱

アキレス腱

屈筋支帯

長母趾屈筋腱

後脛骨筋腱

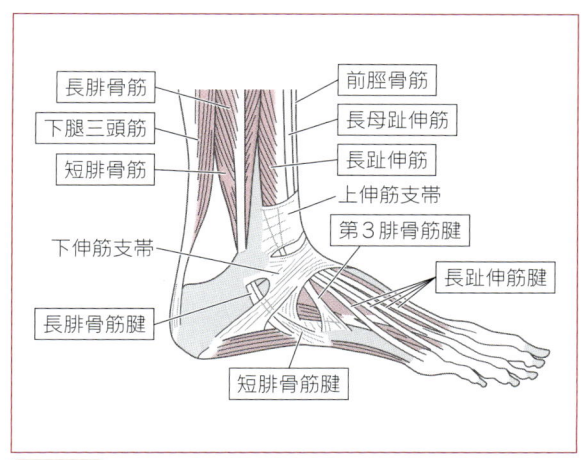

図 10-6 足関節と下腿の筋肉と腱（外側）

長腓骨筋
下腿三頭筋
短腓骨筋
下伸筋支帯
長腓骨筋腱
短腓骨筋腱
前脛骨筋
長母趾伸筋
長趾伸筋
上伸筋支帯
第3腓骨筋腱
長趾伸筋腱

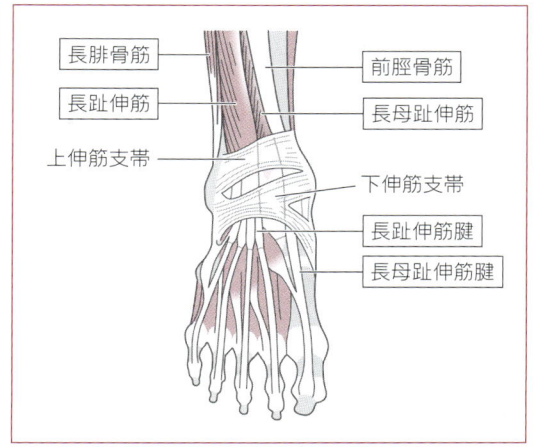

図 10-7 足関節と下腿の筋肉と腱（前方）

長腓骨筋
長趾伸筋
上伸筋支帯
前脛骨筋
長母趾伸筋
下伸筋支帯
長趾伸筋腱
長母趾伸筋腱

図 10-8 足関節と下腿の靱帯（外側）

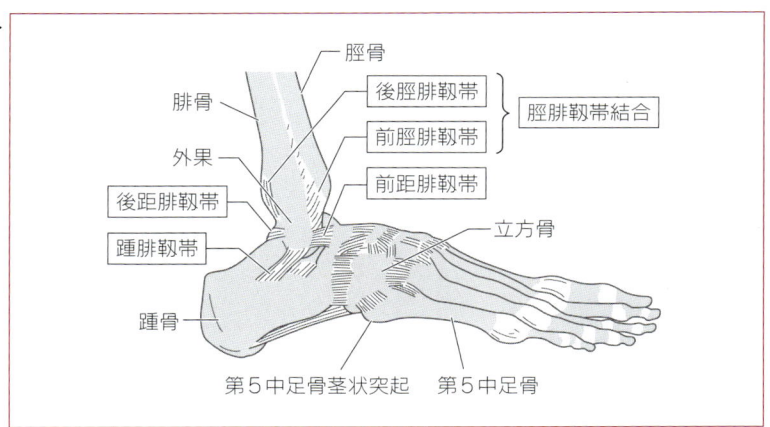

脛骨
腓骨
後脛腓靱帯
前脛腓靱帯
外果
前距腓靱帯
後距腓靱帯
踵腓靱帯
立方骨
踵骨
脛腓靱帯結合
第5中足骨茎状突起　第5中足骨

図 10-9 足関節と下腿の靱帯（内側）

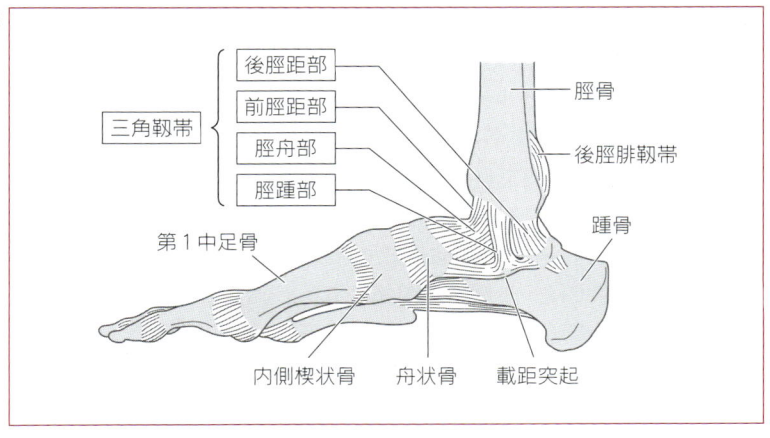

三角靱帯
後脛距部
前脛距部
脛舟部
脛踵部
脛骨
後脛腓靱帯
踵骨
第1中足骨
内側楔状骨　舟状骨　載距突起

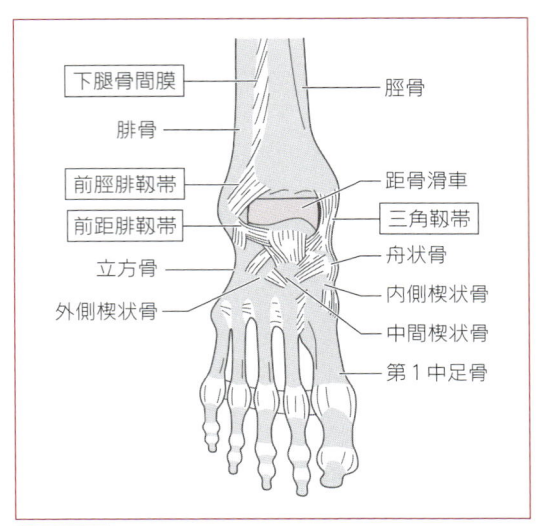

図 10-10 足関節と下腿の靱帯（前面）

図中ラベル：下腿骨間膜、腓骨、前脛腓靱帯、前距腓靱帯、立方骨、外側楔状骨、脛骨、距骨滑車、三角靱帯、舟状骨、内側楔状骨、中間楔状骨、第1中足骨

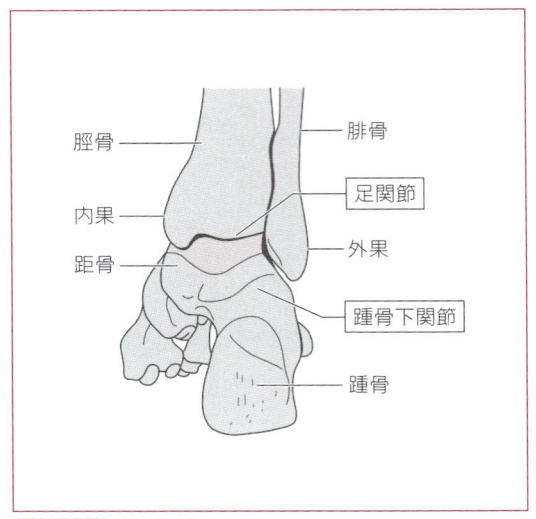

図 10-11 足関節と距骨下関節

図中ラベル：脛骨、内果、距骨、腓骨、足関節、外果、踵骨下関節、踵骨

2 評価

アスレティックトレーナーにとって，フィールド上やアスレティックトレーニングルームなどにおいて選手のケガの状態を適切に評価する能力は，救急処置，医療機関への紹介，リハビリテーションプログラムの作成および実施などの対応をする上で必要不可欠である．傷害評価における情報収集の代表的なフォーマットとして，問診（history），視診（observation），触診（palpation），スペシャルテスト（special tests）の英語表記の頭文字を名称とした HOPS がある[9]．傷害評価においては，HOPS に加えて関節可動域測定（range of motion testing）や徒手筋力検査（manual muscle testing）の実施も重要である．本章では，下腿・足関節の傷害評価の手順として，問診，視診，触診，関節可動域測定，徒手筋力検査，スペシャルテストの順に説明する．

1 問診

問診では，ケガの発生機序，主要な症状（主訴），既往歴などについての情報を選手から収集する．以下にアスレティックトレーナーが選手に尋ねるべき質問項目を挙げる．

①どのようにケガをしましたか？（ケガの発生機序の確認）

②ケガをした際，患部にどのような感覚がありましたか？（切れたような感じなどの異常感覚の確認）

③ケガをした際，音が聞こえましたか？（"ブチッ""ボキッ"などの受傷時の音の確認）

④痛い場所はどこですか？「最も痛い場所を人差し指で示してください．」（受傷部位の確認）

⑤どのくらい痛みましたか？（痛みの程度の確認）

⑥その痛みは和らいでいますか？強くなってい

表 10-1 受傷時の異常感覚や音にて損傷の可能性を疑う組織

受傷時の異常感覚	受傷時の音	損傷の可能性を疑う組織
切れたような感じ	ブチッ，ブツッ，ポン	靱帯，腱
折れたような感じ	ボキッ，グキッ	骨，軟骨
痺れ，無感覚，焼けるような感覚（痛み），力が入らない		神経

ますか？（痛みの程度の変化の確認）

⑦受傷後もプレイを続けることができましたか？（受傷の程度の確認）

⑧以前にもこのようなケガをしたことはありますか？（既往歴の確認）

⑨受傷後は医療機関を受診しましたか？　受診した場合）医師からは何と言われましたか？（医師の診断の確認）

ⓐ「どのようにケガをしましたか？」

ケガの発生機序（傷害のメカニズム）を確認するために尋ねる．

例えば，バスケットボールにおいて「リバウンドからの着地の際に相手選手の足を踏んでしまい，足首を内側に捻りました」という回答があれば，内反捻挫を起こした可能性が高く，前距腓靱帯，後距腓靱帯などの軟部組織や骨組織の損傷を疑うべき情報となる．

ⓑ「ケガをした際，患部にどのような感覚がありましたか？」

ⓒ「ケガをした際，音が聞こえましたか？」

ケガをした際の異常感覚やその際に聞こえた音を確認するために尋ねる．

例えば，選手から「足首を捻ったときに，"ボキッ"という音が聞こえ，激痛が走りました」という回答があれば，骨折や軟骨の損傷を疑う手掛かりとなる．また，「膝を捻って倒れた際に，膝から"ブツッ"という音が聞こえました」との回答があった場合には，前十字靱帯などの損傷

が懸念される．「ダッシュをしようとスタートした瞬間に踵の辺りから"ブチッ"という音が聞こえました」という回答があった場合は，アキレス腱の損傷が疑われる．他にも，痺れ，無感覚，焼けるような感覚（痛み），力が入らないなどの症状がみられる場合は，ケガによる神経への影響が懸念される．受傷時の異常感覚や音にて損傷の可能性を疑う組織を表 10-1 に示す．ただし，異常感覚に関する回答はあくまで選手からの主観的な情報であり，その回答は選手の感受性や受傷時の状況などに左右されることを忘れてはならない．受傷時に切れたような感覚がなくても，実際には靱帯が断裂していることもあれば，"ボキッ"という音が聞こえたとしても骨折をしていないこともある．傷害評価では，あくまで問診，視診，触診，関節可動域測定，徒手筋力検査，スペシャルテストなどからさまざまな情報を収集し，総合的にケガの状態を把握していく．

ⓓ「痛い場所はどこですか？」「最も痛い場所を人差し指で示してください」

主要な損傷個所を確認するために尋ねる．

「痛い場所はどこですか？」との質問をした際には，選手から「この辺りが痛みます」というふうに大まかな部位しか伝えられないことが多い．「最も痛い場所を人差し指で示してください」という質問を加えることで，最も損傷している個所を特定しやすくなる．

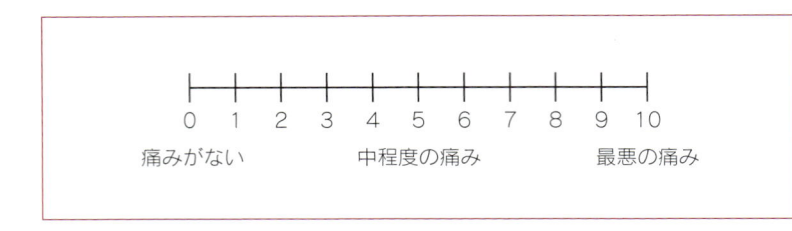

図 10-12 numerical rating scale (NRS)

（文献 10 より引用）

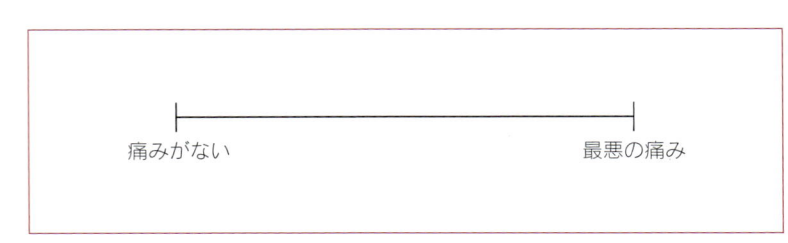

図 10-13 visual analogue scale (VAS)

（文献 10 より引用）

ⓔ「どのくらい痛みましたか？」

痛みの程度を確認するために尋ねる.

選手の痛みの程度を評価するには，numerical rating scale（NRS）（図 10-12）や visual analogue scale（VAS）（図 10-13）が広く用いられている[10]. NRS を使用する場合には，NRS を見せながら「0 が痛みのない状態で 10 が最悪の痛みとしたら，受傷時の痛みの数字を教えてください」という質問をし，回答してもらう. また，VAS を使用する場合は，VAS を見せながら最も当てはまる場所を指差してもらう形で評価する.

ⓕ「その痛みは和らいでいますか？強くなっていますか？」

ⓔの質問で尋ねた痛みが今どのように変化しているかを確認するために行う.

ここでも，NRS や VAS は有用である. 痛みが和らいでいる場合には，ケガが回復過程にあることが推測されるが，痛みが和らいでいない，または悪化している場合には，医師の診察をすすめる必要がある.

ⓖ「受傷後もプレイを続けることができましたか？」

傷害の程度を推測する質問である.

「受傷後，試合の最後までプレイしました」という回答であれば，重度の傷害ではないことが推測される. ただし，プレイを継続できたとしても骨折などの損傷が発生していることもあるので，一概に軽症であると決めつけることはできない.

ⓗ「以前にも同じようなケガをしたことはありますか？」

既往歴の有無を確認するために尋ねる.

既往歴の有無はケガの発生に大きく影響することがある. 例えば，足関節捻挫の再発率は非常に高く，その割合は 70 ％以上であるとの報告もなされている[11]. また，慢性的に足関節が不安定となる慢性的足関節不安定症（chronic ankle instability：CAI）を有する選手も珍しくなく，足関節の病的弛緩性や姿勢制御の低下などを有することが多い[5]. このように，既往歴を有する場合には，「それはいつ起こったのか？」「それはどの程度のケガだったのか？」，同様のケガを繰り返している場合は，「最後にケガを

したのはいつか？」などの質問も加え，できるたけ詳細な情報を集めながら評価を進めていくことが重要である．

①受傷後に医療機関を受診したかどうかを確認し，受診している場合は，医師の診断結果を確認することも忘れてはならない．また，既往歴を有する場合は，医療機関の受診の有無やその際の診断結果なども確認する．

2 視診

視診は，選手がアスレティックトレーニングルームなどに入室した時点から始まる．最初に観察するべき選手の状態としては，全体像としての選手の様子や表情，患部への荷重状態，歩行異常（跛行）などが挙げられる．荷重状態については，松葉杖などを使用し，患脚に体重が全くかからないようにしている免荷（non-weight bearing：NWB）の状態，患脚に部分的に体重をかけている部分荷重（partial-weight bear-

ing：PWB）の状態，または，患脚に全体重をかけている全荷重（full-weight bearing：FWB）の状態なのかを確認する．入室時における選手の全体像の観察を終えた後は，選手を椅子や検査台に座らせ，患部やその周辺部位などの変形，腫脹，変色の有無などについてさらに詳しく観察していく．この段階からは，問診と視診を同時に進めていくことも多い[9]．腫脹や変色（発赤や内出血など）の程度の確認は，ケガの状態や重症度を評価する上で重要である．また，骨折，脱臼，腱断裂，肉離れには明らかな変形が認められる場合もある．

3 触診

触診では，問診と視診で得た情報をもとに，圧痛点，変形，熱感，筋の緊張感など評価していく．以下に触診するべき骨，靱帯，筋肉，腱を示す．なお，触診には解剖学的構造を熟知し，選手のどの部位を触診しているのかを正確に把

サイドノート

慢性的足関節不安定症（chronic ankle instability：CAI）

CAI は足関節捻挫の後遺症として発症し，足関節に慢性的な不安定性が残存する状態である[5]．代表的な症状として，歩行時などに突然足首の力が抜け内反しそうになる"giving way"が挙げられる[12]．その他の症状として，足関節捻挫再発の繰り返し，慢性的な疼痛や弱さ，病的弛緩性，姿勢制御の低下などがある[5,12]．

サイドノート

健側と患側の比較について

傷害評価においては，つねに健側と患側を比較しながら実施することが重要である[13]．例えば，腫脹や変色の評価をする際に患部のみを見てケガをする前の状態からどの程度変化しているのかを判断することは困難である．健側を1つの基準（ケガをする前の状態と仮定）とすることで患部の変化をより適切に評価することが可能となる．

握した上で患部の異常を判断できる技術が求められる.

(1) 骨

①脛骨（内側果，外側果，骨幹部，内果）

②腓骨（腓骨頭，骨幹部，外果）

③距骨滑車，踵骨，載距突起，舟状骨，内側楔状骨，中間楔状骨，外側楔状骨，立方骨

④第1から第5中足骨，第5中足骨茎状突起

(2) 靱帯

①前脛腓靱帯，後脛腓靱帯

②前距腓靱帯，後距腓靱帯，踵腓靱帯

③三角靱帯

(3) 筋肉

①後脛骨筋，長母趾屈筋，長趾屈筋

②長腓骨筋，短腓骨筋

③前脛骨筋，長趾伸筋，長母趾伸筋

④下腿三頭筋（腓腹筋，ヒラメ筋）

(4) 腱

①後脛骨筋腱，長母趾屈筋腱，長趾屈筋腱

②長腓骨筋腱，短腓骨筋腱

③前脛骨筋腱，長趾伸筋腱，長母趾伸筋腱

④アキレス腱

4 関節可動域測定

　関節可動域（range of motion：ROM）は，骨，靱帯，筋肉，腱などの組織の損傷や，それらに伴う疼痛，腫脹，筋タイトネスなどにより影響を受ける[9,13]. 関節可動域測定には，被検者が自ら関節を動かす自動関節可動域（active range of motion：AROM）測定と検者が関節を動かす他動関節可動域（passive range of motion：PROM）測定がある[9]. AROM測定は筋力や拮抗筋などの影響を受けることから，機能的異常を理解するための情報を得ることができる[14]. PROM測定は，検者が関節を動かすため，靱帯や腱の伸張性異常などの関節における構造的異常を理解するための情報を得ることができる[14]. ゴニオメーター（角度計）は，基本軸と移動軸をしっかりと確認した上で，できる限り選手に接触させないよう注意する. また，関節を動かす途中で代償動作が出ていないよう観察する. 日本足の外科学会より示された，「足関節・足部・趾の関節可動域表示ならびに測定法」（足関節・足部）[15]を表10-2に示す.

サイドノート

回内と回外の ROM 測定について

　ROM測定においては，基本的に矢状面，前額面，水平面のいずれかの面上の動きを測定するものであり，回内と回外のような3次元的運動を測定することは困難である[7]. 実際の回内と回外のROM測定においては，前額面上での踵骨の回外と回内の運動を測定する方法が広く用いられているが，この方法では回内と回外の一面上での運動しか捉えていない[7,13]. 日本足の外科学会より発表された，「足関節・足部・趾の関節可動域表示」（表10-2）[15]では，足関節・足部の運動を一体の動きとして捉え，足関節・足部の運動として表記するとともに，回内と回外の3次元的運動をそれぞれの運動面上における運動として表記することを提案している[16].

表 10-2 足関節・足部・趾の関節可動域表示ならびに測定法（足関節・足部）

運動方向	正常可動域	角度計の当て方			図示 実線：基本軸 破線：移動軸
		基本面	基本軸	移動軸	
背屈 dorsiflexion	0 ～ 20°	矢状面	下腿骨軸外果先端への垂線	足底面	背屈 dorsiflexion／底屈 plantarflexion
底屈 plantarflexion	0 ～ 45°	〃	〃	〃	
内がえし inversion （後足部）	0 ～ 30°	前頭（冠状）面	下腿骨軸	踵骨長軸	内がえし inversion／外がえし eversion
外がえし eversion （後足部）	0 ～ 30°	〃	〃	〃	
内がえし inversion （前足部）	0 ～ 20°	前頭（冠状）面	足底面	足底面	外がえし eversion／内がえし inversion
外がえし eversion （前足部）	0 ～ 20°	〃	〃	〃	
外旋 external rotation 外転 abduction （中・前足部）	0 ～ 10°	横断（水平）面	第 2 中足骨長軸	第 2 中足骨長軸	外転 Abduction／内転 adduction
内旋 internal rotation 内転 adduction （中・前足部）	0 ～ 20°	〃	〃	〃	

（文献 15 より引用）

表 10-3 徒手筋力検査における判定基準（背屈ならびに内がえし，内がえし，底屈を伴う外がえし）

段階	判定方法
5（normal）	最大の抵抗に抗して最終可動域での保持が可能
4（good）	中程度の抵抗に抗して最終可動域での保持が可能
3（fair）	重力に抗して最終可動域での保持が可能
2（poor）	重力の影響を最小にした肢位であれば，最終可動域での保持が可能
1（trace）	筋収縮はみられるが関節の動きは生じない
0（zero）	筋収縮も関節の動きも生じない

（文献 17 より引用）

5 徒手筋力検査

本章では，徒手筋力検査（manual muscle testing：MMT）の方法について Daniels and Worthingham's muscle testing：techniques of manual examination and performance testing（9th Edition）の Chapter 1：Principles of Manual Muscle Testing[17] および Chapter 6：Testing the Muscles of the Lower Extremity[18] の内容を基準として解説する．

MMT では，筋力の判定方法として，段階 0（zero）から 5（normal）の 6 つの段階が示されている（表 10-3）[17]．段階 5（normal）の基準は，「最大の抵抗に抗して最終可動域での保持が可能」であり，段階 4（good）の基準は，「中程度の抵抗に抗して最終可動域での保持が可能」である．したがって，段階 5（normal）と 4（good）は，被検者が可動域全体を動かすことが可能であることと，検者が加える抵抗の強さが判断の基準となる．段階 3（fair）の基準は，「重力に抗して可動域全体を動かすことが可能」であるので，重力のみの抵抗で可動域全体を動かすことができるかが判断の基準となる．段階 2（poor），1（trace），0（zero）は，免荷の状態（重力の影響を最小限にした状態）にて実施し，判定の基準は，段階 2（poor）「重力の影響を最小にした肢位であれば，可動域全体を動かすことが可能」，段階 1（poor）「筋収縮はみられるが関節の動きは生じない」，段階 0（zero）「筋収縮も関節の動きも生じない」となる．以下に，背屈ならびに内がえし，内がえし，底屈を伴う外がえしの検査方法を述べる．

（1）背屈ならびに内がえし（可動域：0〜20°）（図 10-14）[18]
①主動筋：前脛骨筋
②補助筋：第 3 腓骨筋，長趾伸筋，長母趾伸筋
③被検者の体位：座位
④固定：下腿遠位部
⑤検査：選手に背屈と内がえしをさせる
⑥抵抗部位（抵抗をかける場合）：足背内側部

（2）内がえし（可動域：0〜20°）（図 10-15）[18]
①主動筋：後脛骨筋
②補助筋：前脛骨筋，長趾屈筋，長母趾屈筋，ヒラメ筋，長母趾伸筋
③被検者の体位：座位，足を軽度底屈位にする．
④固定：下腿遠位部
⑤検査：被検者に内がえしをさせる．
⑥抵抗部位（抵抗をかける場合）：足背内側部

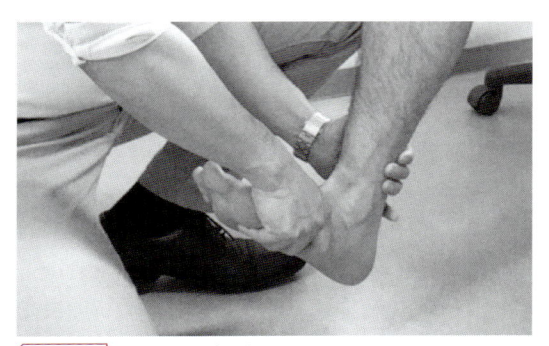

図 10-14 背屈ならびに内がえし

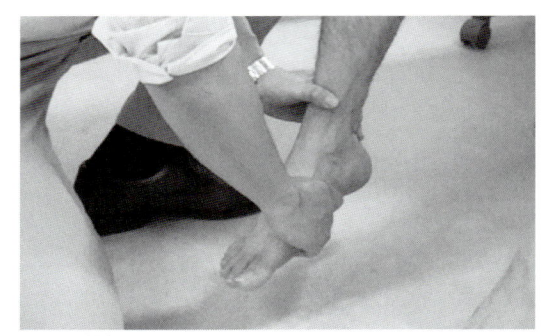

図 10-15 内がえし

(3) 底屈を伴う外がえし（可動域：0～25°）
（図 10-16）[18]

①主動筋：長腓骨筋，短腓骨筋
②補助筋：腓腹筋
③被検者の体位：座位，足関節は中間位
④固定：下腿遠位部
⑤検査：被検者に底屈をさせながら外がえしをさせる．
⑥抵抗部位（抵抗をかける場合）：足背前外側部

(4) 底屈（可動域：0～45°）[18]

①主動筋：下腿三頭筋（腓腹筋，ヒラメ筋）
②補助筋：後脛骨筋，足底筋，長腓骨筋，短腓骨筋，長趾屈筋，長母趾屈筋
③被検者の体位：検側の脚にて片足立位（膝関節は伸展）
④固定：片足立位のバランスを保つため，検査台などに指1，2本を置く．
⑤検査（段階5から2＋）：片足立位にて底屈させる（可能な限りの踵挙上をさせる）
⑥検査（段階2−から0）：腹臥位にて底屈させる．
⑦抵抗部位（段階5から2＋）：自重にて行う．
　底屈の力は非常に強く徒手での検査は困難であることから，段階5（normal）から段階2＋

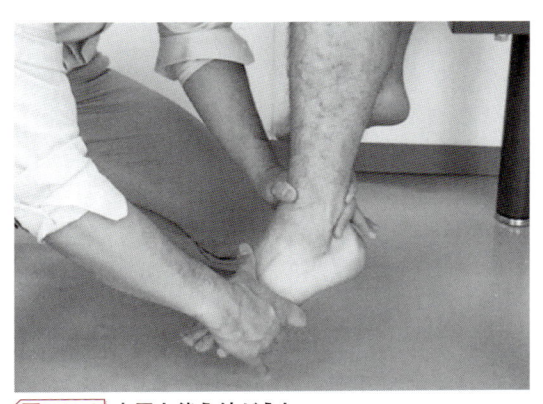

図 10-16 底屈を伴う外がえし

（poor＋）では，片足立位にて被検者の自重を用いた検査手法となっている（図 10-17）．MMTでは原則としてプラス（＋）とマイナス（−）を追加することは推奨されていない[17]．これは，プラス（＋）とマイナス（−）を追加することで，検定者の主観性が入り込む余地が広がり評価の信頼性が損なわれる可能性があるためである[17]．しかしながら，底屈においては，段階2＋（poor＋）と2−（poor−）の表記を加えることで被検者の機能的な違いをより明確に示すことができることから，その使用が認められている．段階2＋（poor＋）の表記は，底屈筋力検査時に

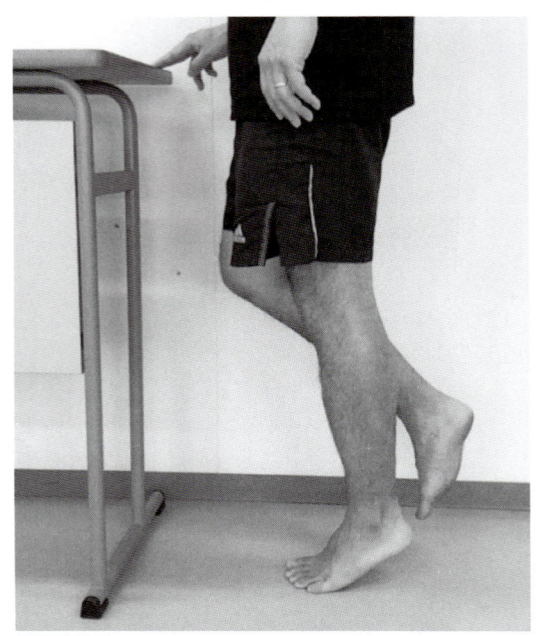

図 10-17 片足立位での測定

おいて「片足立位にて部分的な踵挙上が可能」な場合，段階2-（poor-）の表記は，「腹臥位で底屈可動域の一部を動かすことが可能」な場合に用いる[18]．底屈の判定基準を**表 10-4**に示す．

6 スペシャルテスト

スペシャルテストでは，関節弛緩性や疼痛の有無などについて確認し，傷害の病態をより詳細に理解していく．スペシャルテストにおいても，健側と患側との比較において損傷の状態を把握していく．アスレティックトレーナーが行うスペシャルテストは，アスレティックトレーナーの役割であるスポーツ外傷・障害の予防，スポーツ現場における救急処置，リハビリテーション，コンディショニングなどを適切に遂行する目的で実施する．アスレティックトレー

ナーは，その役割を十分に理解し，医療機関での対応が必要であると判断した場合は，速やかにその手続きをとる．以下に，足関節と下腿部の外傷・障害における代表的なスペシャルテストを示す．

(1) パーカッションテスト (percussion test)

概要：脛骨，腓骨，踵骨，距骨の骨折の検査法として用いる．

検査法：被検者は座位または背臥位にて検査台から足を出した状態をとる．検者は，被検者の足関節を中間位（0°）にした後，利き腕の手根部にて選手の踵骨に衝撃を与える（**図 10-18**）．

陽性所見：脛骨，腓骨，踵骨，距骨の骨折から疼痛が誘発される．

臨床的意味：骨折の可能性

補足事項：弱い衝撃から始め徐々に強くしていく．患部に変形が認められる場合には行わない．

(2) スクイーズテスト (squeeze test)

概要：腓骨骨折の検査法として用いる．

検査法：被検者は膝関節伸展位にて背臥位を取り検査台から足を出した状態をとる．検者は，疼痛部位から離れた部位の脛骨と腓骨を両手で把握し圧力をかける．検者は，把握による圧力を徐々に強めながら疼痛部位の痛みの増加の有無を評価する（**図 10-19**）．

陽性所見：疼痛部位の痛みの増加がみられる．

臨床的意味：骨折の可能性

補足事項：患部に変形が認められる場合には行わない．

(3) トンプソンテスト (Thompson test)

概要：アキレス腱断裂の検査法として用いる．

検査法：被検者は腹臥位にて検査台から足を出した状態をとる．検者は，下腿三頭筋の筋腹

表 10-4 徒手筋力検査における判定基準（底屈）

段階	判定方法
5（normal）	片足立位で可動域全体を用いた連続的な踵挙上が 25 回以上可能
4（good）	片足立位で 2 秒間に 1 回のペースで可動域全体を用いた踵挙上が 2 ～ 24 回可能
3（fair）	片足立位で可動域全体を用いた踵挙上が 1 回可能
2＋（poor＋）	片足立位にて部分的に踵を持ち上げることが可能
2（poor）	腹臥位で底屈最終可動域での保持が可能
2－（poor －）	腹臥位で底屈可動域の一部を動かすことが可能
1（trace）	腹臥位で筋収縮はみられるが関節の動きは生じない
0（zero）	腹臥位で筋収縮も関節の動きも生じない

（文献 18 より引用）

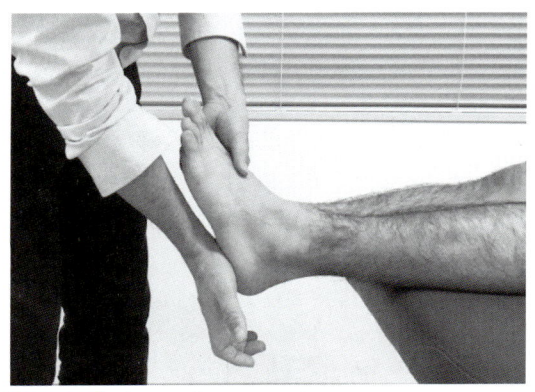

図 10-18 パーカッションテスト

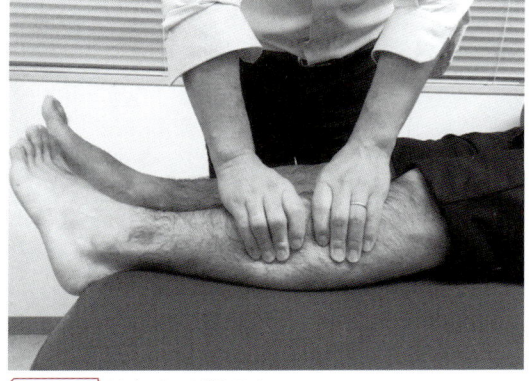

図 10-19 スクイーズテスト

を把握する（図 10-20）.

　陽性所見：足関節の底屈がみられない.

　臨床的意味：アキレス腱断裂の可能性.

(4) 前方引き出しテスト（anterior drawer test）

　概要：前距腓靱帯の安定性の検査法として用いる.

　検査法：被検者は端座位にて膝関節を屈曲（90°），患側の足関節をわずかに底屈（15°程度）した状態をとる. 検者は，患側の脛骨下方を片手で保持し，もう片方の手で踵骨を把握する. この状態から，検者は，脛骨下方を後方に押しながら踵骨と距骨を前方に引き出す（図 10-21）.

　陽性所見：踵骨の過剰な前方スライド

　臨床的意味：前距腓靱帯の損傷の可能性

　補足事項：健側と患側の不安定性を比較する.

(5) 距骨傾斜テスト（talar tilt test）

　概要：踵腓靱帯の安定性の検査法として用いる.

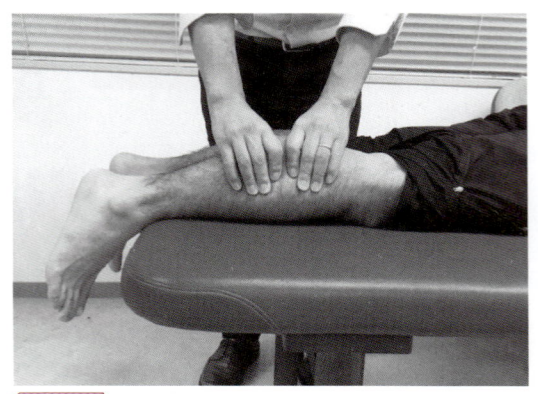

図 10-20　トンプソンテスト

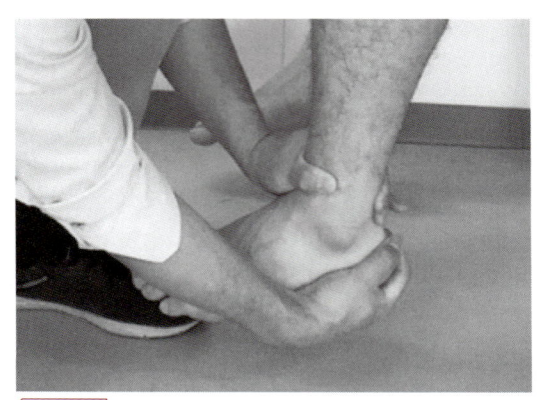

図 10-21　前方引き出しテスト

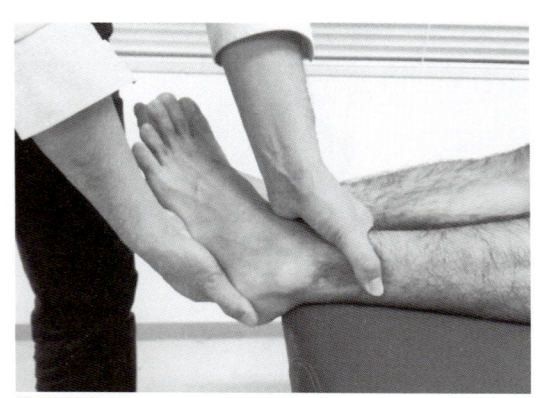

図 10-22　距骨傾斜テスト

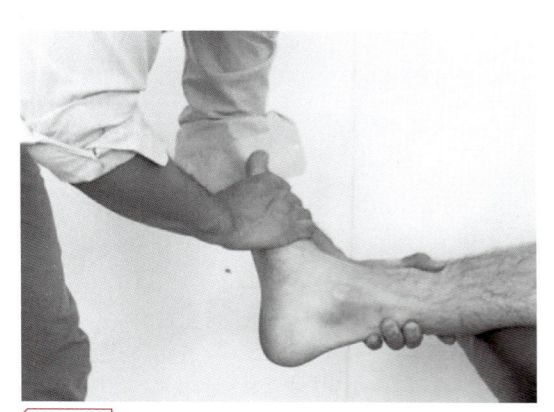

図 10-23　クレイガーテスト

　　検査法：被検者は端座位もしくは背臥位にて検査台から足を出した状態をとる．検者は，患側の脛骨下方を片手で保持し，もう片方の手で踵骨を把握する．この時，足関節を中間位（0°）にする．この状態から，検者は，踵骨を内側に傾斜させる（この際，足関節には内がえし方向に力が加わる）（図 10-22）．

　　陽性所見：踵骨の過度な傾斜

　　臨床的意味：踵腓靱帯の損傷の可能性

　　補足事項：健側と患側の不安定性を比較する．

(6) クレイガーテスト（Kleiger test）

　　概要：三角靱帯または遠位脛腓靱帯結合損傷の検査法として用いる．

　　検査法：被検者は端座位もしくは背臥位にて検査台から足を出した状態をとる．検者は，患側の脛骨下方を片手で保持し，もう片方の手で足部の内側を把握する．この時，足関節を中間位（0°）にする．この状態から，検者は，脛骨下方が動かないよう保持しながら，足部を外側に押すように力を加える（この際，足関節には外転方向に力が加わる）（図 10-23）．

　　陽性所見：足関節内足部の疼痛，遠位脛腓靱

帯結合の疼痛

臨床的意味：足関節内足部の疼痛（三角靱帯

の損傷の可能性），遠位脛腓靱帯結合の疼痛（遠位脛腓靱帯結合損傷の可能性）

3 好発する外傷・障害

1 足関節捻挫

　足関節捻挫はスポーツで最も頻発する傷害の1つであり，強い力が速い速度で足関節に加わった際に発生する[5]．

　足関節捻挫は，内反捻挫，外反捻挫，遠位脛腓靱帯損傷に分類することができる[19]．内反捻挫，外反捻挫の内反，外反という用語は，受傷に伴う足部変形を意味しており，関節可動域測定や関節運動の際には使用しない[20]．重症度は一般的にⅠ度，Ⅱ度，Ⅲ度に分類される[21]．Ⅰ度は，靱帯が伸ばされ小損傷を来した状態，Ⅱ度は，靱帯が部分断裂した状態，Ⅲ度は，靱帯が完全断裂した状態とされている[21]．

2 内反捻挫

(1) 病態

　底屈と内がえしの強制により発生する[21]．内反捻挫にて最も損傷を受ける靱帯は前距腓靱帯であり，次いで踵腓靱帯が損傷しやすい[5]．後距腓靱帯が損傷することはまれであるが，後距腓靱帯の損傷が発生するケースでは，非常に強い回外の力が足関節にかかるため，前距腓靱帯や踵腓靱帯の断裂の他，骨折や脱臼などを伴う可能性もある．

(2) 症状と兆候

　外果前方や下方に圧痛や腫脹が認められる．痛みや腫脹などによる歩行不全がみられる．スペシャルテストとして代表的な検査法には，前方引き出しテストや距骨傾斜テストが挙げられる．

(3) 処置

　RICE処置を実施する．痛みが強く荷重が困難な場合は，骨折を伴っていることもあるため，シーネや装具での固定および松葉杖の使用による免荷の上，医療機関を受診させる．

3 外反捻挫

(1) 病態

　背屈と外がえしの強制により発生する[21]．内反捻挫にて最も損傷を受ける靱帯は三角靱帯である．三角靱帯は脛骨から遠位に広がる扇状の靱帯であり，外反を抑制する働きをもつ．一般的に，外反捻挫は，内反捻挫よりも治癒にかかる時間が長い．そのため，競技復帰までに要する期間も長期化することがある．

(2) 症状と兆候

　内果下方に圧痛や腫脹が認められる．痛みや腫脹などによる歩行不全がみられる．スペシャルテストとして代表的な検査法には，クレイガーテストが挙げられる．

(3) 処置

　RICE処置を実施する．痛みが強く荷重が困難な場合は，骨折を伴っていることもあるため，シーネや装具での固定および松葉杖の使用による免荷の上，医療機関を受診させる．

4 遠位脛腓靱帯損傷

(1) 病態

過度な背屈に外転が加わると，距骨が外果内壁部を外側方向に押す力が働く[22]．遠位脛腓靱帯損傷はこの力に遠位脛腓靱帯結合が耐えきれず発生する[22]．遠位脛腓靱帯結合には，脛骨と腓骨を結合させる骨間膜の延長である骨間靱帯に加え前脛腓靱帯，後脛腓靱帯が含まれる．遠位脛腓靱帯損傷は，足関節捻挫の中で最も治癒にかかる時間が長く，競技復帰に時間がかかることが多い[12,22,23]．遠位脛腓靱帯結合損傷の英語での名称は syndesmotic ankle sprains であるが，一般的な足関節捻挫よりも損傷部位が高い位置であることから high ankle sprains という名称でもよばれることもある[12,23]．

(2) 症状と兆候

遠位脛腓靱帯結合に圧痛が認められる．痛みや腫脹などによる歩行不全がみられる．スペシャルテストとして代表的な検査法には，クレイガーテストが挙げられる．

(3) 処置

RICE 処置を実施する．痛みが強く荷重が困難な場合は，骨折を伴っていることもあるため，シーネや装具での固定および松葉杖の使用による免荷の上，医療機関を受診させる．

5 シンスプリント（脛骨過労性骨膜炎）

(1) 病態

シンスプリントは，脛骨過労性骨膜炎ともよばれ，練習量の多さなどによるオーバーユースが原因で生じる障害である[25]．陸上やクロスカントリーなど長距離を走る選手に多くみられる[25]．また，コンディションが十分に整っていないシーズンの初期に発症することもある．

(2) 症状と兆候

脛骨遠位 1/3 内側後方を中心に痛みが発生する．初期症状は，運動中に軽い疼痛を感じる程度であるが，悪化すると運動後の安静時でもうずくような痛みが続くことがある．症状は運動量や運動強度を調節することで軽減する．

(3) 処置

下腿部のストレッチやアイシングは痛みの軽減に有効である．痛みが軽減されない場合は疲労骨折の可能性があるため，医療機関を受診させる．

6 疲労骨折

(1) 病態

疲労骨折は，ランニングなどの運動により，骨の同じ場所に繰り返しストレスが加わること

サイドノート

内反捻挫が圧倒的に多い理由

前距腓靱帯，後距腓靱帯，踵腓靱帯は，内反を抑制する働きをもつが，三角靱帯と比較するとその働きは弱い[5,7]．加えて，外果は内果よりも遠位にあり，距骨外壁との接地面が広いため，過度な外反の際には外果が骨性の制限因子として距骨の動きを抑制する効果が期待できる[19,24]．一方，内果は外果よりも近位にあり距骨内壁との接地面が狭いため，過度な内反の際に距骨の動きを制限する骨性の制限因子としての働きは相対的に脆弱である[19,24]．内反捻挫が圧倒的に多い理由は，このような構造的要因の影響が大きい．

で起こる骨の疲労現象が原因で発生する[26]．疲労骨折は骨にヒビが入る不完全骨折から始まるが，痛みなどの症状を我慢して運動を続けることにより完全骨折に至ることもある[27]．

(2) 症状と兆候

痛みは運動時に強くなり運動後には軽減するが，悪化すると安静時でも痛みを伴う．痛みの範囲は，シンスプリントよりも狭く，骨に局所的な痛みや圧痛点を有する．足関節と下腿部の疲労骨折は，主に脛骨と腓骨にみられるが，発生の割合としては脛骨が高い[27]．

(3) 処置

ランニングなど患部に負担がかかる運動を中止し，医療機関を受診させる．

7 アキレス腱炎

(1) 病態

アキレス腱は，下腿三頭筋と踵骨を連結する強靱な腱である．アキレス腱炎は，ジャンプやランニングなどの運動によりアキレス腱やアキレス腱周辺の腱膜に繰り返しのストレスがかかることで起こる[28]．なお，アキレス腱周辺の腱膜の炎症はアキレス腱周囲炎とよばれ，アキレス腱炎と分けて捉えられることもある[29]．

(2) 症状と兆候

アキレス腱炎の主な症状は，運動時のアキレス腱の痛みであるが，アキレス腱周囲炎を伴う場合は，腫脹や熱感を伴うこともある．アキレス腱炎が慢性化すると，アキレス腱の変性などの退行性変化が生じ回復には時間を要する．

(3) 処置

急性期で痛みが強い場合は安静にする．ヒールカップなど踵部を1cmほど高くするインソールの使用は，アキレス腱の負担を軽減させる効果が見込まれる[13]．下腿三頭筋とハムストリングのストレッチによる柔軟性の改善・向上は特

に重要である[19]．運動時には十分なウォーミングアップとクールダウンを実施し，運動後はアイシングを行う．痛みが改善されない場合は，医療機関を受診させる．

8 アキレス腱断裂

(1) 病態

アキレス腱の断裂は，後方に下がる動作から一気に前方へ移動する動作など，急激な下腿三頭筋の収縮と素早い体重移動によるアキレス腱への過度な負荷が原因となる．スポーツにおいては，球技での発生頻度が高く，アキレス腱の退行性変化や加齢によるアキレス腱の柔軟性の低下もアキレス腱断裂のリスクを高める[28,30]．

(2) 症状と兆候

アキレス腱が断裂した際の典型的な症状として，踵の部分を何かで殴られたような，また，誰かに蹴られたような衝撃が挙げられる．「ブチッ」という断裂音が聞こえることもある[19]．アキレス腱断裂部には陥凹を触れる．腱の断裂後は，体重をうまく支えることができないため正常な歩行はできないが，後脛骨筋や腓骨筋の働きによる底屈が可能なため歩くことが可能な場合もある．スペシャルテストとして代表的な検査法には，トンプソンテストが挙げられる．

(3) 処置

シーネや装具での固定および松葉杖の使用による免荷の上，医療機関を受診させる．

9 コンパートメント症候群

(1) 病態

コンパートメント症候群とは，骨，筋膜，筋間中隔などで下腿の4つのコンパートメント（区画）の内圧が異常に上昇し循環不全が引き起こされた状態である[2,3]．コンパートメント症候

群は，急性型と慢性型に分類される[2]．急性型は，骨折や打撲などの外傷によるもので，コンタクトスポーツでの発生頻度が高い．慢性型は，マラソンやクロスカントリーなど長時間の運動による筋の腫脹や充血が原因となる．

(2) 症状と兆候

骨，筋膜，筋間中隔などで囲まれたコンパートメントは，筋肉，神経，血管などの組織を束ねる役割を担っており，伸張性の低い構造となっている．したがって，コンパートメント内での腫脹や出血はコンパートメント内の内圧を上昇させ，下肢の強い痛み，圧通，感覚異常などの症状が生じる．

(3) 処置

急激な疼痛や腫脹の症状を認めた場合は，直ちに医療機関を受診させる[19]．処置が遅れた場合は，組織の壊死や永続的な麻痺などの後遺症が残ることもあるため，迅速な対応が必要である．

4　リハビリテーション

競技復帰を目的としたリハビリテーションの実施においては，ケガの適切な評価，急性期の管理，段階的なリハビリテーションプログラムの実施，競技復帰および再発予防などの観点から考えていく必要がある．スポーツ中に発生する下腿・足関節のケガの中で，足関節捻挫の割合は特に高く，足関節捻挫の再発率は，全ての下肢傷害の中で最も高いとされている[31]．足関節捻挫の後遺症は，生活の質や身体活動量の低下を招くだけでなく，骨，軟骨に対しての二次的障害や変形性足関節症のリスクを高めることも報告されており，アスレティックトレーナーは，選手に対してケガの予防やリハビリテーションを含めたケアの重要性について十分に伝える必要がある[31]．急性期は，受傷直後から炎症のピークを過ぎるまでの期間が目安となる[12]．この時期は，RICE 処置（rest：安静・icin：冷却・compression：圧迫・elevatio：挙上）により，主に疼痛と腫脹のコントロールを図る[12,32]．急性期は保護期ともいえる期間であり，過度な関節の動きは避けるべきである．特に回外や回内の動きは足関節の靱帯に過度な伸張ストレスを加えることになるため制限されな

ければならない．また，内反捻挫の場合，底屈は前距腓靱帯に伸張ストレスを与えることを忘れてはならない．荷重については，痛みが強い場合は松葉杖を用いた免荷を行うが，医師の判断のもと部分荷重が許可される場合には松葉杖を用いた部分荷重を行う[33]．部分荷重は，ブレースなどにより回外や回内の可動域を制動した上で行うこともある[34]．アスレティックトレーナーは患部の回復状況を確認しながら痛みや腫脹を悪化させないようリハビリテーションを進める．急性期における安静痛の軽減がみられたら，痛みのない範囲での運動を開始する[35]．背屈の関節可動域の回復を促すためのタオルストレッチ（図 10-24）や足指の運動であるタオルギャザーエクササイズ（図 10-25）はこの時期に取り入れるべき運動である．患部の回復状況を確認しながら，関節可動域や筋力向上のための運動を徐々に加えていく．関節可動域においては，患側の足の指先で A から Z の文字を書くように足部・足関節を動かす運動や，筋力においては，等尺性筋収縮による足関節周辺筋の筋力トレーニングを加えていく（図 10-26）．患部の回復とともに等尺性筋収縮での運

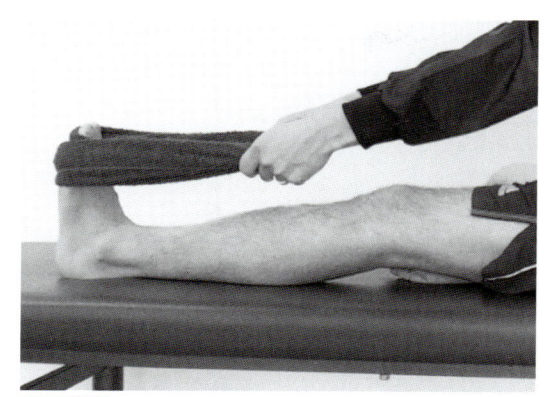

図 10-24 タオルストレッチ

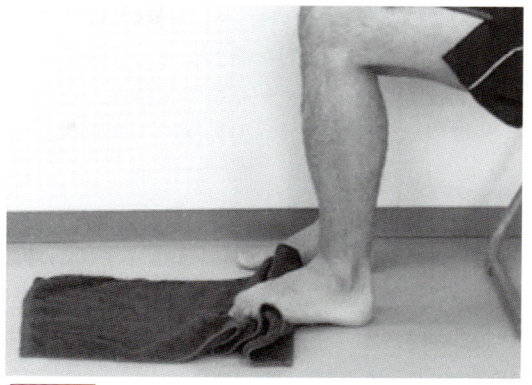

図 10-25 タオルギャザーエクササイズ

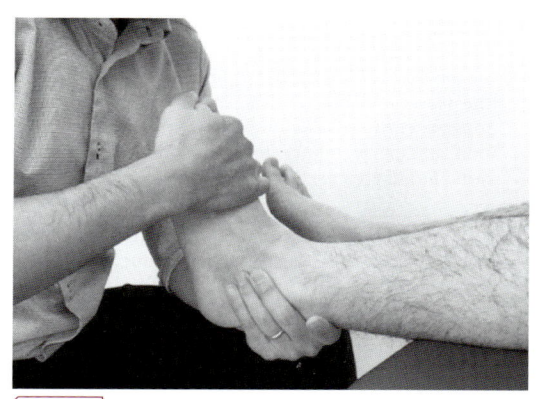

図 10-26 等尺性筋収縮による筋力トレーニング

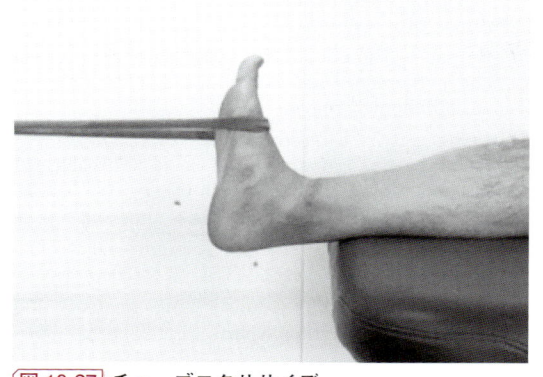

図 10-27 チューブエクササイズ

動に慣れてくれば，チューブなどを用いた等張性筋収縮による筋力トレーニング（図 10-27）に移行していく．荷重位での運動は，自転車エルゴメーターなどから開始し，徐々に歩行などの全荷重への運動に移行していく．神経筋コントロールや姿勢制御の回復を促すためのバランストレーニングも軽強度のものから実施していく[12]．

ジョギングの実施においては，直線走から開始しスピードや距離を調整していく．また，S字や8の字での走行，カッティングやジャンプ動作などスポーツの基本的な動きも徐々に取り

入れていく．競技への復帰に関しては，その競技に求められる動作が痛みなく実施することができるとともに，体力面や精神面を含めて受傷前の状態までに回復していることが重要である．また，足関節捻挫は再発率が高いことからも，テーピングやブレースの使用や，可動域，筋力，神経筋コンロール，姿勢制御などの機能を低下させないためのトレーニングを継続的に実施することが望ましい[35]．

患部外トレーニングは，リスク管理をした上でできるだけ早期に実施する．ケガによる身体活動の低下は，心肺機能や筋力の低下に直結す

るだけでなく，選手の競技復帰に向けたモチベーションなど心理的な側面からも好ましくない．上肢エルゴメーターや水中運動は，選手の心肺機能や患部以外の筋力の維持・向上のため

に効果的である．また，体幹トレーニングやダンベルなどのウエイトを用いた筋力トレーニングも患部に過剰な負担がかからないよう工夫しながら実施する．

▶ 文献

1) Riegger C：Anatomy of the ankle and foot. Phys Ther 68：1802-1814, 1988

2) Frink M, et al：Compartment syndrome of the lower leg and foot. Clin Orthop Relat Res 468：940-950, 2010

3) Fraipont M, et al：Chronic exertional compartment syndrome. J Am Acad Orthop Surg 11：268-276, 2003

4) Golanó P, et al：Anatomy of the ankle ligaments：a pictorial essay. Knee Surg Sports Traumatol Arthrosc 24：944-956, 2016

5) Hertel J：Functional anatomy, pathomechanics, and pathophysiology of lateral ankle instability. J Athl Train 37：364-375, 2002

6) Lee D, et al：Ultrasonography of the lower extremity veins：anatomy and basic approach. Ultrasonography 36：120-130, 2017

7) Neumann DA：第14章 足関節と足部，筋骨格系のキネシオロジー，原著第3版（Andrew PD, et al 監訳），医歯薬出版，東京，651-712, 2018

8) Rockar PA Jr.：The subtalar joint：anatomy and joint motion. J Orthop Sports Phys The 21：361-372, 1995

9) Prentice WE：Chapter 13 Off-the-Field Injury Evaluation, Principles of Athletic Training：A Competency-Based Approach 14th Edition：McGraw-Hill, New York, 336-361, 2010

10) Haefeli M, et al：Pain assessment. Eur Spine J 15（suppl 1）：17-24, 2006

11) Yeung M, et al：An epidemiological survey on ankle sprain. Br J Sports Med 28：112-116, 1994

12) Kaminski T, et al：National Athletic Trainers' Association position statement：conservative management and prevention of ankle sprains in athletes. J Athl Train 48：528-545, 2013

13) Starkey C, et al：Chapter 8 Foot and toe pathologies, Examination of orthopedic & athletic injuries 4th edition. F.A. Davis Company, Pennsylvania, 2015

14) Norkin C, et al：第1部 関節可動域の序，関節可動域測定法—可動域測定の手引き，改定第2版，木村哲彦ほか翻訳．協同医書出版社，東京，1-12, 2002

15) 日本足の外科学会編：足関節・足部・趾の関節可動

域表示ならびに測定法，足の外科学用語集，第3編，日本足の外科学会，東京，206, 2017

16) 銅 英雄：足関節・足部・足趾の運動の表現方法の統一を目指して（特集 足の外科の最近の話題）—（新しい解析法・評価法への取り組み）．Bone joint nerve 2：603-612, 2012

17) Hislop H, et al：Chapter 1 Principles of manual muscle testing, Daniels and Worthingham's muscle testing：Techniques of manual examination and performance testing, 9th Edition. Saunders, Pennsylvania, 2-10 2013

18) Hislop H, et al：Chapter 6 Testing the muscles of the lower extremity, Daniels and Worthingham's muscle testing：Techniques of manual examination and performance testing, 9th Edition. Saunders, Pennsylvania, 251-267, 2013

19) Prentice WE, et al：Chapter 15 The ankle and lower leg, Essentials of athletic injury management 9th edition. McGraw-Hill Education, New York, 235-251, 2012

20) 日本リハビリテーション医学会，関節可動域表示ならびに測定法，リハビリテーション医学 32：207-217, 1995

21) Wolfe M, et al：Management of ankle sprains. Am Fam Physician 1；63：93-104, 2001

22) Lin C, et al：Ankle syndesmosis injuries：anatomy, biomechanics, mechanism of injury, and clinical guidelines for diagnosis and intervention. J Orthop Sports Phys Ther 36：372-384, 2006

23) Norkus S, et al：The anatomy and mechanisms of syndesmotic ankle sprains. J Athl Train 36：68-73, 2001

24) Woods C, et al：The football association medical research programme：an audit of injuries in professional football：an analysis of ankle sprains. Br J Sports Med 37：233-238, 2003

25) Galbraith R, et al：Medial tibial stress syndrome：conservative treatment options. Curr Rev Musculoskelet Med 2：127-133, 2009

26) Crossley K, et al：Ground reaction forces, bone characteristics, and tibial stress fracture in male runners. Med Sci Sports Exerc 31：1088-1093, 1999

27) Milner C, et al：Biomechanical factors associated

with tibial stress fracture in female runners. Med Sci Sports Exerc 38 : 323-328, 2006

28) Schepsis A, et al : Achilles tendon disorders in athletes. Am J Sports Med 30 : 287-305, 2002

29) van Dijk C, et al : Terminology for Achilles tendon related disorders. Knee Surg Sports Traumatol Arthrosc 19 : 835-841, 2011

30) Leppilahti J, et al : Incidence of Achilles tendon rupture. Acta Orthop Scand 67 : 277-279, 1996

31) Gribble P, et al : 2016 consensus statement of the international ankle consortium : prevalence, impact and long-term consequences of lateral ankle sprains. Br J Sports Med 50 : 1493-1495, 2016

32) van den Bekerom M, et al : Management of acute lateral ankle ligament injury in the athlete. Knee Surg Sports Traumatol Arthrosc 21 : 1390-1395, 2013

33) Prentice WE : Chapter 23 Rehabilitation of ankle and foot Injuries. rehabilitation techniques for sports medicine and athletic training 6th edition, Slack Inc, New Jersey, 749-799, 2015

34) van Rijn R, et al : What is the clinical course of acute ankle sprains? A systematic literature review. Am J Med 121 : 324-331, 2008

35) Vuurberg G, et al : Diagnosis, treatment and prevention of ankle sprains : update of an evidence-based clinical guideline. Br J Sports Med 52 : 956, 2018

（篠原純司）

第11章

膝関節の外傷・障害

1 機能解剖

1 骨

膝関節は大腿骨，脛骨，膝蓋骨の3つの骨から構成され，大腿骨と膝蓋骨が膝蓋大腿関節，大腿骨と脛骨が脛骨大腿関節を形成する（図11-1）．

(1) 膝蓋骨

膝蓋骨は膝蓋腱中に存在する身体中最大の種子骨であり，大腿骨滑車に適合する．近位端を膝蓋骨底，遠位端を膝蓋骨尖とよぶ．膝蓋骨外側亜脱臼が発生しやすい形状や，発育異常として分裂膝蓋骨を認めることがある．

(2) 大腿骨

大腿骨の遠位端は複雑な構造をしており，多くの靱帯・腱の付着部となっている．両側顆部を遠位端から後方に分離しているのが顆間窩であり，顆間窩の外側壁は前十字靱帯，内側壁は後十字靱帯の起始部となっている．外側上顆は外側側副靱帯が付着する明瞭な突起である．一方，内側顆では内転筋結節に大内転筋が付着し，内側上顆には内側側副靱帯が付着する．

(3) 脛骨

脛骨後方では後十字靱帯が脛骨中央後縁に付着し，前方では脛骨粗面が突出し膝蓋腱の付着部となる．また，脛骨粗面の外側に Gerdy 結節があり腸脛靱帯が付着する．大腿骨と脛骨は骨性の適合性は低く，半月板が接触面積を増加させ，関節面の適合性を高めている．

2 軟部組織

(1) 筋

①大腿四頭筋－膝蓋靱帯

大腿四頭筋は大腿直筋，外側広筋，内側広筋，中間広筋からなり，これらが共通腱を形成し，付着部に至る．4つの筋は遠位で結合し共同腱を形成した後，膝蓋骨前方を覆う膝蓋腱となり，脛骨粗面に停止する．内側広筋と外側広筋は膝蓋骨上極に対してそれぞれ平均55°と14°で斜めに走行する[1,2]．大腿四頭筋は強力な膝伸展筋として作用する．また，四頭筋腱の内外側部は膝蓋骨の両端を下降し，脛骨近位で粗面の両側に付着する．これらの線維は関節包に移行し，内側および外側膝蓋支帯を形成する（図11-2）．

②ハムストリングス

ハムストリングスは大腿二頭筋，半腱様筋，半膜様筋からなる．大腿二頭筋は長頭，短頭の二頭をもち，長頭は半腱様筋と共通で坐骨結節より起こり，短頭は粗線の外側縁より起こる．二頭は膝関節近位で共通腱を形成し，LCL を包み込み[3]，腓骨頭に付着する．大腿二頭筋は膝の屈筋，および弱い股関節伸展筋，脛骨外旋

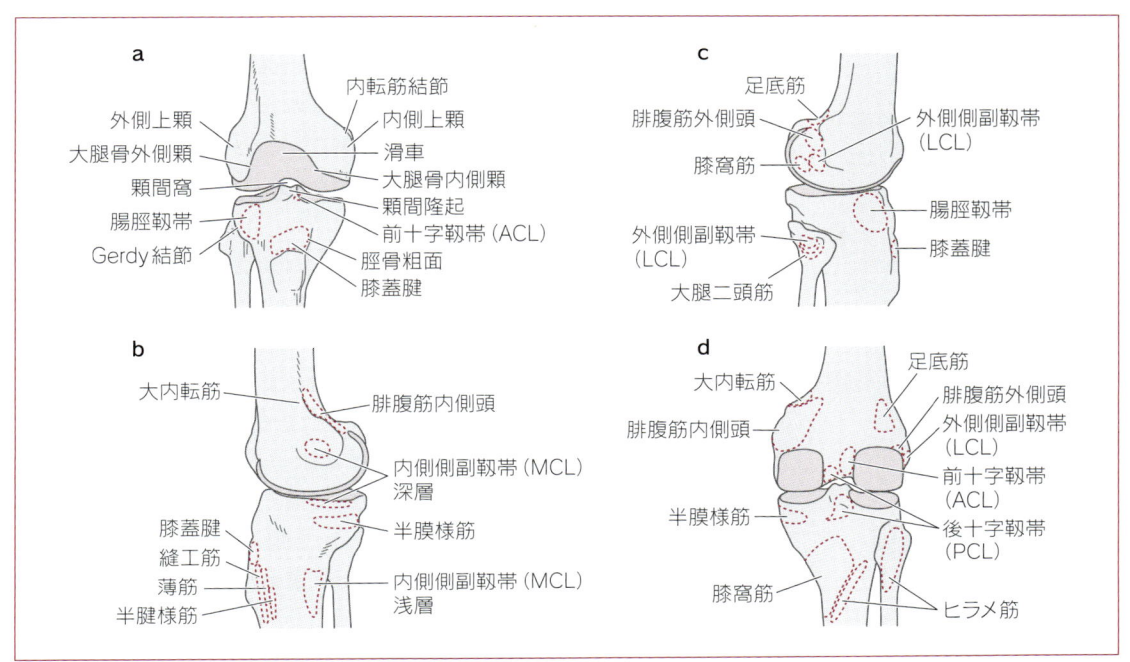

図 11-1 膝関節周囲の靱帯や腱の付着部

a：前方，b：外側，c：内側，d：後方
（文献 4 より引用）

図 11-2 大腿四頭筋腱および膝蓋支帯

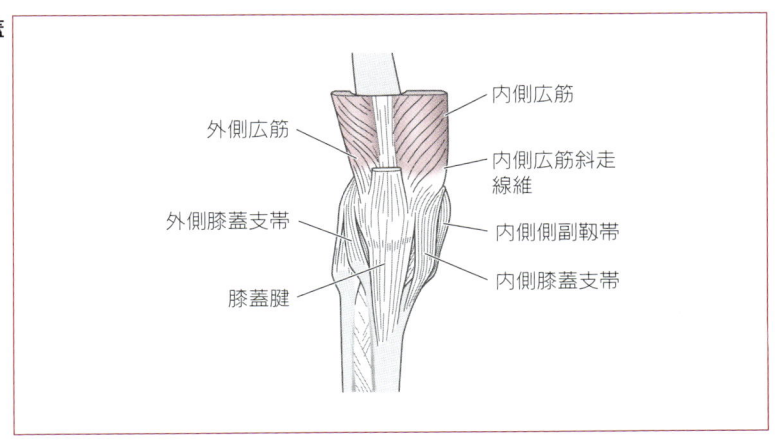

筋として作用する．半腱様筋は坐骨結節より起こり，遠位かつ内側へ向かい，縫工筋，薄筋とともに脛骨内側に付着し，鵞足を形成する．半膜様筋は坐骨結節の上外側の陥凹部より起こり，

二頭筋と半腱様筋の起始部より深部で遠位内側に向かい脛骨後内側に付着する（**図 11-3**）．いずれも膝の屈筋，内旋筋として作用する．

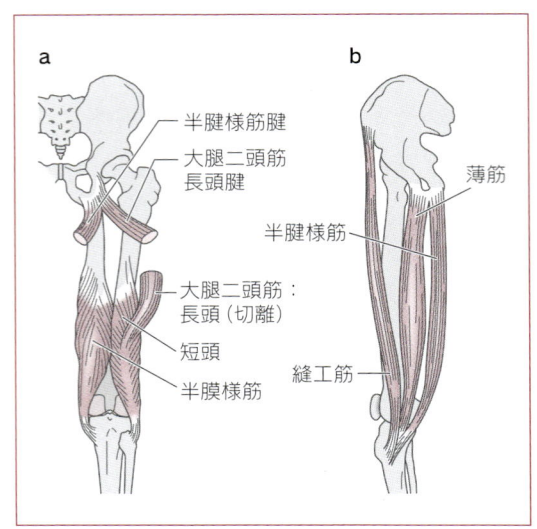

図 11-3 大腿後面の筋群

a：後面，b：内側面
（文献 4 より引用）

③大腿筋膜張筋-腸脛靱帯

腸脛靱帯は大腿筋膜張筋から連続する大腿筋膜が縦方向に肥厚したもので，膝の外側を通り，脛骨の Gerdy 結節に付着する．

④腓腹筋

腓腹筋は大腿骨外側顆の外側面から外側頭が，大腿骨膝窩部表面と大腿骨内側面から内側頭が起こる．外側頭は大きな筋性の付着部をもつが，内側頭の内側顆から起こり MCL と結合する部分は腱性である．両頭は結合しヒラメ筋への共通腱を形成し，これが遠位端で細くなりアキレス腱を形成する．

(2) 靱帯・その他

①関節包, 滑液腔, 滑液包

関節包は滑膜によって裏打ちされ，膝関節の内面を覆っており，近位は膝蓋骨上方の膝蓋上囊に伸びる．関節内では滑膜は十字靱帯と膝窩筋腱も覆っている．滑膜は関節包と近接しているが，頻繁に皺を形成し，とくに膝蓋上囊に滑膜ひだが多くみられる．また，膝関節周囲には多くの滑液包がみられる（図 11-4）．そのうち臨床的に重要であるのは，膝蓋前，膝蓋下，鵞足部の滑液包である．

②前十字靱帯 (anterior cruciate ligament：ACL)

ACL は顆間窩後方の大腿骨外側顆の内の後方に凸の，半円状の起始をもつ（図 11-5）[5]．靱帯は前方に走行し，脛骨の前方，顆間窩の内側，顆間結節の前方および外側の広く陥凹した部分に付着する（図 11-6）[5]．

ACL は大腿骨に対する脛骨の前方引き出しに対する主要支持機構であり，前方引き出しへの全抵抗力の 86 ％を担っている[6~9]．ACL は機能的に前内側線維束と後外側線維束に分けられ，前内側線維束は 90°屈曲位で緊張し，後外側線維束は完全伸展に近づくにつれ緊張する（図 11-7）[5]．また，リハビリテーション動作中の ACL に作用する歪みをみると，屈曲 15°における大腿四頭筋の等尺性収縮や重りを用いた自動屈曲伸展運動にて，ラックマンテストを超える歪みが作用したと報告されている[10]．

③後十字靱帯 (posterior cruciate ligament：PCL)

PCL は顆間窩において大腿骨内側顆の外側面後方に下方凸の半円状の起始をもつ[5]（図 11-5）．靱帯は後方に走り，脛骨関節面後方の陥凹した部分に付着している（図 11-6）．PCL は膝の回旋軸近くに存在し，ACL に比べて約 2 倍の強度をもつことから，膝の主要支持機構とみなされる[11~15]．また，脛骨の後方変位に対する抵抗の約 95 ％を担っている[6]．膝関節運動に伴う PCL の機能をみると，深屈曲位で緊張し，内旋位でも緊張する[5]（図 11-8）．

④外側側副靱帯 (lateral collateral ligament：LCL)

LCL は腓腹筋起始部前方の外側上顆より起

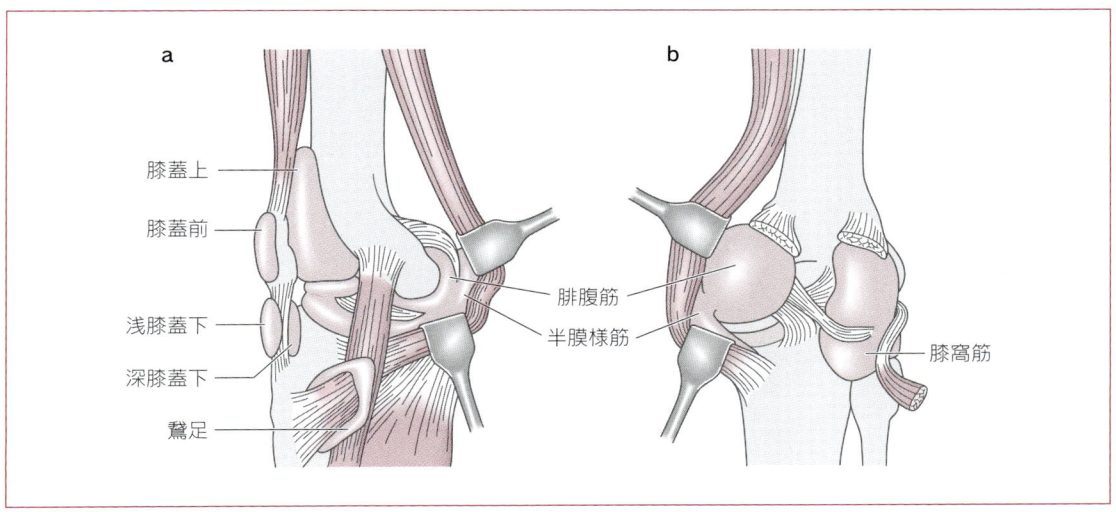

図 11-4 膝関節周囲の滑液包

a：内側面，b：後面
（文献 4 より引用）

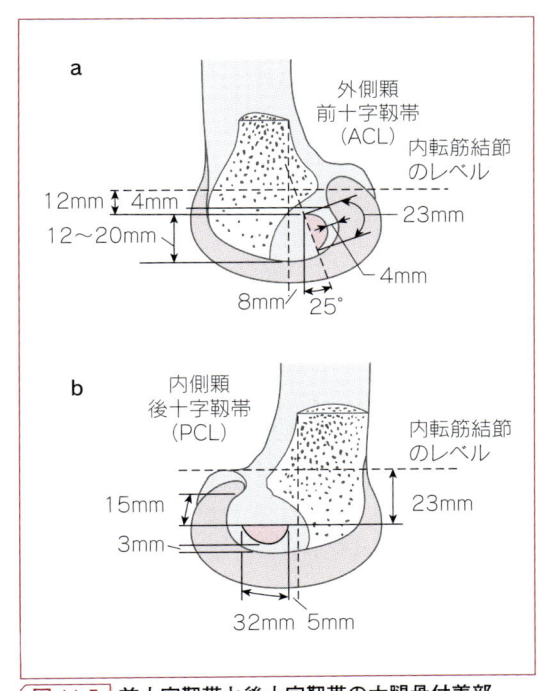

図 11-5 前十字靱帯と後十字靱帯の大腿骨付着部

a：外側顆内側面，b：内側顆外側面
（文献 4 より引用）

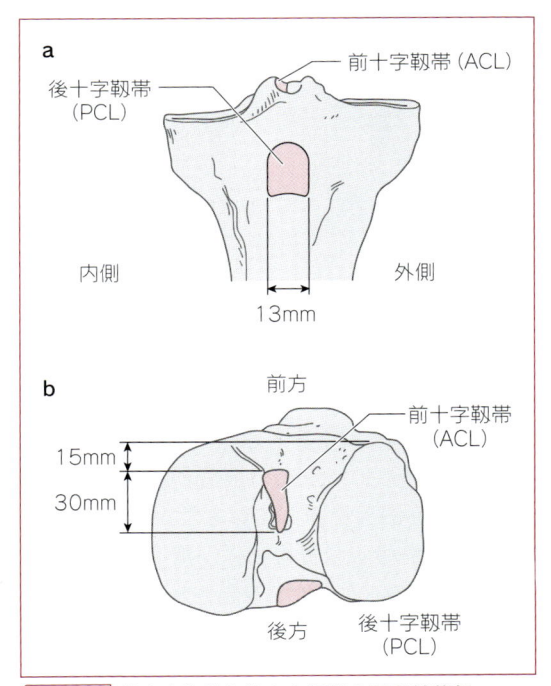

図 11-6 前十字靱帯と後十字靱帯の脛骨付着部

a：後面，b：上面
（文献 4 より引用）

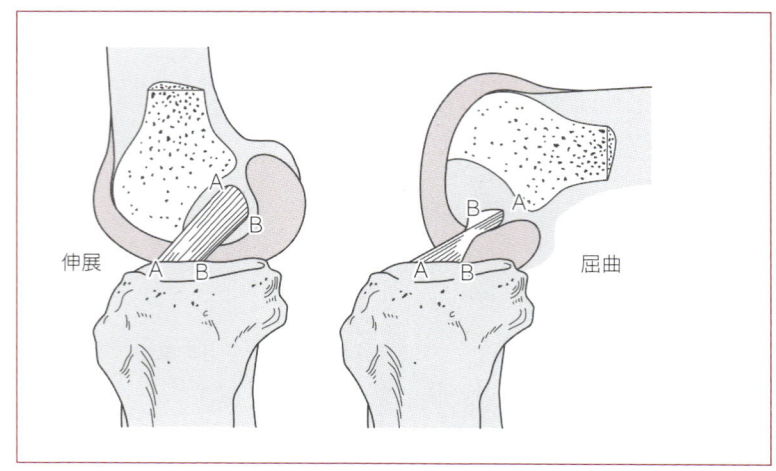

図 11-7　伸展位と屈曲位における
ACL
（文献 4 より引用）

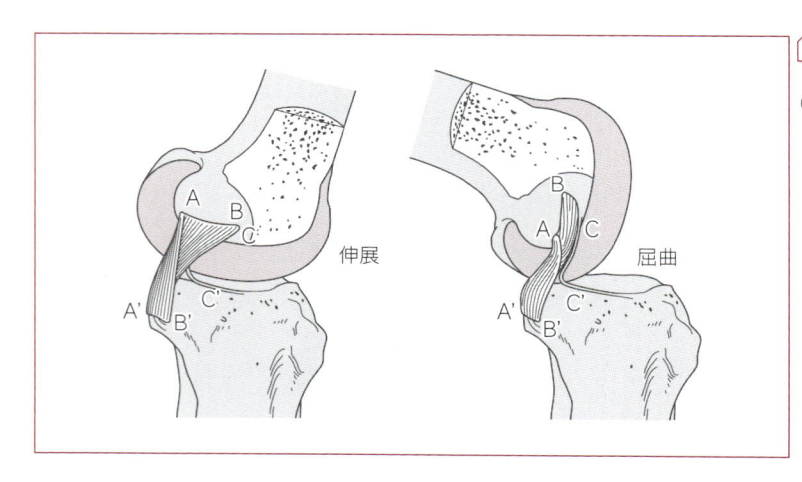

図 11-8　伸展位と屈曲位における
PCL
（文献 4 より引用）

こり，外側支帯の下を通過した後，腓骨頭に付着する（図 11-9）．LCL は脛骨の内反力に対する抵抗の約 69 ％を担っている[16]．LCL と PCL および膝窩-弓状靱帯複合体が損傷することにより，後外側不安定性が惹起される[12, 17, 18]．

⑤内側側副靱帯（medial collateral ligament：MCL）

　MCL は膝内側支持機構の 1 つで，浅層および深層に分けられる．膝内側支持機構は 3 層から成り，第 1 層の筋膜に続く第 2 層と第 3 層が

MCL の浅層（平行線維および斜走線維）と深層である．（図 11-10）MCL 浅層は外反ストレスおよび脛骨の外旋に対する主要支持組織である．MCL は脛骨の外反力に対する抵抗の約 78 ％を担っている[16]．

⑥半月板

　半月板は内外側 2 つの線維軟骨からなる構造体で，表面は凹面をなし，大腿骨顆部に対する脛骨側の受け皿を深くする（図 11-11）．内外側半月板はそれぞれ脛骨関節面の 2/3 を覆う．

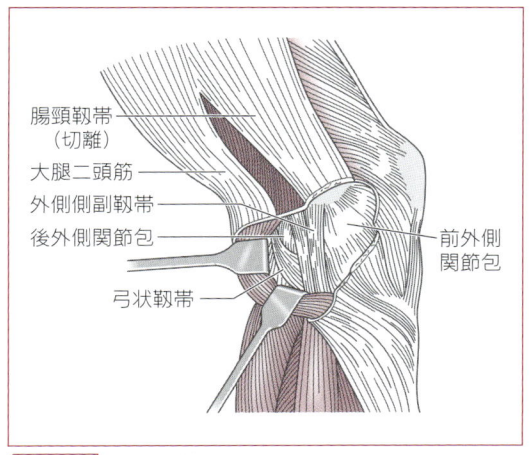

図 11-9 膝関節外側面

（文献 4 より引用）

腸脛靱帯（切離）
大腿二頭筋
外側側副靱帯
後外側関節包
弓状靱帯
前外側関節包

図 11-10 膝関節内側面

（文献 4 より引用）

内転筋結節
膝蓋大腿靱帯
前方関節包
MCL 浅層
薄筋
半膜様筋
後斜走線維
半腱様筋
縫工筋（切離）

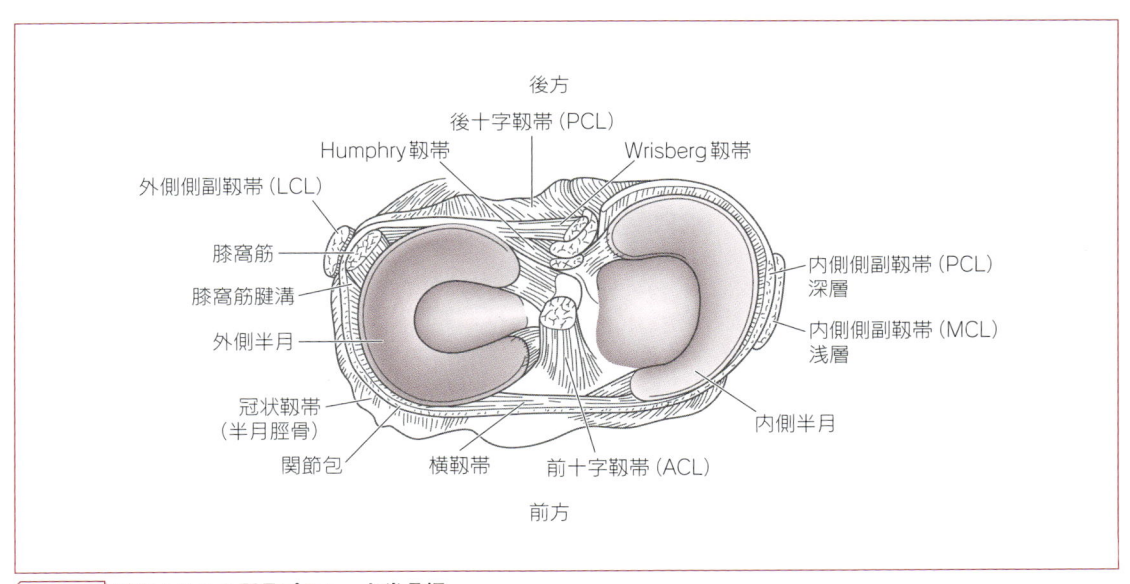

後方
後十字靱帯（PCL）
Humphry 靱帯
Wrisberg 靱帯
外側側副靱帯（LCL）
膝窩筋
膝窩筋腱溝
外側半月
冠状靱帯（半月脛骨）
関節包
横靱帯
前十字靱帯（ACL）
内側側副靱帯（PCL）深層
内側側副靱帯（MCL）浅層
内側半月
前方

図 11-11 近位よりみた脛骨プラトーと半月板

（文献 4 より引用）

外縁は厚く内縁に向かい次第に薄くなる．半月板の役割は 1．荷重伝達，2．関節適合性の向上，3．滑液の関節表面への拡散，4．関節運動に伴う軟部組織のインピンジメント防止などである．

（3）神経

大腿前面は大腿神経が下降し，大腿四頭筋を

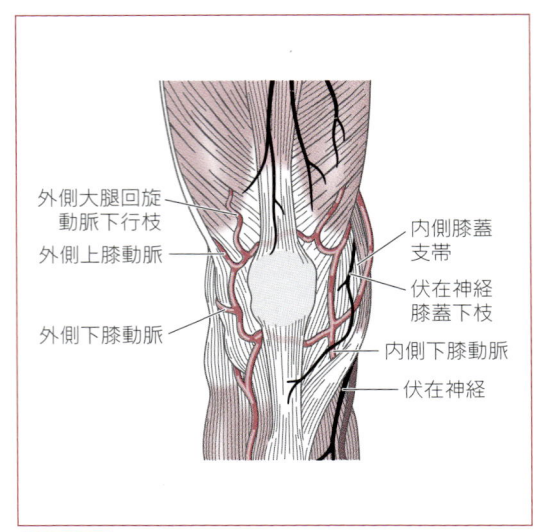

図 11-12 膝関節前方における神経血管

（文献 4 より引用）

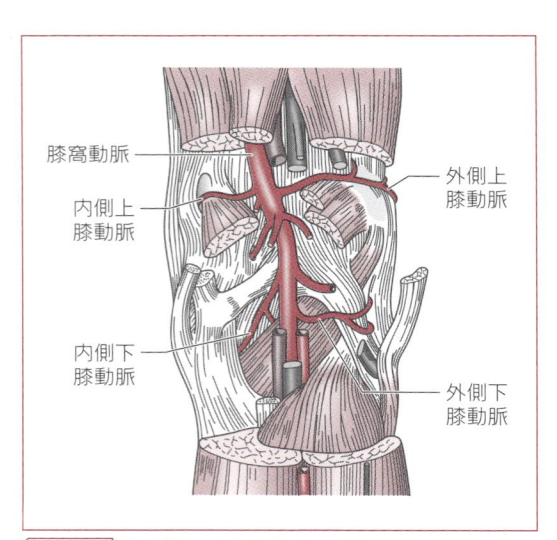

図 11-14 膝窩部での膝窩動脈の分枝

（文献 4 より引用）

支配する．大腿神経の後方枝から伏在神経が起こり，内転筋管の遠位にて縫工筋腱と薄筋腱間を貫通した後，下腿の内側を遠位に下る（図 11-12）．大腿後面は坐骨神経が下降し，大腿二頭筋，半膜様筋，半腱様筋を支配する．大腿

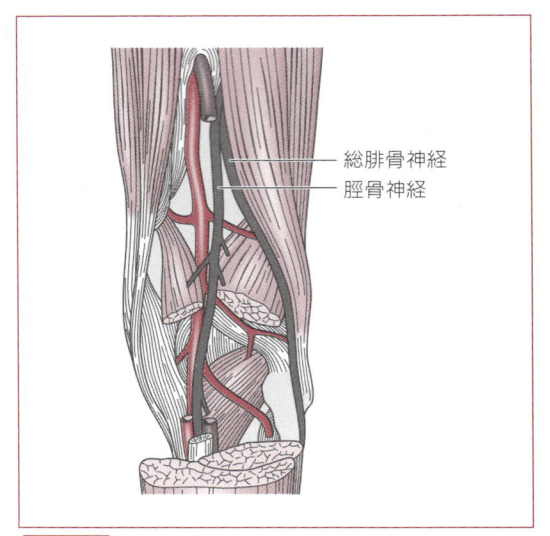

図 11-13 膝関節後方における神経血管

（文献 4 より引用）

中央部で坐骨神経から脛骨神経が起こり，腓腹筋に筋枝を出し遠位に至る．また，総腓骨神経は坐骨神経から分枝した後，大腿二頭筋腱の内側を通って遠位に向かう（図 11-13）．

(4) 血管

　膝窩動脈が大腿骨の中 1/3 で膝窩部に入り，その後，たくさんの筋枝と関節枝を出す（図 11-14）．その内，中膝動脈は後方関節包や半月板後角などを含む関節内構造体を栄養する．また，膝窩動脈から分岐した内・外側上膝動脈および内・外側下膝動脈は膝前面に至り，大腿動脈から分岐した下行膝動脈の枝，外側大腿回旋動脈と合流し，膝蓋骨周囲に血管輪をつくる（図 11-12）．膝窩動脈は動脈の外側で膝窩部に入り，動脈と脛骨神経の間に挟まれている．

3 アライメント

(1) 解剖軸と機能軸

　膝関節の内外反アライメントは大腿脛骨角

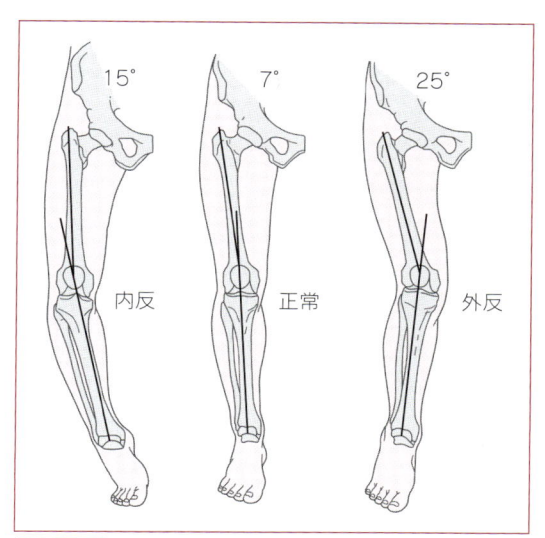

図 11-15 下肢の解剖軸
（文献 4 より引用）

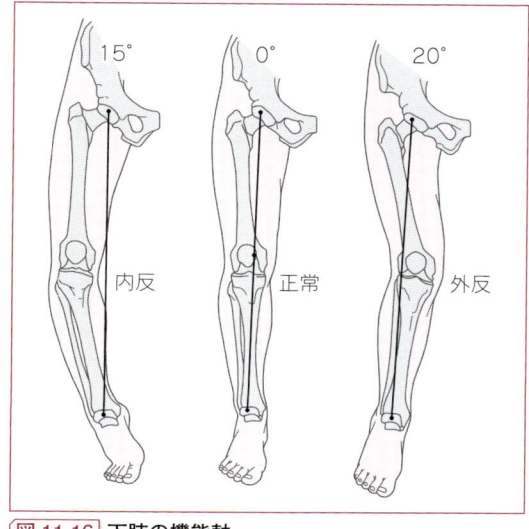

図 11-16 下肢の機能軸
（文献 4 より引用）

（femorotibial angle：FTA），つまり解剖軸によって評価される（**図 11-15**）．解剖軸は大腿骨と脛骨の長軸に平行に線を引き，それをなす角として表される．解剖軸は正常では 174〜178°の軽度外反であり，170°以下では外反膝，180°以上で内反膝とされる．一方，下肢の機能軸は解剖軸とは異なり，立位単純 X 線上で大腿骨頭中心から足関節の中央を結ぶ線で表される（**図 11-16**）．

(2) Q 角

大腿骨軸は傾斜しているので，大腿四頭筋の作用方向は膝蓋腱の方向とは一致しない．その角度はつねに外反で，男性で平均 11.2°，女性で 15.8°で女性に大きい[19, 20]．この角度を Q 角とよぶ（**図 11-17**，計測方法は本章第 2 節視診の項参照）．Q 角により大腿四頭筋の収縮は膝蓋骨を外側方向へ変位させるが，大腿骨滑車外側の突出と内側広筋斜走部の水平線維，および

内側膝蓋支帯によって制動される．Q 角の増加は外反の増加とともに脛骨の外旋も意味する．膝関節を屈曲させると大腿骨に対して脛骨が内旋するため Q 角は減少する．

4 関節運動・動作

(1) 終末強制回旋運動（screw home mechanism：SHM）

膝関節は蝶番関節の一種であるが，大腿骨と脛骨の骨適合性が低いため，6 自由度，つまり，3 方向の平行移動（前後，内外側，近位遠位）と 3 方向の回旋（屈曲伸展，内外旋，内外反）の自由度をもつ．これらの動きは半月板や十字靱帯などの関節内の静的安定化機構と，側副靱帯や筋肉など関節外の静的および動的安定化機構によって制御されている[8, 15, 21, 22]．完全伸展位では側副靱帯と十字靱帯が緊張する．完全伸展位から 30°までの屈曲では大腿骨が後方にロール

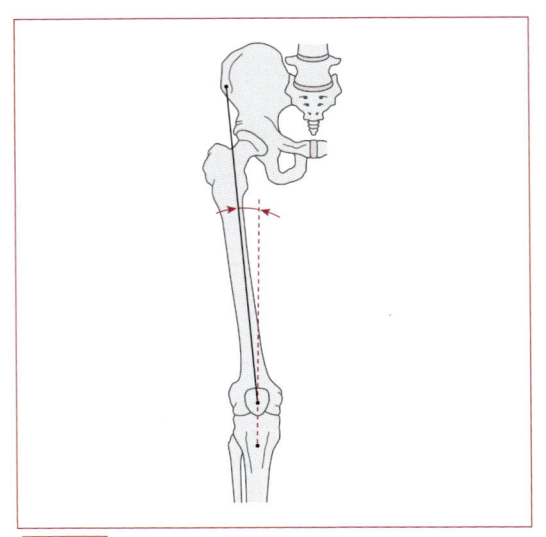

図 11-17 Q 角

（文献 4 より引用）

バックし，とくに外側で顕著にロールバックがみられる[23]．30°以降の屈曲では大腿骨が脛骨との接触点でスピンする．大腿骨内側顆は外側顆よりも大きい関節面をもつため，屈曲から伸展に至る際には，外側コンパートメントが内側コンパートメントに比べ先に完全伸展位に到達する．そのため，完全伸展位では大腿骨に対して脛骨が外旋してロックする screw home mechanism がみられる（図 11-18）．

(2) 膝蓋骨運動

膝蓋骨は大腿骨滑車の上に存在するが骨適合性は低く，大腿四頭筋の収縮や脛骨の回旋の影響を受ける．運動は 3 方向の平行移動（前後，内外側，近位遠位）と 3 方向の回旋（前後傾斜，内外側傾斜，内外旋）の自由度をもつ．荷重位における屈曲角度ごとの膝蓋骨運動をみると（図 11-19[24]），膝屈曲が増加するに従い膝蓋骨は前傾する．内外側傾斜は屈曲が増加するに従い外側傾斜がわずかに増加し，その後 90°以降は再び外側傾斜が減少する．内外旋は屈曲角度が増加するに従い外旋が増加し，下極が外方を向く．内外側偏位は屈曲 0°から 30°までの初期屈曲で内側に変位した後，それ以降の屈曲角度では再び外側変位する．こうした膝蓋骨の運動には大腿骨滑車の外側が内側より前方に突出しているため，膝蓋骨に対して外側への力が加わりやすいことが影響している．

2 評価

1 問診

(1) 受傷機転

外傷が急性に発症したのか，慢性に発症したのかをまず確認する．急性外傷である場合，受傷機転を明確に覚えていることが多いため，膝にどの方向から外力が作用したかを確認する．膝における主な受傷機転は外反力，過伸展，過屈曲，内反力である．外反力は内側側副靱帯の損傷をもたらし，しばしば前十字靱帯損傷も合併する．ただし，外反力に対して回旋力が大きく加わった場合，前十字靱帯の単独損傷もみられる．前十字靱帯損傷では，直接外力が膝に加わらない非接触型損傷が多く，損傷時に断発音を感じることが多い．過伸展では，前十字靱帯損傷が生じ，しばしば半月板損傷を伴う．過屈曲では後十字靱帯損傷を生じ，内反力では外側側副靱帯損傷，後外側関節包，後十字靱帯損傷が生じる．表 11-1 に典型的な膝の受傷機転と損傷を受ける構造体を挙げる．

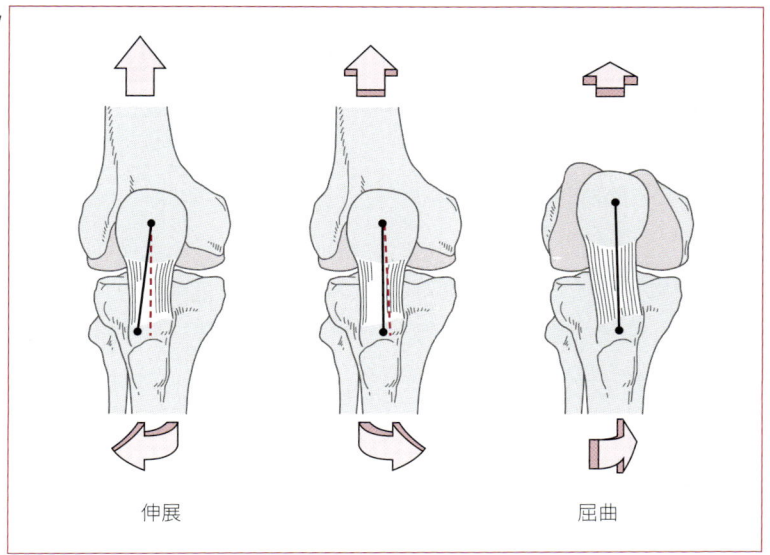

図 11-18 終末強制回旋運動（screw home mechanism）

（文献4より引用）

伸展　屈曲

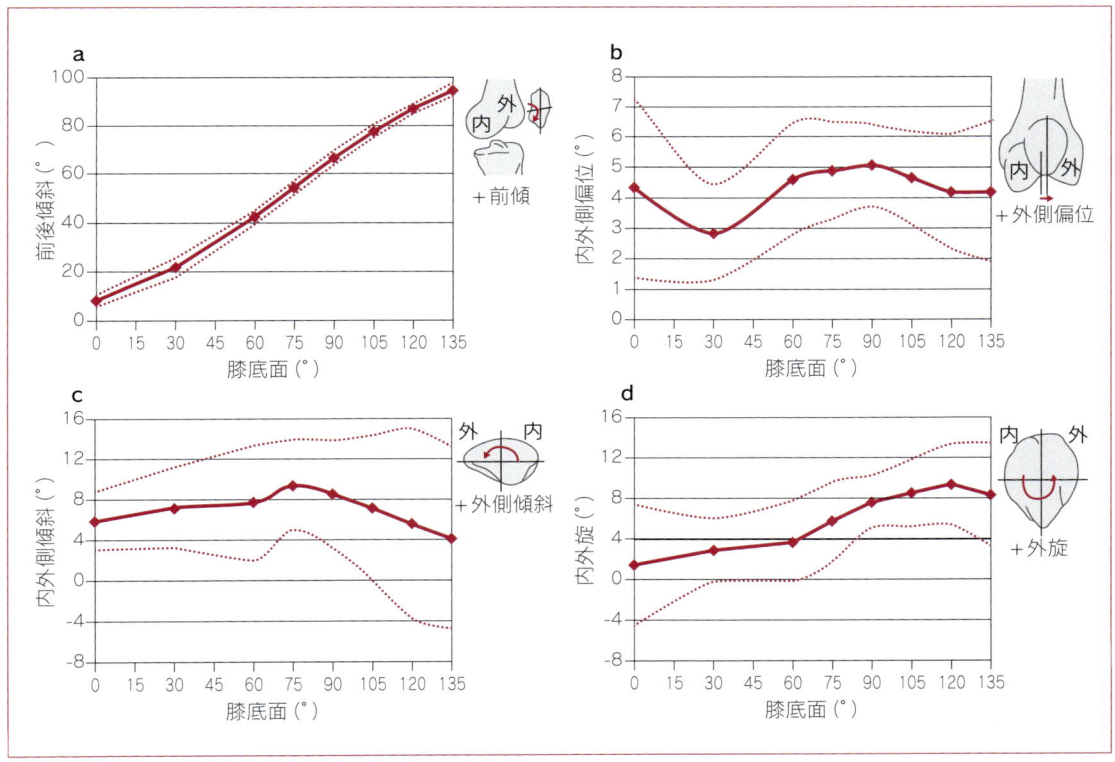

図 11-19 荷重位における屈曲角度毎の膝蓋骨運動

（文献24より引用）

表 11-1 膝の受傷機転と損傷を受ける可能性のある構成体

受傷機転	損傷を受ける可能性のある構成体
回旋を伴わない内反あるいは外反の接触外力	1. 側副靱帯 2. 骨端線損傷 3. 膝蓋骨脱臼，亜脱臼
回旋を伴う内反あるいは外反の接触外力	1. 側副靱帯および十字靱帯 2. 側副靱帯および膝蓋骨脱臼，亜脱臼 3. 半月損傷
膝蓋大腿関節への打撲あるいは足部が背屈位で膝屈曲位での転倒	1. 膝蓋骨軟骨損傷あるいは骨軟骨損傷
脛骨粗面への打撲あるいは足部が底屈位で膝屈曲位での転倒	1. 後十字靱帯
脛骨前面への打撲の結果として膝の過伸展	1. 前十字靱帯 2. 前十字靱帯および後十字靱帯
非接触性に過伸展	1. 前十字靱帯 2. 後方関節包
非接触性の減速	1. 前十字靱帯
非接触性の減速で脛骨の内旋あるいは脛骨が固定された状態で大腿骨の外旋を伴う	1. 前十字靱帯
非接触性の急激な方向転換で脛骨の反対方向への回旋を伴う	1. 膝蓋骨脱臼，亜脱臼
非接触性の内反力や外反力がかかった状態での回旋	1. 半月損傷
非接触性の圧迫と回旋	1. 半月損傷 2. 骨軟骨骨折
過屈曲	1. 半月（後角） 2. 前十字靱帯
内旋強制	1. 半月損傷（外側半月）
外旋強制	1. 半月損傷（内側半月） 2. 内側側副靱帯および前十字靱帯のことも 3. 膝蓋骨脱臼
屈曲，内反，内旋	1. 前外側不安定性
屈曲，内反，外旋	1. 前内側不安定性
ダッシュボード損傷	1. 後十字靱帯単独 2. 後十字靱帯および後方関節包 3. 後外側不安定性 4. 後内側不安定性 5. 膝蓋骨骨折 6. 脛骨骨折（近位） 7. 脛骨プラトー骨折 8. 臼蓋および骨盤骨折

(出典：Clancy WG：Evaluation of acute knee injuries. American Association of Orthopaedic Surgenos, Symposium on Sports Medicine：The Knee. St. Louis CV Mosby, 1985, and Strobel M and HW Stedtfeld：Diagnostic Evaluation of the Knee. Berlin, Springer-Verlag, 1990)
（文献 25 より引用）

慢性外傷では症状が出現する前に行っていた練習内容，練習量，フォームの変更の有無，シューズや道具の変更の有無などを確認する．これらの要因が起因となり症状を惹起させることが少なくない．

(2) 既往歴

以前に同様の症状，疼痛がなかったかを確認する．不十分なリハビリテーションの後に復帰した場合，症状が再発することが多い．慢性外傷の場合，その原因となるフォームなどが改善されていない場合，再発の可能性が高い．また，膝関節でも異なる部分の症状や疼痛，膝関節以外の足首，股関節，腰部の既往の有無，対側の既往の有無も確認する．他の部位の既往がフォームや運動連鎖に変化をもたらし，外傷の要因となることも少なくない．

(3) 疼痛

疼痛の場所，出現時期を確認する．疼痛の場所はその後の触診で正確な部位を特定することが望ましいが，問診においてもある程度の部位の特定が可能である．膝前面の疼痛は膝蓋大腿関節の問題や滑液包の病変，膝蓋下脂肪体の病変，腱炎，オスグッド病が疑われる．安静時痛は急性期の腫脹，もしくは持続的な炎症症状が考えられる．動作時痛は膝の屈曲伸展，回旋などのOKC動作に加え，下記の各動作での疼痛とその部位を確認する．

(4) 動作への影響

歩行，走行，階段昇降，ジャンプ着地，切り返し動作に支障があるかを確認する．歩行では患側に十分な荷重が可能か，遊脚相で屈曲伸展をスムーズに行えるかを確認し，また，同様に上記の動作が可能な範囲を確認することで，機能障害の程度を捉えることができる．走行では片脚支持が必須となる．階段昇降では歩行より大きな可動域が必要になり，また，降段時には大腿四頭筋の遠心性収縮が必要となる．着地動作や切り返し動作に支障がある場合，靱帯損傷や筋機能不全，関節軟骨や半月の病変による不安定性を疑う．

(5) 膝くずれ，ロッキングの有無

着地時や切り返し時の膝くずれは前十字靱帯損傷を示唆する症状の1つである．ただし，膝蓋骨亜脱臼など膝蓋骨の病変においても膝くずれを起こすことがあるので，鑑別が必要である．また，ロッキングは膝の屈曲は正常なのにもかかわらず完全伸展できないことを意味し，半月板の病変と関連している．これは損傷により遊離した断片が関節内に挟み込まれることにより起こる．

(6) 腫脹

腫脹の有無，さらに腫脹の出現時期，部位を確認する．安静時の腫脹は関節炎や膝蓋大腿関節の機能不全を有することがある．活動に伴う腫脹で切り返しや方向転換によって生じる場合は，不安定性に起因することがあり，坂や階段の上り下りでは膝蓋大腿関節の機能不全が関係していることがある．

2 視診

(1) 前面

前方からは内反変形，外反変形の有無を確認する．患者に膝蓋骨を前方に向かせ，両側の膝内側部と内果をできるだけ接近させた肢位をとらせる．膝が接触し内果が接触しなければ外反膝である．内果間の距離が9～10cmあると過度の外反といえる．内果が接触し膝の間に2横指以上の距離がある場合，内反膝である．

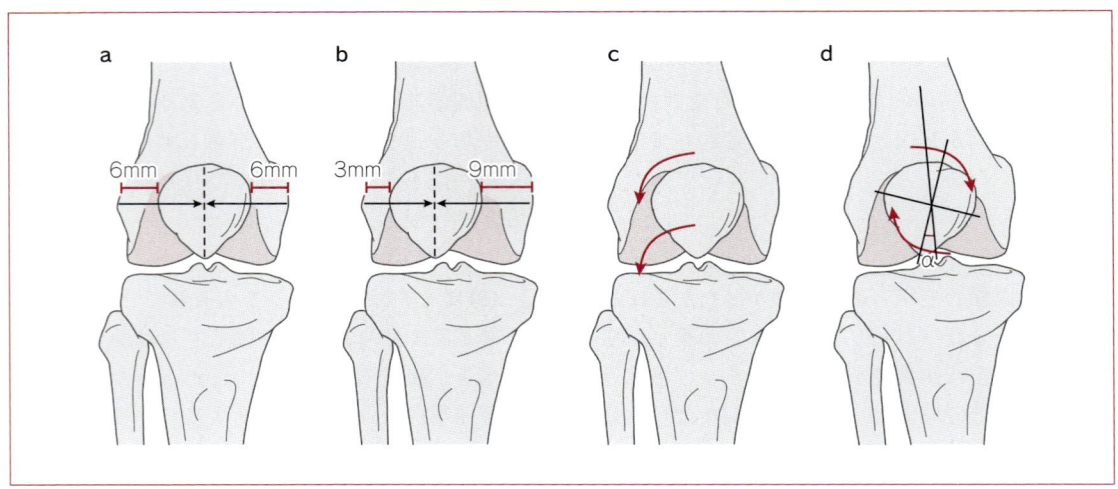

図 11-20 膝蓋骨の位置の評価（前面）
a：理想的なアライメント，b：膝蓋骨の外側への移動，c：膝蓋骨の外側への傾斜，d：膝蓋骨下極の外側への回旋
（文献 25 より引用）

膝周辺では，腫脹や出血斑の有無を確認する．関節包内に腫脹がみられる場合，腫脹が関節全体にみられ，関節腔が最大となる 15〜25° 屈曲位をとる．関節包外の腫脹は局所的に現れる．さらに膝蓋骨の位置をみる．膝蓋骨が正面を向いているか，外側に傾いているか，内側に傾いているか，内外に回旋しているかを判断する（図11-20）．傾斜や回旋がみられた場合，周囲の筋や筋膜，支帯の緊張により位置が変化していると考えられる．また，他動運動時，自動運動時の膝蓋骨の位置も同様に評価する．

膝関節のアライメント評価としては Q 角が用いられる．Q 角は大腿四頭筋（大腿直筋）と膝蓋腱のなす角度と定義される．上前腸骨棘から同側膝蓋骨中心にラインを引き，また，脛骨粗面から膝蓋骨中心にラインを引き，これら 2 つのラインによってなす角が Q 角である（図11-21）．この時，両側の上前腸骨棘を結ぶ線に対して正対しており，股関節内外旋中間位，足部回内外中間位である必要がある[26)]．男性で

平均 11.2°，女性で 15.8° で女性に大きい[19, 20)]．一方，座位では Q 角が減少し 0° となる．

伸展屈曲の自動運動を行い，その際の膝関節を観察する．屈曲伸展角度，回旋角度に左右差がみられた場合，腫脹，疼痛，ロッキングなど何らかの原因が運動を制限している．最後に大腿四頭筋を収縮させ，筋萎縮，とくに内側広筋斜走線維の萎縮程度をみる．

(2) 側面

側方からは，反張膝の有無，膝蓋骨の位置（図 11-22）を確認する．また，膝蓋骨の位置と併せて膝蓋骨の傾斜も評価する．膝蓋骨の下極が後方に傾斜している場合，膝蓋下脂肪体の拘縮により膝蓋骨のアライメント異常を引き起こす場合がある．一方，膝蓋骨の下極が前方に傾斜している場合，膝蓋靭帯付着部が伸張され，膝蓋靭帯炎を引き起こしやすい．

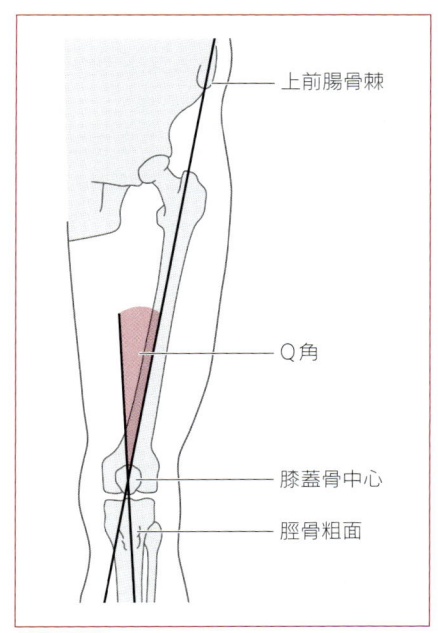

図 11-21 Q 角
（文献 25 より引用）

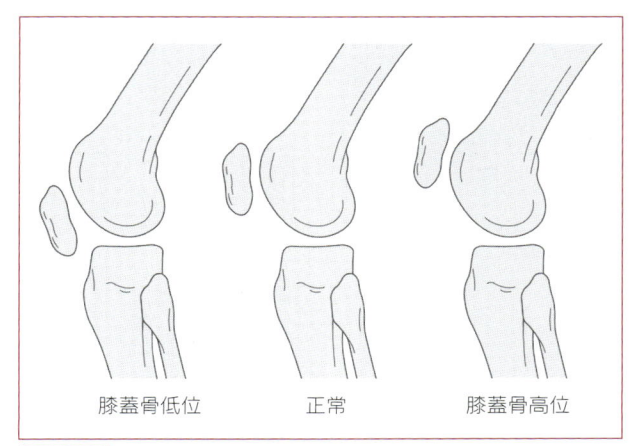

膝蓋骨低位　　　　正常　　　　膝蓋骨高位

図 11-22 膝蓋骨の位置の評価（側面）
（文献 25 より引用）

（3）後面

後方の評価は基本的には前方と変わらない．ただし，後方に腫脹がみられる場合は，膝蓋膿腫などの腫脹に注意する．

（4）座位

端坐位で膝 90°における膝関節を評価する．まず，膝蓋骨の位置を評価する．この肢位では膝蓋骨は大腿骨遠位部におさまっているが，膝蓋骨高位では膝蓋骨が上方を向き大腿骨前面にくる．膝蓋骨が外側に変位している場合，「バッタの目」のような外観となる．また，脛骨粗面や鵞足部，半月板周囲の腫脹の有無も確認する．

（5）動作

漸増的に負荷の高い動作を行わせ，その際の疼痛および動的アライメントを評価する．その場でできる負荷漸増の例としては，立位→片脚立位→スクワット→ランジ→片脚スクワット→ジャンプ着地→片脚ジャンプ着地の順に評価する．また，移動動作としては歩行→ Knee Bent Walk →ジョギング→ランニング→ダッシュ→ステップ動作の順で評価する．評価の際には疼痛の部位，疼痛出現のフェーズ，動的アライメントを評価する．最後に疼痛の出現する動作において，問題となる静的アライメントや動的アライメントを修正させ，疼痛が減少するかをみる．例えば，膝蓋骨の外側傾斜が問題となる場合に徒手的，またはテーピングを用いて膝蓋骨の傾斜を修正し，再びスクワットなどを行わせる．また，ランジなどの際に膝外反，股関節内転，足部外転の動的アライメントに対し，徒手的に動的アライメントを修正させ，再び動作を行い疼痛の変化を評価する．

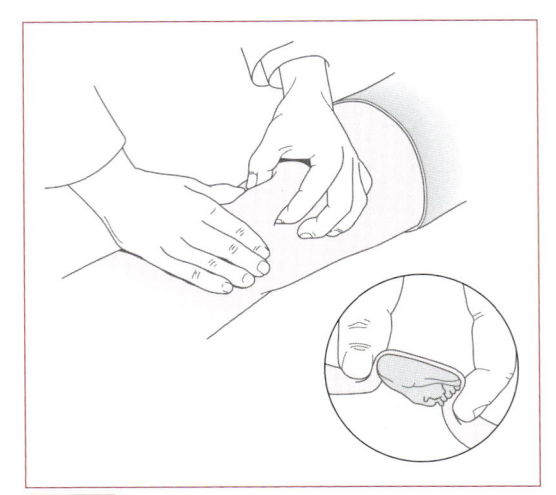

図 11-23 膝蓋骨内側関節面，外側関節面の触診

（文献 25 より引用）

③ 触診・炎症反応

　触診により圧痛部位を特定する．ただし，触診に当たり圧痛部位に圧をかけ過ぎると，疼痛が増悪しその他の評価が適切に行われない場合があるので注意が必要である．また，圧痛部位と主訴となる動作時痛の部位が異なる場合もあるので，圧痛のみで患部の特定をしてはならない．触診する構成体としては，前方では**膝蓋骨**，**膝蓋腱**，**膝蓋支帯**，**滑液包**，**膝蓋骨関節軟骨面**，**滑膜ひだ**，**膝蓋上囊**，**大腿四頭筋**がある．膝蓋内外側支帯の触診は，膝蓋骨の外側を押し下げることで内側膝蓋支帯を，内側を押し下げることで外側膝蓋支帯を評価できる．また，大腿四頭筋をリラックスさせることで膝蓋骨の関節軟骨面を触診できる（図 11-23）．内側では**内側側副靱帯**，**鵞足**，**内転筋結節**，外側では**外側側副靱帯**，**腸脛靱帯**を確認する．膝屈曲位をとると，脛骨大腿関節の**関節裂隙**，**半月板囊腫**の有無，**脛骨プラトー**，**大腿骨顆部**を確認できる．後面では**ベーカー囊腫**，後外側の**弓状靱帯ー膝窩筋複合体**，**外側腓腹筋**，**大腿二頭筋**，

外側半月，後内側の**後斜靱帯**，**半膜様筋**，**内側腓腹筋**，**内側半月**，近位の**ハムストリングス腱・筋腹**の触診をする．

　関節に血液が貯留して関節血腫となると，靱帯損傷，骨軟骨骨折，半月の辺縁部損傷の可能性がある．血性の腫脹は急性に起こり，皮膚は緊張し，触診では比較的硬く，熱感を有する．以下に関節腫脹の検査法を挙げる．

①ブラシテスト

　膝蓋骨内側の関節裂隙直下から膝蓋上囊まで近位方向に向けて手掌や手指で2，3回なで上げる．また，反対の手で膝蓋骨の外側をなで下ろす．浸出液の波動が関節の内側を移動し，膝蓋骨遠位内側縁の直下や膝蓋骨縁が膨隆する（図 11-24）．

② indentation（窪み）テスト[27]

　患者を仰臥位とし，膝を他動的に屈曲させ，膝蓋腱外側の窪みを観察する．健側では窪みが残存したまま最終屈曲位までの屈曲か可能であるが，患側では屈曲するに従い窪みがみられなくなる（図 11-25）．窪みがみられなくなる角度は腫脹の程度による．

③膝蓋骨タップテスト（膝蓋跳動）

　患者は膝伸展位とし，膝蓋上囊を下腿方向に圧迫し，反対側の母指で膝蓋骨を圧迫する．関節液が貯留していると膝蓋骨の跳動を感じる（図 11-26）[28]．

④ スペシャルテスト

　膝靱帯の検査では，4つの平面上の不安定性と，4つの回旋不安定性を評価する．

(1) 内側不安定性

①外反ストレス検査

　内側側副靱帯損傷などの際に内側構成体の安定性評価を目的に行う．

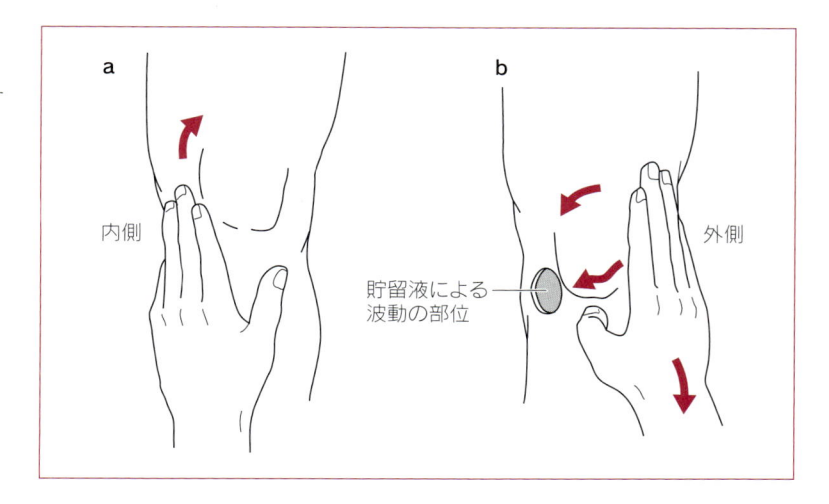

図 11-24 ブラシテスト
a：検者は手で内側をなで上げる
b：もう一方の手で外側をなで下ろす
（文献 25 より引用）

内側

外側

貯留液による
波動の部位

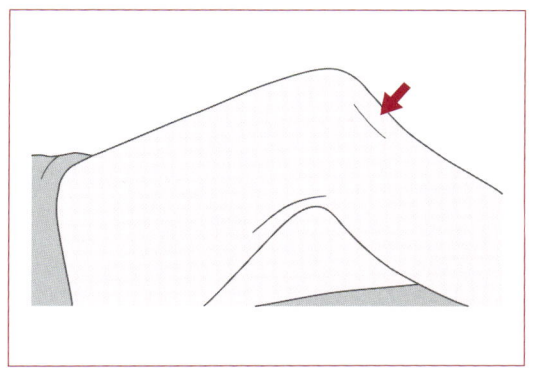

図 11-25 indentation（窪み）テスト
（文献 25 より引用）

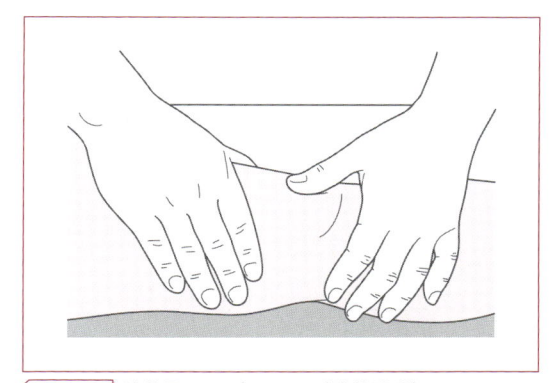

図 11-26 膝蓋骨タップテスト（膝蓋跳動）
（文献 28 より引用）

　検査法：検者が被検者の下肢を手で保持するか腕と体幹の間に挟んで保持し，足関節を軽度外旋させ，膝に外反ストレスをかける．まず，膝伸展位で行い，次に軽度屈曲位で行う（図11-27）．

　陽性所見：内側で脛骨と大腿骨間の開大がみられた場合，陽性となる．

　臨床的意味：膝伸展位で陽性の場合，下記構成体の損傷が疑われる．

　ⓐ内側側副靱帯
　ⓑ後斜走靱帯

ⓒ後内側関節包
ⓓ前十字靱帯
ⓔ後十字靱帯
ⓕ内側広筋
ⓖ半膜様筋
膝屈曲位で陽性の場合，下記構成体の損傷が疑われる．

　ⓐ内側側副靱帯
　ⓑ後斜走靱帯
　ⓒ後十字靱帯
　ⓓ後内側関節包

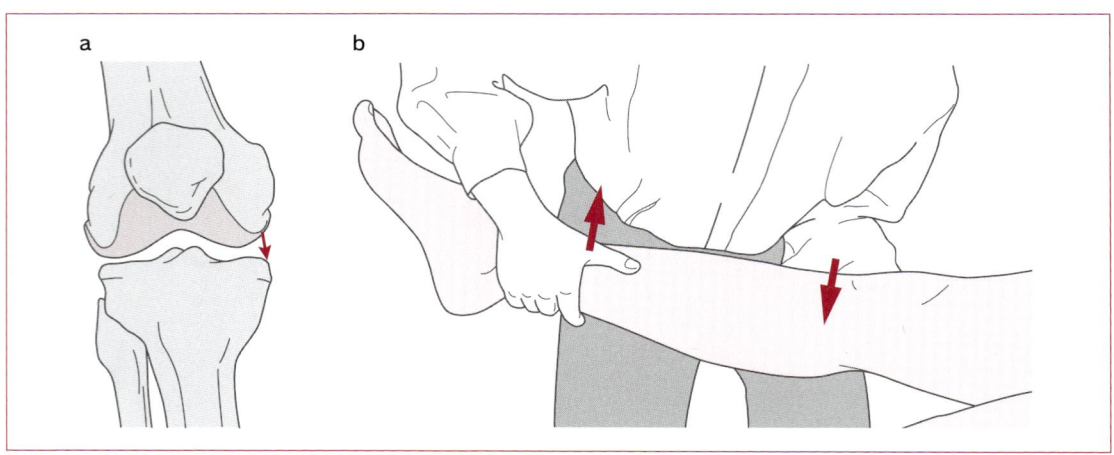

図 11-27 外反ストレス検査

a：膝内側での関節の開大，b：内側側副靱帯を検査する肢位（膝伸展位）
（文献 25 より引用）

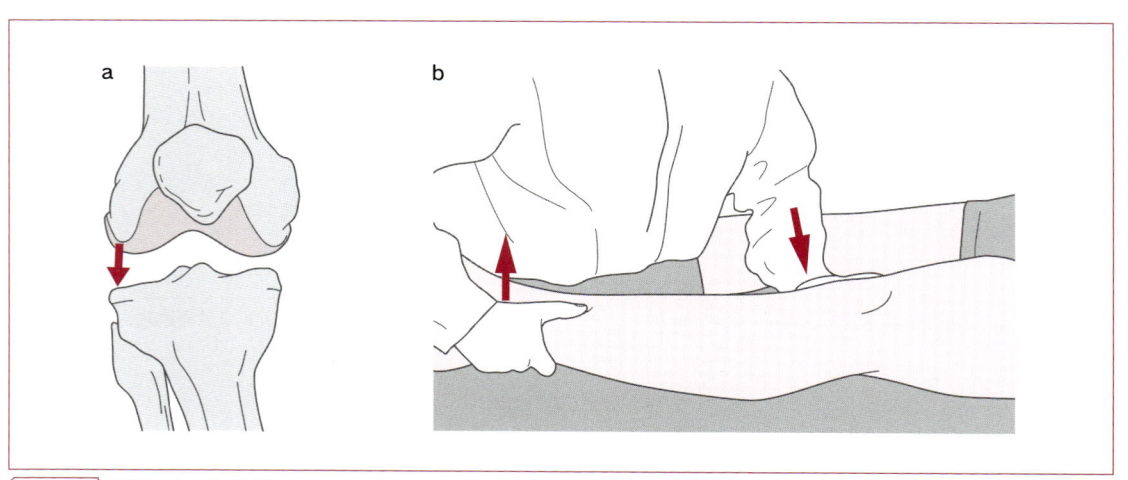

図 11-28 内反ストレス検査

a：膝外側での関節の開大，b：外側側副靱帯を検査する肢位（膝伸展位）
（文献 25 より引用）

▌（2）外側不安定性

①内反ストレス検査

外側側副靱帯損傷などの際に外側構成体の安定性評価を目的に行う．

検査法：検者は足関節を安定させた状態で，膝を外側に押し，内反ストレスをかける（図11-28）．まず，膝伸展位で行い，次に軽度屈曲位で行う．

陽性所見：外側で脛骨と大腿骨間の開大がみられた場合，陽性となる．

臨床的意味：膝伸展で陽性の場合，下記構成体の損傷が疑われる．

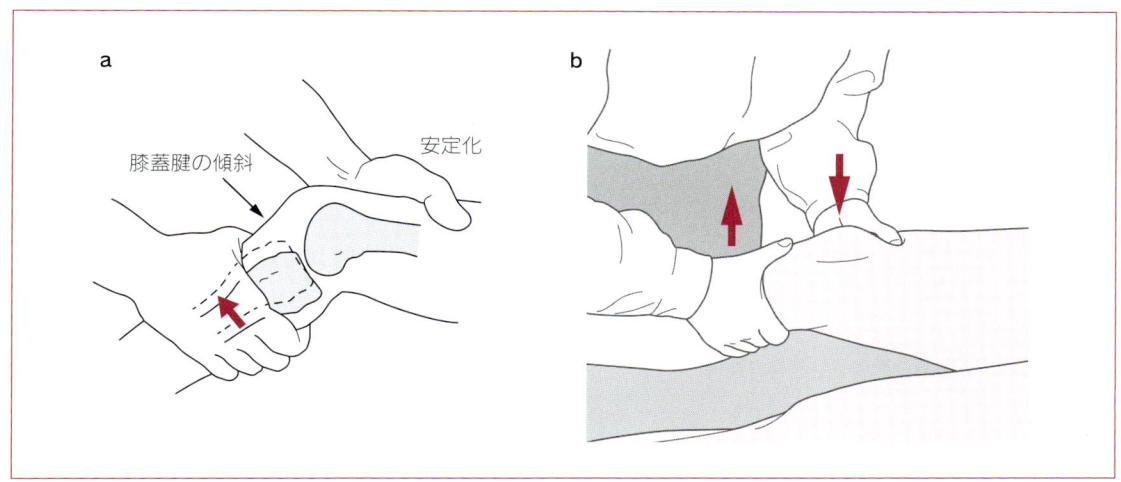

図 11-29 ラックマンテスト

a，b：古典的なラックマンテストの手の位置
（文献 25 より引用）

　ⓐ外側側副靱帯

　ⓑ後外側関節包

　ⓒ弓状靱帯－膝窩筋複合体

　ⓓ大腿二頭筋腱

　ⓔ後十字靱帯

　ⓕ前十字靱帯

　ⓖ腓腹筋外側頭

　ⓗ腸脛靱帯

膝屈曲位で陽性の場合，下記構成体の損傷が疑われる．

　ⓐ外側側副靱帯

　ⓑ後外側関節包

　ⓒ弓状靱帯－膝窩筋複合体

　ⓓ腸脛靱帯

　ⓔ大腿二頭筋腱

(3) 前方不安定性

①ラックマンテスト

　前十字靱帯損傷，特に後外側線維束の損傷に対する検査である[29〜32]．

　検査法：検者は患者の大腿骨を外側の手で安定させながら，内側の手で脛骨近位部を持ち，完全伸展位から30°屈曲位の間で保持する．脛骨を把持した手で脛骨を前方に移動させた際の脛骨の移動量，エンドフィールを評価する（**図11-29**）．

　陽性所見：脛骨が大腿骨に対して前方に移動し，エンドフィールがはっきりしない場合，陽性となる．

　臨床的意味：陽性の場合，下記構成体の損傷が疑われる．

　ⓐ前十字靱帯（特に後外側線維束）

　ⓑ後斜靱帯

　ⓒ弓状靱帯－膝窩筋複合体

　補足事項：大腿骨の安定化が不十分な場合，半月病変により前方偏位が制限されている場合，脛骨が内旋している場合，偽陽性となりやすい[33]．

②前方引き出しテスト

　ラックマンテスト同様，前十字靱帯損傷の損傷に対する検査である．

　検査法：患者の膝を90°屈曲，股関節を45°

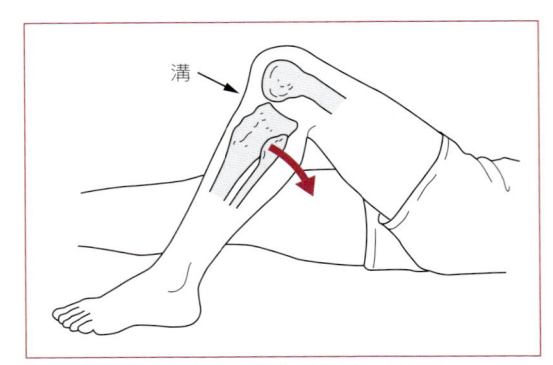

溝

図 11-30 後方落ち込み徴候（サギング徴候）

（文献25より引用）

屈曲させた仰臥位をとる．回旋中間位とした足部上に検者が座り，足部を固定する．検者の両手で脛骨を包むように持ち，脛骨を大腿骨に対して前方に引き出す．

　陽性所見：脛骨が大腿骨に対して前方に移動し，エンドフィールがはっきりしない場合，陽性となる．

　臨床的意味：陽性の場合，下記構成体の損傷が疑われる．

　　ⓐ前十字靱帯（特に前内側線維束）

　　ⓑ後外側関節包

　　ⓒ後内側関節包

　　ⓓ内側側副靱帯（深層線維）

　　ⓔ腸脛靱帯

　　ⓕ後斜走靱帯

　　ⓖ弓状靱帯－膝窩筋複合体

　補足事項：関節血腫や，断裂した内側半月の大腿骨内側顆へのはまり込み，ハムストリングスの緊張により偽陽性となり得る．また，検査に先立ち後十字靱帯損傷の有無を確認する必要がある．後十字靱帯損傷があると，大腿骨に対して脛骨が後方に落ち込むため，検者が脛骨を前方に引き出した際にその移動量を大きく評価してしまう．

(4) 後方不安定性

①後方落ち込み徴候（サギング徴候）

　後十字靱帯損傷に対する検査である．

　検査法：患者を仰臥位，股関節45°屈曲，膝90°屈曲位の肢位をとらせる．

　陽性所見：この肢位で後十字靱帯が損傷していると，重力により脛骨が大腿骨に対して後方に落ち込む（図11-30）．脛骨の内側プラトーは大腿骨顆部より正常では約1cm前方に張り出しているが，この張り出しが消失してみえる．

　臨床的意味：陽性の場合，下記構成体の損傷が疑われる．

　　ⓐ後十字靱帯

　　ⓑ弓状靱帯－膝窩筋複合体

　　ⓒ後斜走靱帯

　　ⓓ前十字靱帯

②後方押し込みテスト

　サギング徴候同様，後十字靱帯損傷に対する検査である．

　検査法：前方引き出しテストと同様の肢位をとり，脛骨を大腿骨に対して後方に押し込む．

　陽性所見：脛骨が大腿骨に対して過度に後方に移動する場合，陽性となる．

　臨床的意味：陽性の場合，下記構成体の損傷が疑われる．

　　ⓐ後十字靱帯

　　ⓑ弓状靱帯－膝窩筋複合体

　　ⓒ後斜走靱帯

　　ⓓ前十字靱帯

(5) 前内側回旋不安定性（anteromedial rotatory instability：AMRI）

①Slocum（スローカム）テスト

　スローカムテストは AMRI および前外側回旋不安定性（anterolateral rotatory instability：ALRI）を評価する検査である[34]（ALRI の

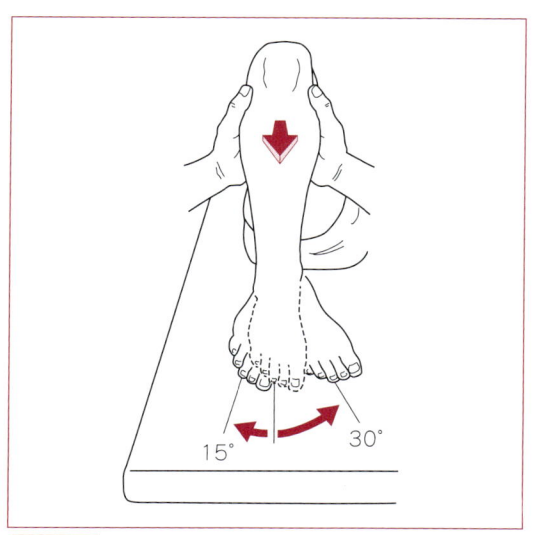

図 11-31 スローカムテスト
（文献 25 より引用）

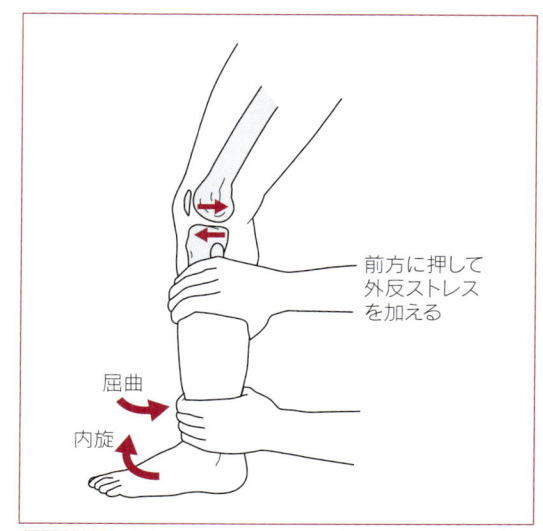

図 11-32 ピボットシフトテスト（マッキントッシュテスト）
（文献 25 より引用）

検査法は後述）．

検査法：患者は膝を 80〜90°屈曲位，股関節 45°屈曲位の仰臥位とする．足部を 15°外旋位とし，検者が足部上に座り足部を固定する．その状態で脛骨を前方に引き出す（**図 11-31**）．

陽性所見：脛骨の前方への動きが健側と比べて過度な場合，AMRI を示しており陽性となる．

臨床的意味：陽性の場合，下記構成体の損傷が疑われる．

 ⓐ内側側副靱帯
 ⓑ後斜走靱帯
 ⓒ後内側関節包
 ⓓ前十字靱帯

（6）前外側回旋不安定性

①Slocum（スローカム）テスト

検査法：前述したスローカムテストで ALRI を評価する場合，足部を 30°内旋位とし，脛骨の前方へ引き出す．

陽性所見：脛骨の前方への動きが健側と比べ

て過度な場合，ALRI を示しており陽性となる．

臨床的意味：陽性の場合，下記構成体の損傷が疑われる．

 ⓐ前十字靱帯
 ⓑ後外側関節包
 ⓒ弓状靱帯−膝窩筋複合体
 ⓓ外側側副靱帯
 ⓔ後十字靱帯
 ⓕ腸脛靱帯

②ピボットシフトテスト（マッキントッシュテスト）

前十字靱帯損傷に伴う前外側回旋不安定性を評価する検査である．

検査法：患者は仰臥位で，股関節屈曲，外転ともに 30°，内旋 20°とし緊張をとる．検者は一方の手で患者の足を保持し，もう一方の手は手掌部の根元を腓骨後方の腓腹筋外側頭上に置き，下腿を軽度内旋位に保持する．この時，膝を伸展させると脛骨は前方に亜脱臼する．ただし，完全伸展位では脛骨は亜脱臼しないので軽

度屈曲位としておく．足部に置いた手で脛骨に内旋位に維持しつつ，外反ストレスを加え，膝関節を 30〜40°まで屈曲させると，脛骨が後方に動き整復される（図 11-32）．

陽性所見：患者は膝崩れの感覚を訴えた場合，陽性となる．大腿骨に対する脛骨の整復は，腸脛靱帯の走行が屈曲角度が変わることにより伸展方向から屈曲方向に変わり，脛骨を後方に引き戻すことによる．

臨床的意味：陽性の場合，ALRI を示し，前十字靱帯損傷を示唆している．ただし，不安感の強い患者では防御的な筋収縮により偽陰性になりやすい．

③Jerk（ジャーク）テスト

前十字靱帯損傷に伴う前外側回旋不安定性を評価する検査である．

検査法：ピボットシフトテストと同様の肢位をとる．ピボットシフトテストとの違いは股関節屈曲 45°で，開始時の膝関節が屈曲 90°である．次に下腿を内旋させ，外反ストレスを加えつつ伸展させる（図 11-33）．

陽性所見：約 20〜30°屈曲位で脛骨が前方に移動し，脛骨が亜脱臼すると陽性となる．さらに伸展させると自然に整復される．

臨床的意味：陽性の場合，ピボットシフトテストと同様に ALRI を示す．

④その他，ALRI の検査

アクティブピボットシフトテスト[35]，Losee テスト[36]，Arnold の交差テスト，Noyes の屈曲回旋引き出しテスト[37]，N テスト[38] などがある．

┃(7) 後内側回旋不安定性

①Hughston（ヒューストン）の後内側引き出しサイン[39]

後十字靱帯損傷に伴う後内側回旋不安定性を評価する検査である．

検査法：患者を仰臥位，膝屈曲 80〜90°，股関節屈曲 45°とする．検者は軽度内旋させた足部の上に座り，足部を固定する．脛骨を後方に押し込む．

陽性所見：脛骨の内側が健側に比較して過度に後方に移動するか回旋する場合，陽性となり，PMRI を示す．

臨床的意味：陽性の場合，下記構成体の損傷が疑われる．

ⓐ後十字靱帯
ⓑ後斜走靱帯
ⓒ内側側副靱帯
ⓓ半膜様筋
ⓔ後内側関節包
ⓕ前十字靱帯

②後内側ピボットシフトテスト[40]

後十字靱帯損傷に伴う後内側回旋不安定性を評価する検査である．

検査法：仰臥位にて検者が患者の脛骨に内反，圧迫，内旋を加えながら膝を 45°以上に屈曲させる．

陽性所見：脛骨の内側が後方に亜脱臼し，逆に伸展させた際に 20〜40°屈曲位で整復した場合，陽性となる．

臨床的意味：陽性の場合，下記構成体の損傷が疑われる．

ⓐ後十字靱帯
ⓑ内側側副靱帯
ⓒ後斜走靱帯

┃(8) 後外側回旋不安定性

①Hughston（ヒューストン）の後外側引き出しサイン[39]

後外側回旋不安定性を評価する検査である．

検査法：前述の後内側引き出しサインと同様の肢位にて，足部を軽度外旋し，脛骨を後方に押し込む．

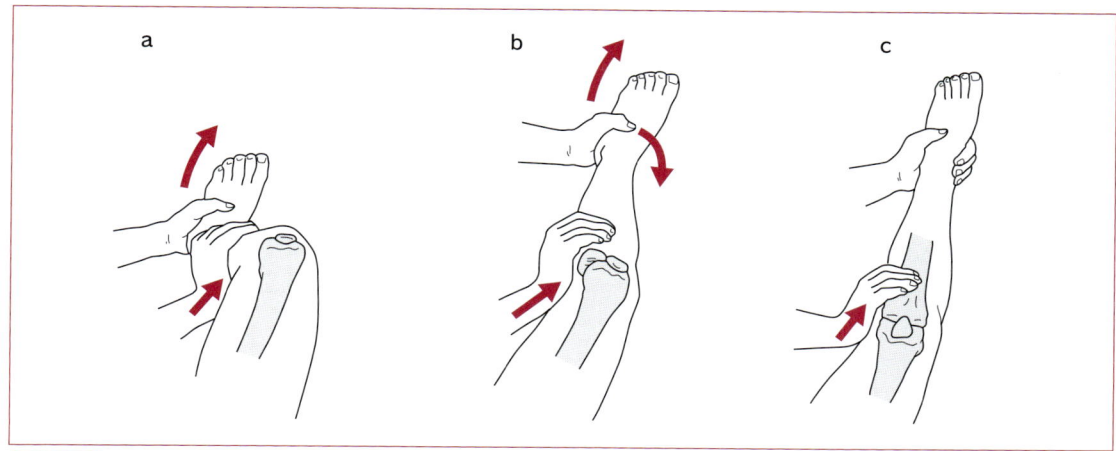

図 11-33 Jerk（ジャーク）テスト

a：膝 90°屈曲位で手掌の根元を腓骨頭の後方に置き，脛骨を内旋させる，b：20〜30°で脛骨外側プラトーが亜脱臼する
c：完全伸展位で脛骨外側プラトーは整復される
（文献 25 より引用）

陽性所見：脛骨の外側が健側に比較して過度に後方に移動するか回旋する場合，陽性となり，PLRI を示す．後十字靱帯と外側側副靱帯が断裂した場合，陽性を示す[41]．

臨床的意味：陽性の場合，下記構成体の損傷が疑われる．

　ⓐ後十字靱帯
　ⓑ弓状靱帯－膝窩筋複合体
　ⓒ外側側副靱帯
　ⓓ大腿二頭筋腱
　ⓔ後外側関節包
　ⓕ前十字靱帯

(9) 半月板損傷

①McMurray（マックマレー）テスト[42, 43]

半月板損傷を評価する検査である．

検査法：患者を仰臥位とし，膝を完全に屈曲させる．脛骨を内旋させながら膝を伸展させていく．内側半月の検査では同様の手技で脛骨に外旋を加える（図 11-34）．

陽性所見：疼痛を伴う弾発やクリックが出現した場合，陽性となる．

臨床的意味：陽性の場合，外側半月の遊離片が疑われる．膝の屈曲角度を変えることで，半月の後角から中節までを検査できる．

②Apley（アプレー）テスト[44]

半月板損傷を評価する検査である．

検査法：患者を腹臥位とし膝屈曲 90° とする．患者の大腿部を検者の膝で押さえ固定する．検者はまず脛骨を引き上げながら内旋，外旋させ，運動の制限，過剰な運動，不快感を確認する．その後，脛骨に圧迫力をかけながら同様に内旋，外旋させる（図 11-35）．

陽性所見・臨床的意味：患側の牽引時に疼痛が強い場合や健側に比べて回旋が大きい場合，靱帯損傷が疑われる．圧迫時に疼痛が強い場合や健側より回旋が小さい場合，半月損傷が疑われる．

(10) 滑膜ひだ

①内側滑膜ひだ検査[45]

滑膜ひだの損傷を評価する検査である．

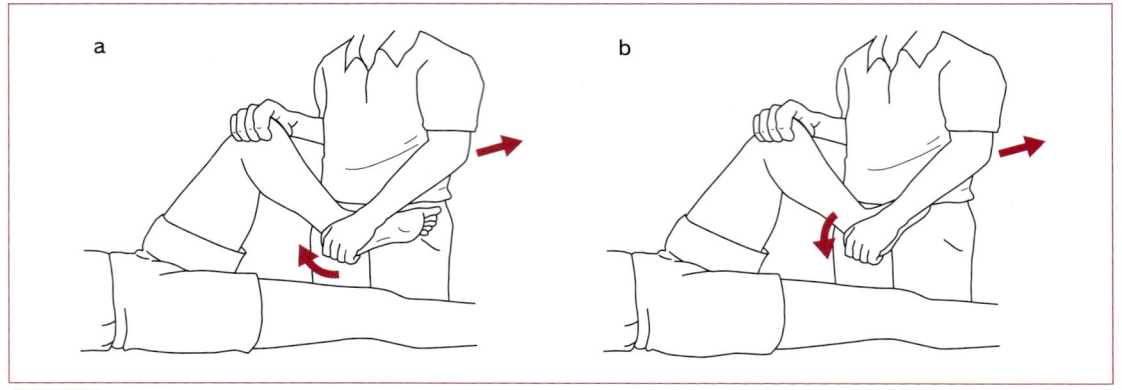

図 11-34 McMurray（マックマレー）テスト

a：内側半月検査，b：外側半月検査
（文献 25 より引用）

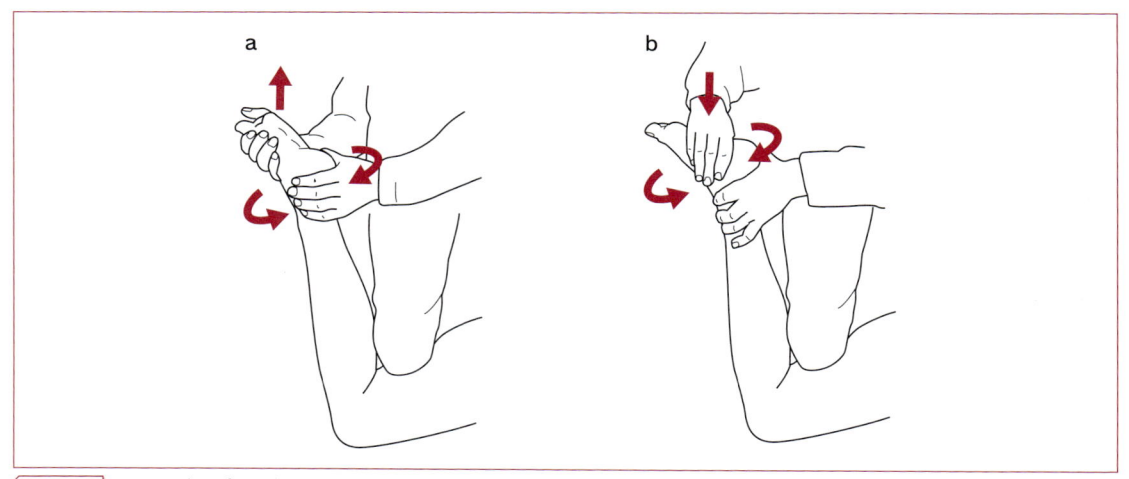

図 11-35 Apley（アプレー）テスト

a：牽引，b：圧迫
（文献 25 より引用）

検査法：患者を仰臥位とし，膝を 30°屈曲位とする．検者が膝蓋骨を内側に移動させる（図11-36）．

陽性所見：患者が疼痛を訴えた場合，陽性であり内側膝蓋ひだ障害を示唆する．

臨床的意味：滑膜ひだの辺縁が大腿骨内顆と膝蓋骨の間に挟み込まれることにより起こる．

(11) 膝蓋大腿関節障害

①Clarke（クラーク）サイン

膝蓋大腿関節障害を評価する検査である．

検査法：患者は膝伸展位で力を抜き，検者は膝蓋骨上極のすぐ近位か，膝蓋骨基部を指間で圧迫する．その上で検者は患者に大腿四頭筋を収縮させるよう指示する（図11-37）．

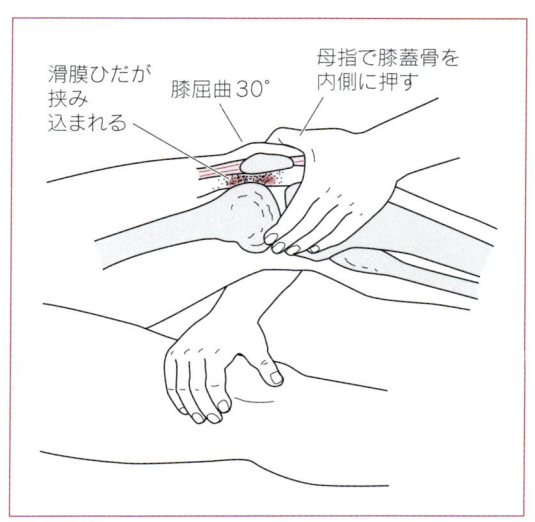

図 11-36 内側滑膜ひだ検査

（文献 25 より引用）

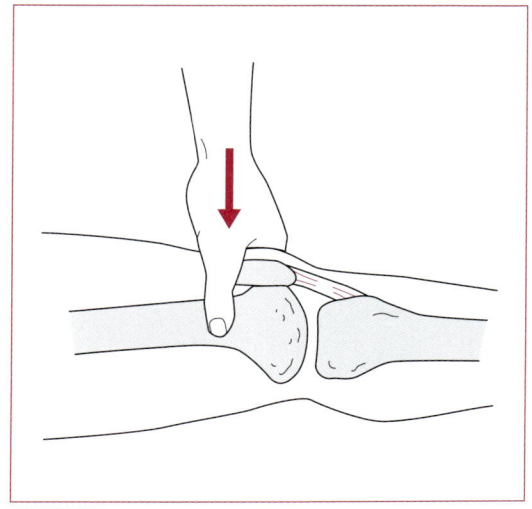

図 11-37 Clarke（クラーク）サイン

（文献 25 より引用）

陽性所見：痛みなく大腿四頭筋の収縮が可能であれば陰性であるが，膝蓋骨裏面の疼痛が出現し，筋収縮を継続できなければ陽性となる．ただし，検者が膝蓋骨に大きな圧をかけると，ほとんどの患者で陽性となるため，加える圧をコントロールする必要がある．

臨床的意味：滑膜ひだの辺縁が大腿骨内顆と膝蓋骨の間に挟み込まれることにより起こる．

②外側牽引（Lateral Pull）テスト

膝蓋大腿関節障害時にみられる膝蓋骨運動の変化を評価する検査である．

検査法：患者を仰臥位，膝伸展位とする．患者に大腿四頭筋を収縮させ，その間，検者は膝蓋骨の動きを観察する[46]．

陽性所見：正常であれば膝蓋骨は近位に，または近位と外側に同じ割合で移動する．外側への移動が大きい場合陽性となる（図 11-38）．

臨床的意味：これは外側広筋の肥大もしくは内側広筋斜頭の萎縮により大腿四頭筋の外側牽引が大きくなることを示している．

③Fairbank（フェアバンク）の不安定感（apprehension）テスト[47]

膝蓋骨脱臼の検査である．

検査法：患者を仰臥位とし，大腿四頭筋をリラックスさせる．膝屈曲 30°にて検者が膝蓋骨をゆっくりと外側に押す．

陽性所見・臨床的意味：患者が脱臼感を訴え，大腿四頭筋を収縮させて膝蓋骨を戻そうとした場合，陽性となる（図 11-39）．患者はこの際不安感を訴える．

5 関節可動域測定

（1）脛骨大腿関節

膝の屈曲可動域は 135°，伸展可動域は 0°から 15°（過伸展）である．まず，自動運動において以下の点を評価する．①膝蓋骨の走行が制限なく円滑であるか，②関節可動域，③運動に伴い疼痛があるか，もしあればその部位，④動きの制限とその原因．

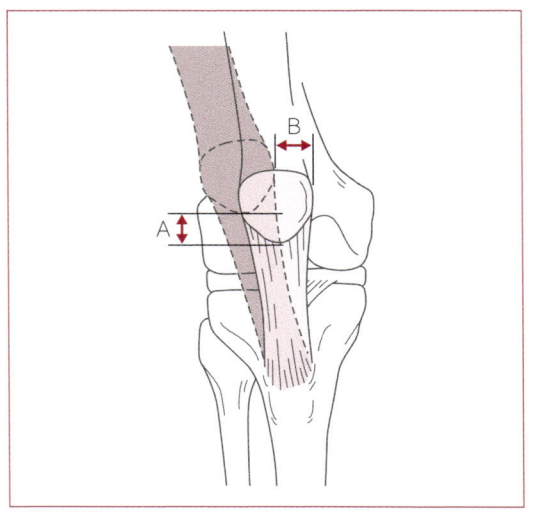

図 11-38 外側牽引（lateral pull）テスト

正常では A＞B あるいは A＝B であるが，大腿四頭筋による
外側牽引が強い場合には B＞A となる
（文献 25 より引用）

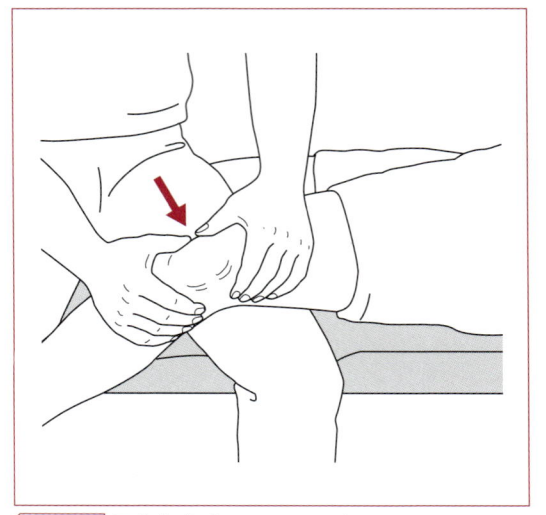

図 11-39 不安定感（apprehension）テスト

（文献 25 より引用）

　自動運動で可動域が正常であれば，さらに他動的に力を加え，エンドフィールを評価する．脛骨大腿関節の屈曲のエンドフィールは軟部組織衝突感であり，伸展，内旋，外旋では軟部組織伸張感である．膝 90° での内旋可動域は約30°，外旋可動域は約 40° である．

　膝関節屈曲拘縮の評価として，heel height difference（HHD）が用いられる．患者を腹臥位とし，膝から遠位をベッドの端から出し，リラックスさせる．検者は両側の踵の高さの差を計測する（図 11-40）．おおよそ 1cm の差が約 1° の差に相当する．

(2) 膝蓋大腿関節

　膝蓋骨の他動的な運動を評価する．膝蓋骨を内外側に動かした場合，膝伸展位では膝蓋骨の幅の半分の距離まで内側あるいは外側に動く（図 11-41）．また，膝蓋骨の傾斜では，膝蓋骨内側の構成体の緊張が強いと，膝蓋骨を内側に圧迫し，外側縁が持ち上がって傾斜する．逆に外側の構成体の緊張が強いと内側縁が持ち上がって傾斜する．内側の構成体の緊張が上方で強いと，膝蓋骨下極は内側に回旋する．膝蓋骨の評価はより機能的な肢位である軽度屈曲位でも行う．これら膝蓋骨運動のエンドフィールは軟部組織の伸張感である．

(3) 副運動

　大腿骨に対する脛骨後方および前方への動き，膝蓋骨の遠位方向への動き，膝蓋骨の内外側方向への動き，脛骨に対する腓骨の前後方向への動きを評価する（図 11-42）．

6 筋

(1) 筋力

　筋の評価には，抵抗運動が用いられる．抵抗のかけ方は徒手筋力検査法[48] に則って行われることが多い．膝関節に作用する筋は二関節筋が多いため，二関節筋を評価する場合は，近接

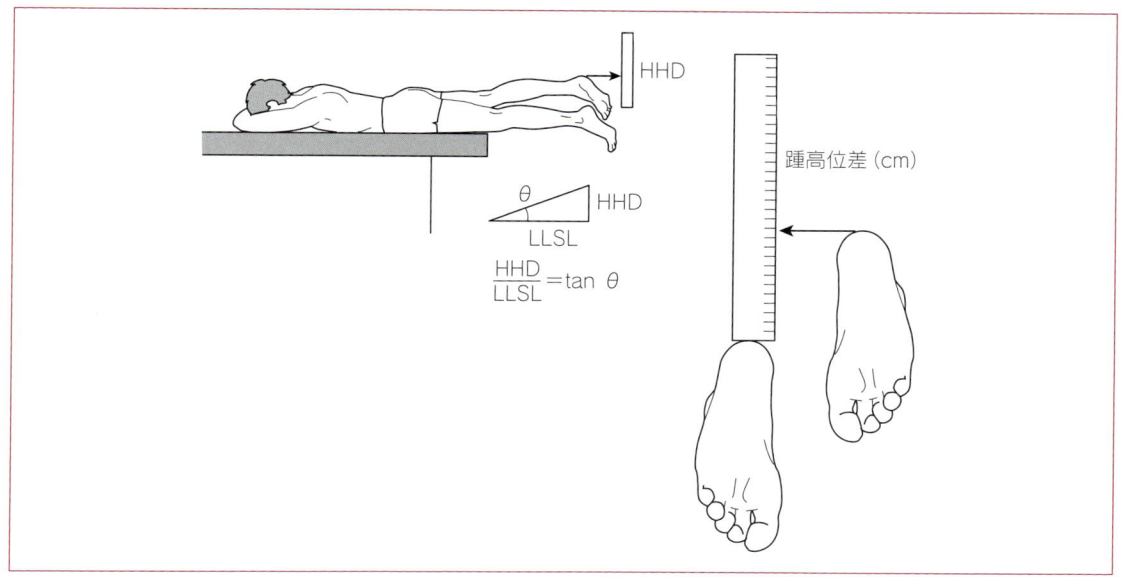

図 11-40 heel height difference
（文献 25 より引用）

する関節の運動も評価する．また，等尺性収縮にて検査を行うことが原則であるが，求心性運動，遠心性運動で症状を呈する病態であればこれらの筋収縮パターンも検査する．また，角度依存的に筋が活動する場合は，角度ごとに検査を行う．例えば，内側広筋は完全伸展位で最も活動し，膝窩筋は完全伸展位からの初期屈曲時に活動する．検査に当たっては，抵抗に抗する筋力だけでなく，各筋のボリュームや収縮感，抵抗に対する収縮のタイミングにも注意を払う．

(2) タイトネステスト[49]

大腿四頭筋のタイトネステストとして Ely（エリー）テストがある．患者を腹臥位とし，股関節を中間位とする．検者は膝関節を屈曲させ，大腿前面の抵抗感や股関節屈曲の代償運動が現れる時点で止める（図 11-43）．可動域制限がある場合，大腿四頭筋のタイトネスを示している．特に股関節屈曲の代償運動が出る場合，大

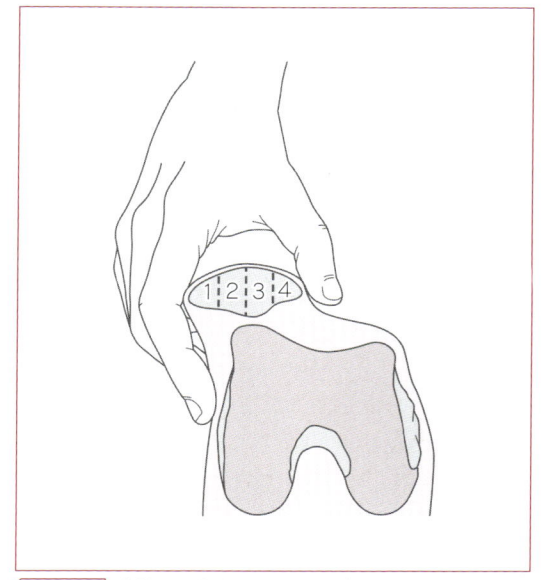

図 11-41 膝蓋骨の他動的な運動評価
膝蓋骨の可動性低下では，内外側の動きが 1/4 までいかない
（文献 25 より引用）

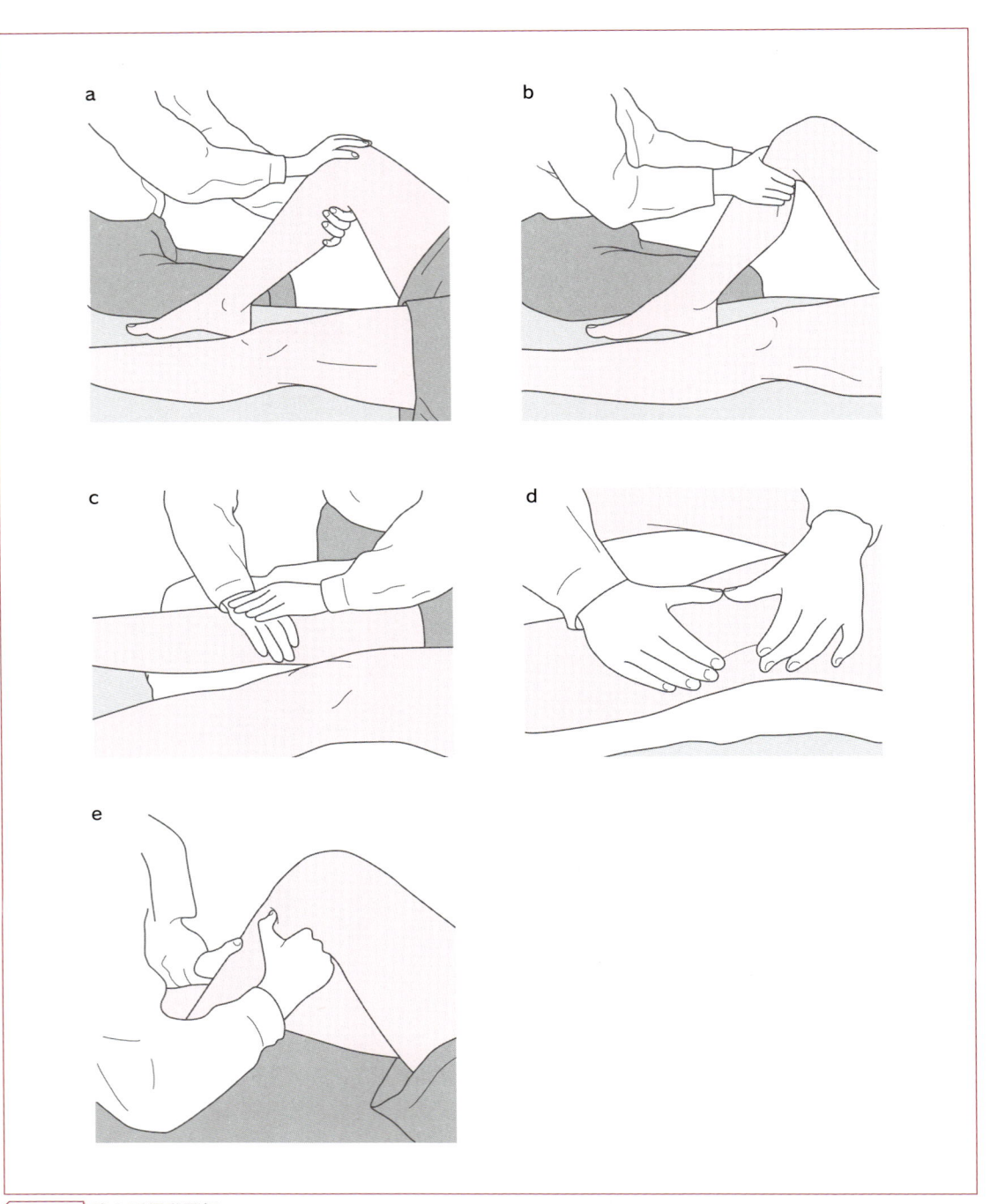

図 11-42 膝の副運動評価

a：大腿骨に対する脛骨後方への動き，b：大腿骨に対する脛骨の前方への動き，c：膝蓋骨の遠位方向への動き，d：膝蓋骨の外側
への動き，e：近位脛腓関節の前後方向への動き
（文献 25 より引用）

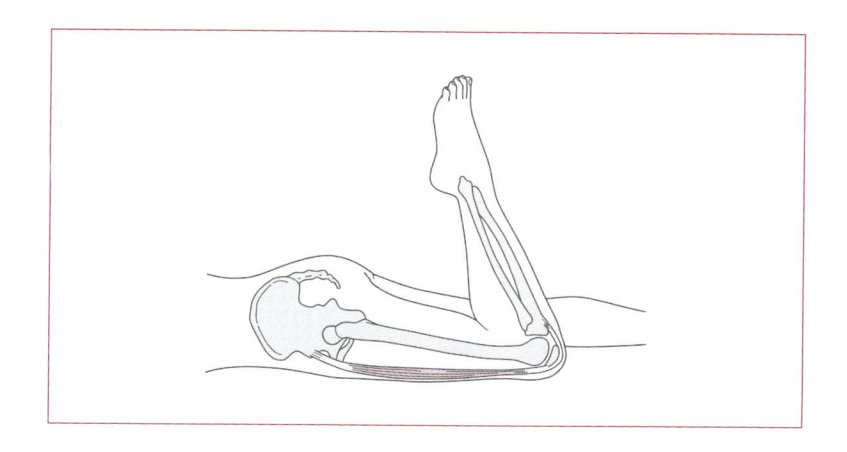

図 11-43 Ely（エリー）テスト
（文献 49 より引用）

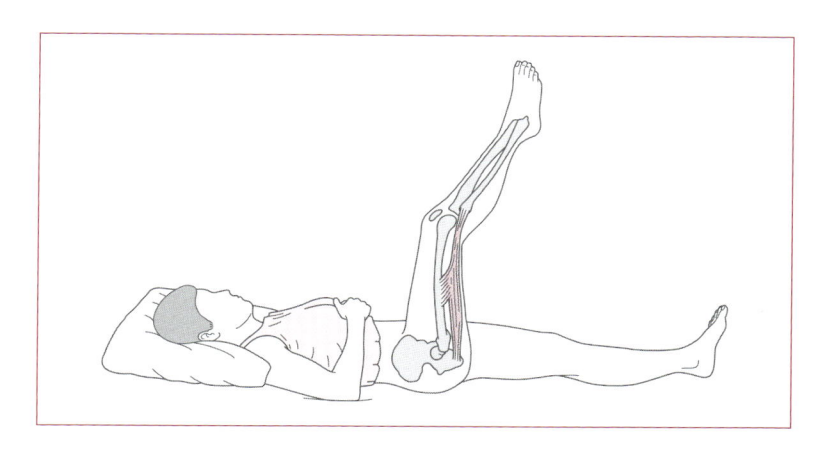

図 11-44 膝窩角
（文献 49 より引用）

腿直筋のタイトネスを有する（尻上がり現象）.
大腿四頭筋を損傷し, この検査の際に他動的な
膝屈曲が 90°以下の場合, 中等度から重症の外
傷である.

　ハムストリングスのタイトネステストとして
SLR（straight leg raising）テスト, 膝窩角があ
る. SLR テストでは膝関節伸展位に保持した
まま股関節を屈曲させ, ROM 計測の要領で股
関節屈曲角度を計測する. 膝窩角では患者を仰
臥位とし, 股関節を屈曲 90°とする. 検者が膝
関節を伸展させ, 大腿後面の抵抗感が現れる時
点で止め, 角度を計測する（図 11-44）.

3 好発する外傷・障害

1 ACL 損傷

(1) 概論

　ACL 損傷は膝靱帯において, 最も損傷率の

高い靱帯損傷であり, 米国の一般集団において
約 3,000 人に 1 人が ACL 損傷を受傷し, 年間
に 8 万人から 10 万人が受傷すると概算されて
いる[50]. また, 受傷の大半が 15 歳から 45 歳の

年代であり，この年代に限ると，約 1,750 人に 1 人が受傷するとされている[51].

ACL 損傷の性差をみると，報告や種目により差はあるものの，男性に比べて女性の受傷率がおおよそ 2 倍から 8 倍高いと報告されている[50〜58]. 特にバスケットボール[52,54,56〜58]，サッカー[52,54,57]，ハンドボール[55]において女性の受傷率が高い傾向であった. こうした ACL 損傷の性差に関して，解剖学的な構造の差異，関節弛緩性，ホルモンの影響，神経筋機能，ジャンプや着地の特徴などさまざまな面からの検討がなされており，これらの因子が複合的に作用していると考えられている[59].

(2) 受傷機転

ACL 損傷の受傷機転をみると，その 70 ％はスポーツ活動中に発症している[50,51]. また，スポーツ活動中の受傷の約 70 ％が非接触型の損傷であること[51,52,60]も，ACL 損傷の特徴として挙げられる. 特に，急激な減速，切り返し，着地において非接触型損傷が好発すると考えられている[51,60,61].

(3) 症状・兆候

ACL 損傷に伴う合併症としては半月板損傷が挙げられる. 急性 ACL 損傷では外側半月板の割合が多く，その原因として，外側半月板の可動性の大きさと大腿骨外側顆と脛骨高原外側からの圧迫力と剪断力が挙げられる[62]. ACL 損傷後の症状としては膝くずれ（giving way）が挙げられる. これはストップや切り返し時に膝関節の前外側回旋不安定性による亜脱臼が出現するものである. この膝くずれ時に新たな合併症を受傷することも多い. 陳旧性の ACL 不全膝では内側半月板損傷がしばしばみられる[63].

(4) 評価

ラックマンテスト，前方引き出しテストによる前方不安定性の評価とピボットシフトテストなどの前外側回旋不安定性の評価が用いられる.

(5) 処置・リハビリテーション

ACL 損傷の治療は，スポーツ活動への復帰を目標とするならば，ACL の再建を行うことが一般的である. 現在，再建靱帯には骨付き膝蓋腱もしくは半腱様筋，薄筋腱が用いられることが多い. 再建術後はスポーツ活動復帰までに半年から約 1 年のリハビリテーション期間が必要となる. 日常生活を最小限に制限し，危険の少ないスポーツを選択する場合は保存療法を選択することも可能である.

2 MCL 損傷 [51]

(1) 概要・受傷機転

MCL 損傷もスポーツ活動中に好発する膝靱帯損傷である. 損傷の多くはフットボールやラグビーなどのコンタクトスポーツで膝に直接外力が起こる接触型損傷である. 膝関節外側面に直達外力がかかることにより生じることが多く，特に靱帯の近位部，または関節裂隙レベルで生じることが一般的である. 一方，バスケットボールやサッカーなどで膝を捻った際にも非接触型損傷を呈する場合もある.

(2) 症状・兆候

損傷の程度は 3 段階の評価が用いられる. I 度損傷は MCL 上の著名な圧痛があり，靱帯の損傷はあるがゆるみはない状態である. II 度損傷は不安定性を呈し，外反ストレステストで膝内側の開大を認める. この状態は靱帯は弛緩しているが断裂はないことを意味している. III 度損傷は外反ストレステストでゆるみが大きく，

エンドポイントが僅かか存在しない状態である．これは靱帯が完全断裂し，外反力に対して安定性を失っていることを意味している．

(3) 評価

外側不安定性評価である内反ストレス検査が用いられる．

(4) 処置・リハビリテーション

単独損傷のほとんどは保存的に治療可能である．特に積極的なリハビリテーションプログラムを組むことで機能的には良好な結果が得られる[64~66]．ただし，軽度の外反動揺性は残存することがある[67,68]．

3 半月板損傷[51]

(1) 概要・受傷機転

半月板損傷は方向転換や蹲踞や膝の深屈曲，また過伸展動作によって生じる[69,70]．変性断裂で外傷の既往なく症状が出現することもある．半月板断裂は5つの型，垂直縦断裂（バケツ柄断裂），水平断列，弁状断裂，放射状断裂（横断裂），変性断裂に分類される[71]（図 11-45）．損傷型の割合は，複合が30％で最も多く，縦断裂，弁状断裂，水平断列，放射状断裂と続く．男女は2.5：1で男性に多く，男性では31~40歳にピークがある．

(2) 症状・兆候

症状としては腫脹，ロッキング，弾発感，破裂音，伸展制限，蹲踞や捻りでの疼痛，引っかかり感が生じる．

(3) 評価

McMurray（マックマレー）テスト，Apley（アプレー）テストが用いられる．

(4) 処置・リハビリテーション

損傷が大きくなく，ロッキングがみられない場合は保存的に治療，リハビリテーションを行う．断裂半月板の反転などによりロッキングがみられる場合には手術を選択する場合が多い．手術の場合，半月板の外周に近い血流領域の損傷では縫合するが，治癒が望めない非血流領域では切除する場合が多い．リハビリテーションでは荷重による疼痛出現に注意する必要がある．

4 鵞足炎

(1) 概要・受傷機転

鵞足炎は脛骨近位内側部の縫工筋，薄筋，半腱様筋の付着部である鵞足部に生じる慢性外傷である．膝外反アライメントや下腿の過外旋にハムストリングスのタイトネスや動作時の膝外反の増強や膝屈曲運動の過使用が加わることにより生じると考えられている．

(2) 症状・兆候

症状としては膝内側の自発痛，鵞足部の圧痛，階段症候時の疼痛増悪，腫脹が特徴的なものである[72]．

(3) 評価

鵞足部の圧痛および鵞足を構成筋する筋の伸張や収縮によって疼痛が誘発される．

(4) 処置・リハビリテーション

治療は保存的に，ハムストリングスや鵞足構成筋の柔軟性回復，膝アライメントの改善，動作時の下肢アライメントのコントロールが行われる．

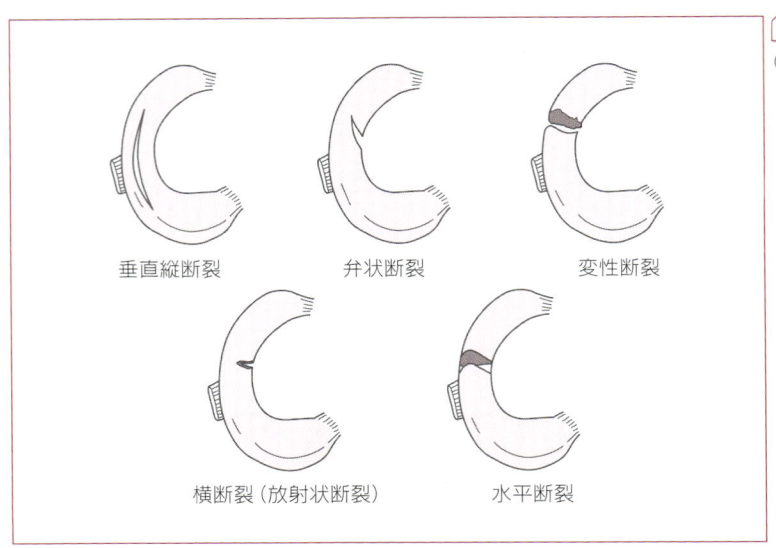

図 11-45 半月板損傷の型
（文献 73 より引用）

垂直縦断裂　　　弁状断裂　　　変性断裂

横断裂（放射状断裂）　　　水平断裂

5 腸脛靱帯炎

(1) 概要・受傷機転

　腸脛靱帯炎は大腿骨外側上顆と腸脛靱帯の間に生じる炎症症状を主とした慢性外傷である．長距離ランナーなど長時間の膝屈曲伸展運動によって発症することが多い．腸脛靱帯のタイトネスや股関節外転筋力の低下，ランニング時の股関節内転の増大[74]・後足部の外反などが原因として考えられている．

(2) 症状・兆候

　症状としては大腿骨外側上顆付近の疼痛がみられるが，局所の熱感や腫脹は呈さない場合が多く，踵接地後の膝関節 20〜30°屈曲位で腸脛靱帯が大腿骨外側上顆上を通過する角度において疼痛がみられる．

(3) 評価

　腸脛靱帯を圧迫しながら膝関節を自動伸展させる noble compression test が用いられる．

(4) 処置・リハビリテーション

　治療は保存的に大腿筋膜張筋・腸脛靱帯のストレッチ，股関節外転筋の強化，トレーニング量の軽減が行われる．難治例に対しては手術療法が施行されることもある．

6 膝蓋大腿関節障害

(1) 概要・受傷機転

　ほとんどの場合，慢性的な膝蓋骨のアライメント異常にオーバーユースが加わることで発症する．特に Q 角の増加は膝蓋骨の外側偏位をもたらし，膝蓋大腿関節の外側で圧迫力が増加することにより疼痛が起こり，外側膝蓋骨圧迫症候群とよばれることもある．また，内側では内側膝蓋大腿靱帯や内側膝蓋支帯が過度に伸張され，疼痛が起こる．多くの場合，大腿四頭筋，特に内側広筋の弱化を認める．

(2) 症状・兆候

　後段時やスクワット時，また長時間の座位時

に疼痛を有する.

(3) 評価

Clarke（クラーク）サインが用いられる．膝蓋骨運動の評価には外側牽引（lateral pull）テストが用いられる．

(4) 処置・リハビリテーション

治療は保存的に外側広筋のストレッチ，内側広筋の強化が行われる．

7 膝伸展機構障害（ジャンパー膝）

(1) 概要・受傷機転

膝伸展機構障害の代表例は膝蓋腱炎（ジャンパー膝）である．膝蓋腱炎はバレーボールやバスケットボールの選手に好発する．膝蓋腱の近位付着部から膝蓋骨下極に生じる慢性外傷である．狭義のジャンパー膝は膝蓋腱炎のみを指すが，広義では膝蓋骨上端の大腿四頭筋腱付着部に生じる大腿四頭筋腱炎を含むこともある．膝蓋腱炎の発症要因には膝蓋骨高位，膝蓋骨のト

ラッキング異常，膝蓋骨のアライメント不良，膝蓋骨不安定症，膝蓋軟骨軟化症などが知られている[75]が，どれも明確な関係は明らかではない．

(2) 症状・兆候

主にジャンプの踏切や着地など強い膝伸展動作や，大腿四頭筋の遠心性収縮を要求される動作時に疼痛が起こる．

(3) 評価

膝蓋骨下極の局所的な圧痛がみられる．大腿直筋のタイトネスにより尻上がり現象がみられる．

(4) 処置・リハビリテーション

治療は保存療法が行われ，急性期の腫脹，疼痛が消失した後に，柔軟性の回復と筋力強化が行われる．アライメント不良に対してはリアライメントが必要となる．筋力強化については遠心性の筋力強化が有効であると報告されている[76]．

4 リハビリテーション

外傷・障害の原因として，異常動作による急性もしくは慢性的な局所負荷の増大が要因となり得るが，その背景として可動域制限やアライメント異常，筋力低下，それに伴う関節運動の変化が存在する場合が多い．また，異常動作を繰り返すことにより正常から逸脱した関節運動の固定化や新たな可動域制限，筋力の不均衡が引き起こされる悪循環に陥りやすい．そのため，まず関節可動域（ROM）・アライメントの改善を行った後に，関節運動維持・安定性向上のため筋力向上を行い，最終的に動作指導を行い異

常動作を改善することで，再発を防ぐことが必要である．

1 ROM・アライメント改善

伸展制限の改善には屈筋群であるハムストリングスや腓腹筋の柔軟性回復が必要となる（図11-46）．特に大腿二頭筋は下腿の外旋を誘導し，過剰な終末強制回旋運動も引き起こすためより注意が必要である．屈曲制限の改善には伸筋である大腿四頭筋の柔軟性回復が必要となる

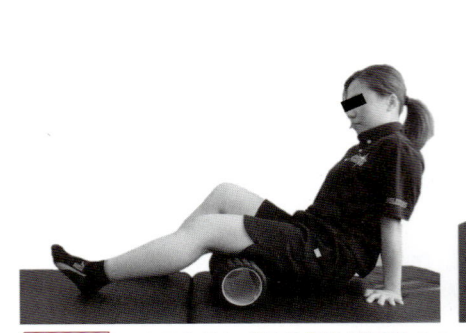
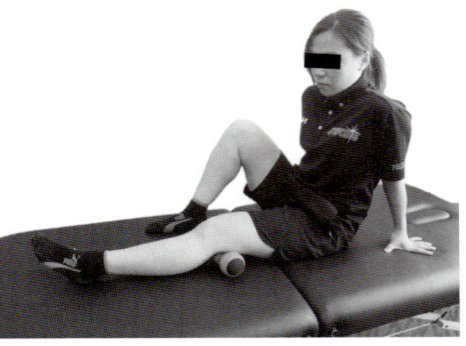

図 11-46 ハムストリングスの柔軟性回復メニュー

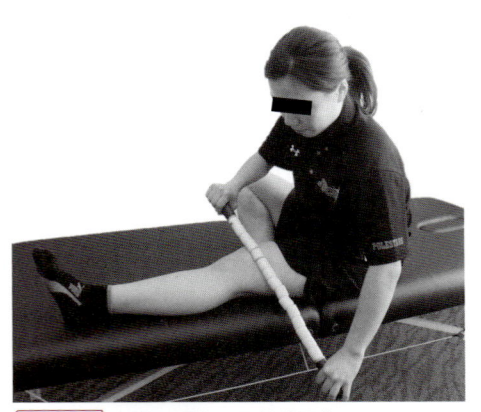

図 11-47 大腿四頭筋の柔軟性回復メニュー

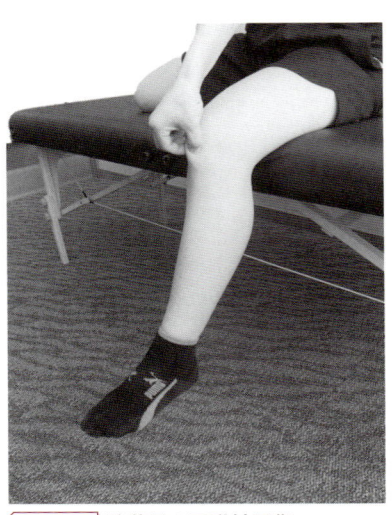

図 11-48 膝蓋骨の可動性回復メニュー

（図 11-47）．手術後やジャンパー膝などでは，膝蓋骨の可動性が制限される場合も多いため，その改善も必要となる（図 11-48）．膝蓋骨の外側偏位や外側傾斜が過剰な場合は，外側広筋による牽引が原因となる場合が多い．Q 角の増加や，終末強制回旋運動による下腿の外旋方向への偏位は前述の大腿二頭筋に加え，腸脛靱帯の柔軟性低下も原因となるため，その滑走性改善を行う（図 11-49）．

2 筋力向上

膝周囲の筋力向上で最も重要であるのは内側広筋である．膝蓋骨の外側偏位に抗するとともに，伸展位の維持，安定性向上のために不可欠な筋となる．強化方法としては大腿四頭筋セッティング（図 11-50）が用いられ，リハビリ初期から導入可能であるが，内側広筋の十分な収縮を得るためには，膝関節の伸展制限が解消さ

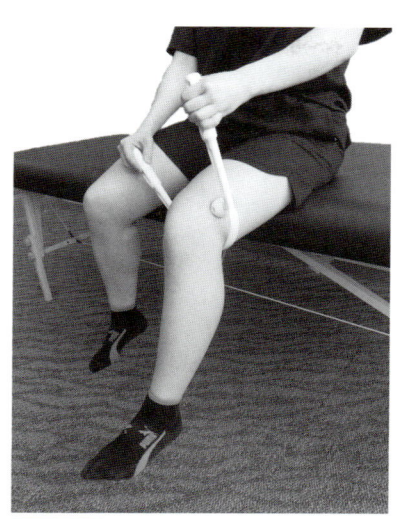

図 11-49 腸脛靱帯の滑走性回復メニュー

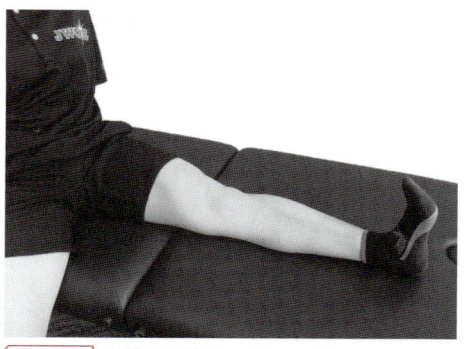

図 11-50 大腿四頭筋セッティング

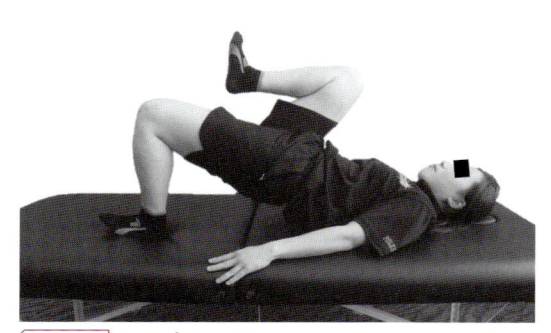

図 11-51 ヒップリフト

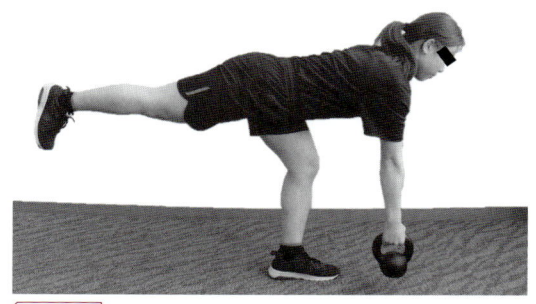

図 11-52 片脚デッドリフト

れていることが重要である．ハムストリングスおよび股関節周囲筋の強化も，膝関節の安定，動作の改善に必要となる．リハビリテーション初期では半荷重肢位でのヒップリフト（図 11-51）が，荷重位では片脚デッドリフト（図 11-52）がしばしば用いられる．

3 動作指導

　膝関節外傷・障害の好発動作として着地や切り返し，減速もしくは局所に負荷のかかる走動作の繰り返しが挙げられるため，荷重動作の動作指導を行う．動作の導入としてはスプリットスクワット（図 11-53）が肢位のコントロールを行いやすい．膝の内外反や骨盤・体幹の側屈を抑えながら，軽度体幹屈曲させることで大腿四頭筋のみならずハムストリングス，股関節周囲筋を適切に使用した動作を行うことができる．また，股関節中殿筋や外旋筋を意識する場合にはミニバンドを大腿部に巻いたトレーニング（図 11-54）が有用である．その後，走動作や前後左右への移動動作への導入としてランジウォー

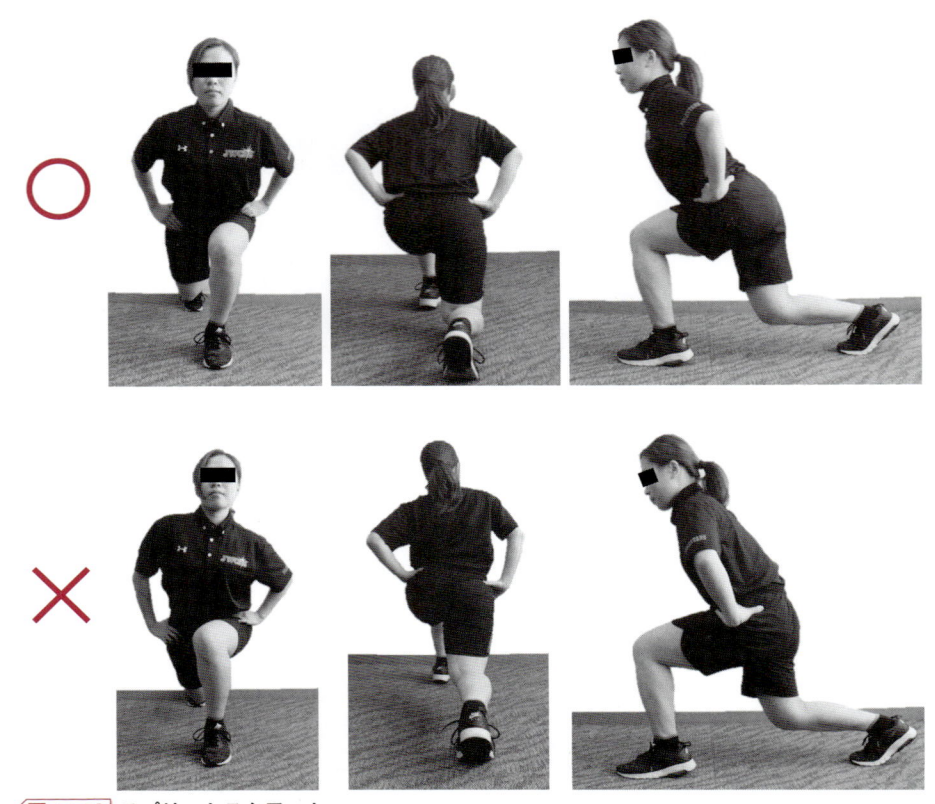

図 11-53 スプリットスクワット

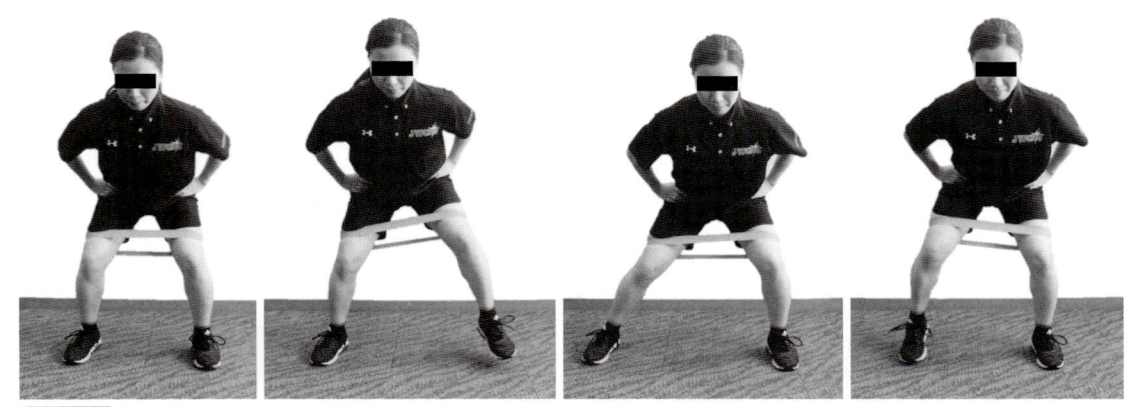

図 11-54 ミニバンドトレーニング

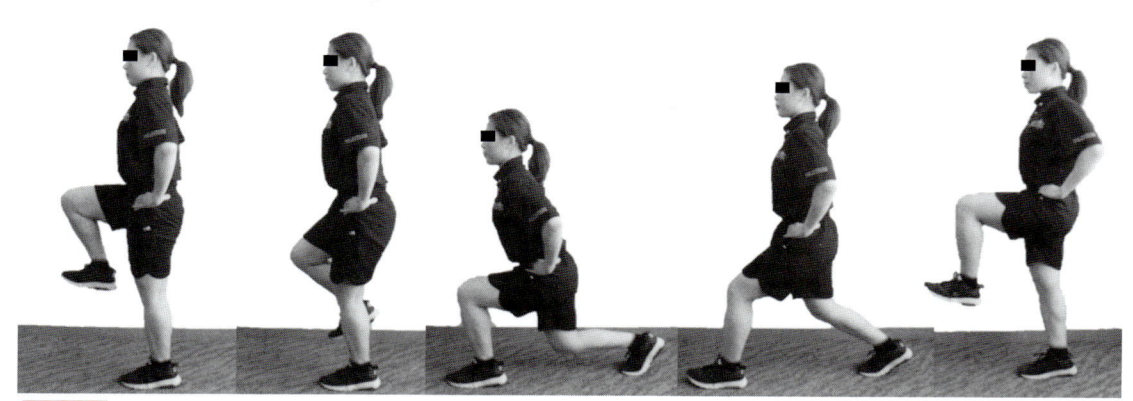

図 11-55 ランジウォーク

ク（図 11-55）に進める．ランニングが可能になったら，復帰に向け競技特異的な動作のト

レーニングが必要となる．

▶ 文献

1) Hubbard JK, et al：Elledge, Prevalence and morphology of the vastus medialis oblique muscle in human cadavers. Anat Rec 249：135-142, 1997

2) Reider B, et al：The anterior aspect of the knee joint. J Bone Joint Surg Am 63：351-356, 1981

3) Marshall JL, et al：The biceps femoris tendon and its functional significance. J Bone Joint Surg Am 54：1444-1450, 1972

4) Scott, WN：capter Ⅰ 解剖．INSALL & SCOTT 膝の外科，久保俊一ほか監訳，金芳堂，京都，3-66, 2007

5) Girgis FG, et al：The cruciate ligaments of the knee joint. Anatomical, functional and experimental analysis. Clin Orthop Relat Res 106：216-231, 1975

6) Butler DL, et al：Ligamentous restraints to anterior-posterior drawer in the human knee. A biomechanical study. J Bone Joint Surg Am 62：259-270, 1980

7) Furman W, et al：The anterior cruciate ligament. A functional analysis based on postmortem studies. J Bone Joint Surg Am 58：179-185, 1976

8) Hsieh HH, et al：Stabilizing mechanisms of the loaded and unloaded knee joint. J Bone Joint Surg Am 58：87-93, 1976

9) Kennedy JC, et al：Medial and anterior instability of the knee. An anatomical and clinical study using stress machines. J Bone Joint Surg Am 53：1257-1270, 1971

10) Heijne A, et al：Strain on the anterior cruciate ligament during closed kinetic chain exercises. Med Sci Sports Exerc 36：935-941, 2004

11) Clancy WG Jr, et al：Treatment of knee joint instability secondary to rupture of the posterior cruciate ligament. Report of a new procedure. J Bone Joint Surg Am 65：310-322, 1983

12) Hughston JC, et al：Classification of knee ligament instabilities. Part I. The medial compartment and cruciate ligaments. J Bone Joint Surg Am 58：159-172, 1976

13) Kennedy JC, et al：Tension studies of human knee ligaments. Yield point, ultimate failure, and disruption of the cruciate and tibial collateral ligaments. J Bone Joint Surg Am 58：350-355, 1976

14) Van Dommelen BA, et al：Anatomy of the posterior cruciate ligament. A review. Am J Sports Med 17：24-29, 1989

15) Welsh RP：Knee joint structure and function. Clin Orthop Relat Res 147：7-14, 1980

16) Grood ES, et al：Ligamentous and capsular restraints preventing straight medial and lateral laxity in intact human cadaver knees. J Bone Joint Surg Am 63：1257-1269, 1981

17) Baker, CL, Jr et al：Acute posterolateral rotatory

instability of the knee. J Bone Joint Surg Am 65 : 614-618, 1983

18) Hughston JC, et al : Classification of knee ligament instabilities. Part II. The lateral compartment. J Bone Joint Surg Am 58 : 173-179, 1976

19) M.G. Horton MG, et al : Quadriceps femoris muscle angle : normal values and relationships with gender and selected skeletal measures. Phys Ther 69 : 897-901, 1989

20) Livingston LA : The quadriceps angle : a review of the literature. J Orthop Sports Phys Ther 28 : 105-109, 1998

21) Kaplan FB : Factors responsible for the stability of the knee joint. Bull Hosp Joint Dis 18 : 51-59, 1957

22) Markolf KL, et al : Stiffness and laxity of the knee-the contributions of the supporting structures. A quantitative in vitro study. J Bone Joint Surg Am 58 : 583-594, 1976

23) Freeman MA, et al : The movement of the knee studied by magnetic resonance imaging. Clin Orthop Relat Res 410 : 35-43, 2003

24) Nha KW, et al : In vivo patellar tracking : clinical motions and patellofemoral indices. J Orthop Res 26 : 1067-1074, 2008

25) Magre DJ : 膝関節. 運動器リハビリテーションの機能評価 II　原著第 4 版, 陶山哲夫ほか監訳, エルゼビア・ジャパン株式会社, 東京, 179-276, 2006

26) Olerud C, et al : The variation of the Q angle with different positions of the foot. Clin Orthop Relat Res 191 : 162-165, 1984

27) Mann G, et al : A method of diagnosing small amounts of fluid in the knee. J Bone Joint Surg Br 73 : 346-347, 1991

28) 小林　晶ほか：膝関節の診察法と検査法. ヴォアラ膝 I －膝疾患への新しい展開, 改訂第 2 版, 南江堂, 東京, 25-26, 1994

29) Jonsson T, et al : Clinical diagnosis of ruptures of the anterior cruciate ligament : a comparative study of the Lachman test and the anterior drawer sign. Am J Sports Med 10 : 100-102, 1982

30) Paessler HH, et al : How new is the Lachman test? Am J Sports Med 20 : 95-98, 1992

31) Torg JS, et al : Clinical diagnosis of anterior cruciate ligament instability in the athlete. Am J Sports Med 4 : 84-93, 1976

32) Rosenberg TD, et al : The function of the anterior cruciate ligament during anterior drawer and Lachman's testing. An in vivo analysis in normal knees. Am J Sports Med 12 : 318-322, 1984

33) Frank C : Accurate interpretation of the Lachman test. Clin Orthop Relat Res 213 : 163-166, 1986

34) Slocum DB, et al : Rotatory instability of the knee. Its pathogenesis and a clinical test to demonstrate its presence. J Bone Joint Surg Am 50 : 211-225, 1968

35) Peterson L, et al : The active pivot shift : the role of the popliteus muscle. Am J Sports Med 12 : 313-317, 1984

36) Losee RE, et al : Anterior subluxation of the lateral tibial plateau. A diagnostic test and operative repair. J Bone Joint Surg Am 60 : 1015-1030, 1978

37) Noyes FR, et al : Clinical paradoxes of anterior cruciate instability and a new test to detect its instability. Orthop Trans 2 : 36, 1978

38) Nakajima H, et al : Insufficiency of the anterior cruciate ligament. Review of our 118 cases. Arch Orthop Trauma Surg 95 : 233-240, 1979

39) Hughston JC, et al : The posterolateral drawer test and external rotational recurvatum test for posterolateral rotatory instability of the knee. Clin Orthop Relat Res 147 : 82-87, 1980

40) Owens TC : Posteromedial pivot shift of the knee : a new test for rupture of the posterior cruciate ligament. A demonstration in six patients and a study of anatomical specimens. J Bone Joint Surg Am 76 : 532-539, 1994

41) LaPrade RF, et al : Injuries to the posterolateral aspect of the knee. Association of anatomic injury patterns with clinical instability. Am J Sports Med 25 : 433-438, 1997

42) McMurray TP : The semilunar cartilages. Br J Surg 29 : 407-414, 1942

43) Evans PJ, et al : Prospective evaluation of the McMurray test. Am J Sports Med 21 : 604-608, 1993

44) Apley AG : The diagnosis of meniscus injuries : some new clinical methods. J Bone Joint Surg Br 29 : 78-84, 1947

45) Mital MA, et al : Pain in the knee in children : the medial plica shelf syndrome. Orthop Clin North Am 10 : 713-722, 1979

46) Kolowich PA : Lateral release of the patella : indications and contraindications. Am J Sports Med 18 : 359-365, 1990

47) Fairbank H : Internal derangement of the knee in children and adolescents. Proc R Soc Med 30 : 427-432, 1937

48) Hislop HJ, et al : 新・徒手筋力検査法, 原著第 8 版. 津山直一ほか訳, 協同医書出版社, 東京, 2008

49) Norkin CC, et al : Measurement of joint motion : guide to goniometry-4 th ed. F. A. Davis Company, Philadelphia, 218-223, 246-253, 2009

50) Miyasaka KC, et al : The incidence of knee ligament injuries in the general population. Am J Knee Surg 4 : 3-8, 1991

51) Griffin LY, et al : Noncontact anterior cruciate ligament injuries : risk factors and prevention strategies. J Am Acad Orthop Surg 8 : 141-150, 2000

52) Agel J et al : Bershadsky, Anterior cruciate ligament injury in national collegiate athletic association basketball and soccer : a 13-year review. Am J Sports Med 33 : 524-530, 2005

53) Arendt E, et al : Knee injury patterns among men and women in collegiate basketball and soccer. NCAA data and review of literature. Am J Sports Med 23 : 694-701, 1995

54) Arendt EA : Anterior cruciate ligament injury patterns among collegiate men and women. J Athl Train 34 : 86-92, 1999

55) Myklebust G, et al : A prospective cohort study of anterior cruciate ligament injuries in elite Norwegian team handball. Scand J Med Sci Sports 8 : 149-153, 1998

56) Deitch JR, et al : Injury risk in professional basketball players : a comparison of Women's National Basketball Association and National Basketball Association athletes. Am J Sports Med 34 : 1077-1083, 2006

57) Mihata LC, et al : Comparing the incidence of anterior cruciate ligament injury in collegiate lacrosse, soccer, and basketball players : implications for anterior cruciate ligament mechanism and prevention. Am J Sports Med 34 : 899-904, 2006

58) Messina DF, et al : The incidence of injury in Texas high school basketball. A prospective study among male and female athletes. Am J Sports Med 27 : 294-299, 1999

59) Huston LJ, et al : Anterior cruciate ligament injuries in the female athlete. Potential risk factors. Clin Orthop 372 : 50-63, 2000

60) Boden BP, et al : Mechanisms of anterior cruciate ligament injury. Orthopedics 23 : 573-578, 2000

61) Ireland ML : The female ACL : why is it more prone to injury? Orthop Clin North Am 33 : 637-651, 2002

62) Bellabarba C, et al : Patterns of meniscal injury in the anterior cruciate-deficient knee : a review of the literature. Am J Orthop 26 : 18-23, 1997

63) Keene GC, et al : The natural history of meniscal tears in anterior cruciate ligament insufficiency.

Am J Sports Med 21 : 672-679, 1993

64) Ellsasser JC, et al : The non-operative treatment of collateral ligament injuries of the knee in professional football players. An analysis of seventy-four injuries treated non-operatively and twenty-four injuries treated surgically. J Bone Joint Surg Am 56 : 1185-1190, 1974

65) Indelicato PA, et al : Nonoperative management of complete tears of the medial collateral ligament of the knee in intercollegiate football players. Clin Orthop Relat Res 256 : 174-177, 1990

66) Derscheid GL, et al : Medial collateral ligament injuries in football. Nonoperative management of grade I and grade II sprains. Am J Sports Med 9 : 365-368, 1981

67) Indelicato PA : Non-operative treatment of complete tears of the medial collateral ligament of the knee. J Bone Joint Surg Am 65 : 323-329, 1983

68) Reider B, et al : Treatment of isolated medial collateral ligament injuries in athletes with early functional rehabilitation. A five-year follow-up study. Am J Sports Med 22 : 470-477, 1994

69) Wickiewicz TL : Meniscal injuries in the cruciate-deficient knee. Clin Sports Med 9 : 681-694, 1990

70) D. Daniel D, et al : The diagnosis of meniscus pathology. Clin Orthop Relat Res 163 : 218-224, 1982

71) Poehling GG, et al : The landscape of meniscal injuries. Clin Sports Med 9 : 539-549, 1990

72) Larsson LG, et al : The syndrome of anserina bursitis : an overlooked diagnosis. Arthritis Rheum 28 : 1062-1065, 1985

73) Garret WE, et al : スポーツ整形外科学－理論と実践－，福林 徹ほか監訳，西村書店，東京，152-155, 2010

74) Noehren B, et al : ASB clinical biomechanics award winner 2006 prospective study of the biomechanical factors associated with iliotibial band syndrome. Clin Biomech (Bristol, Avon) 22 : 951-956, 2007

75) Kujala UM, et al : Factors predisposing to patellar chondropathy and patellar apicitis in athletes. Int Orthop 10 : 195-200, 1986

76) Peers KH, et al : Lysens, Patellar tendinopathy in athletes : current diagnostic and therapeutic recommendations. Sports Med 35 : 71-87, 2005

（永野康治）

第12章

大腿部・股関節・骨盤の外傷・障害

1 機能解剖

1 骨・関節

　大腿部にある大腿骨は，人体で最も長く強い骨である（図12-1）[1]．大腿骨の近位部に位置する球状の骨頭は大腿骨頭，大腿骨頭の直下が大腿骨頸であり，外側部，内側部の突出部が，大転子，小転子である．

　骨盤は2つの寛骨と仙骨および尾骨で形成され，寛骨は，腸骨，坐骨，恥骨で形成される（図12-2）[1]．寛骨は，軟骨結合している状態から成長につれて融合し1つの寛骨となる．腸骨は後部で仙骨と仙腸関節を形成し，両側の恥骨は恥骨結合として関節を形成する．腸骨の最前部と最後部にある骨隆起はそれぞれ上前腸骨棘と上後腸骨棘である．またその間は腸骨稜とよばれ，これは筋の付着部としての役割をもつ線状の隆起部である．

　股関節は関節の骨構造と強靱な靱帯によって安定性が高い関節である．股関節は，大腿骨と寛骨臼との関節で形成される．大腿骨頭が寛骨臼の深いソケットにはめ込まれ，強い靱帯と関節包によって固定される．

2 軟部組織

(1) 筋

　大腿部と股関節の筋は，前面，後面，内側，外側に位置する筋に分類できる．

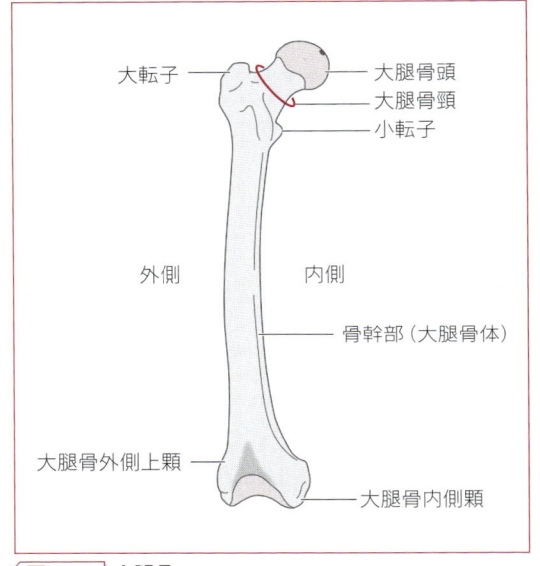

図12-1 大腿骨
（文献1より引用）

　大腿部前面ある大腿四頭筋は，内側広筋，外側広筋，中間広筋，大腿直筋である．これらは膝の伸展に作用し，2関節筋である大腿直筋は股関節の屈筋としても作用する（図12-3）[2]．また縫工筋も前面に位置し，股関節の屈曲，外旋，外転にも作用する．人体で最長の筋でもある．股関節の前面に位置するのは，大腰筋と腸骨筋である．これらを合わせて腸腰筋とよぶ（図12-4）[2]．腸腰筋の主な働きは股関節の屈曲であるが，大腿骨が固定されている状態では，腰

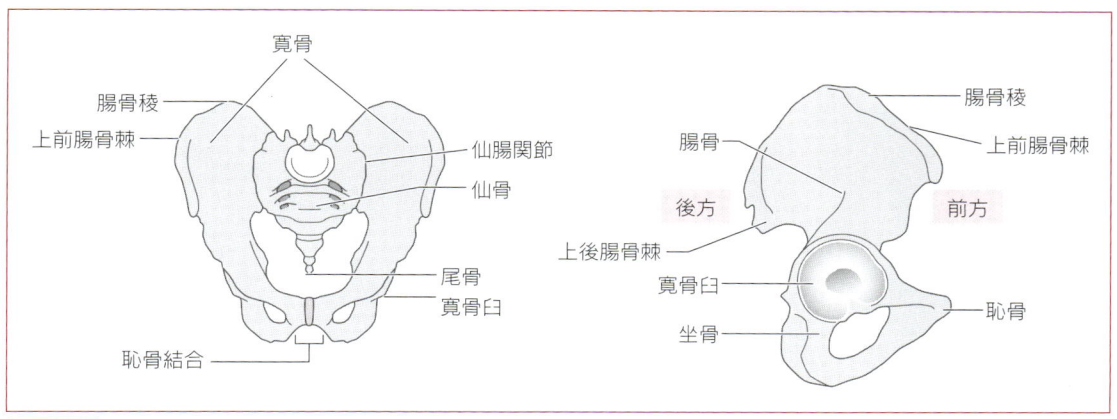

図 12-2 骨盤

（文献 1 より引用）

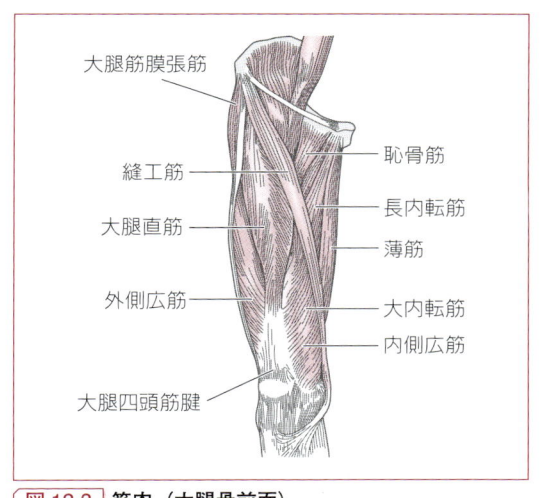

図 12-3 筋肉（大腿骨前面）

（文献 2 より引用）

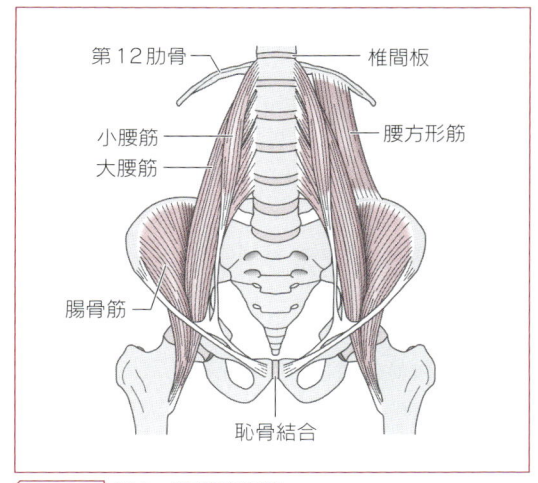

図 12-4 筋肉（股関節前面）

（文献 2 より引用）

椎を前弯させる.

　大腿部後面にある筋肉は，ハムストリングであり，内側に位置する半腱様筋，半膜様筋，外側に位置する大腿二頭筋の長頭と短頭で構成される（**図 12-5**）[2]．これらは股関節伸展と膝関節の屈曲にも作用する．股関節の後面には，大臀筋があり，股関節の伸展，外転に作用する．また深部には，深層外旋六筋（梨状筋，上双子筋，下双子筋，内閉鎖筋，外閉鎖筋，および大腿方形筋で構成）があり，股関節の外旋に作用する.

　大腿部内側にある筋肉は，恥骨筋，長内転筋，短内転筋，大内転筋，薄筋の 5 つの筋肉は内転筋群とよばれ，股関節の内転に作用する（**図 12-6**）[2]．

　外側には，中臀筋，小臀筋があり主に股関節

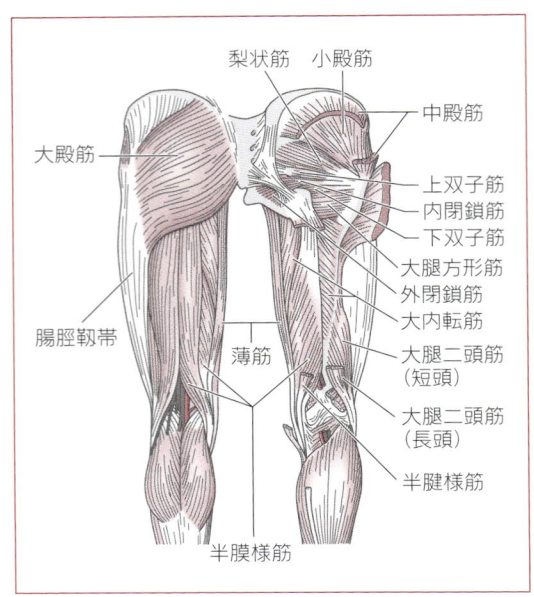

図 12-5 筋肉（後面）

（文献 2 より引用）

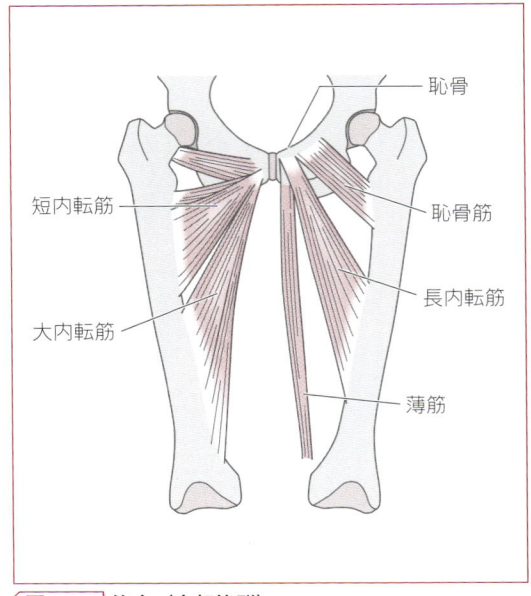

図 12-6 筋肉（内転筋群）

（文献 2 より引用）

の外転に作用する．中臀筋の前方繊維は股関節の屈曲，内旋を補助し，後方繊維は伸展と外旋を補助する．小臀筋は股関節の内旋にも作用する．また外側部には腸脛靱帯があり，近位部では前方で大腿筋膜張筋と後方では大臀筋連結する．大腿筋膜張筋は股関節の外転と屈曲に作用する．

(2) 靱帯・その他

股関節の主要な靱帯として，腸骨大腿靱帯，坐骨大腿靱帯，恥骨大腿靱帯が挙げられる（図 12-7）[2]．腸骨大腿靱帯は，非常に厚く強い組織であり，逆 Y 字型に似た形から Y 靱帯ともよばれる．恥骨大腿靱帯とともに，股関節の前面をカバーしながら大腿骨頸に付着し，坐骨大腿靱帯は股関節の後方を通り大腿骨頸に付着する．股関節の関節包は寛骨臼の縁全体から大腿骨頸底に堅く付着している．関節包は厚く，周囲の靱帯で補強されている．

仙腸関節は，主に前仙腸靱帯，骨間靱帯，長・短後仙腸靱帯によって補強されている．

(3) 神経

股関節，骨盤，大腿部に関わる主要な神経として，大腿神経，閉鎖神経，坐骨神経が挙げられる．大腿神経は股関節屈筋群の大部分と膝伸筋を全て支配する．閉鎖神経は内転筋を支配する．坐骨神経は，最も幅広く長い神経であり，通常梨状筋の下方で大坐骨切痕を通り骨盤外へでる．大腿後面において，ハムストリングと内転筋を支配する．

(4) 関節運動

股関節は典型的な三軸関節である．矢状面での屈曲，伸展．前額面での内転，外転．水平面での内旋，外旋の 6 つの基本的な動きである．

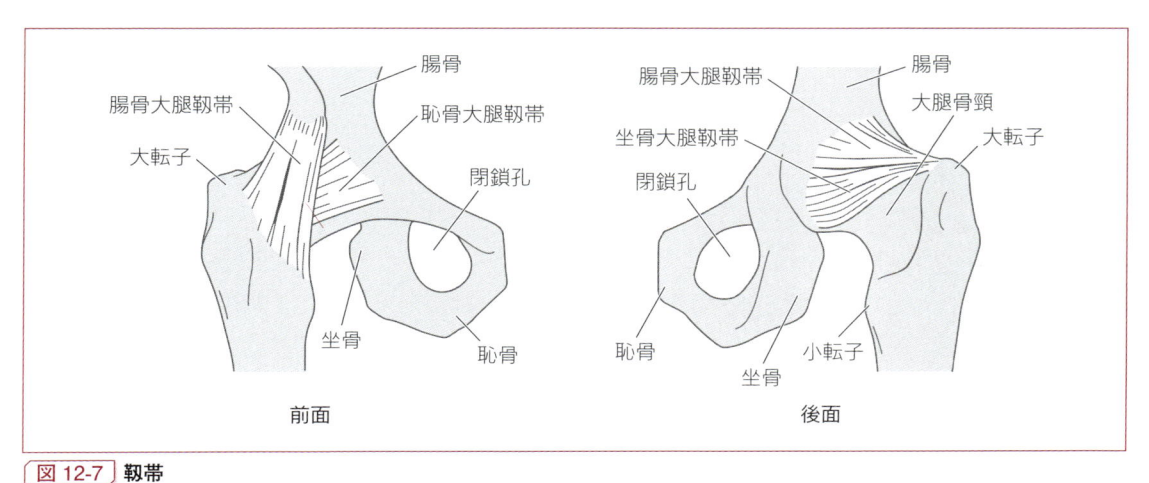

図 12-7 靱帯
（文献 2 より引用）

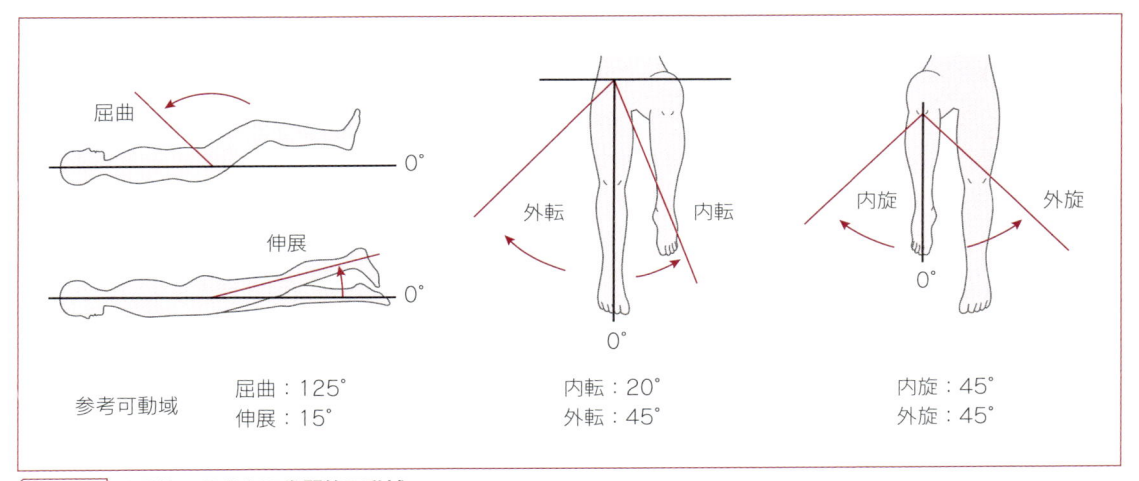

参考可動域

屈曲：125°
伸展：15°

内転：20°
外転：45°

内旋：45°
外旋：45°

図 12-8 股関節の運動と正常関節可動域
（文献 3 より引用）

一般的な関節可動域測定における参考可動域は，屈曲 125°，伸展 15°，外転 45°，内転 20°，外旋 45°，内旋 45° である（図 12-8）[3]．

骨盤の動きは，矢状面での前傾，後傾．前額面での，挙上，下制（側傾）．水平面での回旋に分類できる（図 12-9）[2]．これらの動きは，脊柱と股関節との複合運動により行われる（図 12-10）[2]．

(5) 特記すべき解剖学的な特徴

筋の働きは，一般的に筋がコンセントリック収縮をした際の作用を示す．例えば，大腿四頭

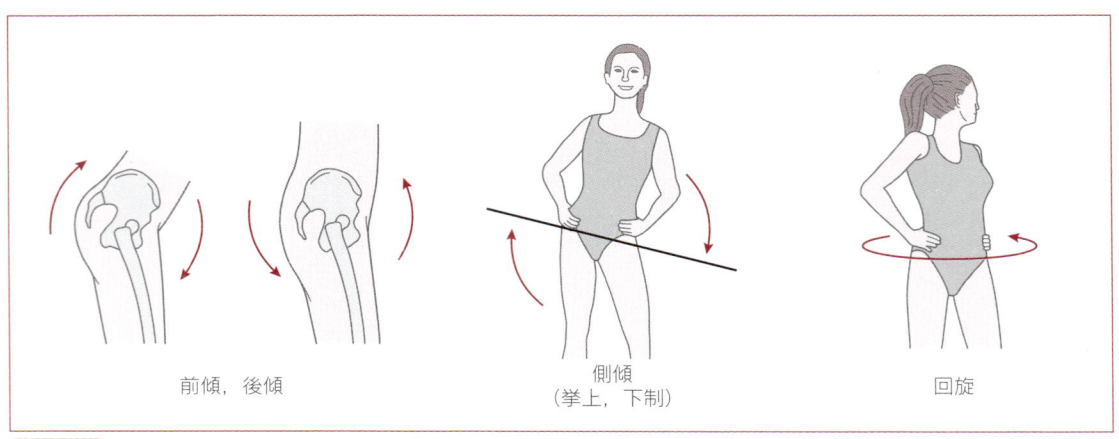

前傾，後傾

側傾
（挙上，下制）

回旋

図 12-9 骨盤の動き
（文献 2 より引用）

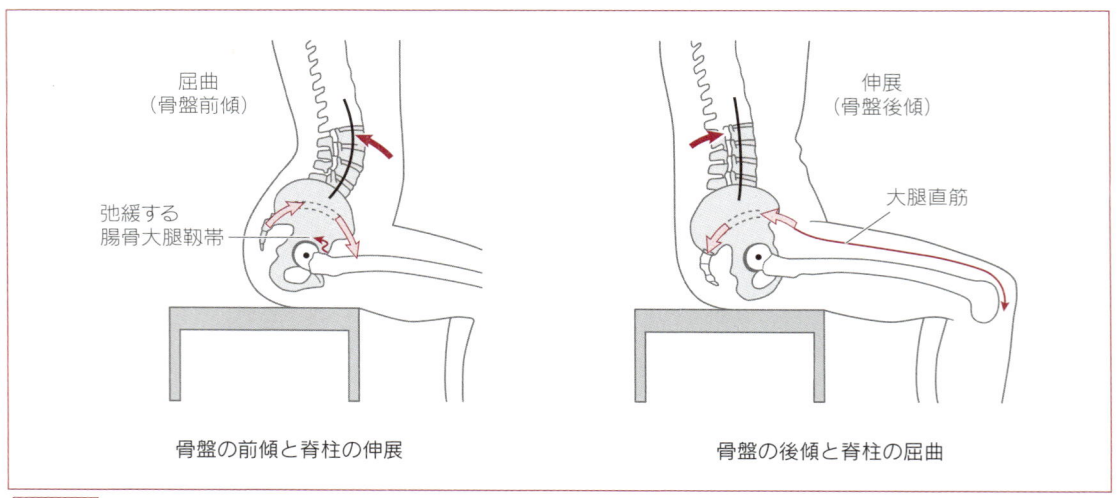

屈曲
（骨盤前傾）

弛緩する
腸骨大腿靱帯

骨盤の前傾と脊柱の伸展

伸展
（骨盤後傾）

大腿直筋

骨盤の後傾と脊柱の屈曲

図 12-10 骨盤と脊柱の動き
（文献 4 より引用）

筋の作用として膝関節の伸展，大臀筋に関しては股関節の伸展である．しかし，さまざまなスポーツ動作でストップ動作を行う際には，大腿四頭筋が膝関節の屈曲，大臀筋が股関節の屈曲をコントロールするための，エキセントリック収縮（エキセントリックコントロール）が重要となる．これらは，パフォーマンス向上やリハビリテーションにおいても重要な視点である．

また，ここではシンプルな筋の作用を示しているが，さまざまな作用をもつケースもある．例えば，長内転筋．基本的な作用でいえば，股関節の内転．しかしながらこの筋肉は股関節の伸展筋，屈曲筋としても作用する．疾走時などの，股関節の伸展の際には，大臀筋やハムスト

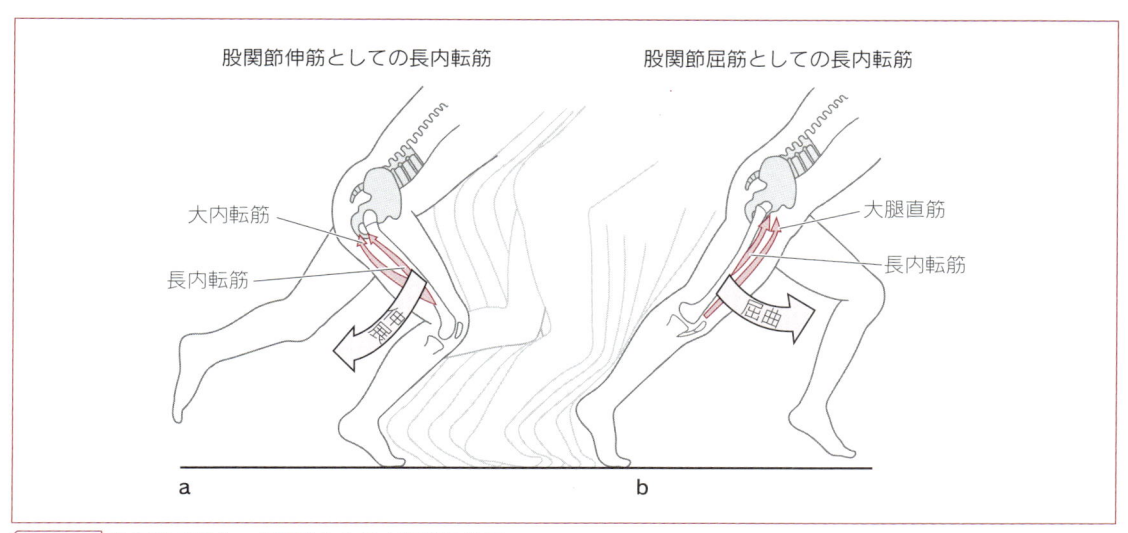

股関節伸筋としての長内転筋　　　　股関節屈筋としての長内転筋

大内転筋
長内転筋

大腿直筋
長内転筋

屈曲

屈曲

a　　　　　　　　　　　　b

図 12-11 股関節の屈曲・伸展動作と長内転筋の作用
（文献 4 より引用）

リングと連動して，股関節の屈曲時には腸腰筋などと連動して働くため（図 12-11），スプリント能力とも関連性があるといわれている[4]．

2 評価

1 問診

受傷機転：大腿部，骨盤においては，打撲，肉離れなどの外傷が多いため，その発生状況を確認する．肉離れにおいては，どのような動作で受傷したか，接触型か非接触型か，「ピリッ」，「バチン」となったなどの選手の受傷の感覚も確認する．それらによって大まかな重症度も予想できるため確認が必要である．

股関節周囲においてはグロインペインのように慢性障害が少なくない．障害においては，症状が出現する前に，体の変化として，筋のハリや違和感などの有無，症状があったならば，い

(6) ランドマーク

主要なランドマークを図に示す（図 12-12）．

つから続いているか．サーフェスも含めた練習環境，練習量，または用具などの変更の有無を確認する．また，痛みが明確でない，複数存在することもあり，痛みの場所を詳細に確認しておくことも重要である．

既往歴：過去の外傷・障害歴も合わせて確認をする．同じ箇所を何回も受傷しているケースもあれば，過去の外傷・障害との関連性などから，身体的特徴，機能不全がみえてくるケースも少なくない．再受傷を防ぐためには，患部だけでなく，不良動作の改善も重要な要素の 1 つであり，それらのためにも，既往歴の確認も必要である．

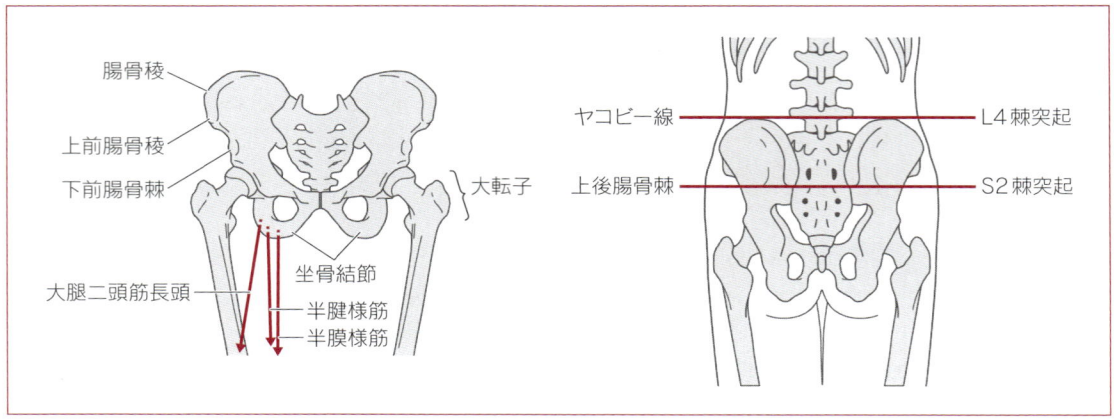

図 12-12 ランドマーク
（文献 5 より引用）

2 視診

患部に関しては，変形，腫張，内出血などを観察する．これらは損傷部位や損傷の程度を示す．また歩行時や片脚立ちの際に，アンバランスな姿勢になっていないか，前面，側面，後面から観察をする．トレンデレンブルグ兆候（図12-13）[5] の観察もその１つである．

3 触診

問診，視診を踏まえて，圧痛部位を特定する．外傷・障害と関連が多い代表的なものを挙げる．

骨の触診は，腸骨稜，上前腸骨棘，下前腸骨棘，坐骨，恥骨などに行う．多くは筋の付着部でもある．

筋肉の触診は，ハムストリング（大腿二頭筋，半腱様筋，半膜様筋），大腿四頭筋（大腿直筋，中間広筋，外側広筋，内側広筋），内転筋群（恥骨筋，長内転筋，大内転筋，短内転筋，薄筋），大臀筋，中臀筋，小臀筋，大腿筋膜張筋，深層外旋六筋，腸腰筋などに行う．筋腹だけでなく，遠位，近位の付着部も確認をする．圧痛だけで

なく，熱感や腫脹など，筋の陥凹も確認する．

また，鼠径靱帯や恥骨結合部，スカルパ三角（鼠径靱帯，長内転筋，縫工筋，その中にある腸腰筋，長内転筋：図 12-14）[5] なども確認する．

4 スペシャルテスト

(1) 徒手検査

①前方インピンジメントテスト（flexion adduction internal rotation：FADIR テスト）（図12-15）[6]

概論：大腿骨寛骨臼インピンジメント（femoro-acetabular impingement：FAI）を疑うときに行う．

検査法：股関節屈曲90°，もしくは最大屈曲位で他動的に股関節内転，内旋させる．

陽性所見：鼠径部の疼痛が誘発された場合陽性となる．

臨床的意味：インピンジメントの確認はできるものの，必ずしも骨形態異常があるわけではない．

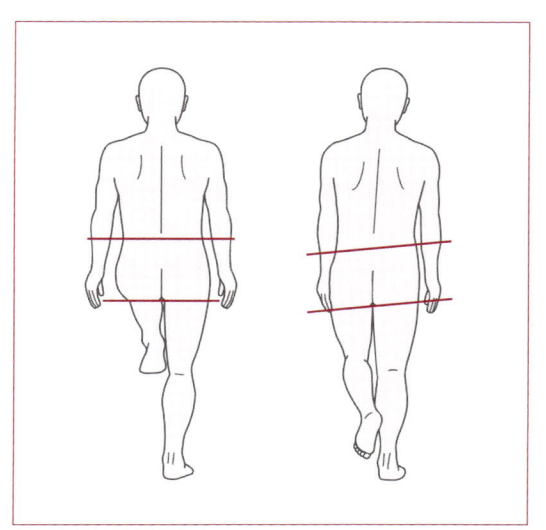

図 12-13 トレンデレンブルグ兆候

左：中臀筋と片脚立位時の骨盤の安定には密接な関係がある．支持脚側の中臀筋が働くことで骨盤を制動し側方安定性を得ている
右：中臀筋筋力が低下すると遊脚側の骨盤の下制を止めることができない
この現象をトレンデレンブルグ兆候という
（文献5より引用）

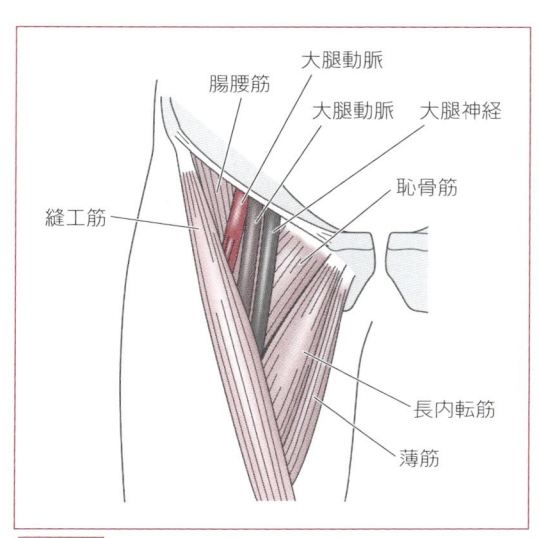

図 12-14 スカルパ三角
（文献5より引用）

②パトリックテスト (flexion abduction external rotation：FABER テスト) (図12-16) [6]

概論：股関節疾患を疑うときに行う．

検査法：背臥位にて検査側の腓骨外果を非検査側の脛骨上に乗せるように，股関節屈曲，外転，外旋させる．

陽性所見：脛の角度が水平になる前に疼痛があると陽性とする．

臨床的意味：後方に痛みが出るケースでは，仙腸関節炎も疑う必要がある．

③梨状筋テスト (Freiberg's test) (図12-17) [5]

概論：梨状筋症候群を疑うときに行うテストである．

検査法：背臥位で股関節を他動的に屈曲，内転，内旋させる．

陽性所見：臀部痛が誘発されれば，梨状筋症候群陽性である．

臨床所見：梨状筋などを伸張し坐骨神経の神経絞扼を増強させることで疼痛を誘発させる．腰椎椎間板ヘルニアのケースでも同様の症状が出るケースがあるので注意が必要である．

(2) 抵抗時痛テスト

主に鼠径部周辺部痛のテストとして行われる．

①股関節屈曲 (下肢挙上) テスト (図12-18) [7]

概論：主に鼠径部周辺部痛のテストとして行われる．

検査法：仰臥位で脚の挙上動作を行い，それに対して抵抗を加える．

陽性所見：疼痛や代償動作があれば陽性とする．

臨床的意味：抵抗下で骨盤回旋など代償動作が生じる場合には，体幹，骨盤帯の安定化機能の低下とみなす．疼痛がある場合には，腸腰筋

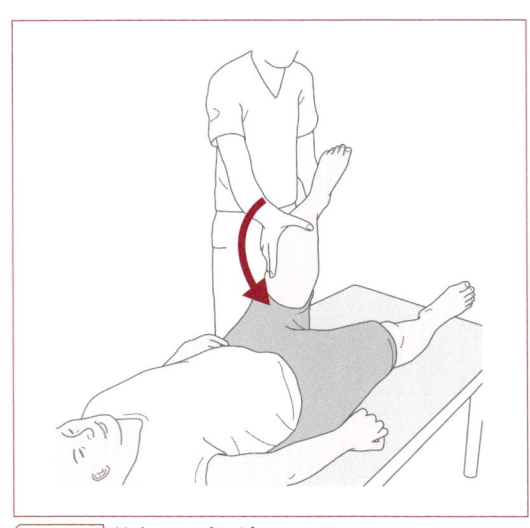

図 12-15 前方インピンジメントテスト
(flexion adduction internal rotation：FADIR テスト)
（文献 6 より引用）

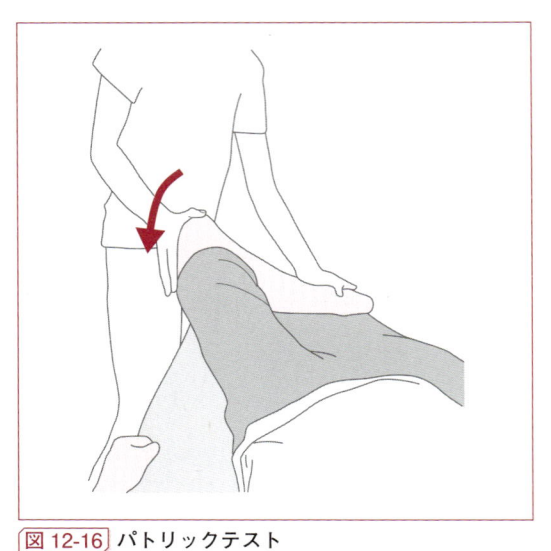

図 12-16 パトリックテスト
(flexion abduction external rotation：FABER テスト)
（文献 6 より引用）

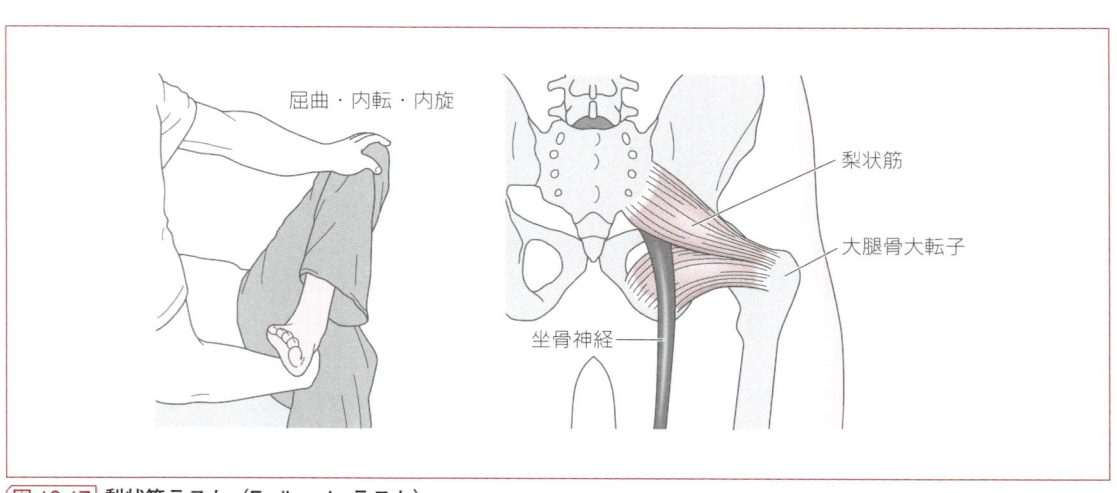

屈曲・内転・内旋

梨状筋

大腿骨大転子

坐骨神経

図 12-17 梨状筋テスト（Freiberg's テスト）
（文献 5 より引用）

関連鼠径部痛も疑う.

②股関節内転テスト（図12-19）[7]

　概論：主に内転筋関連鼠径部痛のテストとして行われる.

　検査法：仰臥位で膝伸展位において股関節を内転させる.

　陽性所見：抵抗下での疼痛や代償動作を確認する.

　臨床的意味：抵抗下で骨盤回旋など代償動作が生じる場合には，体幹，骨盤帯の安定化機能

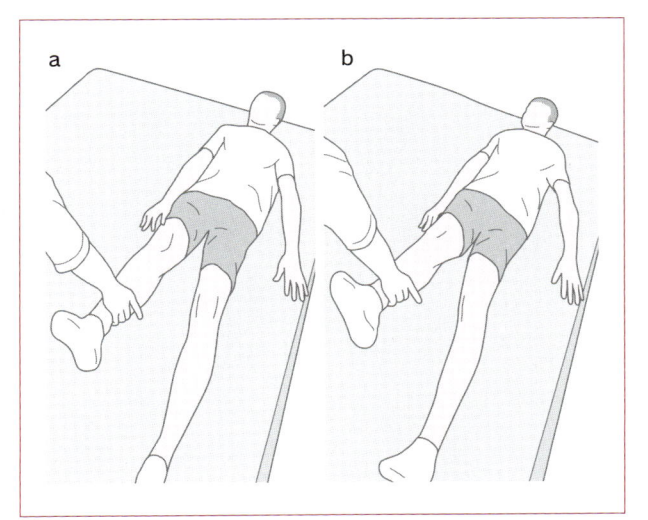

図 12-18 SLR テスト
a：抵抗下でも骨盤が安定している
b：抵抗によって骨盤の回旋が生じている
（文献 7 より引用）

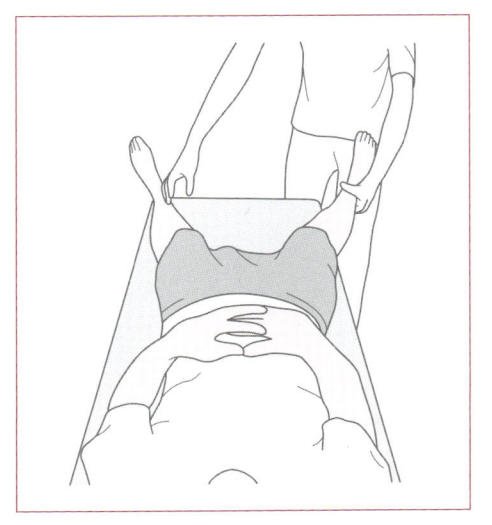

図 12-19 股関節内転テスト
（文献 7 より引用）

の低下とみなす.

③adductor squeeze テスト（図12-20）[7]

概論：主に内転筋関連鼠径部痛のテストとして行われる.

検査法：股関節屈曲 45°で，患者に拳を絞る感覚で股関節自動内転運動を行う.

陽性所見：疼痛や筋力低下がみられれば陽性とする.

臨床的意味：内転筋関連鼠径部痛を疑う.

④股関節内旋テスト（図12-21）[7]

概論：主に鼠径部周辺部のテストとして行われる.

検査法：腹臥位，膝屈曲位で股関節を内旋させる. また，そこから抵抗を加える.

陽性所見：可動域制限，抵抗下での疼痛や代償動作がみられれば陽性とする.

臨床的意味：可動域制限，抵抗下で骨盤回旋など代償動作が生じる場合には，体幹，骨盤帯の安定化機能の低下とみなす.

（3）ストレッチテスト

①大腿直筋四頭筋（大腿直筋）ストレッチテスト（エリーテスト）（図12-22）

概論：大腿四頭筋（大腿直筋）のタイトネスを確認するテストである.

検査法：腹臥位で，他動的に膝を屈曲させていく. 臀部と踵を近づける.

陽性所見：尻上がり現象が起きれば，陽性とする. または，左右差で確認する.

臨床的意味：大腿直筋，大腿四頭筋の拘縮，柔軟性低下とみなす.

②腸腰筋ストレッチテスト（トーマステスト）

概論：腸腰筋のタイトネスを確認するテストである.

検査法：仰臥位で，他動的に膝関節屈曲位で股関節を屈曲させる.

陽性所見：逆側の股関節が屈曲すれば陽性とする. または左右差で確認する.

臨床的意味：腸腰筋の拘縮，柔軟性低下とみ

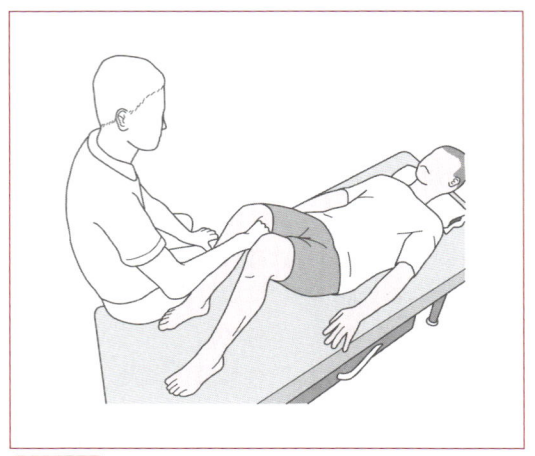

図 12-20 adductor squeeze テスト

（文献 7 より引用）

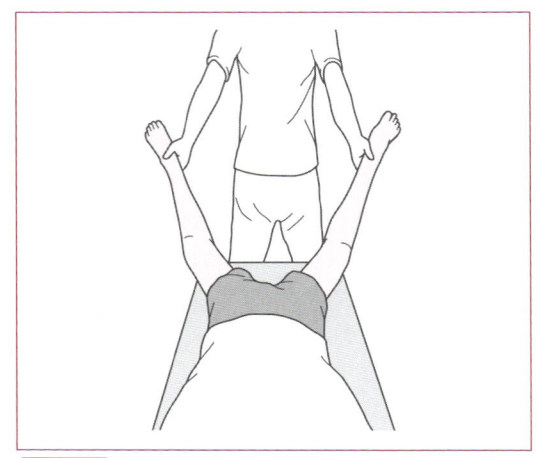

図 12-21 股関節内旋テスト

（文献 7 より引用）

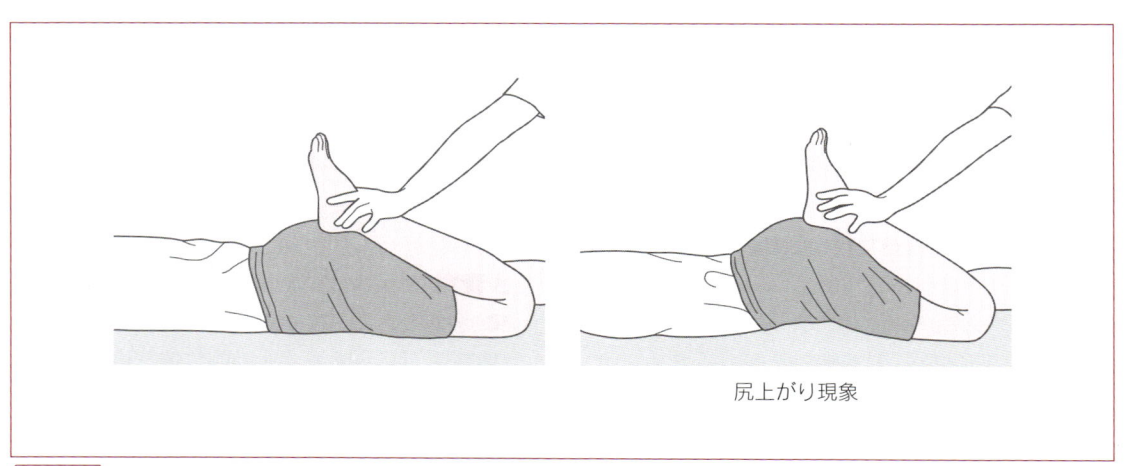

尻上がり現象

図 12-22 大腿四頭筋ストレッチテスト

なす.

③ハムストリングストレッチテスト（SLR テスト）（図12-23）

概論：ハムストリングのタイトネスを確認するテストである.

検査法：仰臥位で，他動的に脚を挙上し，股関節を屈曲させていく．膝は伸展位を保つ.

逆側も膝伸展位を保ち，挙上側の膝が屈曲し

ない，選手が痛みを訴えない範囲での股関節の屈曲角度を計測する.

陽性所見：80°（文献によっては 90°）以下で陽性とする．または左右差で確認する.

臨床的意味：腰椎椎間板ヘルニアのテストとしても用いられるため，下肢への痺れなどがみられる場合には，腰椎椎間板ヘルニアを疑う．また，このテストを膝屈曲位で行えば，ハムス

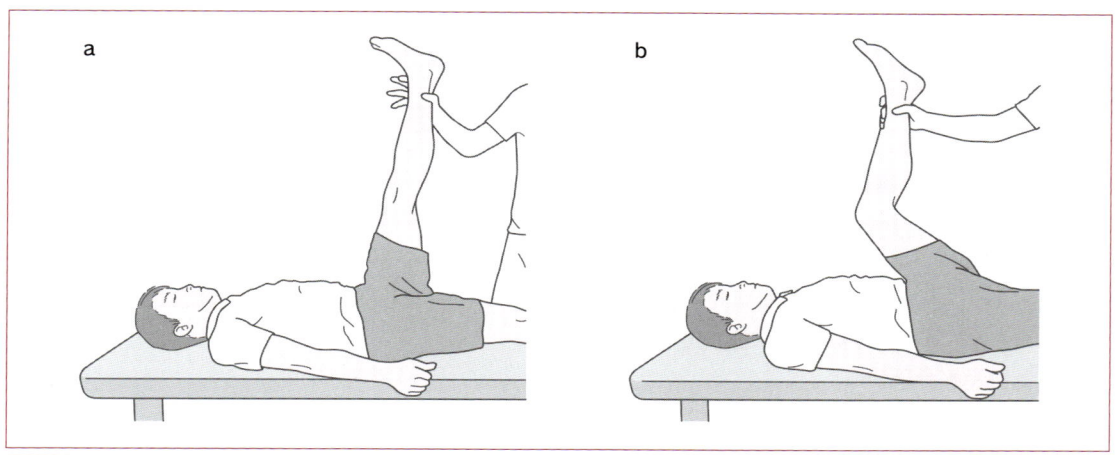

図 12-23 ハムストリングストレッチテスト

a：膝伸展位，b：膝屈曲位

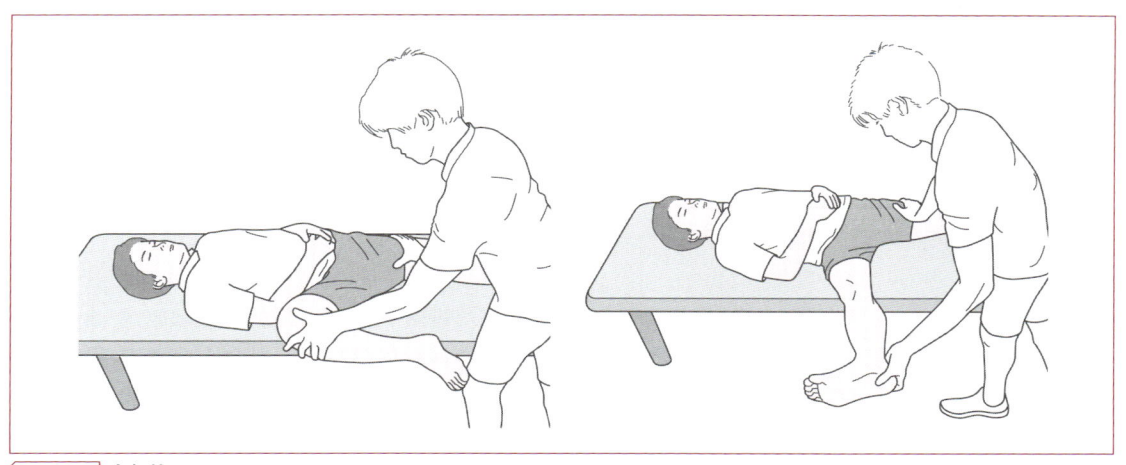

図 12-24 内転筋ストレッチテスト

トリング近位部のテストとなる．ハムストリング肉離れ後のテストとしては，近位部の損傷のケースにおいては，膝伸展位，屈曲位両方においてチェックをすることが望ましい．

④**内転筋群ストレッチテスト（図12-24）**

　概論：内転筋群のタイトネスを確認するテストである．

　検査法：仰臥位で，股関節を他動的に外転す

る．屈曲角度によって伸張される内転筋も異なる．

　陽性所見：明確な基準はないものの，左右差で確認する．

　臨床的意味：股関節の屈曲角度によって，伸張される筋肉も異なる．深屈曲位での外転ならば恥骨筋のテストとなり，膝伸展位で行えば，薄筋のテストとなる．

(4) MMT（徒手筋力検査）

代表的な筋として，大腿四頭筋，ハムストリング，腸腰筋，内転筋，中臀筋，大臀筋，などを行う．

筋力，筋力の左右差だけでなく，疼痛の有無なども確認する．肉離れなどの際には，復帰が近づくにつれて，エキセントリック収縮での確認も行う．

中臀筋の検査は，鼠径部周辺痛などの検査としてよく用いられる．トレンデレンブルグ兆候とも関連性があり，安定した片脚でのバランス能力獲得に必要な要素としてチェックする．

3 ▶ 好発する外傷・障害

1 大腿部の打撲傷（チャーリーホース）

(1) 概論・病態

相手の膝や頭などが大腿部に衝突し受傷する．特に大腿四頭筋に外傷性打撃を受けやすい．

(2) メカニズム・受傷機転

サッカーやラグビーを含むさまざまなスポーツの中で，大腿部を強打したときに，膝などと筋肉が大腿骨との間に挟まれることによって発生する（図12-25）．

(3) 症状と兆候

打撲部の痛み，腫脹，内出血，可動域制限，跛行などが生じる．

(4) 評価

膝関節の屈曲制限は，衝撃の大きさと合わせて重症度の評価にもつながる．軽度の場合，可動域制限はほぼなく，重度のケースでは，痛みや腫脹も大きく，可動域は膝屈曲45°以下になることもある．明らかな跛行がみられる[8]．

(5) 処置

急性期には，出血を最小限にとどめる必要がある．そのため，RICE処置を徹底して行う．また弾性包帯を使用して，痛みの自制内で可能な限りの膝屈曲位として冷却する．大腿四頭筋が伸展位に固定され，損傷部位は圧迫されることによって，出血や可動域の損失を最小限に抑えることができる（図12-26）．

2 骨化性筋炎

(1) 概論・病態

骨化性筋炎は，一般的に大腿部に激しい打撲，または反復性の打撃を受けると，出血が血腫となり，それが石灰化することによって生じる．出血の消散に次いで，急性炎症が生じ刺激された組織が，軟骨または骨に似た組織を形成する．筋挫傷の数％から20％程度に発生したとの報告もみられる[9]．

石灰質形成が生じた場合，吸収されるものもあれば，それらが残存し，機能障害をもたらすことがある．

(2) メカニズム・受傷機転

打撲の重症度が深刻であるほど，骨化性筋炎が生じやすいようである．打撲部位の早期のマッサージなどの不適切な治療が，この病態が生じる危険性を増加させてしまう．

(3) 症状と兆候

骨化性筋炎の，進行の兆候には，起床時の痛

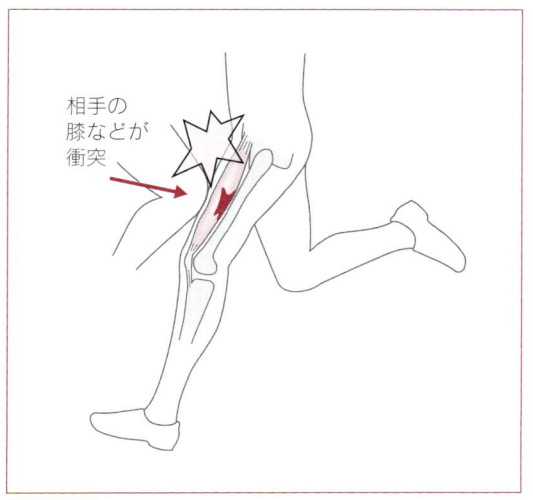

図 12-25 筋打撲傷の発症機序

（文献 8 より引用）

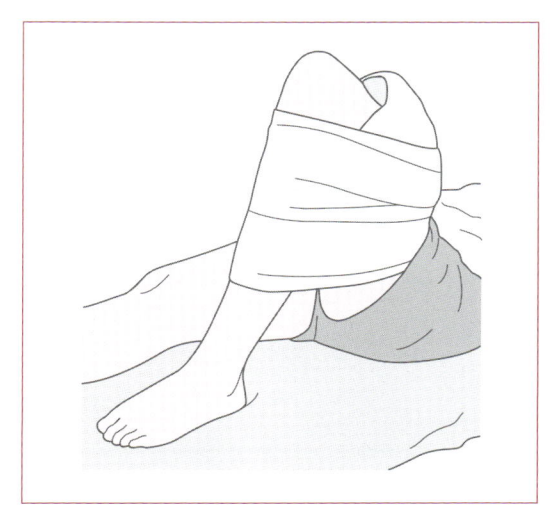

図 12-26 筋打撲傷受傷直後の安静肢位

（文献 8 より引用）

みや身体活動時の痛みの増大などがある．しばし夜間痛を訴えることもある．2〜4 週で X 線にて骨化が出現するといわれている．

(4) 評価

腹臥位での膝屈曲角度を評価する．受傷から 2，3 日間において，膝屈曲角度が 45° 以下の場合には，骨化性筋炎に進行する危険度が高い．

(5) 処置

骨化性筋炎は，原則として保存療法である．痛みを生じない程度に，可動域訓練を繰り返し行うことが重要である．外科的手術（骨化部の摘出）は 6〜12 か月の経過観察期間をおいてから判断される[8]．また，適切な治療が行われない場合には骨化性筋炎の発生をみる．軽視せずに適切な初期治療が必要である．打撲を受けた部位の早期の直接マッサージや痛みを伴う過度な可動域訓練など，打撲傷に対する過激な治療法は注意が必要である[10]．

3 肉離れ

(1) 概論・病態

肉離れは，筋挫傷の中でも，明らかな直達外力による筋打撲症を除いた総称である．受傷する筋肉の多くは羽状筋であり，受傷機転は遠心性収縮である．損傷部位は，スポーツ種目などによっても異なるが，ハムストリング，特に大腿二頭筋長頭の肉離れが最も起こりやすい[11〜15]．

(2) メカニズム・受傷機転

最も典型的な例は，疾走中によるハムストリングの肉離れである[16,17]．

疾走中に振り出された脚が，接地動作に切り替わる際のブレーキ動作（振り戻し動作）としてハムストリングを収縮させたときに発生する（スプリント型）（図 12-27）．

一方，接地時に膝伸展位でハムストリングが収縮している状態で，地面からの反力によって股関節が受動的に屈曲されると，ハムストリン

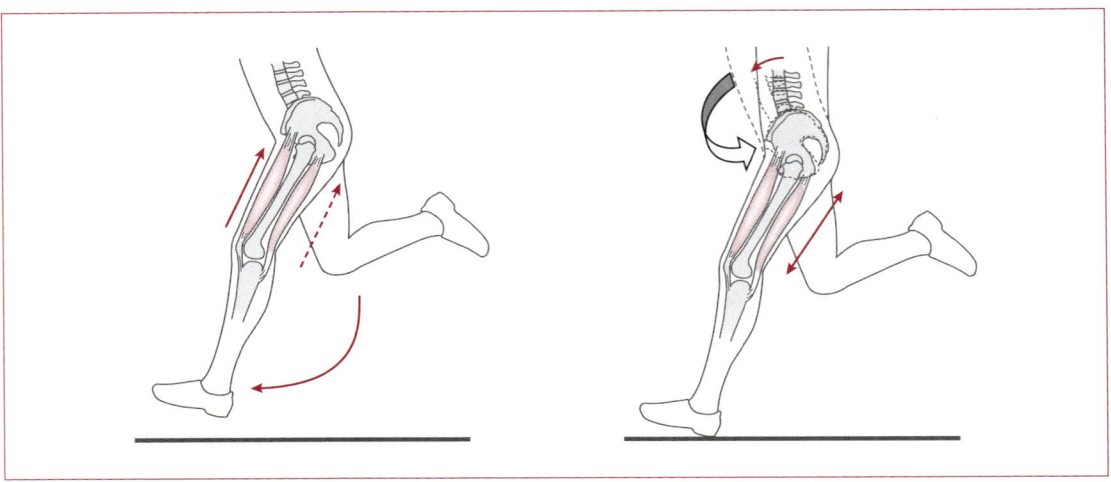

図 12-27 疾走中に生じやすいハムストリングの肉離れ

左：スプリント型，右：ストレッチ型
（文献 7 より引用）

グの遠心性収縮が余儀なくされて受傷する（ストレッチ型）（図 12-27）．このタイプは，サッカーなどの切り返し動作時にも起こりやすく，回旋方向の遠心性収縮も加わるためとされている．短距離走におけるゴール時のフィニッシュ動作などでも起こり得る．

さらに，格闘技などで押しつぶされて開脚強制された場合や後方から押されるなどして，強力な前方推進力に対して止まろうとした着地の際などにもみられ，これらは重症例となるケースがある（図 12-28）．

(3) 症状と兆候

症状としては，自発痛，圧痛，腫脹，陥凹，収縮時痛，伸展制限などが挙げられる．特に損傷部の痛みによる伸展制限の程度は重症度を判断する上で有用である．評価として，腹臥位にて徐々に膝を伸ばしていきながら痛みを確認する．重症例では完全に伸びきる前に痛みを訴える．完全に伸展できたら，背臥位にて，膝伸展

位のまま股関節の屈曲角度をみる．軽傷ほど屈曲角度は大きくなり，痛みを感じる前にストレッチ感を感じるならば軽傷であることが多い（図 12-29）．

(4) 評価

大まかな重症度の分類として，一般的には，軽度（筋の硬結），中程度（部分断裂），重症（完全断裂）の分類で示され，スポーツ現場の大まかな推測はこれで十分といえる．しかし，医療機関では，症状の他に画像診断が有用であり，MRI による解析によって，肉離れには 3 つのタイプがあることが分かってきている[11]．

Ⅰ型（軽症）：筋腱移行部の血管損傷（筋組織）のみ，Ⅱ型（中等症）：筋腱移行部（特に腱膜）損傷，Ⅲ型（重症）：腱性部（付着部）の完全断裂と分類できる．Ⅲ型は，手術適応のケースもある．復帰に要する期間は平均で，Ⅰ型で 2 週間，Ⅱ型では 6 週間，Ⅲ型は数か月以上[17〜19]である．

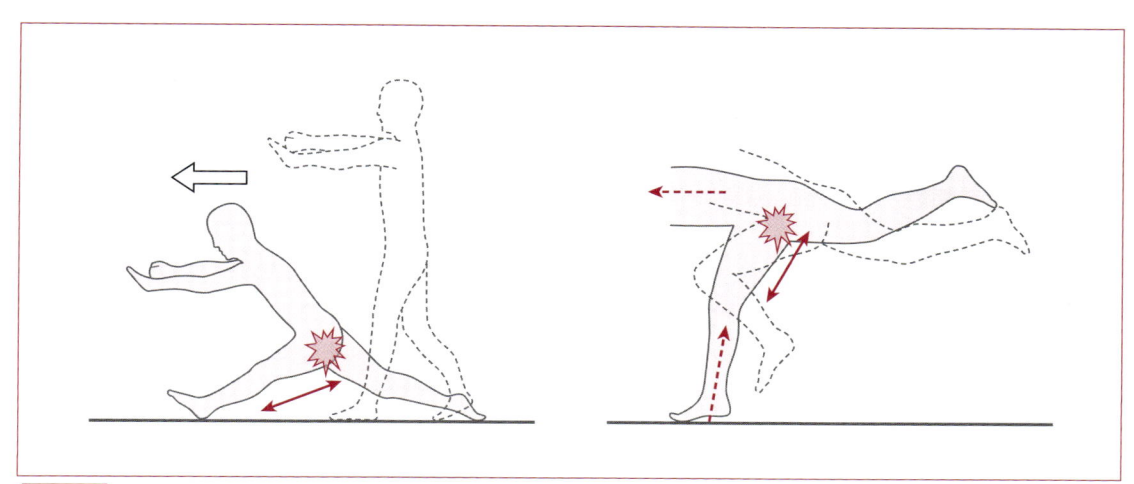

図 12-28 明らかな外力が加わった際の発症機

左：開脚強制，右：強力な前方推進力に対するストップ動作
（文献 7 より引用）

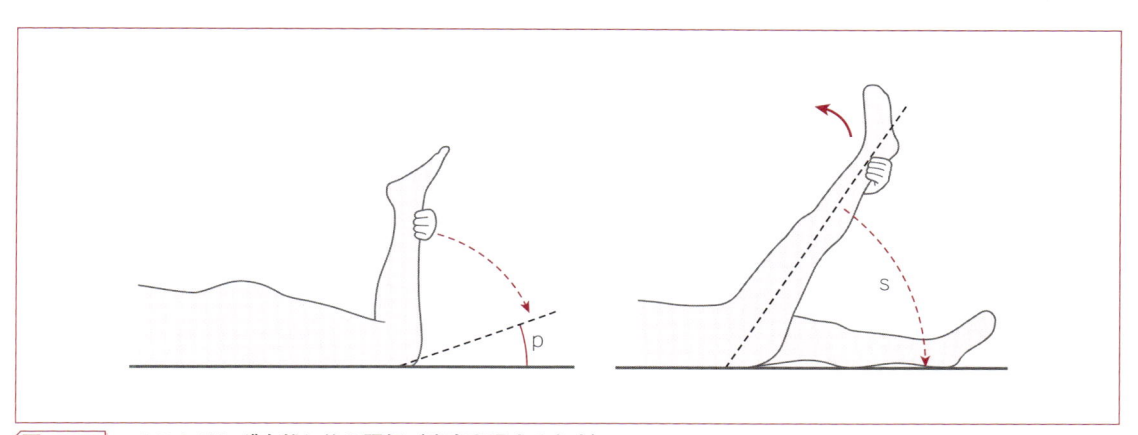

図 12-29 ハムストリング肉離れ後の評価（疼痛出現する角度）

左：腹臥位，右：仰臥位
（文献 7 より引用）

(5) 処置

　受傷後ストレッチングにて，痛みがほとんどなくストレッチ感もあれば，Ⅰ型として RICE 処置を行う．筋に対して伸長ストレスが加わらない肢位で行う（図 12-30）．ストレッチ痛が明らかなものはⅡ型以上を疑い，処置は同様に RICE 処置を行い，医療機関での MRI 検査を受けることが望ましい．Ⅱ型損傷なのにも関わらず，Ⅰ型と認識し，痛みの軽減とともに，早期に復帰した場合には，再発のリスクが高まるとされている．

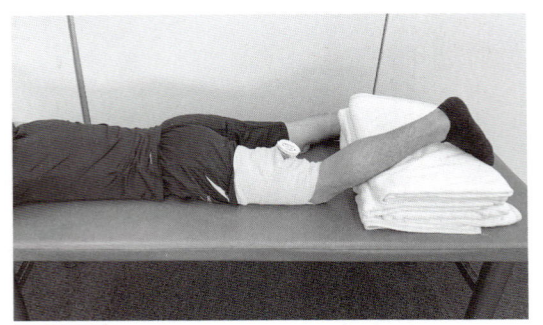

図 12-30 ハムストリング肉離れ後の RICE 処置

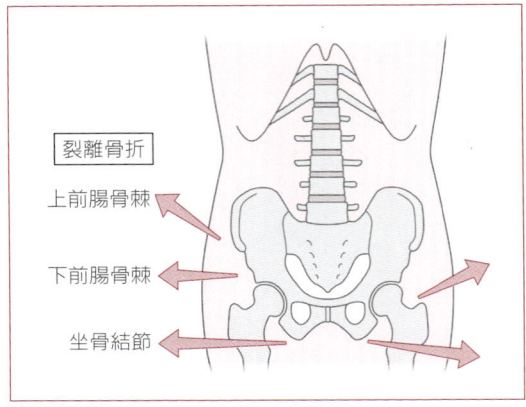

図 12-31 骨盤部の代表的な裂離骨折部位

（文献 8 より引用）

4 裂離骨折

(1) 概論・病態

　裂離骨折は，強力な筋収縮力により，筋腱付着部が骨（骨端線部）から裂離して骨折を生じるものである．骨盤における頻度としては，上前腸骨棘，下前腸骨棘，坐骨結節（図 12-31）の順で多い．いずれの部位も 14〜16 歳前後に多くみられる[20]．

(2) メカニズム・受傷機転

　上前腸骨棘：縫工筋の起始部で（図 12-32），股関節伸展位から急激に屈曲するのと同時に，膝を屈曲する動作，つまり疾走動作で起こしやすい．ジャンプ，キックでも生じることもある．

　下前腸骨棘：大腿直筋の起始部であり（図 12-32），膝伸展時に急激な抵抗が加わる，キック動作で生じやすい．

　坐骨結節：ハムストリングの起始部であり，疾走動作で起こしやすく，ジャンプや体操などの前後開脚でも生じる．

(3) 症状・兆候

　上前腸骨棘：疾走動作中に，突然痛みが発生し，走行不可能となることが多い．

　下前腸骨棘：ボールのキック時などに強い痛みを感じ，プレー不可能になることが多い．

　坐骨結節：臀部に断裂音を伴った疼痛を生じる．軽度のケースでは歩行も可能である．ハムストリングの肉離れと症状が似ていることから，評価においては，圧痛部位など十分に注意を払う必要がある．

(4) 評価

　いずれのケースにおいても，圧痛，腫脹，可動域制限などを確認する．痛みが強い場合には，レントゲン検査などが必要である．

(5) 処置

　RICE 処置をしてドクターの診察を受けることが望ましい．骨折の転位が軽度の場合には，保存療法で十分であるが，転位大きい場合には，手術療法が適応になるケースもある．

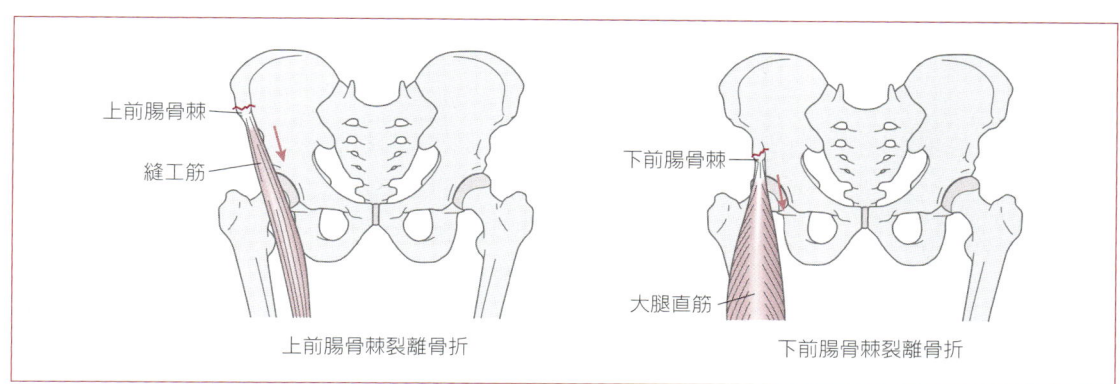

（図 12-32）骨盤部の代表的な裂離骨折部位と付着する筋

（文献 5 より引用）

上前腸骨棘

縫工筋

上前腸骨棘裂離骨折

下前腸骨棘

大腿直筋

下前腸骨棘裂離骨折

5 腸骨稜の打撲

(1) 概論・病態

ヒップポインターとよばれる，腸骨稜打撲傷（図 12-33）は，脂肪や筋肉が薄い腸骨稜の外側部への直達外力はその部位の軟部組織に激しい圧縮作用を起こす．

(2) メカニズム・受傷機転

ラグビー，アメリカンフットボールなど，コンタクトスポーツの激しい接触や転倒などで多く発生する．

(3) 症状・兆候

症状としては，打撲部位の痛みや腫れ，股関節の屈曲，回旋動作に制限がかかるケースがある．

(4) 評価

圧痛，腫脹，可動域制限などを確認する．痛みが強い場合には，レントゲン検査など医師の診察が必要である．

(5) 処置

安静にして直ちに RICE 処置を行う．再発予防としては，パットなどの装着が有効である．

6 鼠径部周辺部痛

(1) 概論

競技者における鼠径部周辺の痛みは，原因を特定することが難しく，症状が慢性化して復帰に長期間を要することがある．鼠径部周辺には，多くの筋腱が付着しており，その複雑な解剖学的特徴から，症状も多岐に渡ることが報告されている[21]．受傷機転は不明であることも多く，器質的な疾患がないケースもあり，その疼痛発生様式を明確に分けることもできないケースが多い[22,23]．他の関節も含めた，機能的疾患や機能不全が，疼痛や症状の原因となっていることや，またその疼痛の原因が 1 つとは限らないことも多い．

症状としては，日常生活において問題は少なく，運動時に痛みが生じる．痛みの場所は，鼠径部，内転筋，下腹部，恥骨周囲，睾丸後方，坐骨などさまざまである（図 12-34）．症状が

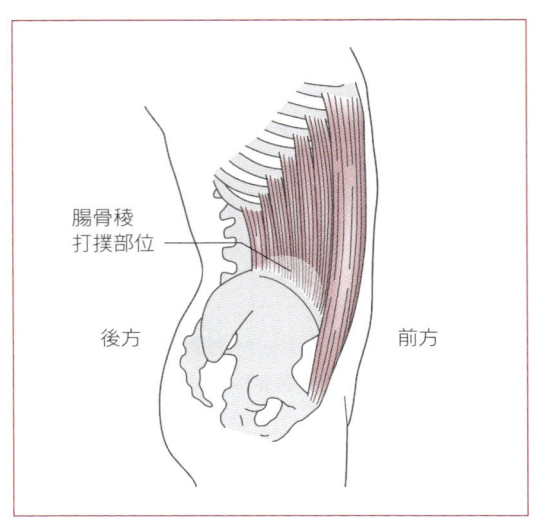

図 12-33 腸骨稜打撲部位

腸骨稜
打撲部位

後方　　　前方

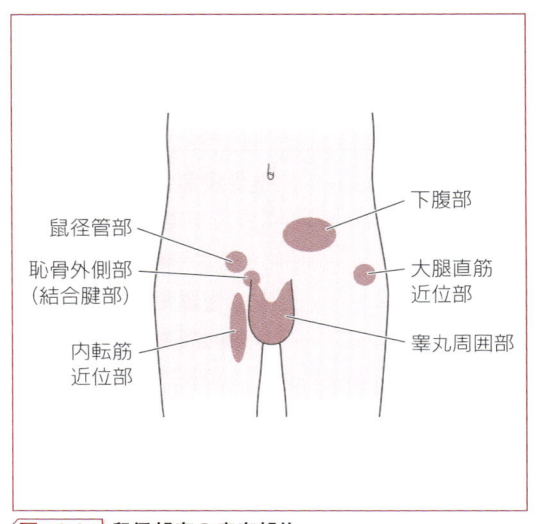

図 12-34 鼠径部痛の疼痛部位

（文献 8 より引用）

鼠径管部

恥骨外側部
（結合腱部）

内転筋
近位部

下腹部

大腿直筋
近位部

睾丸周囲部

悪化すれば，咳やくしゃみ，起き上がり動作など，一時的に日常生活においても痛みが出るケースもある．

(2) 評価

さまざまな症状から，世界的に診断名も，スポーツヘルニア，恥骨結合炎，鼠径部痛症候群などさまざまであったが，アスリートの鼠径部痛の病態の定義を世界的に統一するために，2014 年の"Doha agreement"によって[21]アスリートの鼠径部痛は大きく以下の 5 つ，①内転筋関連鼠径部痛，②腸腰筋関連鼠径部痛，③鼠径部関連鼠径部痛，④恥骨関連鼠径部痛，⑤股関節関連鼠径部痛に分類された（図 12-35）．

その中でも内転筋関連鼠径部痛が最も多いとされている．内転筋関連，腸腰筋関連，鼠径部関連，恥骨関連鼠径部痛に関しては，圧痛や抵抗時痛などを中心に評価を行う（図 12-18，12-19，12-20，12-21）．内転筋関連鼠径部痛や腸腰筋関連鼠径部痛に関しては，圧痛の確認や抵抗時痛テストなどで疼痛や代償動作を確認

する．必要に応じて画像診断も行う．

股関節関連鼠径部痛は，徒手検査のみならず，画像診断も含めて評価を行う必要があるとされている．股関節関連鼠径部痛に関しては，アスリートで多く発症する大腿骨寛骨臼インピンジメント（femoro-acetabular impingement：I）も含まれる．FAI は，大腿骨および寛骨臼の形態異常によって，股関節動作時に衝突が生じる病態と定義される[25]．この結果として，股関節唇や関節軟骨の損傷が生じ，将来的に変形性股関節症を生じさせる．カッティング動作などを多く行う競技などで発症するケースが多いとされている．FAI に関する徒手検査（図 12-15）で疼痛を確認し，必要に応じて画像診断も行う．

(3) 処置

診断に基づき，手術適応となるケースもあるものの，その有無にかかわらず，股関節，腰椎・骨盤帯の機能不全，可動性や安定性改善は重要である[26, 27]．

まずは，患部周囲筋の拘縮を軽減し，リハビリテーションに関する詳細は割愛するものの，いずれの症状においても，股関節および体幹・腰椎，骨盤周囲の機能障害の改善が重要である．

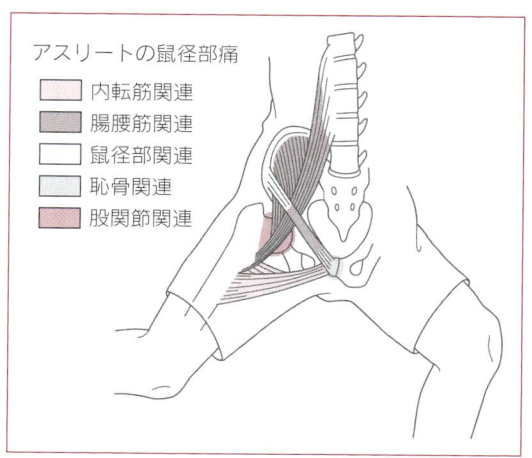

アスリートの鼠径部痛
- 内転筋関連
- 腸腰筋関連
- 鼠径部関連
- 恥骨関連
- 股関節関連

図 12-35 鼠径部痛の分類
（文献 24 より引用）

4 リハビリテーション

ここでは，基本的な，可動域改善エクササイズと，筋力トレーニングの考え方を紹介する.

大腿部，骨盤，股関節のリハビリとしては，関節よりも，筋肉など軟部組織の問題が多いため，それらを中心に紹介する.

1 可動域改善

(1) セルフマッサージ

筋肉の拘縮や強い緊張の改善，または筋膜リリースなどを目的として，フォームローラーなどを用いてセルフマッサージを実施する. 患部においては，ドクターの許可が出た後に実施し，患部の周囲に関しては，患部にストレスのかからない範囲で行う. 患部をストレッチをする前に，これらを用いて，筋の緊張を軽減させてから行うと，より効果的といえる.

大腿四頭筋を例に挙げれば，まずは股関節屈曲位でのストレッチングを行う. 長座位から，片方の踵を滑らすようにして膝を屈曲していく（ヒールスライド）. 外側広筋への打撲後などはこの姿位から始めるとよい. 全可動域で問題なくできるようになった後，股関節を徐々に伸展位に近づけてストレッチングを行う（図 12-36）. ここで紹介している，側臥位でのストレッチング，膝立ち（スプリット姿勢）でのストレッチングは，ともに両脚をスプリット状態に保つことにより，骨盤の過度な前傾を抑えながら大腿四頭筋をストレッチする方法を用いている. 股関節を伸展位に保った状態でストレッチすることによって，より2関節筋である大腿直筋も含めたストレッチングとなる. いずれにしても解剖学的な理解を深めて行うことが重要である.

ハムストリングに関しては，特に肉離れ後の

ストレッチングは注意が必要である. ストレッチをしていく際に，痛みでなく，ストレッチされている感覚になってから積極的なストレッチングを開始することが望ましい. また，受傷部位が近位部ならば，膝伸展位でのストレッチだけでなく，膝屈曲位でのハムストリングのストレッチングをすることも重要となる.

患部の機能改善のために，まずは正常な可動域を獲得することが重要である. さらに，傷害予防やパフォーマンス改善のためには，改善した可動域が，全て能動的に動かすことができ，自分でコントロール可能な可動域にしていくことが重要である.

2 筋力強化

基本的には，非荷重のエクササイズから荷重位でのエクササイズへ移行する. 荷重位でのエクササイズにおいては，自分の体重をコントロールして正しい動作も獲得できた後は，徐々に負荷を高めながら，競技復帰に向けてパワー系の種目も取り入れていく.

大腿四頭筋を例に挙げて説明する.

(1) クアドセッティング

内側広筋の強化を中心としたエクササイズである. 膝の伸展制限改善にもつながる.

(2) レッグエクステンション

非荷重位での，大腿四頭筋の筋力強化の代表的なトレーニングである.

(3) スクワット

荷重位での，下肢全体の筋力強化の代表的な

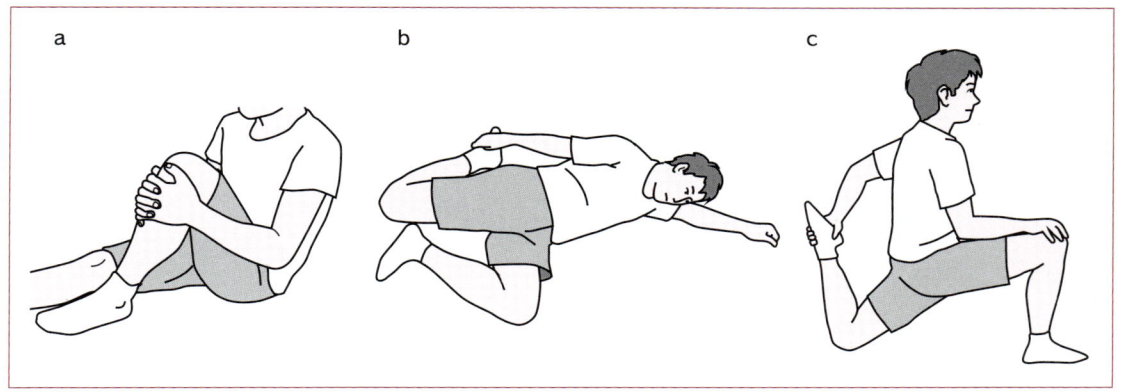

図 12-36 大腿四頭筋のストレッチ
a：ヒールスライド，b：側臥位でのストレッチング，c：立膝でのストレッチング

図 12-37 ロシアンハムストリング

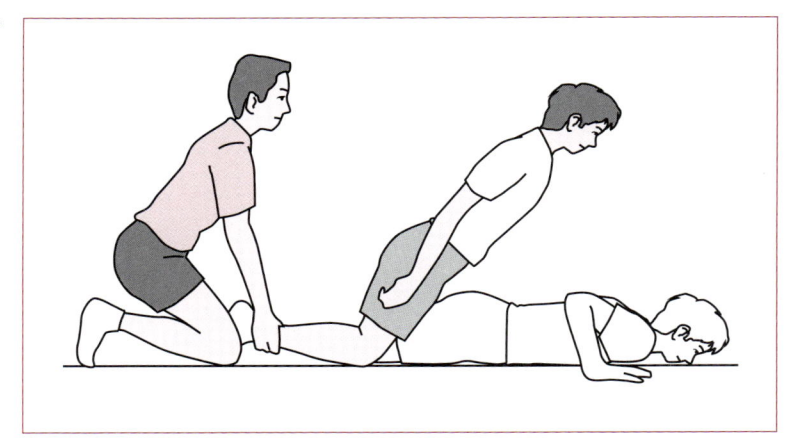

トレーニングである．

(4) ジャンプ

　シンプルな両脚でのジャンプ動作である．下肢のパワー強化の代表的なトレーニングである．両脚から片脚，またはゆっくりから素早い動作へとレベルアップしていく．ジャンプ時だけでなく，着地時も安定した姿勢で行えるよう注意する．

　肉離れ後などには，アイソメトリック収縮や

コンセントリック収縮での痛みが改善後，エキセントリック収縮でのエクササイズが重要となる．これらの刺激が少ないままに復帰してしまうと，再発の危険性が少なくない．ハムストリングの肉離れ後のトレーニングにおいては，ロシアンハムストリングなどが有効とされている（図 12-37）．

　股関節外転筋群の強化も例に挙げて説明する．片脚立位でのバランス保持などにも非常に重要なエクササイズである（図 12-38）．

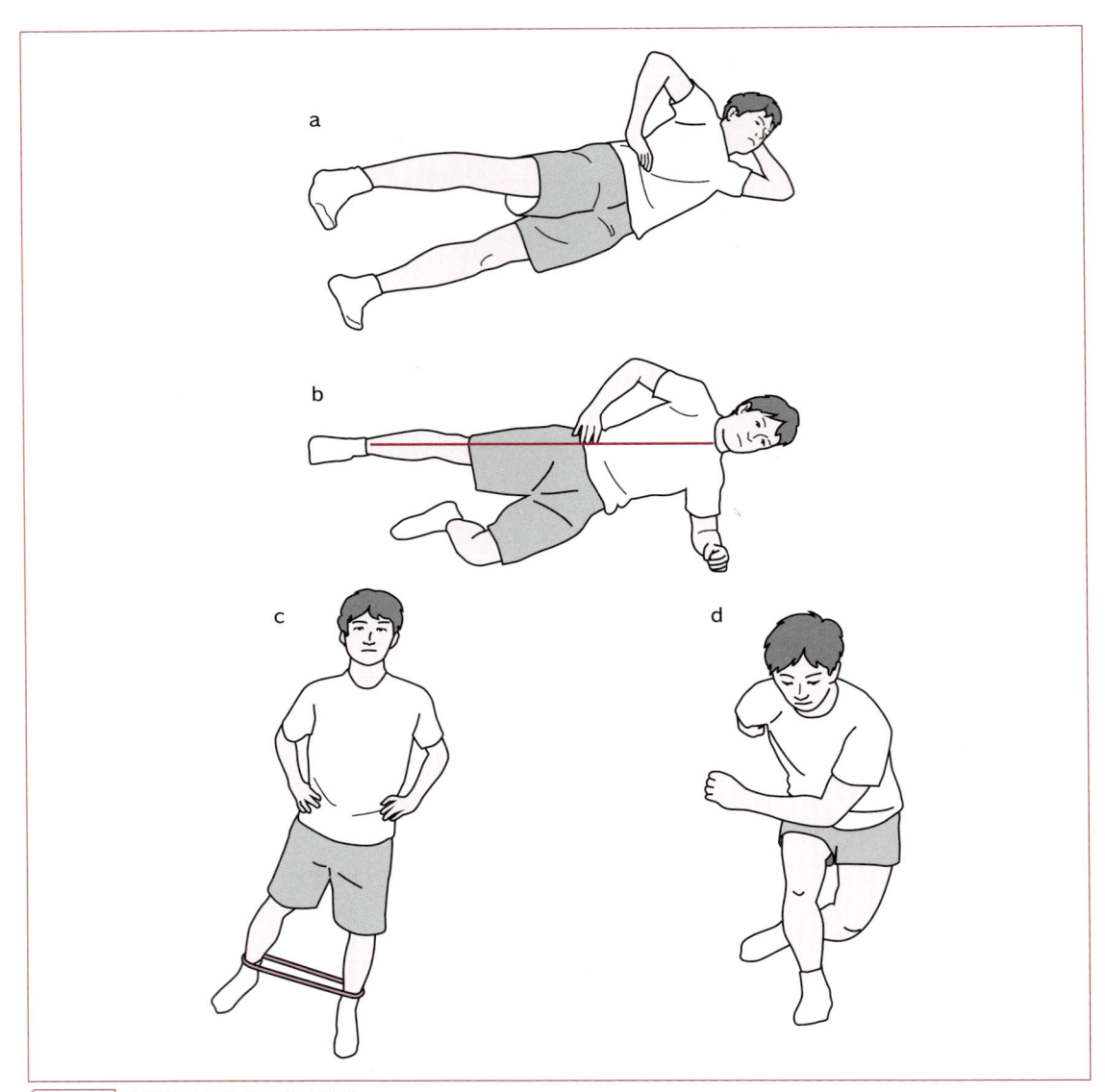

図 12-38 股関節外転筋群の筋力強化

a：サイドレッグレイズ，b：サイドブリッジ，c：シングルレッグサイドスイング，d：サイドバウンディング

(5) サイドレッグレイス

　側臥位で股関節を外転していく．中臀筋を中心とした臀部のエクササイズである．（図 12-38 a）

(6) サイドブリッジ

　側臥位で肘と膝で体を保持する，体幹部と臀筋群を同時に強化するエクササイズである（図 12-38 b）．

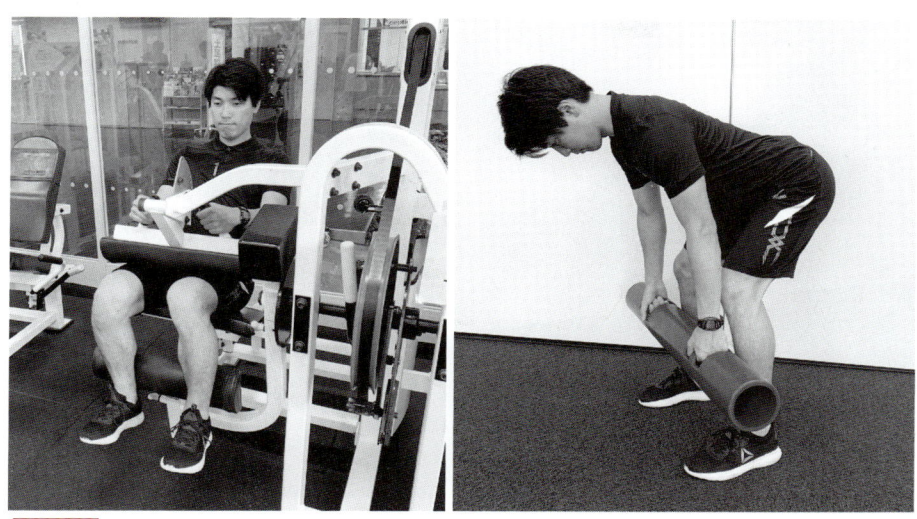

図 12-39 ハムストリングのトレーニング

左：膝関節屈曲動作（レッグカール），右：股関節伸展動作（デッドリフト）

(7) シングルレッグ-レッグスイング

片脚立位姿勢から，遊脚側の脚を外転させるエクササイズである．立脚側，遊脚側両方の外転筋群の強化となる．リングチューブなどを用いて行うとよい（図 12-38c）．安定して行えるようになれば，片脚スクワット姿勢でも同様に行う．

(8) サイドバウンディング

外転筋群のパワー系のエクササイズとして実施する．ジャンプ時だけでなく，着地時も安定した姿勢で行えるように注意する（図 12-38d）．

サイドノート

ハムストリング肉離れの再発率は低くはない．再発予防のためには，柔軟性や筋力の改善はもちろん，受傷メカニズムを理解したリハビリテーションが必要となる．

ハムストリングの代表的なトレーニングとして，レッグカールが挙げられるが，この膝屈曲トレーニングでは半腱様筋には効果があるものの，肉離れの好発部位である大腿二頭筋長頭と半膜様筋へのトレーニング効果は少ない[31]．また，大腿二頭筋長頭と半膜様筋は，股関節伸展動作のトレーニング（図 12-39）が効果的であるとの報告もある[32]．

また，サッカーなどでのストップ動作でも生じる，ストレッチタイプの受傷では，股関節に加わる屈曲外力だけでなく，回旋力も加わることも大きな要因となっている．それらの外力に対する動作に，遠心性収縮が含まれるようなトレーニング（図 12-40）も重要である[33]．

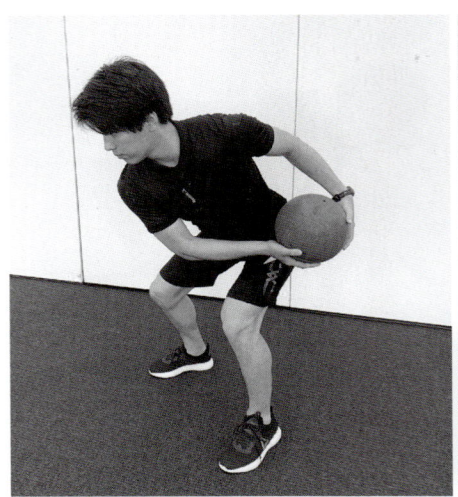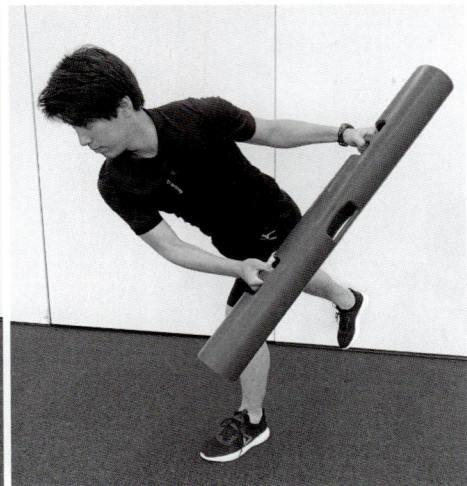

図 12-40 受傷機転を考慮したトレーニング

左：股関節屈曲，回旋，遠心性(両足)，右：股関節屈曲，回旋，遠心性(片脚)

▶文献

1) 岩崎由純監訳：新版トレーナーズバイブル，医道の日本社，神奈川，2007

2) 中村千秋ほか監訳：キネティック解剖学，医道の日本社，神奈川，2008

3) 日本整形外科学会，日本リハビリテーション医学会，関節可動域表示ならびに測定法，リハ医学 32：207-217，1995

4) 嶋田智明ほか監訳：骨格筋のキネシオロジー，医歯薬出版，東京，2005

5) 機能解剖学的触診技術（下肢・体幹），青木隆明監修，MEDICAL VIEW，東京，2006

6) 相澤純也：股関節・大腿部．アスレティックケア，小山貴之編，NAP，東京，113-133，2016

7) 畑中仁堂：サッカーでの競技復帰・再発予防プログラム，アスレティックリハビリテーションガイド第2版，文光堂，東京，124-136，2018

8) 奥脇 透：下肢のスポーツ外傷・障害，アスレティックトレーナー専門テキスト3，スポーツ外傷・障害の基礎知識，文光堂，東京，85-100，2007

9) Jacson, D.W et al：Quadriceps contusions in young athletes. J Bone Jt Surg 55 A：95-105, 1973

10) DePalma B：Rehabilitation of groin, hip and thigh injuries. In prentice WE, editor：Rehabilitition techniques in sports medicine and athletic training, ed 4, St Louis McGraw-Hill. 2004

11) 渡邉信晃ほか：陸上競技研究，39，12-19，1999

12) Esktrand, J et al：Hamstring muscle injuries in professional football：the correlation of MRI findings with return to play. Br J Sports Med 46：112-117, 2012

13) Eirale, C et al：Epidemiology of football injuries in Asia：a prospective study in Qatar. J Sci Med Sport 16：113-117, 2013

14) Elliott MC, et al：Hamstring muscle strains in professional football players：a 10-year review. Am J Sports Med 39：843-850, 2011

15) Jacobson J, et al：Prevalence of musculoskeletal injuries in Swedish elite track and field athlete. Am J Sports Med 40：163-169, 2012

16) Malliaropoulos NI, et al：Posterior thigh muscle injuries in elite track and field athletes. Am J Sports Med 38：1813-1819, 2010

17) 奥脇 透：肉離れの治療（保存），MB Orthop 23：51-58, 2010

18) 奥脇 透：大腿部肉離れ（3度），臨スポーツ医 27：113-1142, 2010

19) 仁賀定雄ほか：ハムストリング付着部損傷の手術，臨スポーツ医 34：796-803, 2017

20) 黒澤 尚ほか編：裂離骨折．スポーツ外傷学Ⅳ下肢，医歯薬出版，東京，6-14，2001

21) Weir A, et al：Doha agreement meeting on terminology and definitions in groin in athlete.Br J

Sports Med 49：768-77, 2015

22）仁賀定雄ほか：鼠径部痛症候群―発症メカニズムと
その予防法・再発予防―．臨スポーツ医5（臨時増
刊）：236-245，2018

23）Taylor RI, et al：Multidisciplinary assessment of
100 athletes with groin pain using Dohaagree-
memt：high prevalence of adductor-relate groin
pain in conjunction with multiple cause. Clin J
Sport Med 28：364-369, 2018

24）山藤　崇：股関節障害の発症メカニズムと臨床診断．
アスレティックリハビリテーションガイド第2版，
文光堂，東京，108-117，2018

25）Ganz R, et al：Femoroacetabular impingement：a
cause for osteoarthritis of the hip Clin Orhtop
Relat Res 417：112-120，2003

26）Lamontagne M, et al：The effect of cam FAI on
hip and pelvic motion during maximum squat. Clin
Orthhop Relat Res 467：645-650, 2009

27）Yazbek PM, et al：Monsurgical treatment of ace-
tabular labral tears：A case series. J Orthop
Sports Phys Ther 41：346-353, 2011

28）仁賀定雄：鼠径部痛症候群．スポーツ傷害のリハビ
リテーション第2版，金原出版，東京，180-183，
2017

29）仁賀定雄：スポーツと骨盤・鼠径部痛－病態と診
断－．臨スポーツ医学35：48-53，2018

30）仁賀定雄ほか：Groin pain の診断と治療－主として
股関節内病変を有しない例について－．Monthly
Book Orthopaedics 31，7-14，2018

31）Kubota J, et al：Relationship between the MRI
and EMG mesurements. Int Sports Med 30：533-
537, 2009

32）Ono T, et al：Hamstring functions during hip ex-
tension exercise assessed with electromyography
and magnetic resonance imaging. Res Sports Med
19：42-52，2011

33）奥脇 透：肉離れと下肢運動連鎖．臨スポーツ医
30：229-234，2013

（小粥智浩）
（医学監修：小川宗宏）

第13章

脊柱の外傷・障害

1 機能解剖

1 骨

(1) 脊椎（図13-1）

　頸椎（cervical）7椎，胸椎（thoracic）12椎，腰椎（lumbar）5椎，仙椎（sacral）5椎，尾椎（coccygeal）3～6椎の約30個の椎骨から形成される．仙椎，尾椎はそれぞれ癒合しており，仙骨，尾骨とよばれる．成人では，頸椎は前弯，胸椎は後弯，腰椎が前弯し，生理的弯曲とよばれるS字状のカーブを描くようになる（図13-1）．

　脊椎の前方の円柱状の部分を椎体という．後方には上関節突起，下関節突起からなる椎間関節が存在する．また，椎弓部側方の突起を横突起，椎弓部後方の突起を棘突起という（図13-2）．

　脊椎の機能（図13-3）には，①体幹支持機能，②運動機能，③神経保護機能があり，そのうち体幹支持機能と運動機能は主に椎間板と椎間関節で行われており，椎間板と椎間関節の機能を理解することが重要となる．椎体が連結し，椎孔が重なると脊柱管となり，その中を通る脊髄や馬尾神経を保護している．

(2) 頸椎

　第1頸椎から第7頸椎まで存在する．構造，機能の違いにより，上位頸椎を第1頸椎（環椎），第2頸椎（軸椎）とし，下位頸椎を第3～7頸椎に分けて考えるとよい．また，他の脊椎に

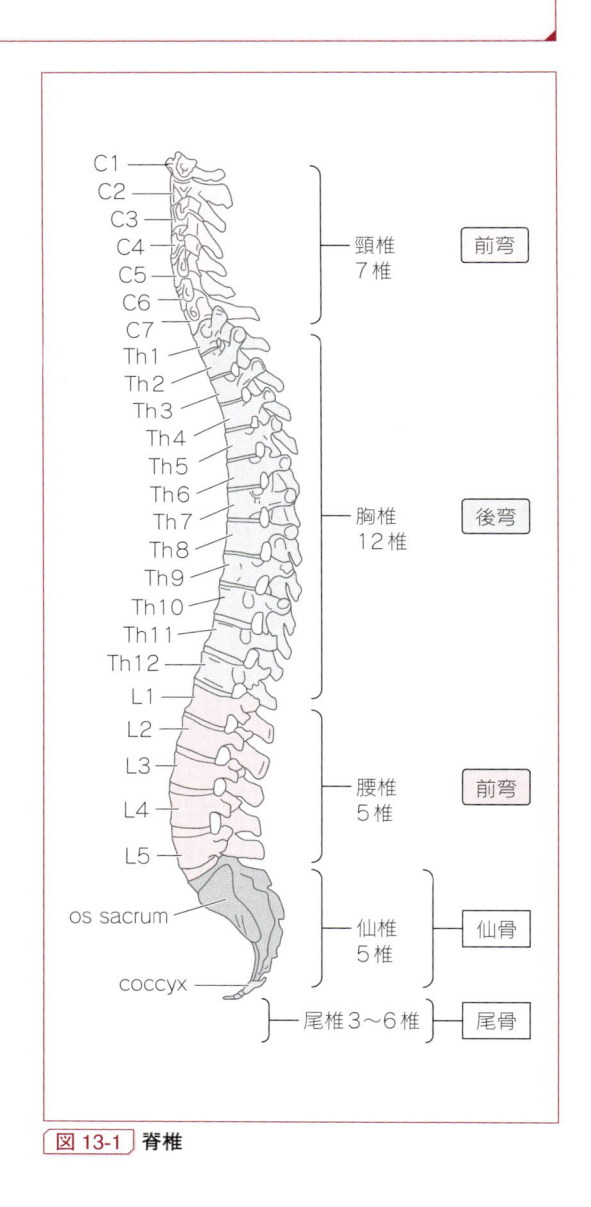

頸椎
7椎 — 前弯

胸椎
12椎 — 後弯

腰椎
5椎 — 前弯

仙椎
5椎 — 仙骨

尾椎3～6椎 — 尾骨

C1
C2
C3
C4
C5
C6
C7
Th1
Th2
Th3
Th4
Th5
Th6
Th7
Th8
Th9
Th10
Th11
Th12
L1
L2
L3
L4
L5
os sacrum
coccyx

図13-1　脊椎

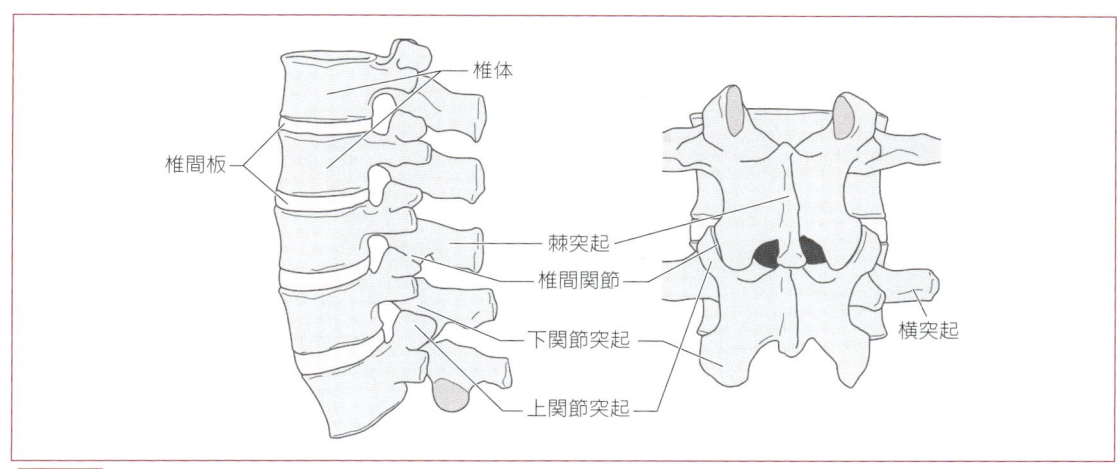

図 13-2 脊椎各部位の名称（腰椎）

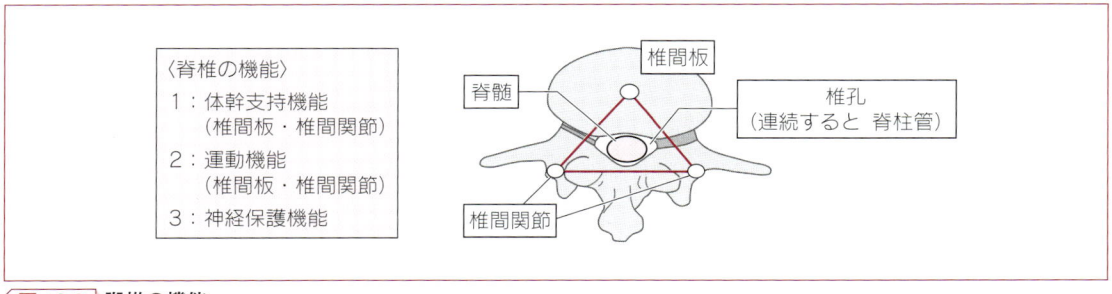

図 13-3 脊椎の機能

はない．椎骨動脈が走行する横突孔が存在する（図 13-4）．

第 1 頸椎と第 2 頸椎の形状は特徴的である．第 1 頸椎には棘突起が存在せず，その形状から環椎とよばれる．また，第 2 頸椎の椎弓前方には，歯突起とよばれる突起があり，軸椎とよばれる．軸椎の歯突起を，環椎横靱帯で覆うことで，頸部の回旋運動を担っている（図 13-5）．

(3) 胸椎

12 個の椎骨で構成され，椎体はハート型であり，頸椎と比較し，椎孔は小さく，棘突起は下方に伸びている．第 1 胸椎〜第 10 胸椎では，肋横突関節，肋骨頭関節で肋骨が左右 1 対ずつ付着している（図 13-6）．

(4) 胸郭・肋骨（図 13-7）

12 個の胸椎，左右 12 対の肋骨，前方の胸骨からなる．内部には胸腔があり，心臓，大血管，肺などが収められている．肋骨のうち，第 1〜7 肋骨を真肋，第 8〜10 肋骨を仮肋，第 11，12 肋骨を浮遊肋という．胸腔は胸膜に覆われ，腹腔とは横隔膜で隔てられている．呼吸により，肋骨は動き，上位肋骨（第 2〜6 肋骨）は前後方向に，下位肋骨（第 7〜10 肋骨）は側方方向に主に動く．

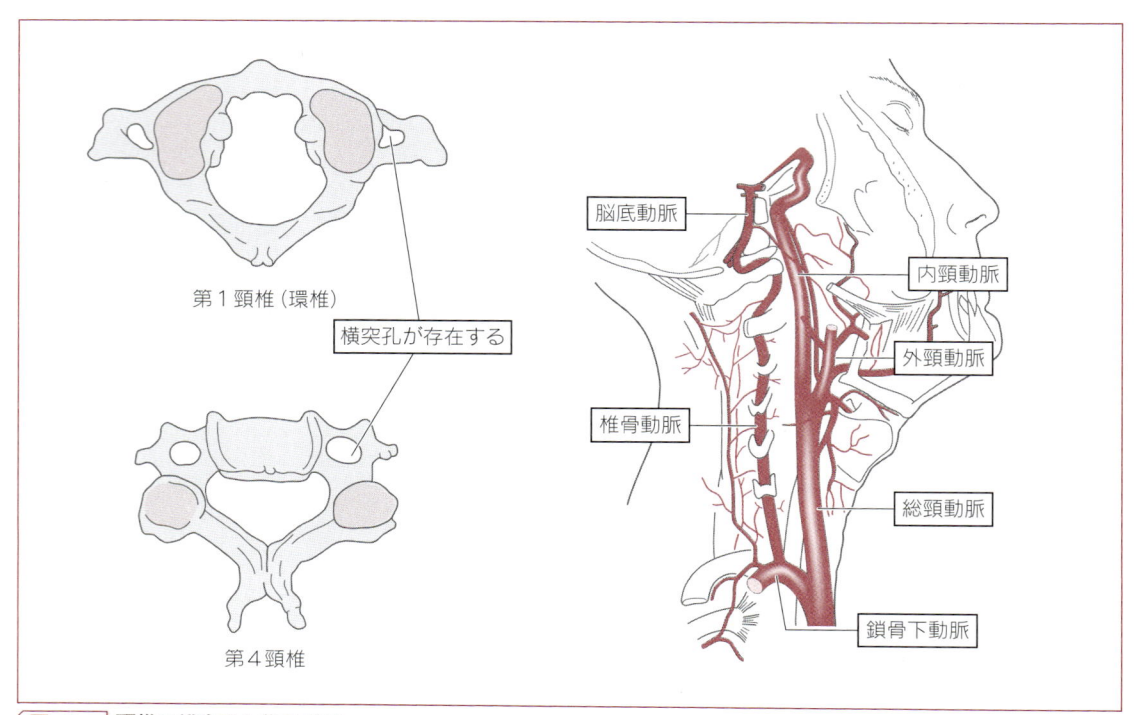

図 13-4 頸椎の横突孔と椎骨動脈

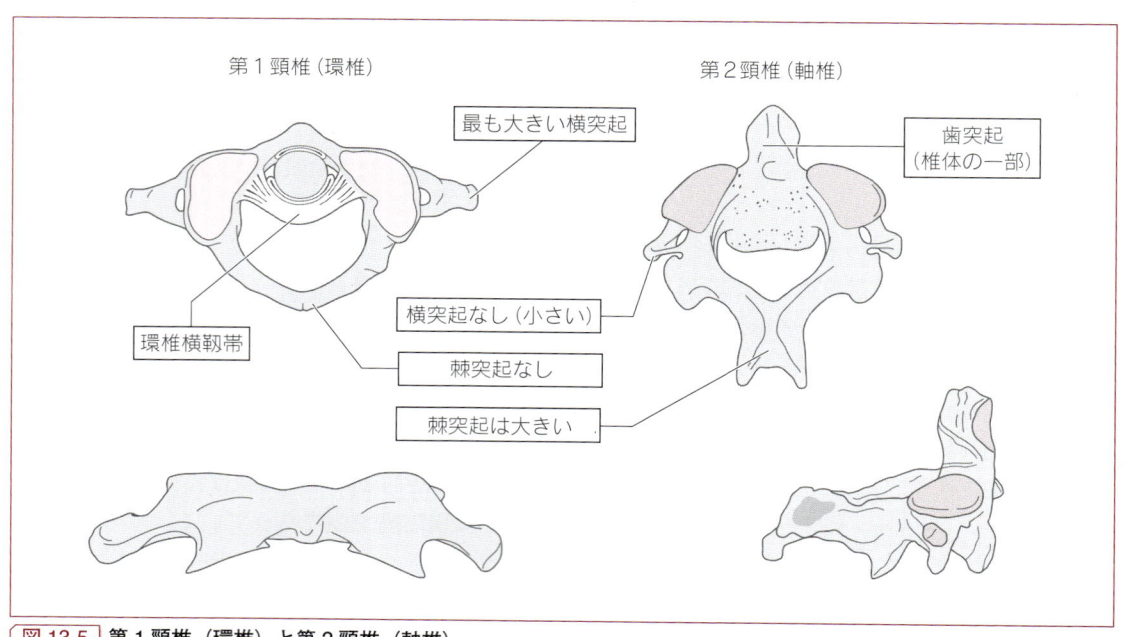

図 13-5 第 1 頸椎（環椎）と第 2 頸椎（軸椎）

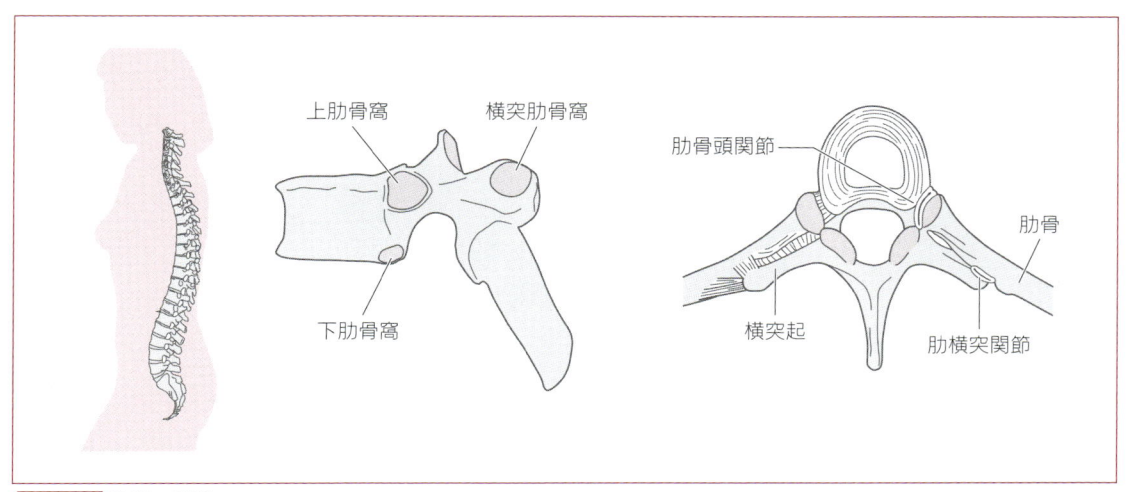

上肋骨窩　　横突肋骨窩

肋骨頭関節

肋骨

下肋骨窩

横突起　　肋横突関節

図 13-6 胸椎の構造

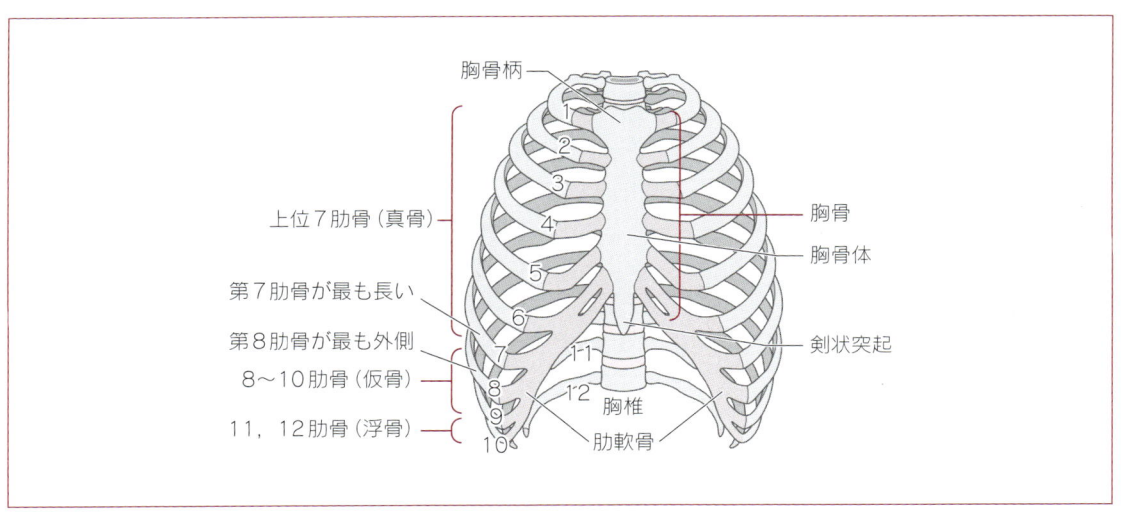

胸骨柄

上位7肋骨（真骨）

第7肋骨が最も長い

第8肋骨が最も外側

8〜10肋骨（仮骨）

11，12肋骨（浮骨）

胸骨

胸骨体

剣状突起

胸椎

肋軟骨

図 13-7 胸郭

(5) 腰椎（図 13-2）

　5個の椎骨で構成される．腰椎にかかる負担は最も大きいため，椎体は，最も幅広く大きい．

(6) 仙骨（図 13-8，13-9）

　仙骨は大きな三角形の骨で，側方への2つの突出は仙骨翼とよばれ，腸骨とL字型の仙腸関節を形成する．上部は腰椎の最下部と結合しており，下部は尾骨と結合している．通常，5つの仙椎が16〜18歳ごろに癒合開始し，完全に癒合する．

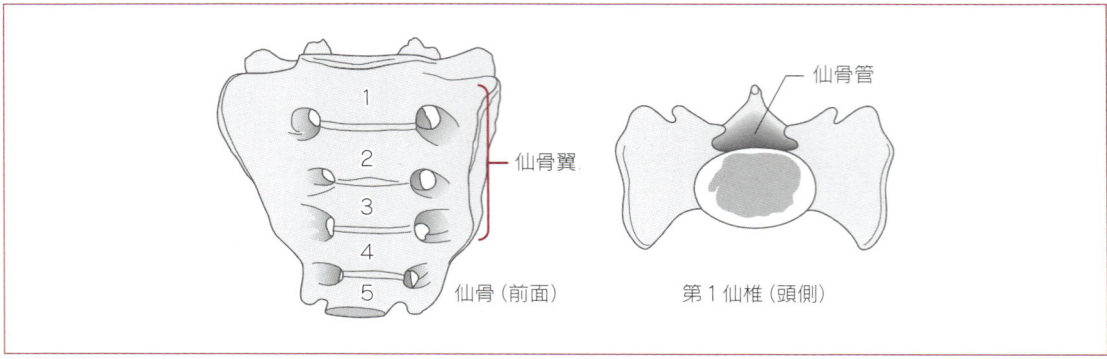

図 13-8 仙骨

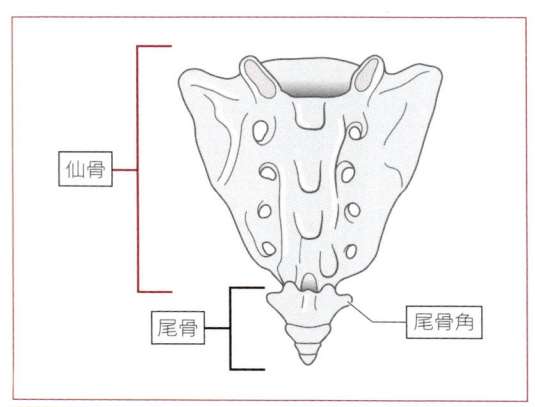

図 13-9 仙骨と尾骨

（7）仙腸関節（図 13-10）

　仙腸関節は，仙骨と腸骨の間にある関節であり，周囲の靱帯により強固に連結される．関節面の形状はL字型をしており，長軸方向の短い方は短腕，横軸方向の長い方は長腕といわれている．頭側から見た場合，仙骨の関節面は凹型になっており，腸骨の関節面は凸方になっている．可動性はわずかであり，回旋で約2度，1〜5mmの動きを有している．この時，仙骨が腸骨（寛骨）に対し，前傾する動きをニューテーション，後傾する動きをカウンターニューテーションという．

（8）尾骨（図 13-9）

　尾骨は3〜6個の尾椎が骨結合してできており，全体的に，やや長い骨片状になっており，下部にいくに従って細くなり，先端は三角形状に突出している．上端部は，仙骨の下部と結合している．また，上端の側方の突起部は尾骨角という．

2 軟部組織

（1）筋

①腹部の筋（図13-11）

　腹部の筋は，前腹筋，側腹筋，後腹筋（腰方形筋）の3群に分かれ，腹壁をつくって腹部内臓を保護する．

ⓐ腹直筋

　前腹筋である腹直筋は，前腹壁の中を走り，恥骨の恥骨結合部，恥骨結節上縁を起始とし上方に向かい，途中で3〜4個の腱画により分画され，第5〜7肋軟骨と剣状突起に付着する．左右の腹直筋鞘の合わさっている正中部は白線という．体幹部の屈曲や回旋，側屈，骨盤の後傾に関与し，呼吸にも寄与している．また，腹圧を加える作用があり，排便や分娩，咳などに寄与している．

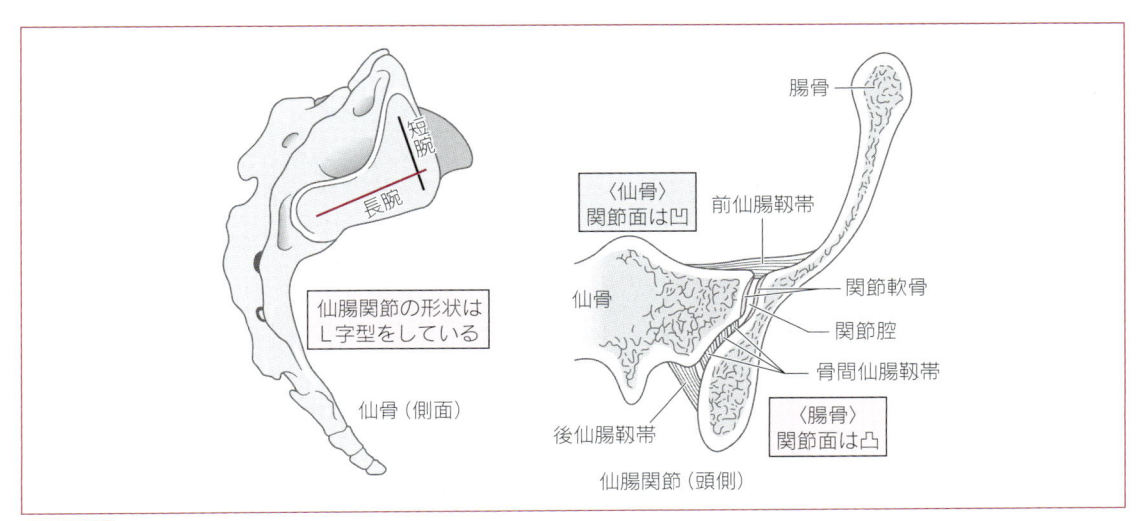

図 13-10 仙腸関節

図中のラベル：
- 短腕
- 長腕
- 仙腸関節の形状はL字型をしている
- 仙骨（側面）
- 腸骨
- 〈仙骨〉関節面は凹
- 前仙腸靱帯
- 仙骨
- 関節軟骨
- 関節腔
- 骨間仙腸靱帯
- 後仙腸靱帯
- 〈腸骨〉関節面は凸
- 仙腸関節（頭側）

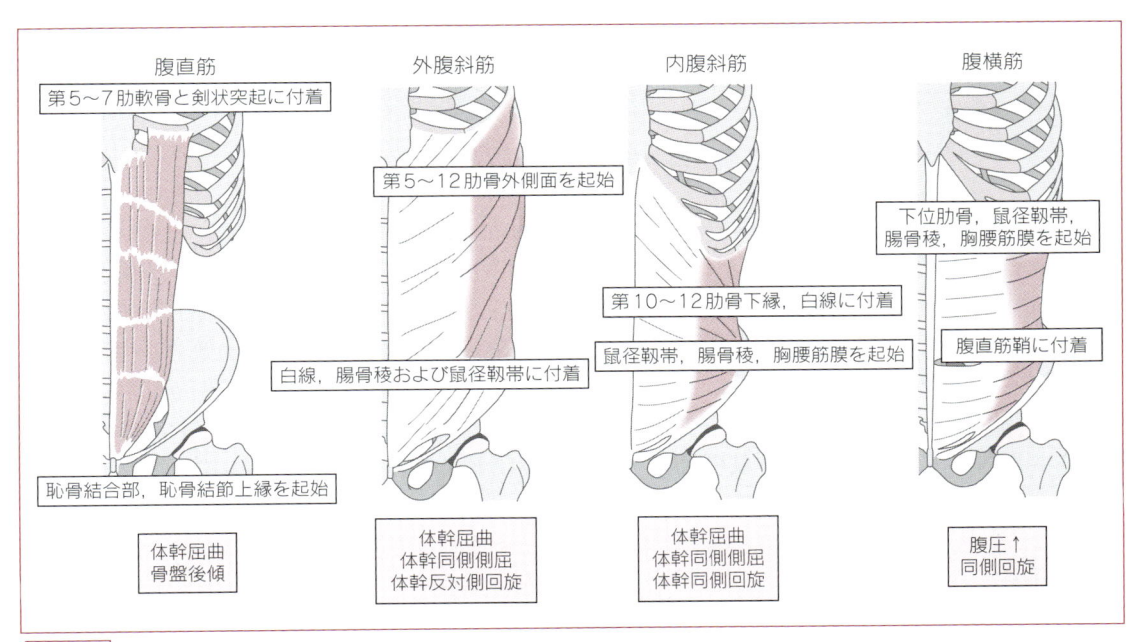

図 13-11 腹部の筋

図中のラベル：
- 腹直筋
- 第5〜7肋軟骨と剣状突起に付着
- 恥骨結合部，恥骨結節上縁を起始
- 体幹屈曲／骨盤後傾
- 外腹斜筋
- 第5〜12肋骨外側面を起始
- 白線，腸骨稜および鼠径靱帯に付着
- 体幹屈曲／体幹同側側屈／体幹反対側回旋
- 内腹斜筋
- 第10〜12肋骨下縁，白線に付着
- 鼠径靱帯，腸骨稜，胸腰筋膜を起始
- 体幹屈曲／体幹同側側屈／体幹同側回旋
- 腹横筋
- 下位肋骨，鼠径靱帯，腸骨稜，胸腰筋膜を起始
- 腹直筋鞘に付着
- 腹圧↑／同側回旋

ⓑ外腹斜筋・内腹斜筋

　側腹筋の1つである外腹斜筋は，第5〜12肋骨外側面を起始とし，幅広い腱膜となって腹直筋鞘の前葉となり白線，腸骨稜および鼠径靱帯に付着する．脊柱の側屈，肋骨の引き下げ，骨盤の側方挙上の作用がある．また，内腹斜筋は，外腹斜筋の深層に存在し，鼠径靱帯，腸骨稜，胸腰筋膜を起始とし，斜め前上方に扇状に走り，

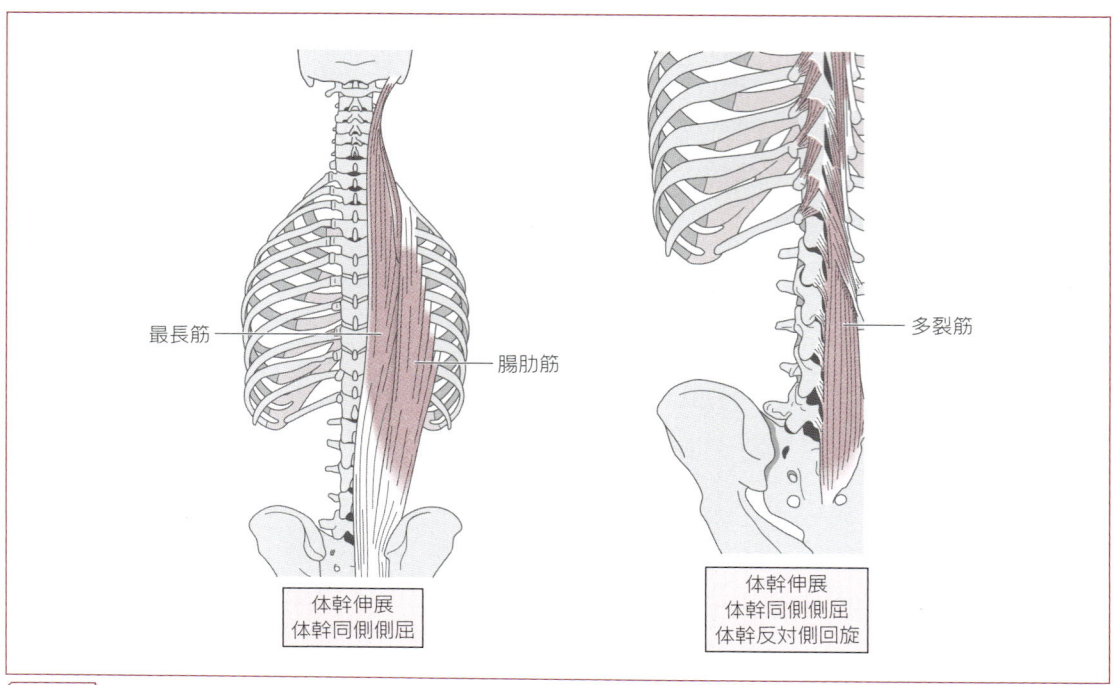

最長筋　腸肋筋　多裂筋

体幹伸展
体幹同側側屈

体幹伸展
体幹同側側屈
体幹反対側回旋

図 13-12 背部の筋

第 10～12 肋骨下縁および腹直筋鞘の前葉・後葉に移行し白線に付着する．外腹斜筋と同様に，脊柱の側屈，肋骨の引き下げ，骨盤の側方挙上の作用がある．

ⓒ腹横筋

側腹部の最内層 3 層目にある腹横筋は，内腹斜筋の深層に存在し，下位肋骨，鼠径靱帯，腸骨稜，胸腰筋膜を起始とし，水平に外側に向かって走り，腱膜に移行して腹直筋鞘に付着する．腹圧を高める作用がある．

②**背部の筋**（図13-12）

背部の筋は，大きく浅背筋と深背筋に分類される．浅背筋には，僧帽筋，広背筋，菱形筋，肩甲挙筋が含まれる．広背筋は，背面に広く広がり，人体の中で最も表面積が大きい．第 5 胸椎～第 5 腰椎の棘突起，仙骨，腸骨稜，第 9～12 肋骨を起始とし，上腕骨の上部小結節稜に

付着する．主に，上肢の伸展，内転，内旋，胸椎下部，腰椎の伸展，体幹回旋に作用する．

主な深背筋は，外側の腸肋筋，中間内側の最長筋，最内側の棘筋で構成される脊柱起立筋と多裂筋とに分類される．脊柱起立筋群は，主に体幹伸展，側屈，多裂筋は，主に体幹伸展，側屈，回旋に作用する．

体幹筋の分類（図 13-13）[1]：起始または停止が腰椎に存在し，主に腰椎の分節的安定性を制御する筋をローカル筋，起始と停止が腰椎になく，骨盤と胸郭を結び，主にトルクを産生し，運動方向を制御している筋をグローバル筋と分類する．

③**骨盤内の筋**

骨盤帯には，仙骨または寛骨に直接や靱帯および筋膜に起始または停止をもつ筋が 35 あり，それぞれが協調的に働き，動きをコントロール

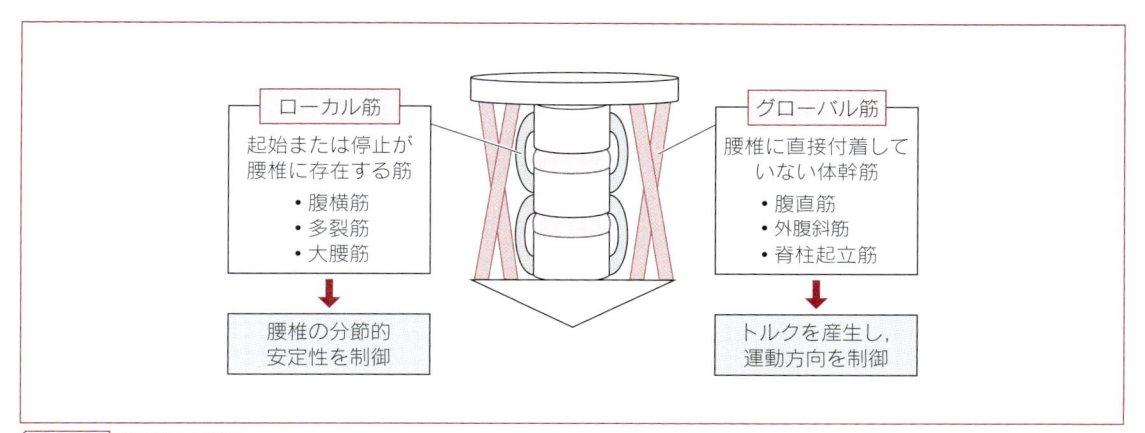

図 13-13 体幹筋の分類

ローカル筋
起始または停止が腰椎に存在する筋
・腹横筋
・多裂筋
・大腰筋
→ 腰椎の分節的安定性を制御

グローバル筋
腰椎に直接付着していない体幹筋
・腹直筋
・外腹斜筋
・脊柱起立筋
→ トルクを産生し，運動方向を制御

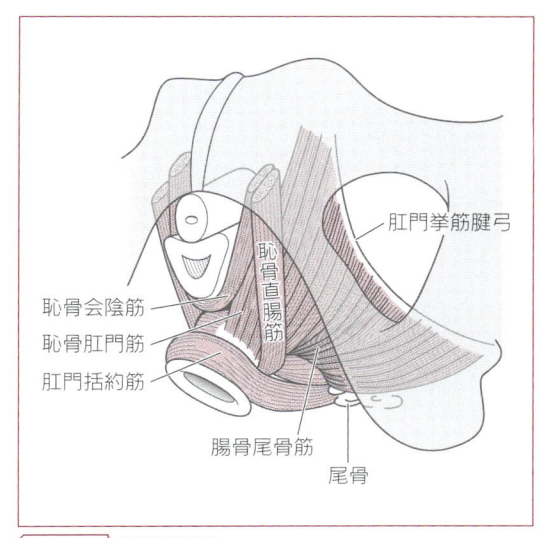

図 13-14 骨盤底筋群

肛門挙筋腱弓
恥骨直腸筋
恥骨会陰筋
恥骨肛門筋
肛門括約筋
腸骨尾骨筋
尾骨

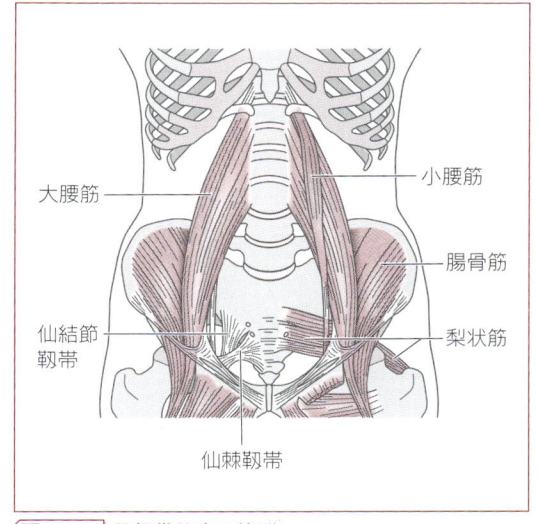

図 13-15 骨盤帯後方の筋群

大腰筋
小腰筋
腸骨筋
仙結節靱帯
梨状筋
仙棘靱帯

している.

④骨盤底筋群（図13-14）[2, 3]

　骨盤底筋群は，肛門挙筋（腸骨尾骨筋，恥骨尾骨筋，恥骨直腸筋，恥骨内蔵筋：恥骨腟筋，恥骨会陰筋，恥骨肛門筋），尿道括約筋，肛門括約筋で構成され，内閉鎖筋，梨状筋，尾骨筋，腸骨筋と筋膜を介し，骨盤内の安定性に寄

与している.

⑤体幹部から骨盤内へ走行する筋（図13-15）

　体幹部から骨盤内へ走行する主な筋は，腰筋群（大腰筋，小腰筋）である．大腰筋と共同して，股関節屈曲に作用する腸骨筋は，坐骨尾骨筋，梨状筋とともに骨盤内の深部後壁をなしている.

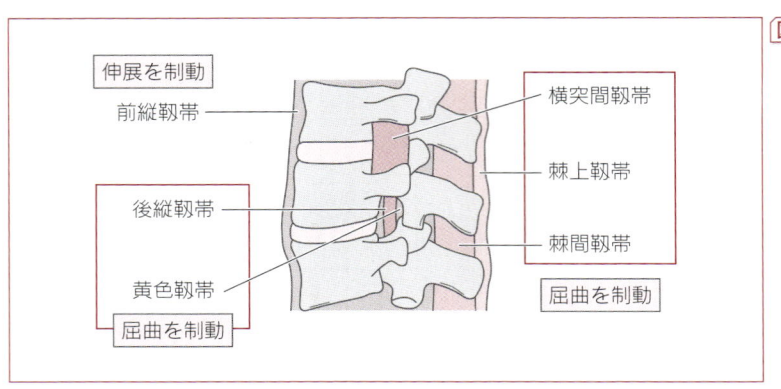

図 13-16 靭帯

伸展を制動
前縦靭帯
横突間靭帯
棘上靭帯
後縦靭帯
棘間靭帯
黄色靭帯
屈曲を制動
屈曲を制動

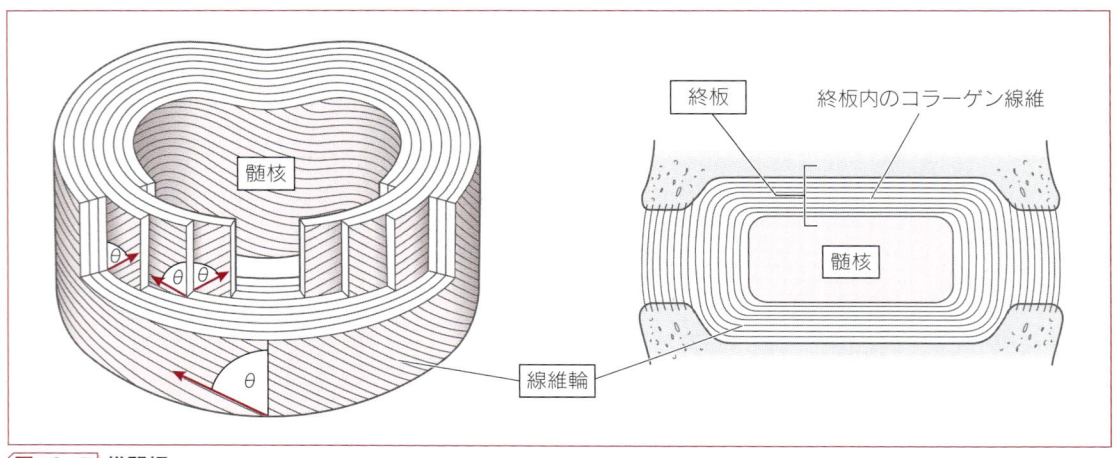

髄核
終板
終板内のコラーゲン線維
髄核
線維輪

図 13-17 椎間板

(2) 靭帯・その他

① 靭帯（図13-16）

　靭帯は椎骨と椎骨をつないで脊椎を安定させている．椎体前面には，強靭な前縦靭帯が頭蓋底から仙骨まで，椎体後面には後縦靭帯が仙骨管内までつながっている．後縦靭帯には，椎間板が真後ろへ突出して脊髄を圧迫しないように抑える役割もある．また，脊柱管内椎弓後面には黄色靭帯，脊柱後方には棘上靭帯と棘間靭帯が存在する．これら靭帯のうち，前縦靭帯は伸展を制限し，その他の靭帯は屈曲を制動する．また，鼠径靭帯は，上前腸骨棘と恥骨結節の間

につながっている．

② 椎間板（図13-17）

　水分80％，コラーゲン12〜15％，プロテオグリカン2％からなる椎体と椎体の間にある繊維軟骨組織であり，上下面の終板（硝子様の軟骨板）と線維輪，中央部にある髄核の3部からなる．髄核は，線維輪で層状に覆われている．また，人体最大の無血管組織である．機能として，椎体間の緩衝作用，脊柱の運動性を有している．上下面の硝子様の軟骨板と線維輪，および中央部にあるやわらかい髄核の3部からなる．

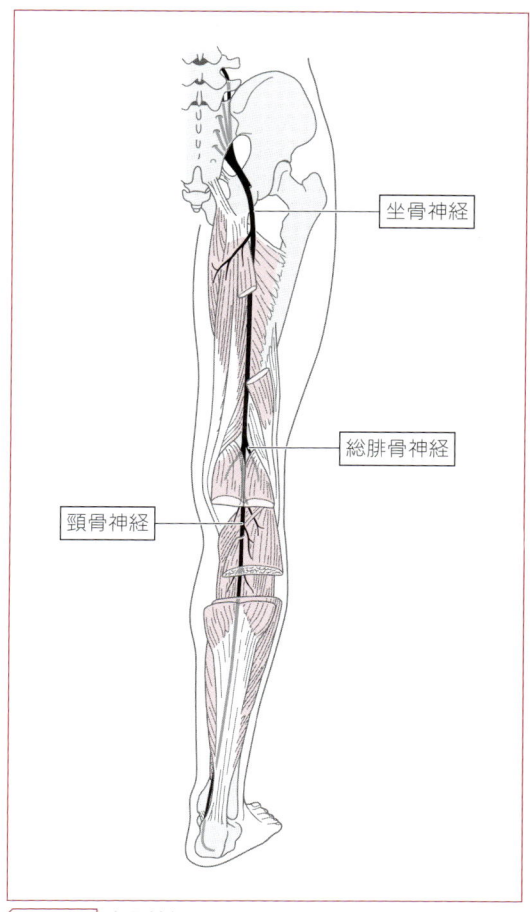

図 13-18 坐骨神経

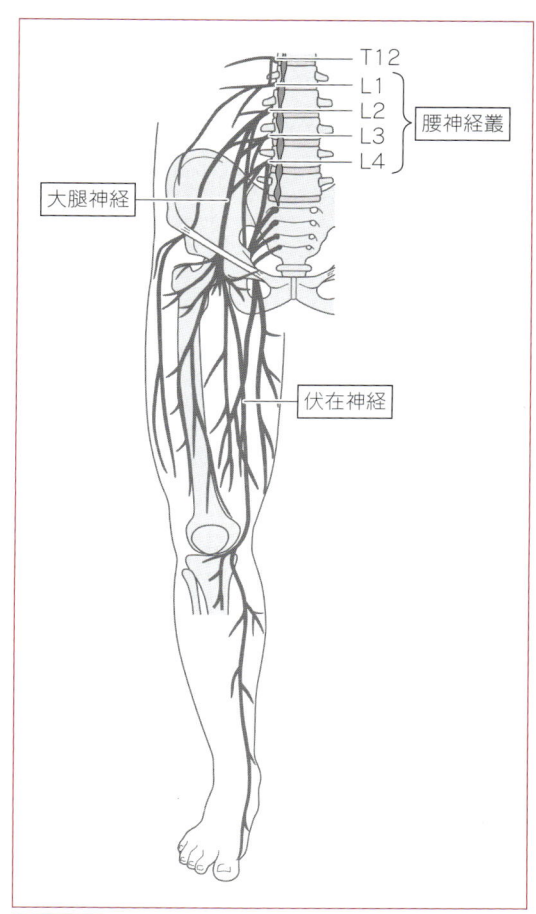

図 13-19 大腿神経

(3) 神経

①坐骨神経（図13-18）

　仙骨神経叢のうちの1本が坐骨神経であり，第4，5腰神経，第1～3仙骨神経からなる．人体で最大，最長の末梢神経．本幹は，大坐骨孔を通過して梨状筋の下側から骨盤腔を抜けて，坐骨結節と大転子の間を通り，膝窩に至る．ここで脛骨神経と総腓骨神経の2枝に分かれる．

②大腿神経（図13-19）

　腰神経叢から発し，第2～4腰神経の腹側から分枝する神経であり，鼠径靱帯の下の筋裂孔を通って大腿部に下向する．腰神経叢の中では最も太い．大腿四頭筋などに分布する筋枝や大腿前側の皮膚に分布する前皮枝を出したのち，伏在神経となって下腿内側の皮膚に分布する．

3 可動域・動作

(1) CKC

　立位前屈：前屈初期は，腰椎の運動が大きく，前屈後期には，骨盤の回旋が大きくなる．この時，自然前弯が中間位までの25°と後弯

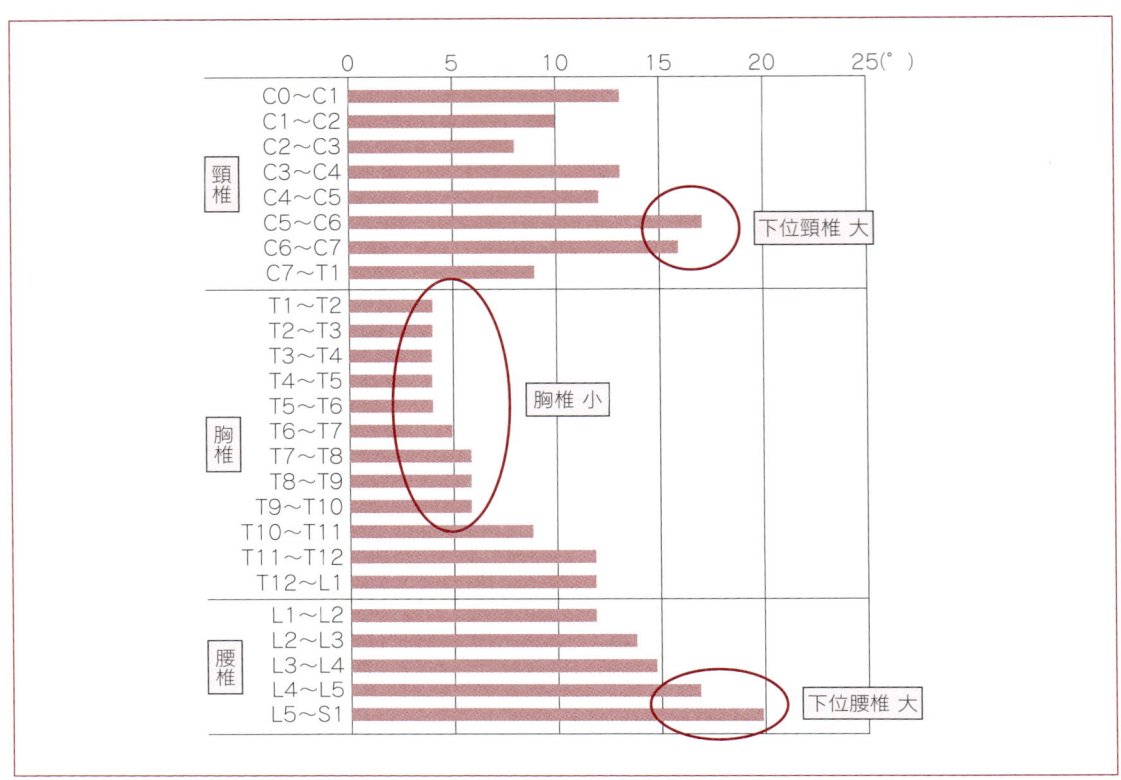

図 13-20 脊椎の屈曲，伸展可動域

25°を合わせ，腰椎の屈曲可動域 50°となる．また，前屈動作の 50%は股関節で行われ，その際の股関節の屈曲可動域は約 70°である．

立位後屈：腰椎の伸展可動域は約 50°であり，股関節の伸展は約 15°である．

(2) OKC（図 13-20～13-22）（頸椎，胸椎，腰椎の屈曲，伸展，側屈，回旋）

①頸椎 [4]

前後屈，左右回旋，左右側屈の 6 方向に運動方向をもっている．

屈曲：約 50°であり，屈曲角度は，C5-6，C4-5 で大きい．

伸展：約 80 であり，伸展角度は，C6-7，C4-5 で大きい．

側屈 [4]（**図 13-23**）：C3-7 頸椎は，側屈と同方向の椎間関節は関節傾斜を滑り降り椎間が短縮，側屈と反対方向の椎間関節は関節傾斜を滑り上り椎間が延長し，側屈が生じる．その際，上位頸椎で反対方向に回旋し，上位頸椎と下位頸椎のカップリングモーションで全体として側屈運動を可能にしている．

回旋 [4]（**図 13-23**）：C3-7 頸椎は，側屈時と同様の動きが生じる．その際，上位頸椎は反対方向に回旋し，上位頸椎と下位頸椎のカップリングモーションで全体として回旋運動を可能にしている．その際，C1-2 間で最大（全可動域の約 50%），後頭骨-C1 で最小（全可動域の 2.3%）の可動域を有している．

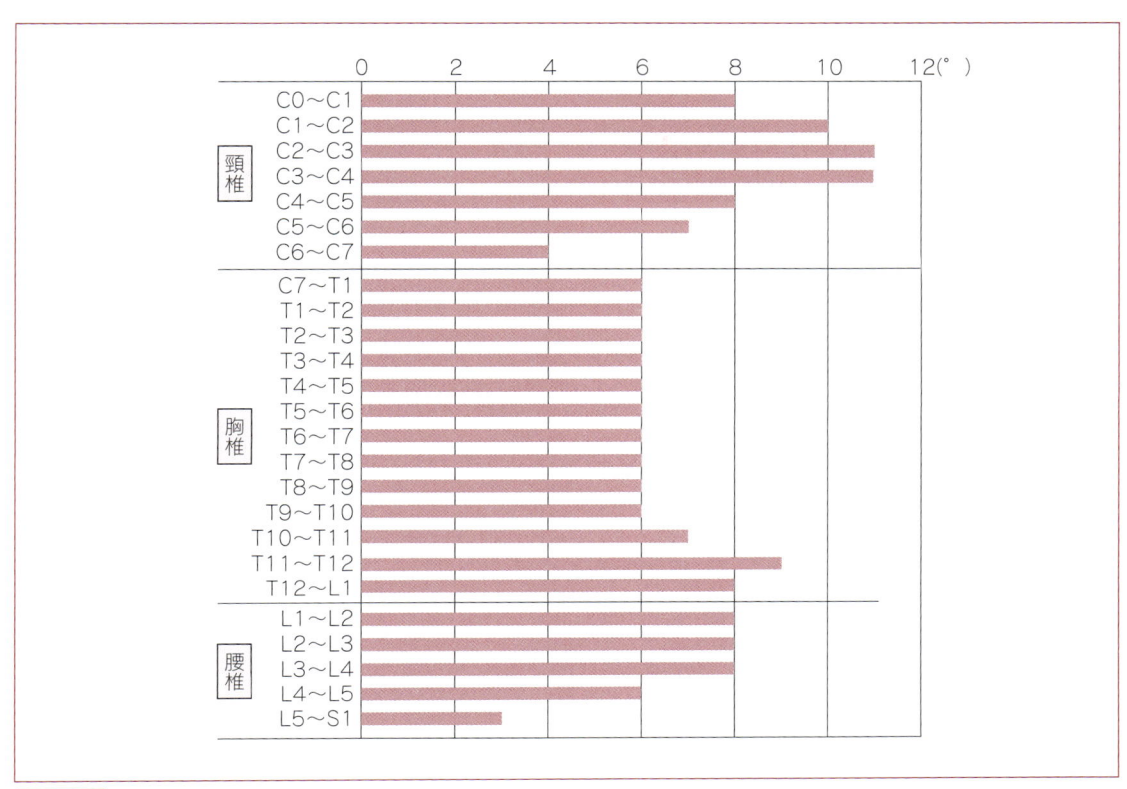

図 13-21 脊椎の側屈可動域

②胸椎

屈曲，伸展：特に上位胸椎は屈曲，伸展可動性は少なく，下位胸椎になるほど，可動性が大きくなる．

側屈：上位，中位はほぼ同等の可動性を有するが，下位胸椎はやや大きい．

回旋：各分節 10°弱の可動域があり，大きな回旋可動性を有している．しかし，下位胸椎は 1〜2°と可動性が低い．

③腰椎

屈曲：自然前弯位から中間位までで約 25°，中間位からの屈曲約 25°を合わせ，屈曲可動域は約 50°である．特に下位腰椎は大きな可動性を有している．

2 評価

1 問診 [5〜7]

腰痛の発生機序や日常生活の中で痛みが出る状況を聴取する．急性腰痛であれば，いつ，どのような動作・状況で発生したのか，慢性腰痛であれば，日常生活動作やスポーツ活動のどの動作で痛みがでるのか，日常生活やスポーツ活動への支障があるのか，下肢痛やしびれがある

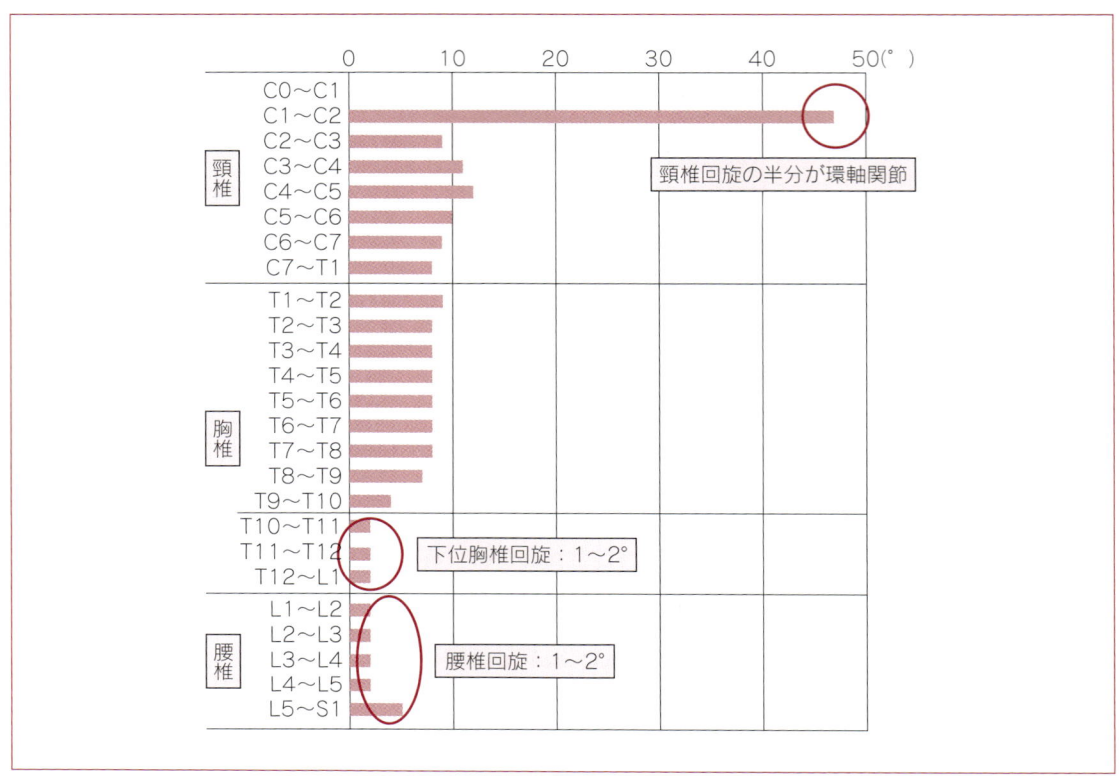

図 13-22 脊椎の回旋可動域

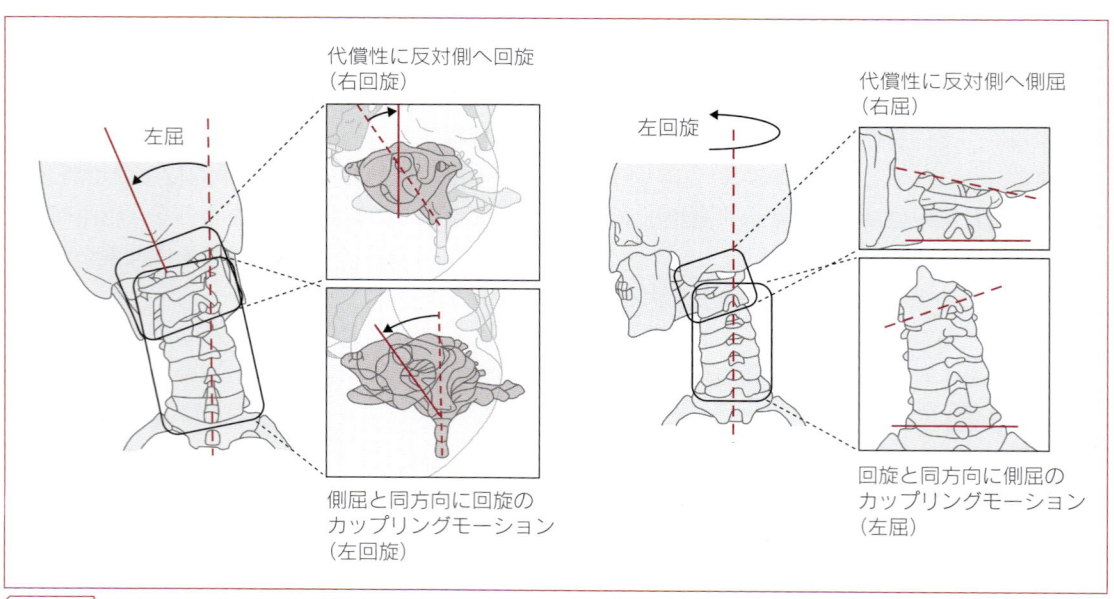

図 13-23 頸椎側屈，回旋時の上位頸椎，下位頸椎のカップリングモーション

かなどを聴取する．歩行によって下肢痛が出現し歩行距離制限（間欠性跛行）がある場合には脊柱管狭窄症を疑う．座位で骨盤が後傾している姿勢では椎間板への負荷が増すため，前かがみの姿勢や座位で症状が出現，くしゃみ，咳や排便時のいきみなどの腹圧上昇で腰痛が増強する場合は椎間板障害の可能性を考える．

立位や歩行時に骨盤が前傾していると腰椎椎間関節に負荷が加わるため，腰を反らすときや立位で症状が増悪し，痛みの部位が脊椎付近に局所に出現する場合には椎間関節性を疑う．股関節の可動性が制限された状態で，体幹を動かすような草取り，床掃除などのしゃがみ込み動作では仙腸関節へ負荷が加わり腰痛を起こす．このような動作で発症し，上後腸骨棘付近に局所に疼痛が出現する場合には，仙腸関節障害を疑う．筋・筋膜由来の痛みは局在ではなく，範囲が広い場合が多い．このように，疼痛の原因組織，腰痛増悪因子，病理メカニズム，その他の因子の仮説をたてながら問診を進めることが重要となる．また，患者の活動・参加能力，制限，患者の腰痛に対する考え方や展望は確認すべき項目である．

2 視診，姿勢評価

理想的な姿勢と比較し，患者固有の姿勢を確認するため，理想的な姿勢を理解し，注意深く観察することが重要である．また，患者自身で姿勢を修正することができるかを確認することにより，姿勢に対する患者の認知の程度も分かる．

(1) 理想的な姿勢 (ideal posture) (図 13-24)

理想的な立位姿勢では，頭部は頸部の筋緊張が最小となるバランスのよい位置にあり，脊柱が正常な弯曲を保ち，骨盤は中間位，左右の下肢アライメントは体重を支持するのに理想的な骨格をしている．

前方から：重垂線は鼻尖，胸骨柄，剣状突起，臍，恥骨結合，正面を向いた両膝蓋骨間の中央，両側　内顆中央を通る

後方から：外後頭隆起，脊柱，骨盤の中央，両下肢および両踵間の中央を通る

側方から：耳垂，肩峰（肩関節），大転子，膝前方，外果前方を通る．

(2) 不良姿勢 (poor posture)

原因：不良姿勢になってしまう原因は，習慣や筋性の原因，疼痛などによる機能的な要因と先天的なもの，発達の問題，外傷や疾病によるものなど構造的な要因がある．

3 触診，圧痛 (図 13-25)[7]

圧痛は，発痛部位を知るために行う．患者は，腹臥位になり圧痛部位を確認する．棘突起を両母指で圧迫し，圧痛を訴える部位を特定する．例えばL4棘突起を圧迫するとL3/4椎間とL4/5椎間の椎間関節や椎間板に物理的負荷が加わり，同部に病態が存在する場合に疼痛を訴える．そのためL4とL5の棘突起に圧痛がある場合にはL4/5椎間の障害が存在することを示唆する．上後腸骨棘のやや内側部に圧痛を認める場合は仙腸関節障害が最も疑う．両側の腸骨稜の脊柱起立筋の付着部の圧痛は，筋筋膜と骨との接合部位の障害である付着部症を疑う．また脊柱起立筋の外側縁，胸腰筋膜中葉付近に圧痛を認める場合には，胸腰筋膜由来の腰痛や脊柱起立筋筋膜由来と考える．この筋肉の圧痛を確認する際には，筋緊張も含めて評価する．棘突起に圧痛がなく，棘突起間に限局した圧痛を認める場合には棘突起インピンジメント障害を疑う．

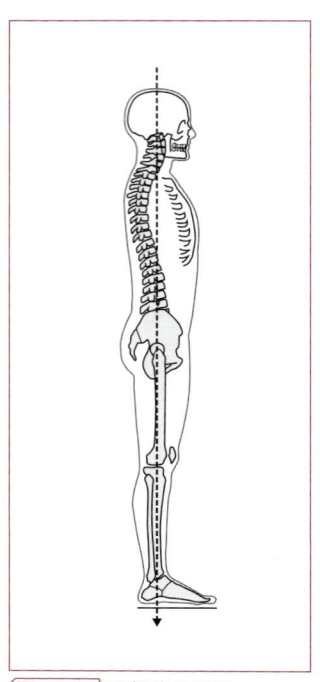

図 13-24 理想的な姿勢

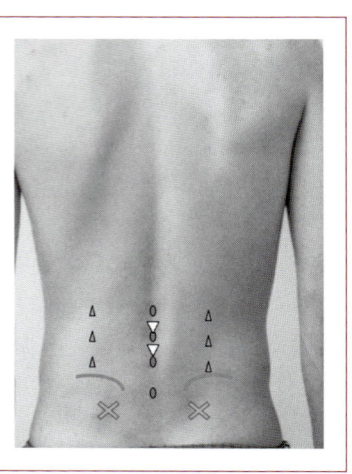

▲ 脊柱起立筋の外側縁
⌒ 腸骨稜
✕ 仙腸関節
● 棘突起
▽ 棘突起インピンジメント障害

図 13-25 主な圧痛部位

4 スペシャルテスト

(1) 頸椎神経根圧迫テスト (図 13-26)

①Spurling テスト

検査法：頸部を患側に側屈，回旋，伸展し，検者が頭頂部から圧迫し，椎間孔を狭める．

陽性初見：上肢痛やしびれの誘発あるいは増強

臨床的意味：これらの症状が誘発・増強すれば，陽性．Jackson テストより Spurling テストの方が神経根の圧迫負荷が強い．

②Jackson テスト

検査法：頭部を伸展・側屈，検者が頭部に圧迫し，椎間孔での神経根に圧迫負荷を加える・

陽性初見：症状の出現

臨床的意味：上肢痛やしびれの誘発あるいは増強

(2) 神経伸張疼痛誘発テスト (頸椎) [8]

検査法：各末梢神経を伸張する．

陽性所見：上肢に疼痛や異常感覚が誘発される．しかし，正常な場合でも，疼痛や不快感は出現するので，左右差の確認や正常時との違いを確認する．以下のテストの際に大きく可動域が低下する．

以下に頸椎に関連する神経伸張疼痛誘発テストを紹介する．

①正中神経：C (5) 6～T 1 (2)

伸張疼痛誘発テスト (図 13-27)

検査法：頸部を反対側へ側屈，肩関節を外転/外旋，肘関節の伸展，手関節・指関節の伸展，前腕の回外を段階的に加えて確認していく．

②尺骨神経：C (7) 8～T 1 伸張疼痛誘発テスト (図 13-28)

検査法：頸部を反対側へ側屈，肩関節を外転

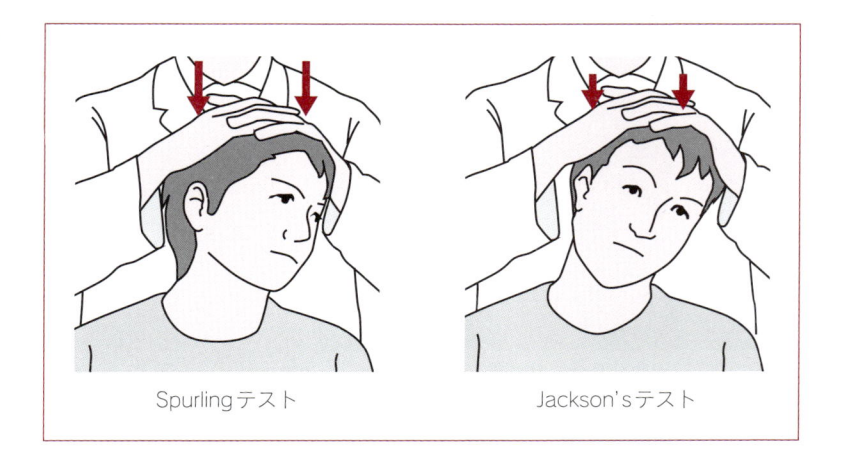

図 13-26 頸椎神経根圧迫テスト

Spurling テスト　　　Jackson's テスト

/外旋，肘関節を屈曲，手関節，指関節を伸展，前腕の回内を段階的に加えて確認していく．

③**橈骨神経**：C5〜T1 伸張疼痛誘発テスト（**図 13-29**）

検査法：頸部を反対側へ側屈，肩関節を外転/内旋，肘関節を伸展，手関節・指関節を屈曲，前腕の回内を段階的に加えて確認する．

(3) 神経学的検査：上肢 (図 13-30)[8]

末梢神経（神経根）が圧迫され，伝導性の傷害を受けると，圧迫を受けた神経が走行する部位の疼痛や異常感覚，圧迫を受けた髄節レベルの筋力低下，皮膚節レベルの感覚低下もしくは消失（触覚），腱反射の低下もしくは消失するため，これらの評価を行う．

① MMT

頸椎の場合は，上肢筋力をブレイク法で評価する．以下は，代表的な識別筋（キーマッスル）である．C4 肩甲骨挙上筋群，C5 三角筋群，C6 上腕二頭筋，C7 上腕三頭筋，C8 長指屈筋群，T1 骨間筋と虫様筋．

② 触覚評価
③ 腱反射

C5 上腕二頭筋，C6 腕橈骨筋，C7 上腕三頭

筋を評価する．

(4) Kemp テスト (図 13-31)

検査法：腰椎を伸展，側屈，回旋

陽性所見：テスト動作で，同側の腰痛が再現される場合には，椎間関節障害や椎弓疲労骨折（分離症）の可能性が高まる．同側の下肢症状も出現した場合は，椎間孔で神経根が圧迫している可能性を考える．

(5) 神経伸張疼痛誘発テスト (腰椎)[8]

① 坐骨神経 (L4-S3) 伸張疼痛誘発テスト (図 13-32)

足関節背屈，股関節内転，股関節内旋を段階的に加えて，痛みの出現を確認する．

② 大腿神経 (L2-L4) 伸張疼痛誘発テスト (図 13-33)

頸部屈曲，胸腰椎屈曲，股関節伸展を段階的に加えて疼痛の出現を確認する．

(6) 神経学的検査：下肢 (図 13-34)[8]

① MMT

腰椎の場合は，下肢筋力をブレイク法で評価する．以下は，代表的な識別筋（キーマッスル）

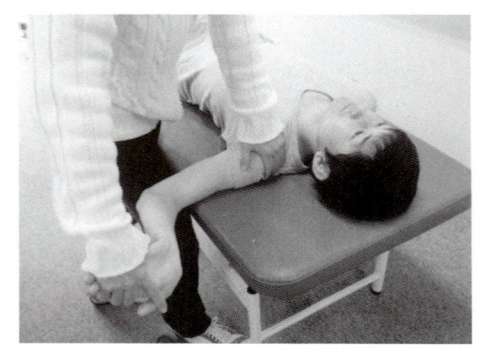

図 13-27 正中神経伸張疼痛誘発テスト

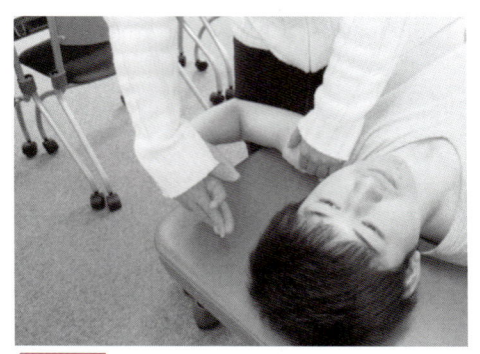

図 13-28 尺骨神経伸張疼痛誘発テスト

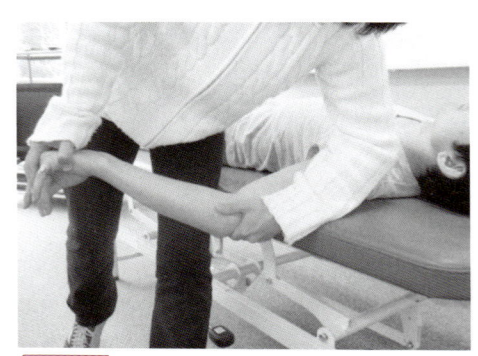

図 13-29 橈骨神経伸張疼痛誘発テスト

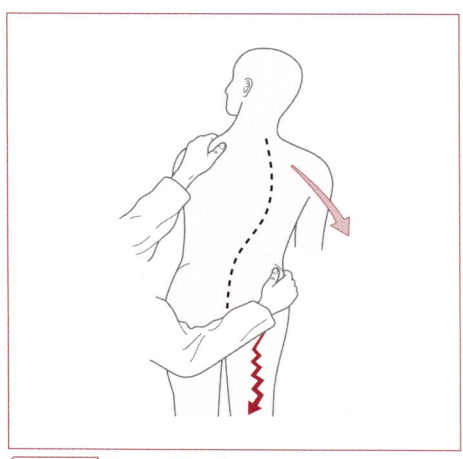

図 13-31 Kemp テスト

である．L2 股関節屈筋群，L3 膝関節伸筋群，L4 足関節背屈筋群，L5-S1 拇趾伸筋群，S1 足関節外反筋群，S2 足趾屈筋群．

②触覚評価

③腱反射

膝蓋腱反射（L3, 4），アキレス腱反射（S1, 2）を評価する．

(7) 仙腸関節疼痛誘発テスト

①ASLR（active SLR テスト）（図13-35）

検査法：背臥位で自動運動で下肢を伸展挙上すると腸骨が後方回転し，仙腸関節には，ニューテーション負荷が加わる．

陽性所見：仙腸関節部に疼痛が出現した場合，陽性である．

自動運動の際の仙腸関節安定化機能の評価にもなる．

②P4 テスト

検査法：患側の股関節，膝関節を屈曲し，検者は膝から大腿部を長軸方向に押し，腸骨を後方に押す力を加え，仙腸関節に剪断力を加える．

陽性所見：仙腸関節部に疼痛が出現した場合，陽性である．

③ゲンスレンテスト（図13-36）

検査法：健側の膝を抱え，患側の下肢を診察台の外に出し，股関節を伸展させることにより，腸骨は前方回旋し，仙腸関節にはカウンター

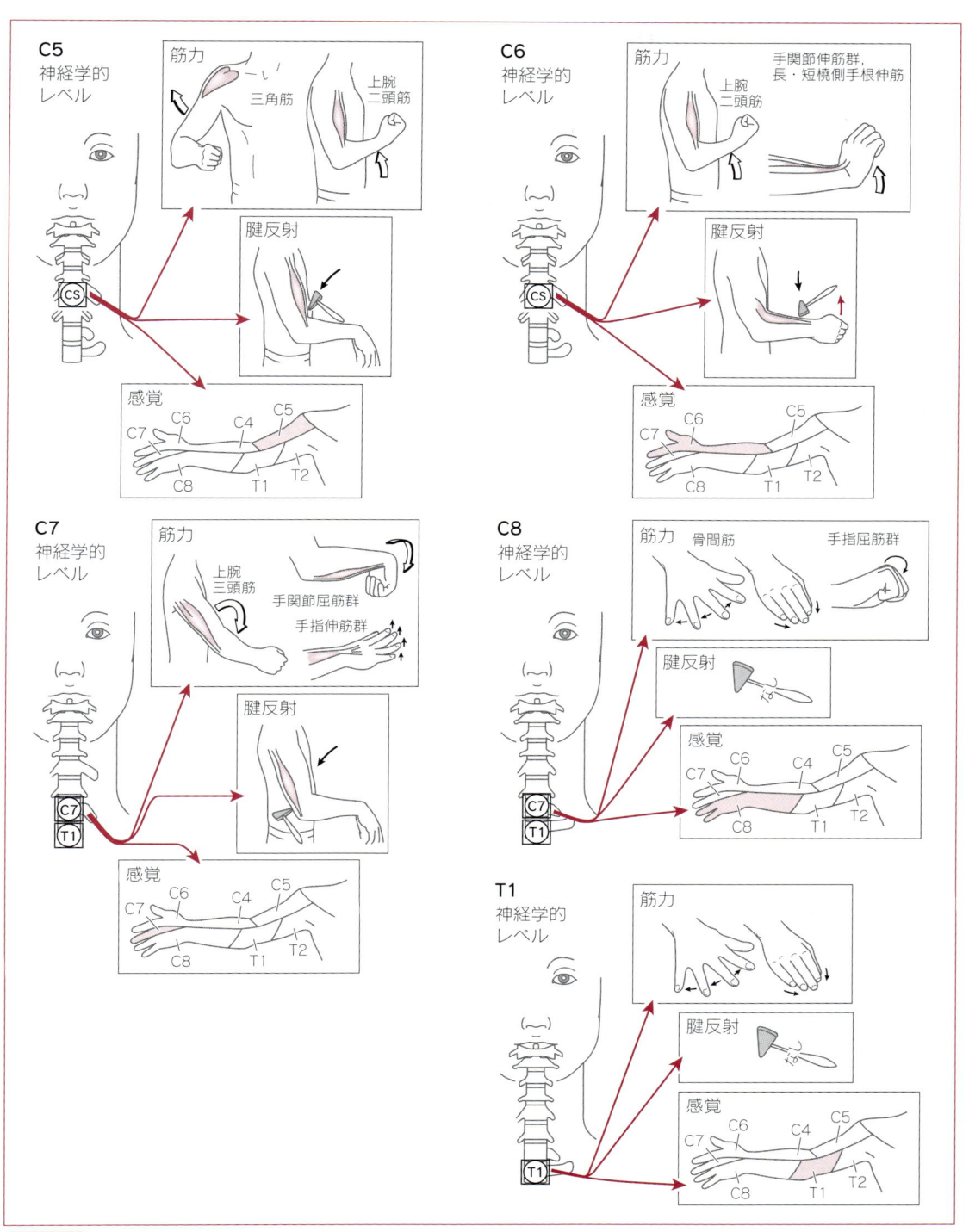

図 13-30 上肢の神経学的検査

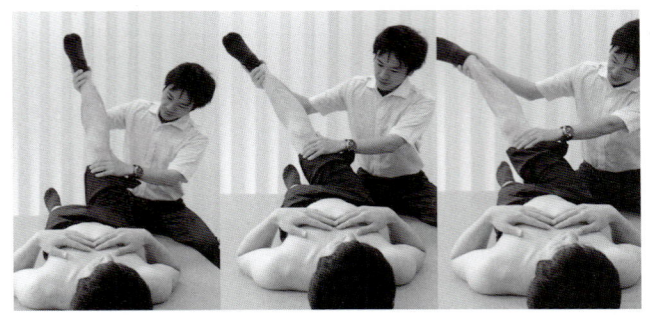

図 13-32 坐骨神経伸張疼痛誘発テスト

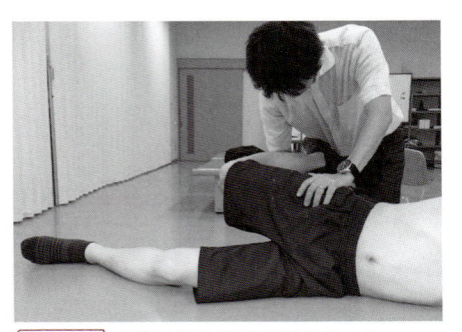

図 13-33 大腿神経伸張疼痛誘発テスト

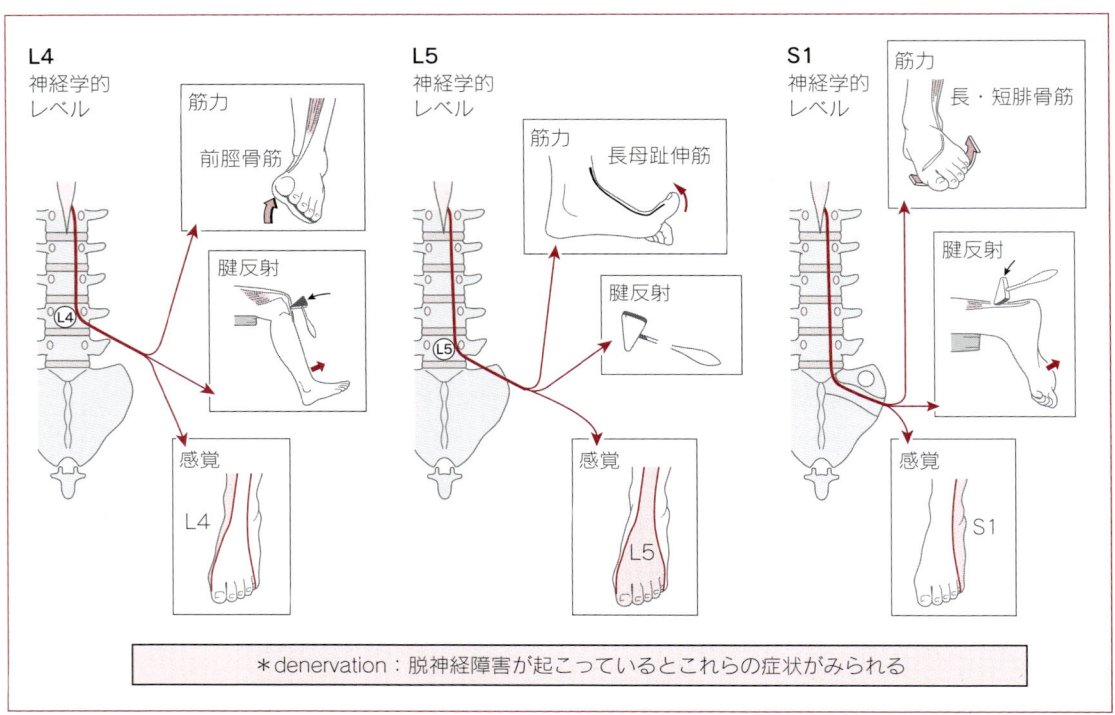

L4
神経学的
レベル

筋力

前脛骨筋

腱反射

感覚

L4

L5
神経学的
レベル

筋力

長母趾伸筋

腱反射

感覚

L5

S1
神経学的
レベル

筋力

長・短腓骨筋

腱反射

感覚

S1

＊denervation：脱神経障害が起こっているとこれらの症状がみられる

図 13-34 下肢の神経学的検査

ニューテーション負荷が加わる.

　陽性所見：仙腸関節部に疼痛が出現した場合，陽性である.

④**パトリックテスト**（図13-37）

　検査法：反対側の骨盤を固定し，患側の股関節を外転させ，腸骨をアウトフレア方向に力を加え仙腸関節に圧縮応力を加える.

　陽性所見：仙腸関節部に疼痛が出現した場合，陽性である.

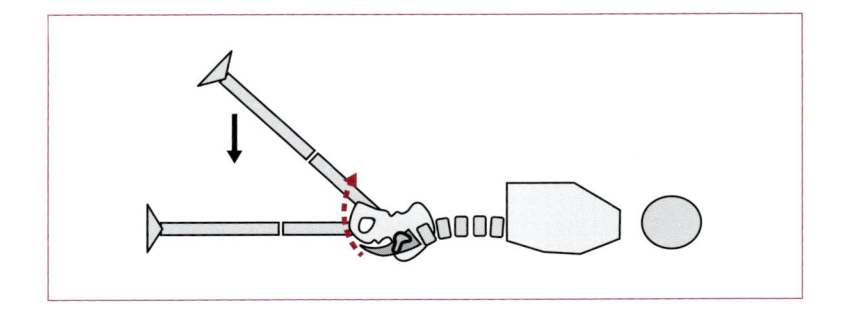

図 13-35 ASLR テスト

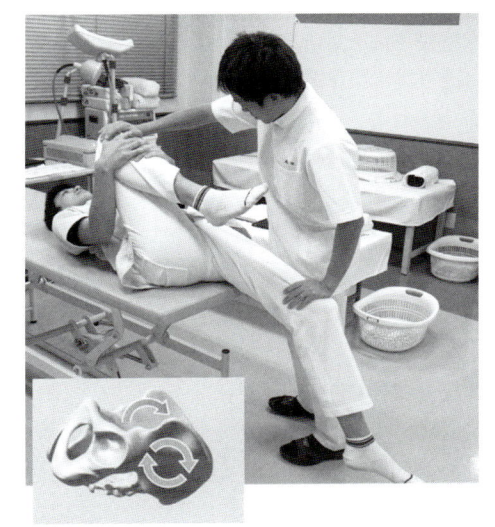

図 13-36 ゲンスレンテスト

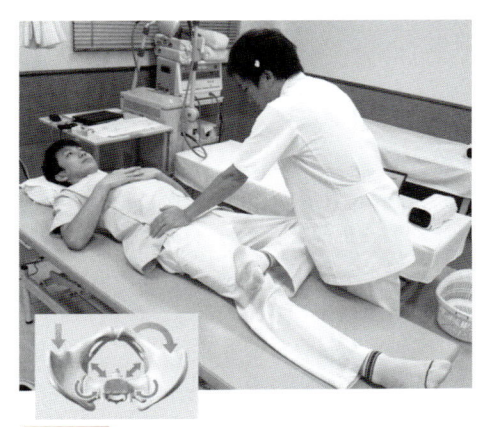

図 13-37 パトリックテスト

3 好発する外傷・障害

1 椎間板ヘルニア [9, 10] （図 13-38）

(1) 病態

　腰椎椎間板ヘルニアは，スポーツ活動における繰り返し負荷や椎間板の退行変性に伴う脆弱な線維輪から髄核が突出し，硬膜管や神経根を圧迫し，腰痛や下肢痛を生じるものをいう．病変部位は，ヘルニアそれ自体とヘルニアより圧迫された神経根である．ヘルニアを病変部位とする痛みが椎間板性疼痛，神経根を病変部位とする痛みが神経根性疼痛と区別され，2つの痛みの機序を考慮する必要がある．髄核には，正常状態では神経線維は存在しないが，変性髄核には神経終末が侵入し，痛みの原因となる．急性期の疼痛は，この髄核（椎間板）に損傷が生じた際の炎症反応が主な原因である．ヘルニア

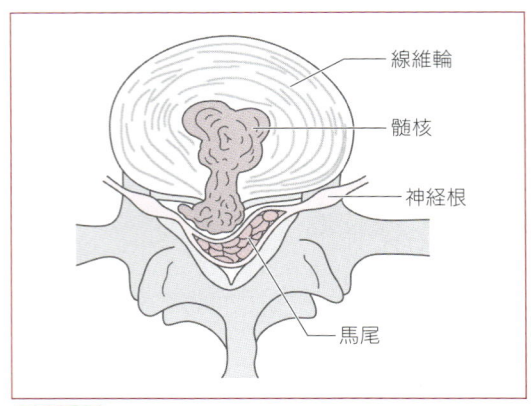

図 13-38　椎間板ヘルニア

の炎症性疼痛は，椎間板内圧の上昇，ヘルニア部分の線維輪の伸長などにより惹起される．病期が進むと腰椎伸展動作により，椎間孔での神経根の圧迫などでの痛み，つまり神経根性疼痛が主原因になっていく．

(2) 症状・兆候

　椎間板ヘルニアは，病期によって症状が変わる．急性期には，咳・くしゃみ・いきみで腰痛が誘発され，座位保持がつらく立位で軽減し，屈曲負荷や軸回旋によって増悪するという訴えが多い．また，ヘルニアによる神経根の圧迫・絞扼などによる神経根症状や炎症による癒着などで神経の可動性が低下した滑走性障害による下肢の痺れや異常感覚，筋力低下を訴える．

(3) 評価[5〜7]

　病期をイメージしながら病歴（いつから痛みがあるのか，その変化は）を確認する必要がある．症状の詳細な部位，症状の変化（疼痛誘発動作や軽減動作を詳細に聴取し，疼痛に関わるメカニカルストレスを推定する），障害程度（活動制限の程度）を明らかにする．

①自動運動

　自動運動（腰椎の屈曲，伸展，側屈，回旋）時の症状（疼痛）の誘発，可動性，運動の質を評価する．症状が出現した場合，同じ動作を再度行い，症状の再現，主訴と一致した症状かを確認する．特に，急性期の椎間板ヘルニアでは，前屈時に疼痛，症状が誘発される．ヘルニアにより椎間孔の狭小化が起こり，末梢神経を圧迫している場合は，伸展，側屈により下肢症状が誘発される．また，坐骨神経（L4-S3）の滑走性障害があると前屈時に疼痛が出現し，大腿神経（L2-L4）の滑走性障害があると伸展時に疼痛誘発される．

②神経学的テスト

　ヘルニアによる神経根の圧迫・絞扼がある場合，末梢神経機能の伝導性が障害される．このため，どの分節にそのような病態が出現しているか理解するためにも MMT，触覚検査，腱反射を評価する．

③神経伸張疼痛誘発テスト

　坐骨神経（L4-S3）の滑走性障害がある場合，坐骨神経伸張疼痛誘発テストが陽性となる．また，大腿神経（L2-L4）の滑走性障害がある場合，大腿神経伸張疼痛誘発テストにて陽性となる．

　処置・リハビリテーション[9, 10]：急性期には，損傷が生じた際の炎症反応が起こっている．この炎症反応を助長せず，炎症性疼痛を改善することが，急性期における腰椎椎間板ヘルニアに対する考え方である．このため，アセトアミノフェン，NSAIDs などの消炎薬を併用しながら，椎間板内圧の上昇やの線維輪の伸長が行らないように，特に前屈動作の制限をしながら，運動療法を展開する．

2 椎間関節障害 [5〜7, 11]

(1) 病態

椎間関節痛は，椎間関節の構造（骨，関節包線維，滑膜，硝子軟骨）および機能変化が起因となる痛みと定義されており[12]，例えば，腰椎椎間関節捻挫後に，関節可動性の低下により運動軸が偏位し，滑り運動が少ない転がり運動中心になると，椎間関節関節包に存在する侵害受容器[13]を刺激し，痛みが誘発される．

(2) 処置・リハビリテーション [5〜7, 11]

椎間関節性腰痛の病態は，椎間関節構成体への過度なメカニカルストレスが生じた際に，疼痛が誘発される．このため，マルアライメントとの関連性があり，椎間関節性腰痛に対する徒手的理学療法は，椎間関節の挙動を変化させ，メカニカルストレスを軽減させることを主眼におく．

3 腰椎分離症 [5〜7]

(1) 病態

腰椎分離症は，椎弓の関節突起間部に発生する疲労骨折であり，発育期のスポーツ選手に好発する[14]．急性期の発症初期から進行期の痛みは，疲労骨折の痛みであり，終末期の痛みは偽関節の滑膜炎である．急性期では，腰痛は伸展位で増強する．発症初期では，癒合率が高く，2〜3か月で癒合する可能性が高いことから，スポーツを休止し骨癒合を目指す治療を行うことが多い[15]．進行期では，癒合率は高いが癒合に半年以上の時間を要する．

(2) 症状

立位や柔らかいベッドでの仰臥位で腰椎前弯が増すときに腰痛が増強し，伸展や回旋動作，側屈，屈曲位から起き上がりなどで脊椎付近の局所の痛みを訴える．

(3) 評価

特に，急性期には，MRIやCTなどの画像では所見が明らかでないこともあり，成長期の選手が伸展，回旋挙動で痛みが誘発する訴えがあり，棘突起の圧痛を認める場合は，分離症の可能性を考えた方が良い．

問診では，多くの場合，腰痛が発生した時期に，練習量の増加や練習内容が変更され，腰部に負荷がかかる動作を行っている．再発予防や練習の復帰には，その動作の改善が必須のことから，どの動作により分離症に至ったか仮説をたてる．腰椎分離症では，伸展や回旋動作で疼痛が誘発される．

(4) 処置・リハビリテーション

分離症は，疲労骨折に至る動作（over use もしくは，誤動作）が必ず存在することから，原因動作を究明し，改善することが大切である．問診により，腰痛が発生した時期に，練習量や練習内容の変更の有無を確認し，どの動作により分離症に至ったか仮説をたてる．また，スポーツを休止し骨癒合を目指す治療を選択した場合，椎弓部には，回旋，伸展動作により負荷が大きくかかる[16]ことから，腰椎の回旋，伸展動作を制限する硬性体幹装具を2〜3か月使用し，スポーツ活動を中止する．しかし，スポーツや運動禁止期間が長いため，選手はモチベーションを維持することが困難になることが多い．固定期間中のモチベーションを維持することが1つの目標になる．

4 仙腸関節障害 [5〜7, 17]

(1) 病態

仙腸関節障害は多くの場合，仙腸関節腔内に炎症がない外力による関節の微小なズレ（位置異常）もしくは仙腸関節不安定性という機能不全を有し，スポーツ活動を行うことにより，疼痛が発生している[18, 19]．発生機序として，両足を前後開脚したような股関節の可動性がない状態で，体幹部を動かし，仙腸関節部への負荷での損傷や片脚での着動作が多い．

(2) 症状

仙腸関節部痛の有訴者は，「腰痛」を主訴に医療機関を受診することが多く，痛みの部位はPSIS付近の局所であることが多い．疼痛増悪因子は，体幹の前屈や後屈，股関節の屈曲や伸展時のように動作に伴い疼痛が誘発されるものと，座位や立位のような姿勢を長時間行うことにより，疼痛が誘発されるものとに大別される．

(3) 評価

前述した仙腸関節の疼痛誘発テストで，病態を確認した後，安定性に関与する腹横筋機能，大殿筋機能，股関節，脊椎の可動性評価を行う．

(4) 処置

仙腸関節の位置異常の修正後や不安定型と判断した場合，腹横筋の単独収縮，大臀筋下部内側部の収縮の評価指導を行う．また，疼痛が誘発される動作に関連する股関節の可動性評価を行い，問題があれば改善する．

4 リハビリテーション

脊椎のリハビリテーション[5〜7]の基本は病態別に機能評価を行い，腰痛の悪化因子となる機能を向上させることが基本となる．

(1) motor control エクササイズ [20]

機能評価を行い，motor control に問題あれば修正する必要がある．患者が正しいと思われる運動が行えない主な理由は，①可動性に制限を生じている．②誤った運動パターンを学習している（motor control に問題）ためである．可動性に制限がある場合は，まず，可動性を改善する必要がある．可動性が改善されても正しいと思われる運動ができない場合には，motor control に問題があると判断しアプローチを行う．

アプローチ方法は，主に2つある．1つ目は，運動学習を促すものであり，正しい運動を教え，正しい動きができたときに，自然に正しい motor control で行えているものである．口頭指示や徒手的に正しい運動方向を誘導し，学習を促すのはこの方法である．もう1つは，働いてほしい筋を賦活化する方法であり，筋を賦活化した結果，正しい運動が行えているものである[21]．

▶ 文献

1) Bergmark A：Stability of the lumbar spine. A study in mechanical engineering. Acta Orthop Scand 230：1-54, 1989

2) Dvorak J, et al：Functional radiographic diagnosis of thecervicalspine：flexion/extension. Spine 13：748-755, 1988

3) 成田崇矢：骨盤帯のインナーマッスルとアウターマッスルのトレーニング方法．臨スポーツ医 35：1036-1039，2018

4) Ishii T, et al：Kinematics of the subaxial cervical spine in rotation in vivo three-dimensional analysis. Spine 29：2826-2831，2004

5) 成田崇矢：脊柱理学療法の概要．脊柱理学療法マネジメント，成田崇矢編，メジカルビュー社，東京，2-11，2019

6) 成田崇矢：腰痛に対する徒手療法の応用と機能的障害に特異的な運動療法とは？，腰痛の病態別運動療法，金岡恒治編．東京，文光堂，61-81，2016

7) 金岡恒治ほか：プライマリードクターの診察手順．腰痛のプライマリケア，文光堂，東京，2-6，2018

8) 成田崇矢：末梢神経と運動生成．運動の成り立ちとは何か．理学療法・作業療法のための BiNI Approach，文光堂，東京，142-148，2014

9) 成田崇矢：体幹 脊椎脊柱-ヘルニア・腰痛分離症スポーツ理学療法．プラクティス 急性期治療とその技法，文光堂，東京，89-96，2017

10) 加藤欽志：病態を知る（腰椎）．脊柱理学療法マネジメント，成田崇矢編，メジカルビュー社，東京，32-47，2017

11) 成田崇矢：腰椎椎間関節捻挫，椎間関節機能障害，徒手理学療法の実際－評価治療とクリニカルリーズニング－，藤縄理編，文光堂，東京，162-168，2017

12) Cohen SP, et al：Pathogenesis, diagnosis, and treatment of lumbar zygapophysial (facet) joint pain. Anesthesiology 106：591-614，2007

13) Bucknill AT, et al：Nerve fibers in lumbar spine structures and injured spinal roots express the sensory neuron-specific sodium channels SNS/PN3 and NaN/SNS2. Spine Jan 15：27 (2)：135-140, 2002

14) Sakai T, et al：Incidence and etiology of lumbar spondylolysis；review of the literature. J Orthop Sci 15：281-288，2010

15) 西良浩一ほか：腰椎分離症における腰痛．脊椎脊髄 25：335-334，2012

16) Sairyo K, et al：Spondylolysis fracture angle in children and adolescents on CT indicates the facture producing force vector-A biomechanical rationale. Internet J Spine Surg 1：583-590，2005

17) 成田崇矢：非特異的腰痛 仙腸関節障害．極めるアスリートの腰痛，文光堂，東京，123-134，2018

18) 村上栄一：仙腸関節由来の腰痛．日本腰痛会誌 13：40-47，2007

19) 成田崇矢ほか：徒手療法を用いた腰痛の病態評価の試み．日整外スポーツ医会誌 37：22-26，2017

20) 成田崇矢：腰部障害の Motor Control 機能評価と対処方法．Orthopaedics Motor Control からみた運動器疼痛の診かた治しかた，45-50，2018

21) Daniel L：Postactivation Potentiation：An Introduction. The International Journal of Sports Physical Therapy 6：234-240，2011

（成田崇矢）

1 機能解剖

肩関節は肩甲帯や胸鎖関節，肩鎖関節といった周囲の関節と協調して働くことから「肩複合体（shoulder complex）」とよばれる[1]．そのために単一の筋や関節の機能不全が上肢全体に影響を及ぼすことがある．肩関節の機能解剖を考える際には周囲関節の働きとの関連を考慮する必要がある．

1 骨・軟骨

(1) 上腕骨

上腕骨は長管骨に分類される骨であり，近位部は上腕骨頭とよばれる隆起がある．上腕骨頭の前面では上腕二頭筋腱が走行する結節間溝を基準として外側が大結節，内側を小結節とよばれ，回旋筋腱板の停止部となる．

(2) 肩甲骨（関節窩，肩関節唇）

肩甲骨は扁平骨に分類される平たい形状をした骨である．回旋筋腱板など多くの筋が肩甲骨に付着するが，靱帯などの組織による関節性の連結がないことが特徴である．肩甲骨の関節窩は上腕骨頭に対して小さく，それを補うために肩甲骨関節面には関節唇が存在することで上腕骨頭の適合性を高めている（図14-1）．

(3) 鎖骨

鎖骨は上方から観察するとS字の形状を有する長管骨である．鎖骨は胸鎖関節を経て胸骨柄へつながり，一方では肩鎖関節にて肩甲骨と連結する．すなわち，肩関節が体幹と関節性のつながりを有するのは胸鎖関節のみとなる（図14-2）．

2 軟部組織

(1) 筋

肩甲帯および肩関節周囲の筋群を以下の図に示す（図14-3，14-4）．また各筋の機能と起始・停止，神経支配について表に示す（表14-1）．機能については解剖学的基本肢位での肩甲帯および肩関節の動きに対する機能を示す．また，筋の起始・停止を知ることは有効なストレッチ・徒手療法を施術する上での重要な情報となり得る．

(2) 靱帯

肩関節は他の関節と同様に関節包に包まれている．肩関節包において肥厚した部分は3つに分けられ，上関節上腕靱帯（SGHL），中関節上腕靱帯（MGHL），下関節上腕靱帯（IGHL）とよばれる（図14-1）．その中でも下関節上腕靱帯は外転位での上腕骨の制動に関わるとされており，機能的に重要とされる．肩関節の肢位により，各関節上腕靱帯の張力は変化する．

肩鎖関節の周囲の靱帯には肩鎖靱帯，烏口鎖

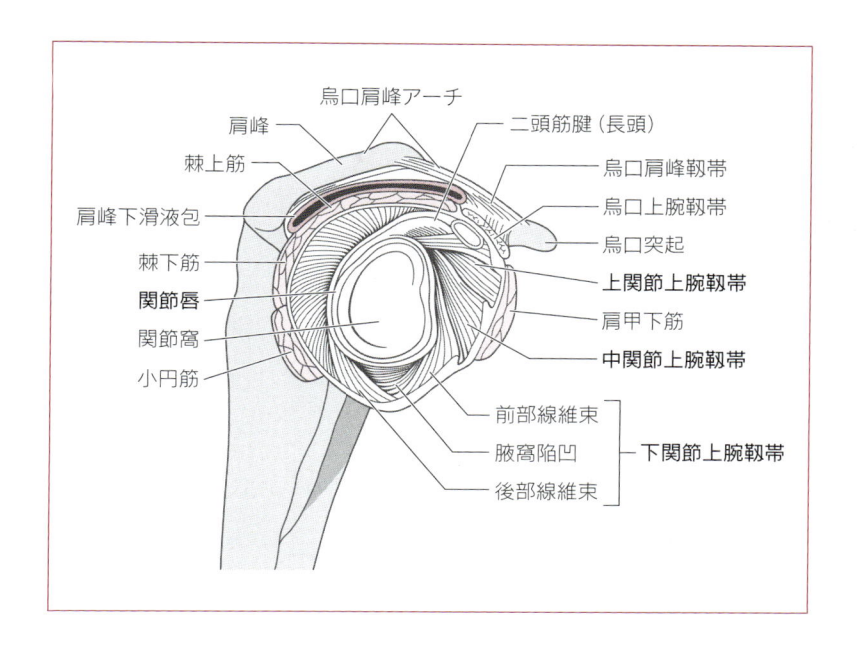

図 14-1　肩関節断面図
（文献2より引用）

烏口肩峰アーチ
肩峰
棘上筋
肩峰下滑液包
棘下筋
関節唇
関節窩
小円筋
二頭筋腱（長頭）
烏口肩峰靱帯
烏口上腕靱帯
烏口突起
上関節上腕靱帯
肩甲下筋
中関節上腕靱帯
前部線維束
腋窩陥凹
後部線維束
下関節上腕靱帯

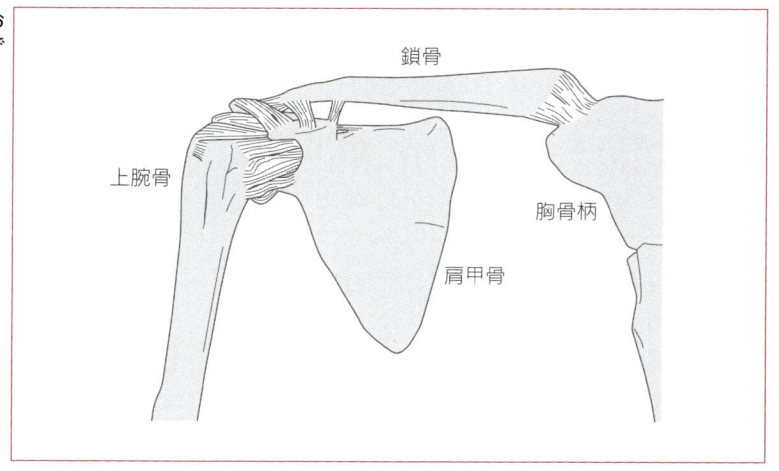

図 14-2　肩複合体は胸鎖関節においてのみ体幹部と関節でのつながりを有する

鎖骨
上腕骨
胸骨柄
肩甲骨

骨靱帯，烏口肩鎖靱帯の3つがあり，肩鎖関節の安定性に関与している（図 14-5）．

　胸鎖関節には胸骨と胸骨切痕と鎖骨内側端を覆う胸鎖靱帯と第1肋骨と鎖骨をつなぐ肋鎖靱帯が存在する．

(3) 神経・血管

　神経・血管の概要についての紹介は上肢について述べた第15章に委ね，ここでは肩関節周囲にて臨床的に重要となる点を抽出して紹介する．

　まず，肩後方にて小円筋・大円筋・上腕三頭筋長頭・上腕骨の4つによって形成されるス

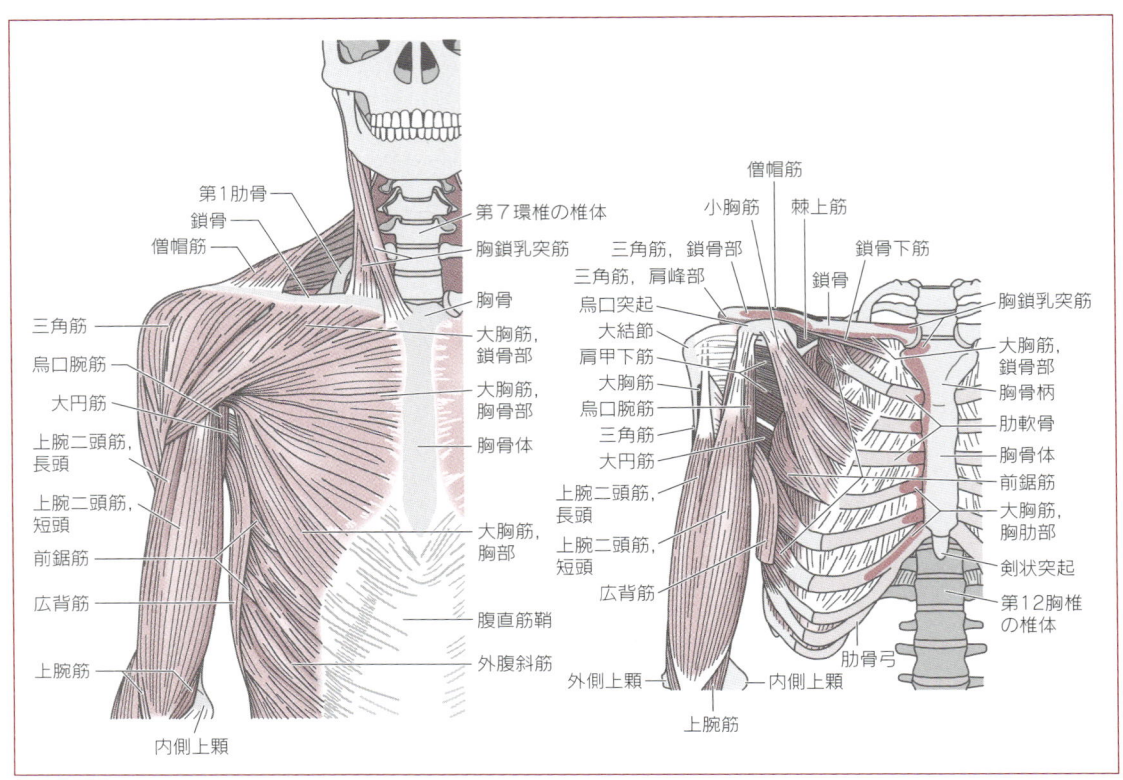

図 14-3 肩関節前面の筋群（表層および深層）

（文献3より引用）

ペースは，四辺形間隙（quadri lateral space）[4] とよばれ，それらによる絞扼によって腋窩神経に障害が発生する場合がある（図 14-6）．また，鎖骨下や小胸筋下にて腕神経叢が絞扼され，胸郭出口症候群が発生する．肩甲切痕を通る肩甲上神経が絞扼され，棘下筋の萎縮が発生するとされている（図 14-7）．

3 関節運動

肩関節の動きに伴い，肩甲帯および胸鎖関節が協調して働く．ここでは胸鎖関節を支点とする肩甲帯の動きについて述べた後に，肩関節の運動時に肩甲帯がどのように連動をするか紹介

する．

(1) 肩甲帯

肩甲帯は前額面上で胸郭の上を肩甲骨が滑るように①挙上/下制，②外転/内転の2つの動きを示し，胸鎖関節を中心とした矢状軸上にて上方回旋/下方回旋，前額軸上にて前傾/後傾の動きを示す．垂直軸上にて肩甲骨前面が内側を向く動きを肩甲骨の内旋，外側に向く動きを外旋と表現される（図 14-8）．

(2) 肩関節

肩関節は肩甲帯の運動を伴いながら各方向へ動く（図 14-9）．例としては，肩関節外転運動

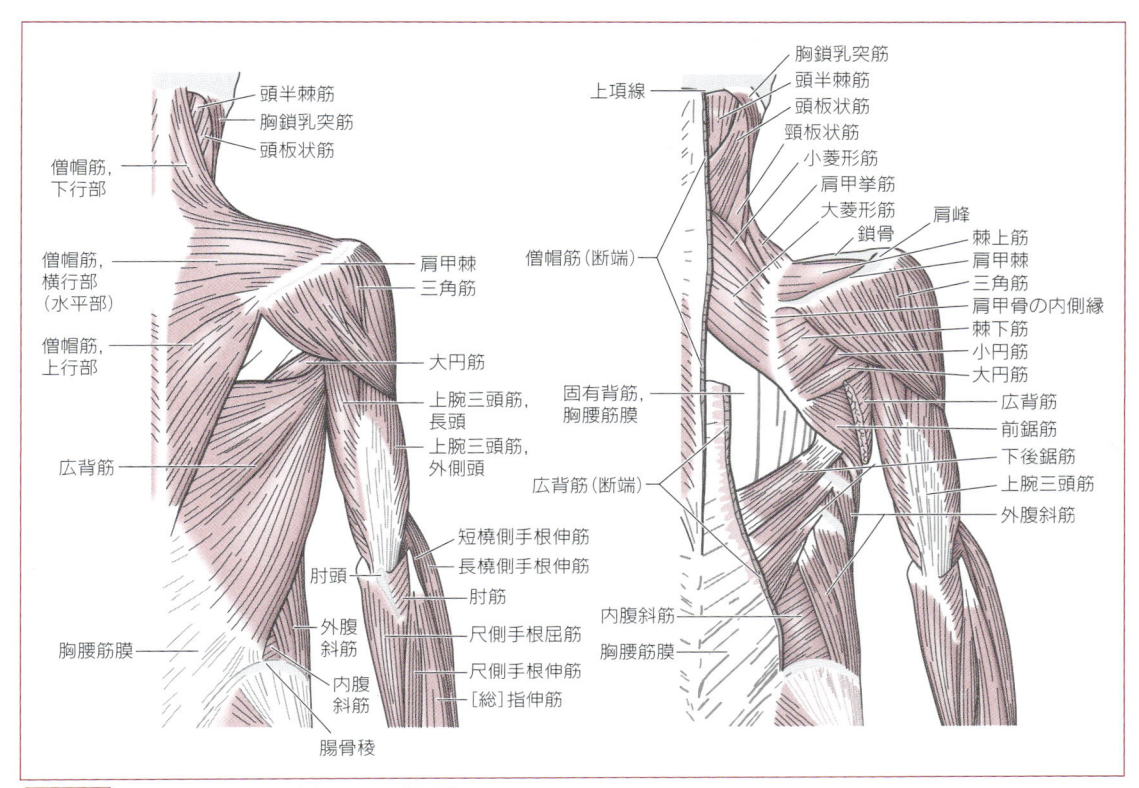

図 14-4 肩関節後面の筋群（表層および深層）

（文献 5 より引用）

時には肩甲骨の上方回旋を伴い，肩関節外転位での外旋運動時には肩甲帯の後傾を伴うことなどがある．肩関節の機能不全を評価する際には周囲関節との関わりを理解することが必要である．

(3) 肩甲上腕リズム

肩複合体協調運動のパターンの1つとして，肩関節が外転をする際の肩関節（肩甲上腕関節）と肩甲帯の動きの比率を「肩甲上腕リズム」とよび，肩関節“2”に対して肩甲帯“1”の割合であるとされている．すなわち，肩関節が見かけ上90°外転挙上動作をする際に肩甲上腕関節での外転は60°であり，肩甲帯は30°上方回旋するとされている（図 14-10）．

2 ▶ 評価

肩関節のアセスメントについて問診，視診，触診，関節可動域測定，徒手筋力検査，スペシャルテストの順に紹介する．

表 14-1 肩甲帯および肩関節の運動に関わる筋群

<table>
<tr><th colspan="3">機能（部位別の機能）</th><th>起始</th><th>停止</th><th>神経支配</th></tr>
<tr><td rowspan="15">肩甲帯</td><td rowspan="3">僧帽筋</td><td>［上部］　挙上，上方回旋</td><td>外後頭隆起，項靱帯</td><td>鎖骨外側 1/3 後縁</td><td>副神経・頸神経（C2〜C4）</td></tr>
<tr><td>［中部］　内転，上方回旋</td><td>第 1〜第 6 胸椎棘突起</td><td>肩峰の内側，肩甲棘上縁</td><td>副神経・頸神経（C2〜C4）</td></tr>
<tr><td>［下部］　下制，上方回旋</td><td>第 7〜第 12 胸椎棘突起</td><td>肩甲骨棘三角部</td><td>副神経・頸神経（C2〜C4）</td></tr>
<tr><td rowspan="2">菱型筋</td><td>［大菱型筋］　内転</td><td>第 2〜第 5 胸椎棘突起</td><td>肩甲骨棘三角部から下角に及ぶ内側縁</td><td>肩甲背神経（C5）</td></tr>
<tr><td>［小菱型筋］　内転</td><td>第 7 頸椎棘突起，第 1 胸椎棘突起</td><td>肩甲骨棘三角部の底辺を構成する内側縁</td><td>肩甲背神経（C5）</td></tr>
<tr><td>肩甲挙筋</td><td>挙上</td><td>第 1〜第 4 頸椎横突起</td><td>肩甲骨上角の内側縁</td><td>肩甲背神経（C5）</td></tr>
<tr><td>小胸筋</td><td>前傾，下方回旋</td><td>第 2〜第 5 助骨前面</td><td>肩甲骨の烏口突起</td><td>胸筋神経（C5〜T1）</td></tr>
<tr><td>前鋸筋</td><td>外転，（部位により）上方回旋または下方回旋</td><td>第 1〜第 9 助骨側面</td><td>肩甲骨肋骨面の内側縁の全長</td><td>長胸神経（C5〜C7）</td></tr>
<tr><td rowspan="20">肩関節</td><td>棘上筋</td><td>外転</td><td>肩甲骨棘上窩</td><td>上腕骨大結節の上小面</td><td>肩甲上神経（C5・C6）</td></tr>
<tr><td>棘下筋</td><td>外旋</td><td>肩甲骨棘下窩</td><td>上腕骨大結節の後小面</td><td>肩甲上神経（C5・C6）</td></tr>
<tr><td>小円筋</td><td>外旋</td><td>肩甲骨外側縁近位 2/3</td><td>上腕骨大結節の下小面</td><td>腋窩神経（C5・C6）</td></tr>
<tr><td>肩甲下筋</td><td>内旋</td><td>肩甲骨肋骨面の肩甲下面</td><td>上腕骨小結節</td><td>肩甲下神経（C5・C6）</td></tr>
<tr><td rowspan="3">三角筋</td><td>［前部］　内旋，屈曲</td><td>鎖骨外側 1/3 前縁</td><td>上腕骨中央外側の三角筋粗面</td><td>腋窩神経（C5・C6）</td></tr>
<tr><td>［中部］　外転</td><td>肩峰の外側縁</td><td>上腕骨中央外側の三角筋粗面</td><td>腋窩神経（C5・C6）</td></tr>
<tr><td>［後部］　外旋，伸展</td><td>肩甲棘の下縁</td><td>上腕骨中央外側の三角筋粗面</td><td>腋窩神経（C5・C6）</td></tr>
<tr><td rowspan="3">大胸筋</td><td>［鎖骨部線維］　屈曲，内旋</td><td>鎖骨内側 1/2 前面</td><td>上腕骨大結節稜</td><td>胸筋神経（C5〜T1）</td></tr>
<tr><td>［胸助部線維］　内旋</td><td>胸骨膜，第 2〜第 6 肋軟骨</td><td>上腕骨大結節稜</td><td>胸筋神経（C5〜T1）</td></tr>
<tr><td>［腹部線維］　（外転位での）内転，内旋</td><td>腹直筋鞘最上部の前葉</td><td>上腕骨大結節稜</td><td>胸筋神経（C5〜T1）</td></tr>
<tr><td>上腕二頭筋［長頭］</td><td>屈曲</td><td>肩甲骨関節上結節，上方関節唇</td><td>橈骨粗面，前腕屈筋腱膜</td><td>筋皮神経（C5・C6）</td></tr>
<tr><td>烏口腕筋</td><td>屈曲</td><td>烏口突起</td><td>上腕骨骨幹部中央内側</td><td>筋皮神経（C6・C7）</td></tr>
<tr><td>上腕三頭筋［長頭］</td><td>伸展</td><td>肩甲骨関節下結節</td><td>尺骨肘頭</td><td>橈骨神経（C7・C8）</td></tr>
<tr><td>大円筋</td><td>内転，内旋，伸展</td><td>肩甲骨下角の後側面</td><td>上腕骨小結節稜</td><td>肩甲骨下神経（C5・C6）</td></tr>
<tr><td>広背筋</td><td>内転，内旋，伸展</td><td>下位 6 個の胸椎棘突起・腰仙椎棘突起，腸骨稜外唇，下部肋骨，肩甲骨下角</td><td>上腕骨小結節稜</td><td>胸背神経（C6〜C8）</td></tr>
</table>

（文献 6 より引用）

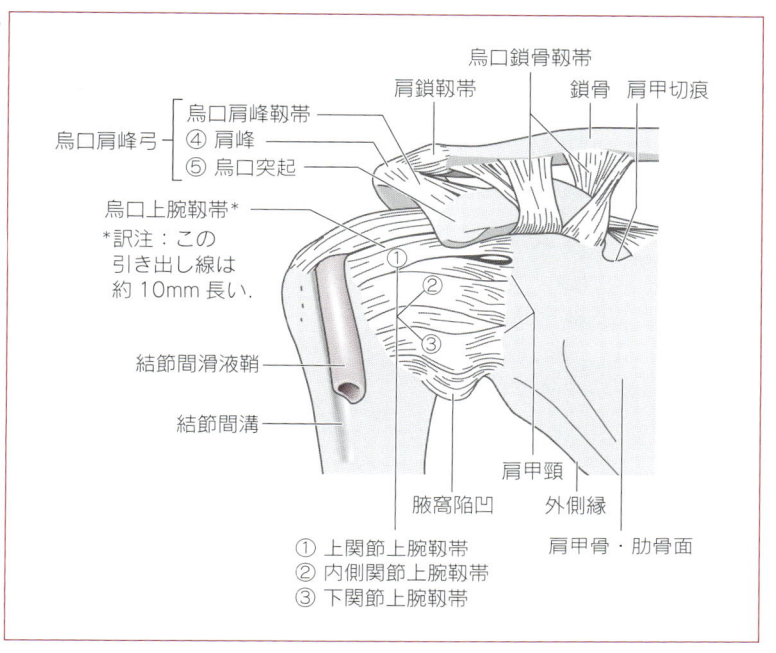

図14-5 肩関節および肩鎖関節の靱帯

（文献7より引用）

- 烏口肩峰弓 ┬ 烏口肩峰靱帯
  - ④ 肩峰
  - ⑤ 烏口突起
- 烏口上腕靱帯*
  *訳注：この
  引き出し線は
  約10mm長い.
- 結節間滑液鞘
- 結節間溝

- 烏口鎖骨靱帯
- 肩鎖靱帯
- 鎖骨
- 肩甲切痕

- ①
- ②
- ③

- 腋窩陥凹
- 肩甲頸
- 外側縁
- 肩甲骨・肋骨面

① 上関節上腕靱帯
② 内側関節上腕靱帯
③ 下関節上腕靱帯

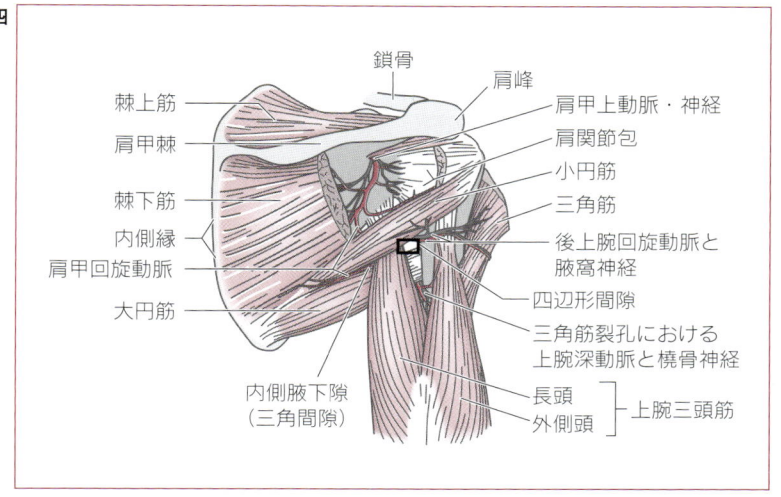

図14-6 肩後方の神経の走行「四辺形間隙」

（文献8より一部改変）

- 棘上筋
- 肩甲棘
- 棘下筋
- 内側縁
- 肩甲回旋動脈
- 大円筋
- 内側腋下隙（三角間隙）

- 鎖骨
- 肩峰
- 肩甲上動脈・神経
- 肩関節包
- 小円筋
- 三角筋
- 後上腕回旋動脈と腋窩神経
- 四辺形間隙
- 三角筋裂孔における上腕深動脈と橈骨神経
- 長頭 ┐
- 外側頭 ┘ 上腕三頭筋

1 問診

他部位と共通する内容については割愛するが，夜間痛など特徴的な症状について留意して聞き取りを行う必要がある．急性外傷については典型的なメカニズムによるものが多いために評価は難しくないが，合併症への配慮が必要となる．慢性障害については訴えとメカニズム，損傷部

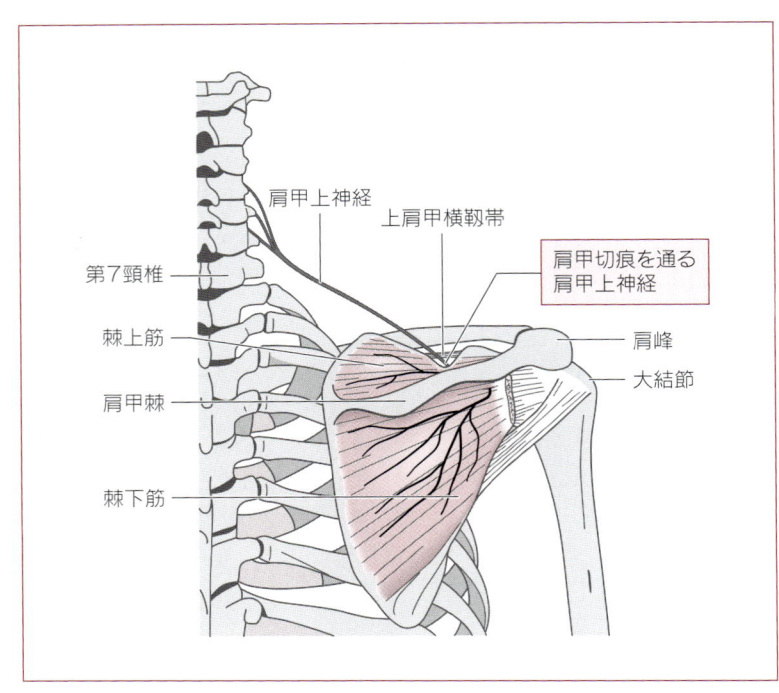

図 14-7 肩甲切痕を通る肩甲上神経

（文献 9 より一部改変）

- 肩甲上神経
- 上肩甲横靱帯
- 第7頸椎
- 棘上筋
- 肩甲棘
- 棘下筋
- 肩甲切痕を通る肩甲上神経
- 肩峰
- 大結節

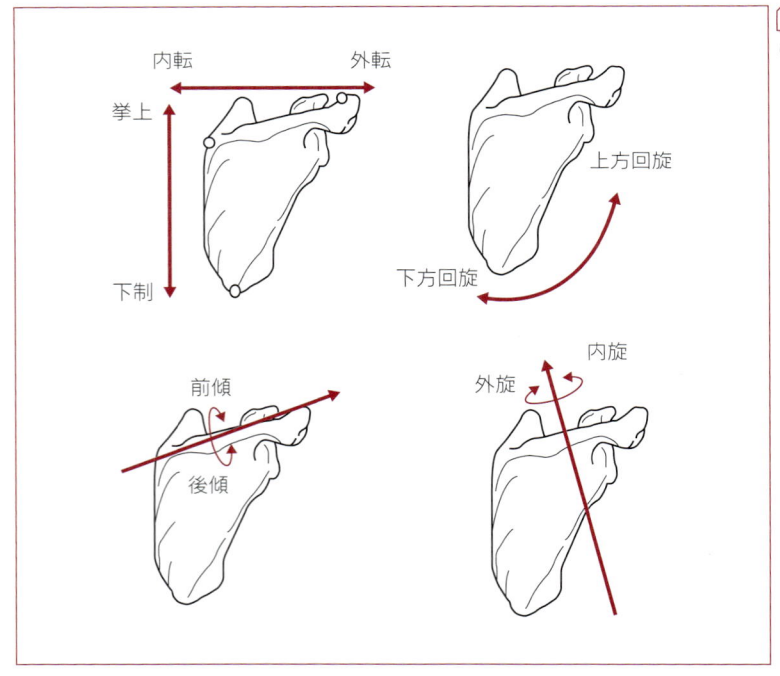

図 14-8 肩甲帯の運動

（文献 10 より一部改変）

- 内転
- 外転
- 挙上
- 上方回旋
- 下制
- 下方回旋
- 前傾
- 後傾
- 外旋
- 内旋

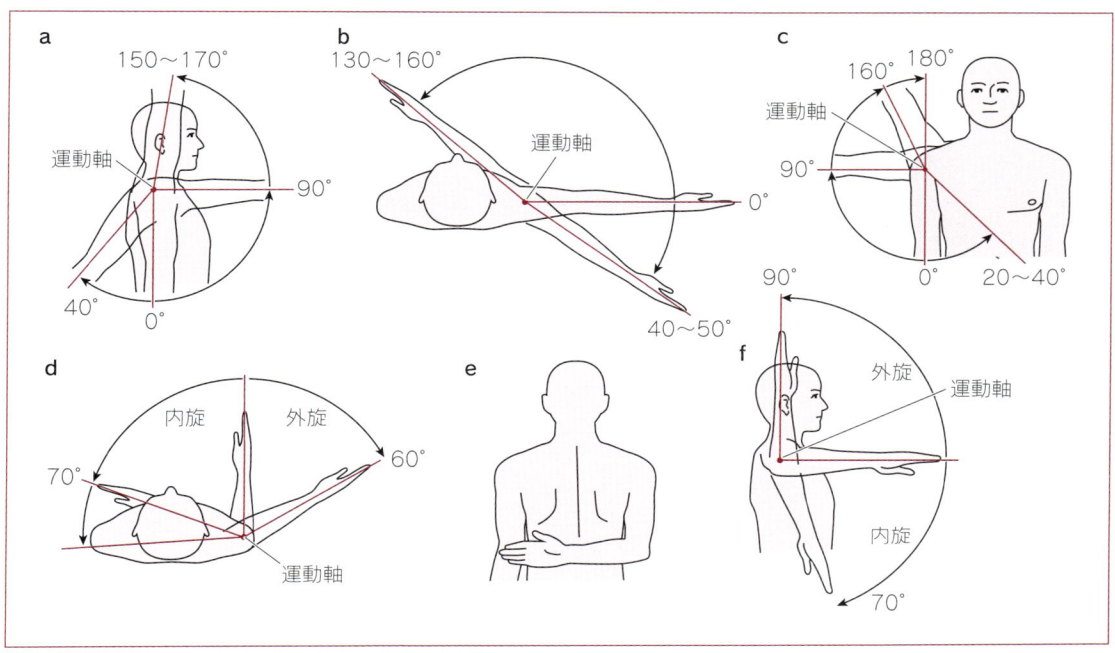

図 14-9 | 肩関節の運動（図内の数値は参考可動域）

a：屈曲／伸展，b：水平屈曲／水平伸展，c：外転／内転，d：下垂位内旋／外旋，e：内旋，f：外転位内旋／外旋
（文献11より引用）

位が一致しない場合もみられるために，注意深く聞き取りを行うことが必要である．

2 視診

　まず，急性外傷の場合は肩や鎖骨の形態を観察して，明らかな損傷がみられる場合にはむやみに動かすことがないよう配慮が必要である．

　また，後述する整形外科的な評価を終えて外傷・障害の予測がついた後に，肩関節機能についての評価を行う．静的なアライメントの観察により肩関節周囲筋のタイトネスを推測することができる（図14-11，14-12）．上肢挙上動作中の肩甲帯の動きを観察することで周囲筋の機能を推測し，エクササイズの選定に役立てることができる（図14-13）．

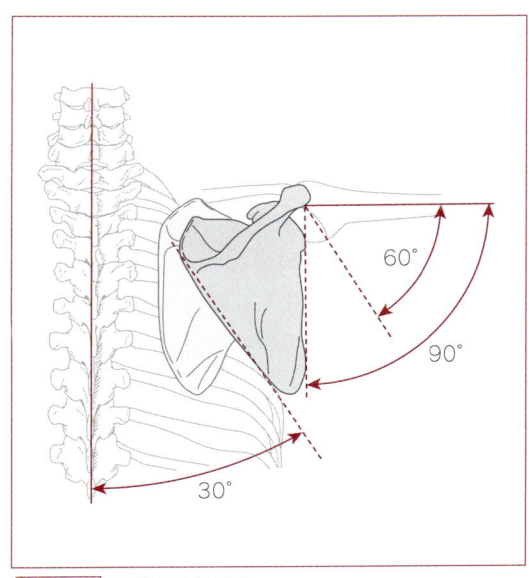

図 14-10 | 肩甲上腕リズム
（文献12より引用）

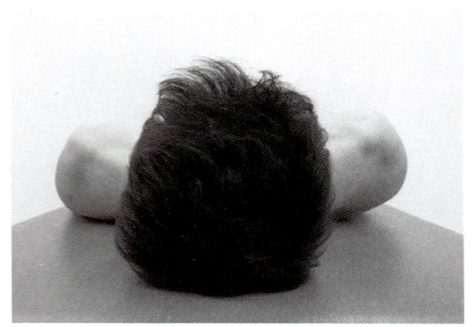

図 14-11 静的なアライメントの観察①「仰臥位」

仰臥位にて左右の肩の高さを比較する．投球側が前方に突出して観察される場合には小胸筋のタイトネスや上腕骨頭の前方変位などが疑われる

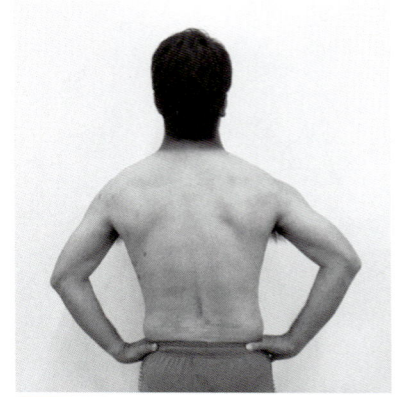

図 14-12 静的なアライメントの観察② 「ハンズオンヒップポジション」[13]

両手を腰に当てた肢位で左右の肩甲帯を観察する．肩甲骨の下角が後方に突出して観察される場合には小胸筋のタイトネスや肩関節の内旋制限などが疑われる．また，棘下窩のへこみを比較して棘下筋の萎縮を評価することができる

3 触診，ランドマーク

　問診・視診の後に肩関節周囲のランドマークを基準に触診を行い，圧痛部位や周囲筋の拘縮を確認する．肩関節前方では肩関節内外旋を他動的に行いながら，結節間溝を触診して，その外側の大結節，内側の小結節を確認する．後方では肩甲棘や肩甲骨外側縁を基準に触診することが有用である（図 14-14）．前提として疼痛に応じて触診の順序や触る強さに配慮して慎重に進めることが重要である．

4 関節可動域測定

　肩関節の各運動に対する可動域の測定は以下に図示する定義に準じて実施する（図 14-15）．肩関節周囲筋のタイトネスを選択的に調べる検査としては CAT（combined abduction test）や HFT（horizontal flexion test）がある[16]．いずれも肩甲帯の固定肢位について一定にすることが重要である．

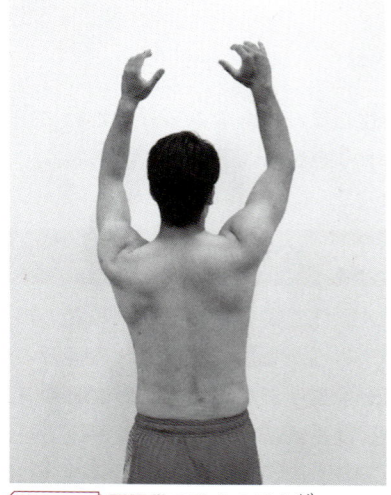

図 14-13 肩甲帯の動きの観察[14]

挙上時の僧帽筋上部の機能亢進により肩全体が挙上している様子が確認される．
上肢を降ろす際には，僧帽筋下部や前鋸筋の機能低下による下角または内側縁の隆起に注目する

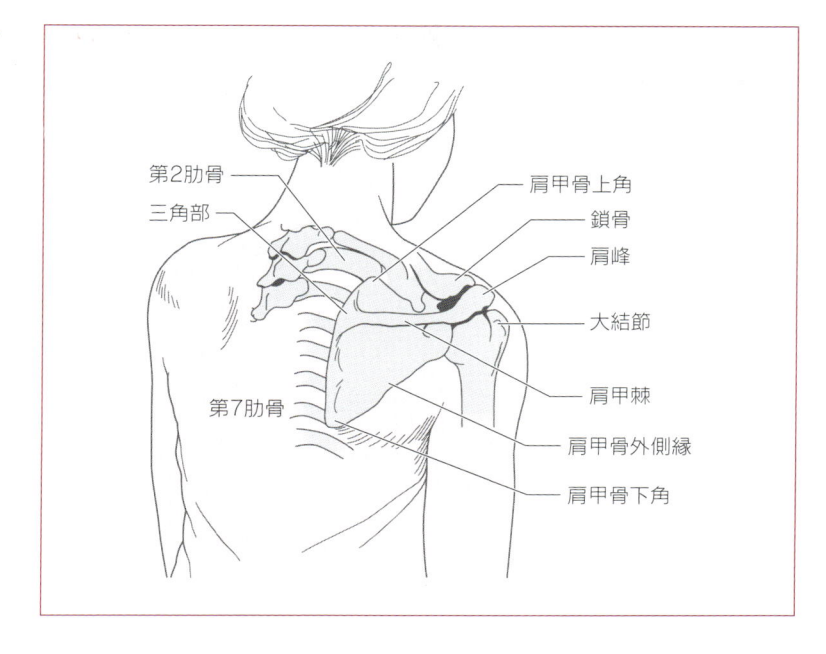

図 14-14 肩後方のランドマーク
（文献 15 より引用）

図中ラベル：第2肋骨、三角部、第7肋骨、肩甲骨上角、鎖骨、肩峰、大結節、肩甲棘、肩甲骨外側縁、肩甲骨下角

5 徒手筋力検査

　肩関節および肩甲帯の徒手筋力検査の方法について以下に図示する（図 14-16〜14-21）[17].肩関節の外旋検査時に肩甲帯下角や内側縁が突出して観察される場合がある．flip sign とよばれるこの徴候は肩甲帯の不安定性を推測するために有用である[18].

6 スペシャルテスト[19, 20]

(1) アプリヘンションテスト（図 14-22）

　検査法：選手は仰臥位（立位または座位でも可）にて肩外転90°肘屈曲90°の肢位をとる．検者は肘関節を把持してゆっくりと押し下げ，他動的に肩関節水平伸展および外旋を強制する．

　陽性所見：肩関節脱臼への不安感を訴える．

　臨床的意味：前方関節包や下関節上腕靱帯などに損傷があり，上腕骨が関節窩に対して前方に脱臼もしくは亜脱臼しやすいことを示す．

　補足事項：投球障害肩に対する評価として実施した場合，肩後方の痛みや詰まり感により陽性として，インターナルインピンジメントを疑う評価として用いることができる．

(2) ピアノキーサイン

　検査法：選手は立位または座位にて，上着を脱ぐことが望ましい．検者は鎖骨の外側端を上方から押す．

　陽性所見：健側と比較して，鎖骨の外側端が肩鎖観察部にて上下に大きく動く様子が観察される．

　臨床的意味：肩鎖靱帯や烏口鎖骨靱帯の伸長または損傷があり，肩鎖関節が不安定になっていることを示す．

(3) ヨーカムインピンジメントテスト（図 14-23）

　検査法：選手は患側の手を反対側の肩に乗せ

部位名	運動方向	参考可動域角度	基本軸	移動軸	測定肢および注意点	参考図
肩甲帯 shoulder girdle	屈曲 flexion	20°	両側の肩峰を結ぶ線	頭頂と肩峰を結ぶ線		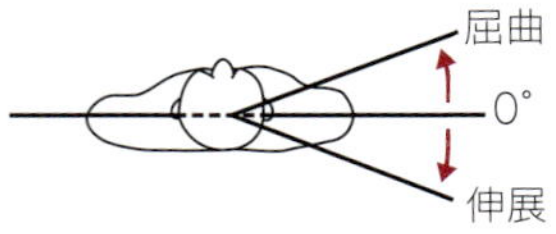
	伸展 extension	20°				
	挙上 elevation	20°	両側の肩峰を結ぶ線	肩峰と胸骨上縁を結ぶ線	前面から測定する	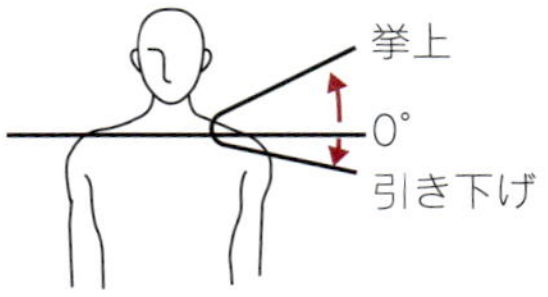
	引き下げ （下制） depression	10°				
肩 shoulder （肩甲帯の動きを含む）	屈曲 （前方挙上） flexion (forward elevation)	180°	肩峰を通る床への垂直線（立位または座位）	上腕骨	前腕は中間位とする 体幹が動かないように固定する 脊柱が前後屈しないように注意する	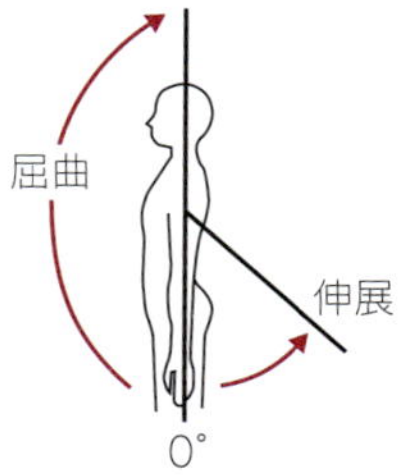
	伸展 （後方挙上） extension (backward elevation)	50°				
	外転 （側方挙上） abduction (lateral elevation)	180°	肩峰を通る床への垂直線（立位または座位）	上腕骨	体幹の側屈が起こらないように90°以上になったら前腕を回外することを原則とする	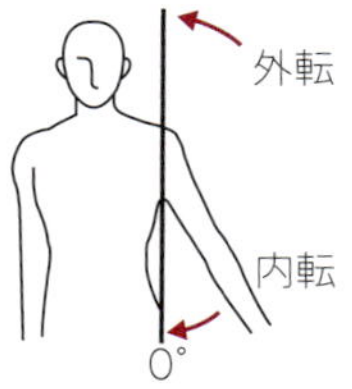
	内転 adduction	0°				
	外旋 external rotation	60°	肘を通る前額面への垂直線	尺骨	上腕を体幹に接して，肘関節を前方90°に屈曲した肢位で行う 前腕は中間位とする	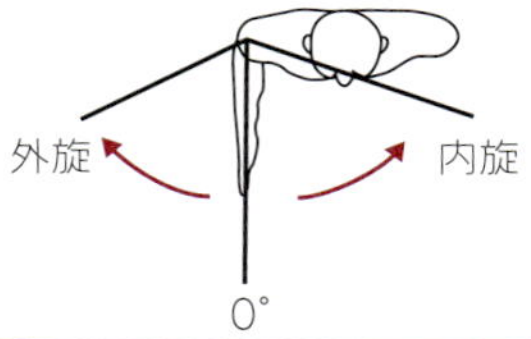
	内旋 internal rotation	80°				
	水平屈曲 （水平内転） horizontal flexion (horizontal adduction)	135°	肩峰を通る矢状面への垂直線	上腕骨	肩関節を90°外転位とする	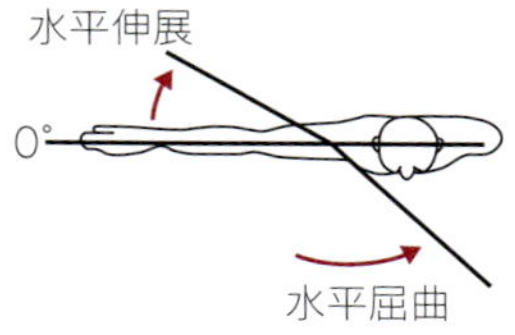
	水平伸展 （水平外転） horizontal extension (horizontal abduction)	30°				

図 14-15　肩関節および肩甲帯の可動域測定のための定義と参考可動域

（文献 21 より引用）

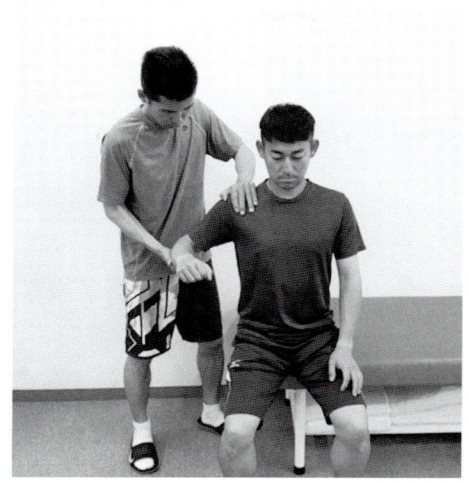

図 14-16 肩関節の徒手筋力検査①内転 / 外転

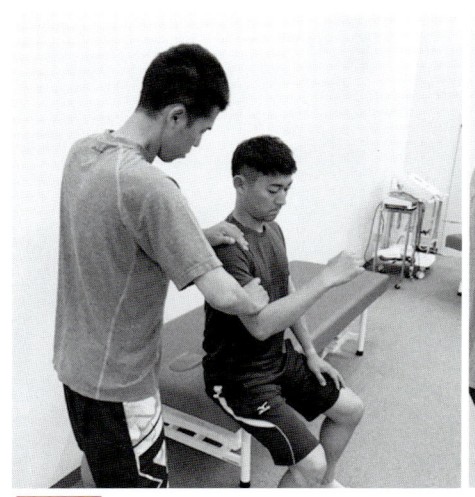

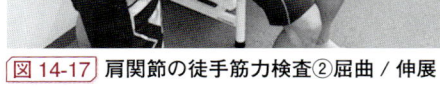

図 14-17 肩関節の徒手筋力検査②屈曲 / 伸展

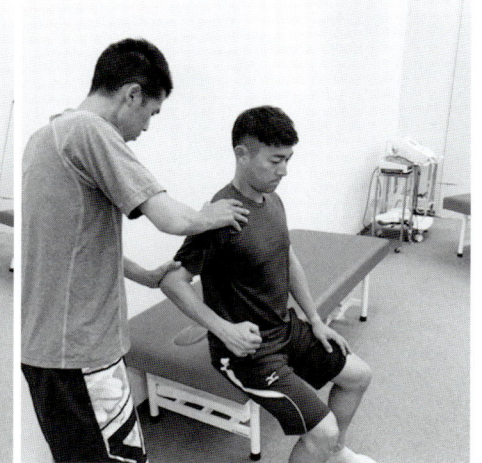

たまま，肘を持ち上げる．

陽性所見：肘を持ち上げた際に肩関節上方から前方の痛みを訴える．

臨床的意味：肩峰下でのインピンジメントが起きていることを示す．

(4) ホーキンスインピンジメントテスト (図 14-24)

検査法：検者は選手の横に立ち，片方の手で選手の肩甲帯を上方から固定して，他方の手で前腕を把持．肩関節を挙上・内旋させる．

陽性所見：肩関節上方から前方の痛みを訴える．

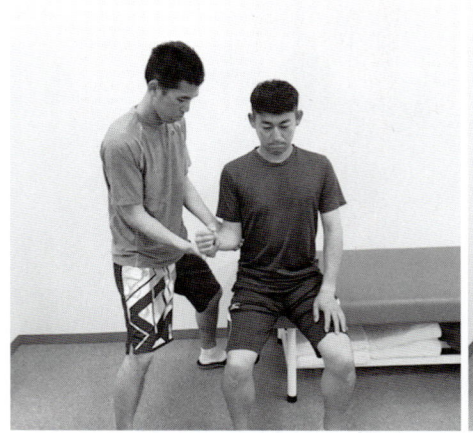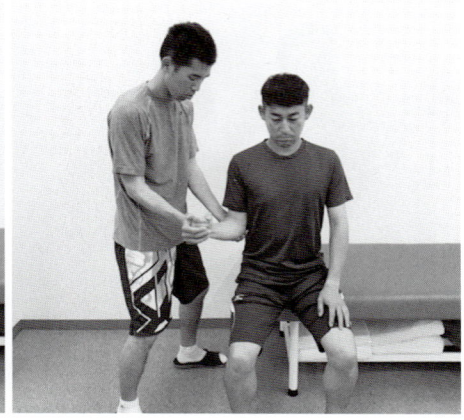

図 14-18 肩関節の徒手筋力検査③内旋／外旋（下垂位）

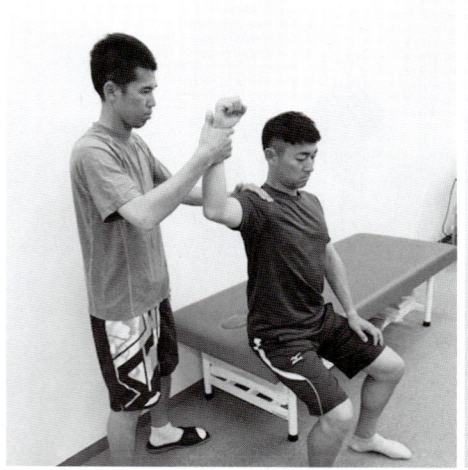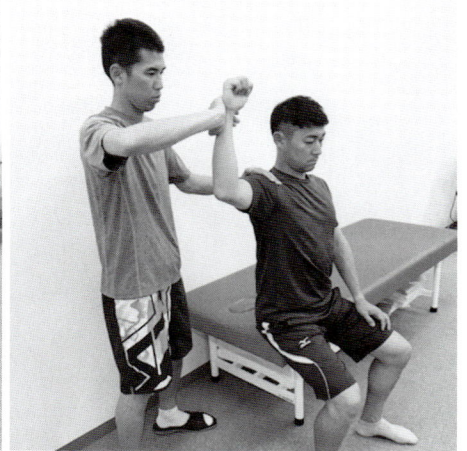

図 14-19 肩関節の徒手筋力検査④内旋／外旋（外転位）

臨床的意味：肩峰下でのインピンジメントが発生していることを示す.

▍(5) ニアーズインピンジメントテスト

検査法：検者は選手の横に立ち，片方の手で選手の肩甲帯を上方から固定して，他方の手で前腕を把持する．前腕回内および肩関節内旋位にて選手の上肢を他動的に挙上する.

陽性所見：肩関節上方から前方の痛みを訴える.

臨床的意味：肩峰下でのインピンジメントが発生していることを示す.

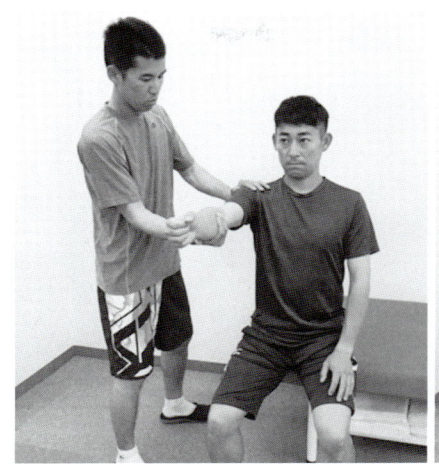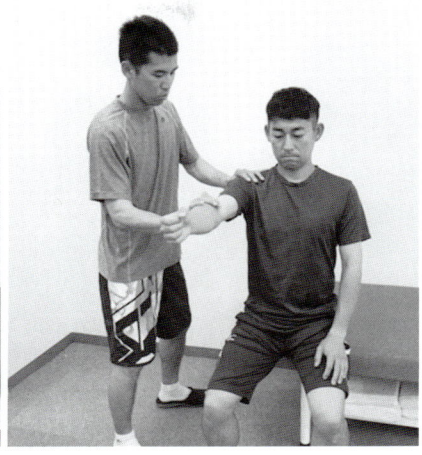

図 14-20 肩関節の徒手筋力検査⑤水平屈曲／水平伸展

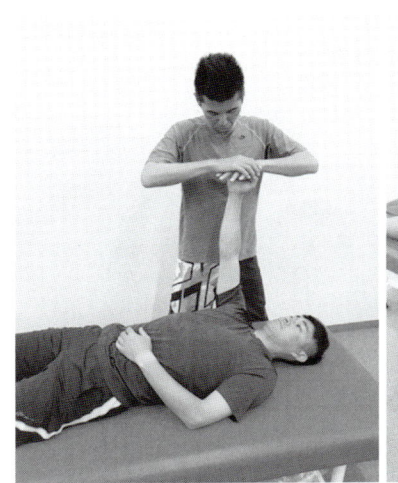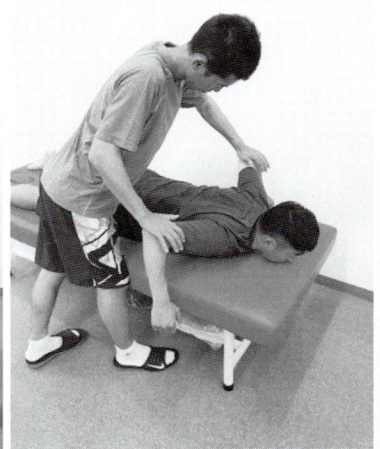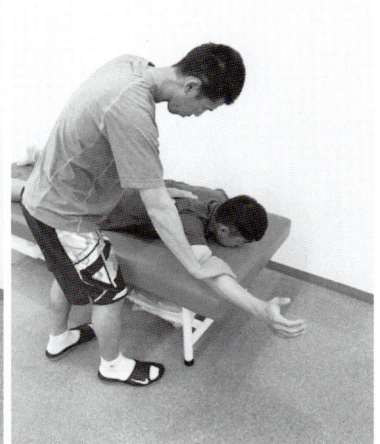

図 14-21 肩甲帯の徒手筋力検査

a：外転(前鋸筋)，b：内転(菱形筋・僧帽筋中部)，c：挙上位内転(僧帽筋下部)

(6) オブライアンテスト (図 14-25)

検査法：選手は座位にて肩を 90°屈曲，15°水平内転させた肢位をとる．検者は選手の前腕部に片手を置き，下方への力を加えて選手はそれに対して抵抗する．検査は 2 度行い，まず選手が肩関節外旋した肢位にて検査を行い，次に肩関節内旋位にて検査する．

陽性所見：肩上方に痛みがあり，特に肩関節が内旋した肢位にて痛みを感じるが外旋位では減少する．

臨床的意味：上方関節唇の損傷が疑われる．

補足事項：腱板に病態があると偽陽性を生じ

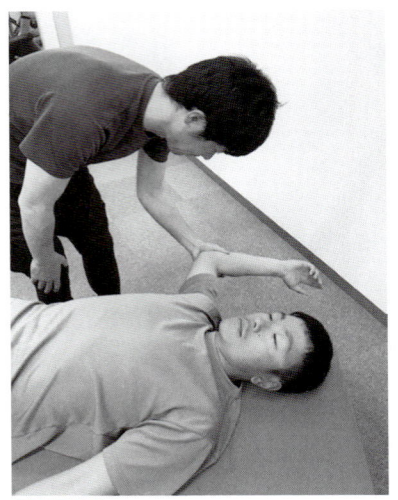
図 14-22 アプリヘンションテスト

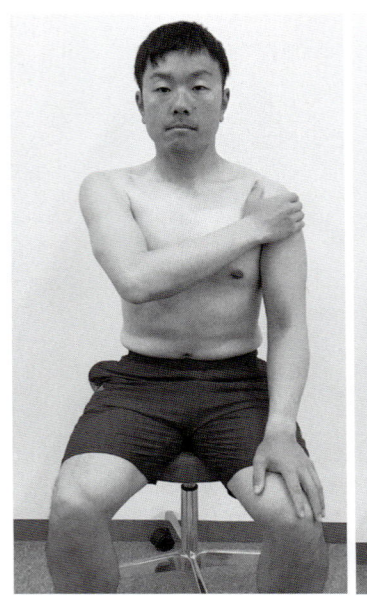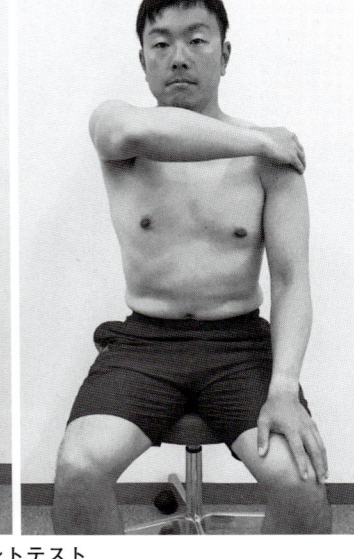
図 14-23 ヨーカムインピンジメントテスト

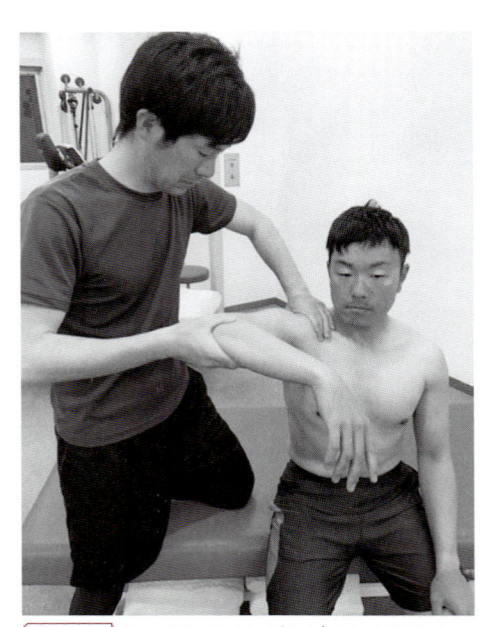
図 14-24 ホーキンスインピンジメントテスト

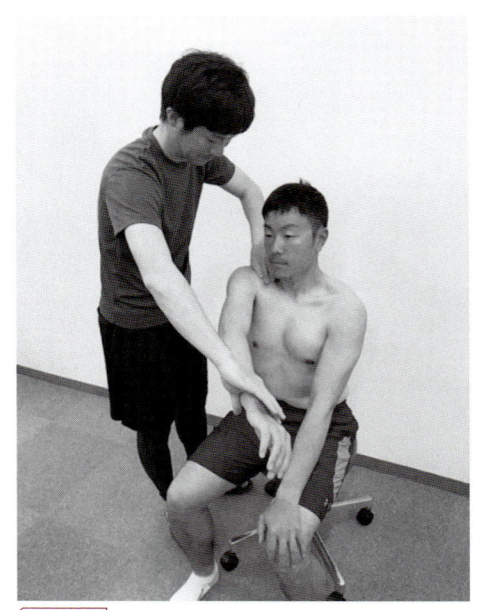
図 14-25 オブライアンテスト

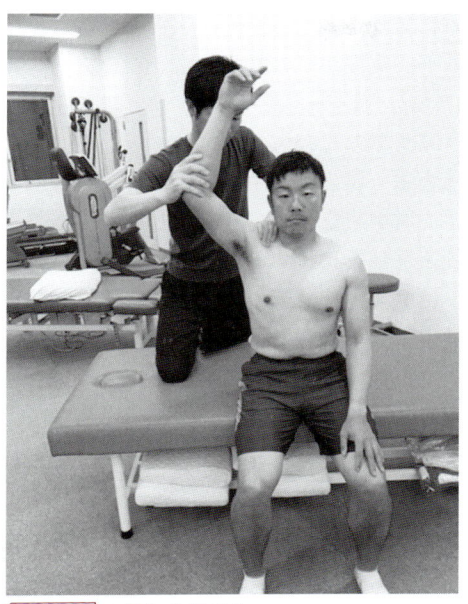

図 14-26 クランクテスト

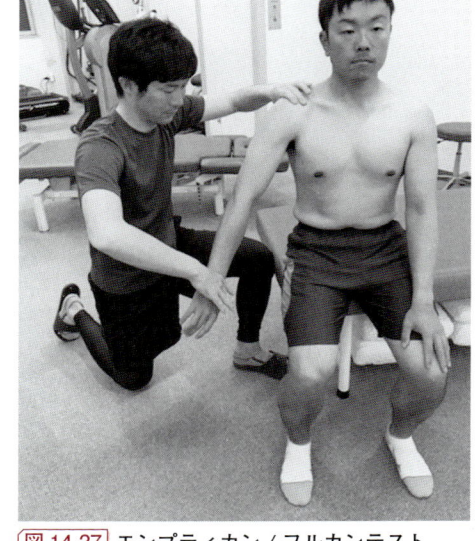

図 14-27 エンプティカン / フルカンテスト

ることが多い.

(7) クランクテスト (図 14-26)

検査法：検者は選手の横に立ち，片方の手で選手の肩甲帯を上方から固定して，他方の手で肘を上肢外転位にて把持する．選手の上肢を肩関節窩に押し付けるように力を加えながら，肩を他動的に内外旋する.

陽性所見：肩関節での痛みやクリック音が生じる.

臨床的意味：関節唇の損傷が疑われる.

(8) エンプティカン/フルカンテスト (図 14-27)

検査法：選手は肩甲骨面上（前額面より 30° 前方）にて上肢を 90° 外転する．検者は選手の正面に立ち，手の前腕部に片手を置き，下方への力を加えて選手はそれに対して抵抗する.

陽性所見：動作に伴う肩関節上方から前方での痛みや患側と比較した筋力低下を生じる.

臨床的意味：肩峰下でのインピンジメントやそれによる腱板の損傷が疑われる.

備考：肩関節内旋位で行われるものをエンプティカンテスト，外旋位で行われるものをフルカンテストとよばれる．腱板の損傷部位などによりテストの陽性率が異なるとされている．スペシャルテストの性質（感受性や特異度）を考慮して評価方法を選択するべきである.

(9) ロードアンドシフトテスト (図 14-28)

検査法：検者は選手の横に立ち，片方の手で選手の肩甲帯を上方から固定して，他方の手は上腕骨頭をつまむように把持する．関節窩に対して平行に力を加えて，上腕骨頭を前方または後方へ動かすように負荷をかけることで上腕骨頭の偏位を観察する.

陽性所見：健側と比較して上腕骨頭が大きく偏位する.

臨床的意味：上腕骨頭が関節窩の前方または

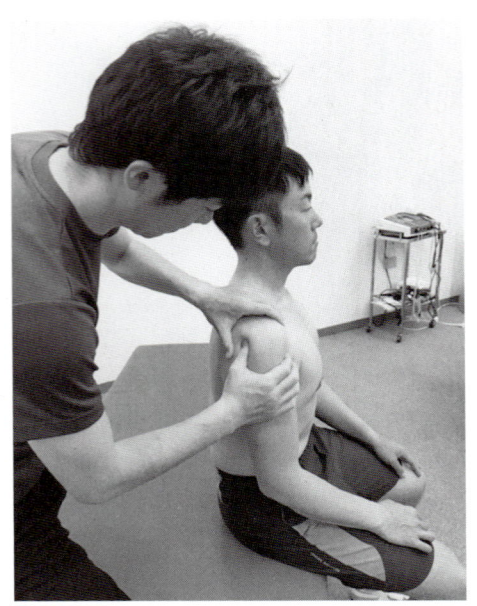

図 14-28 ロードアンドシフトテスト

後方にスライドする．関節包の弛緩による肩関節の不安定性が疑われる．

(10) サルカスサイン

検査法：検者は選手の横に立ち，片方の手で選手の肩甲帯を上方から固定して，他方の手で上腕遠位部を把持する．選手の上肢を下方へ引き下げるように負荷を加えて

陽性所見：健側と比較して上腕骨頭が下方へ大きく偏位する．肩峰下部にくぼみが観察される．

臨床的意味：上腕骨頭が関節窩の下方にスライドする．関節包の弛緩による肩関節の不安定性が疑われる．

3　好発する外傷・障害

　肩関節に好発する外傷・障害について紹介する．以下の外傷・障害の中で，肩関節および肩鎖関節の脱臼は急性外傷として起こるものであり，以降の3つについては急性・慢性どちらのメカニズムでも発生し得るものである．

1　肩関節前方脱臼

(1) メカニズム

　ラグビーなどのコンタクトスポーツにおける接触プレーやスキーなどでの転倒時に肩関節が外転・外旋肢位を強制されることで発生する．

(2) 病態

　上腕骨頭が関節窩から前方に逸脱した状態となる．合併症として Bankart 病変（関節窩前方部の関節唇の剥離）や Hill-Sack 病変（上腕骨頭後上方部の骨軟骨欠損）がある[22]．

(3) 評価

　アプリヘンションテストにより肩が外れるような不安感を訴える．また，不安感が強い場合は外転・外旋肢位をとることができない．

(4) 一般的な予後

　合併症の有無によって異なるが，受傷後3〜4週間の固定．2週間後より筋力トレーニングを開始して，初回脱臼の場合6〜8週でスポーツへ復帰するとされる．反復性となった場合は手術が必要となる[23]．

　補足事項：全体の50％が再脱臼しているとの報告があり，反復性肩関節脱臼への移行に注意が必要である[24]．初めて脱臼した年齢が若いほど再脱臼のリスクが高いとされている[24]．

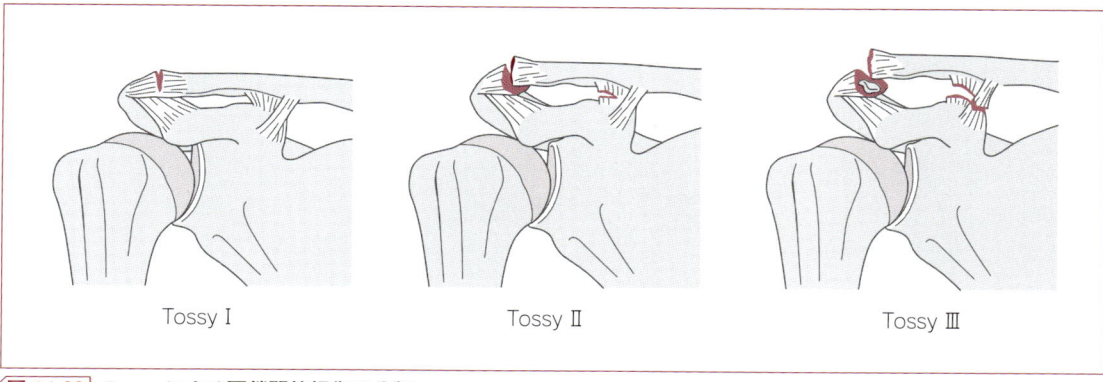

図 14-29 Tossy による肩鎖関節損傷の分類

Tossy Ⅰ：肩鎖靱帯と烏口鎖骨靱帯は伸びているが切れていない
Tossy Ⅱ：肩鎖靱帯は断裂し，関節は外れかけている
Tossy Ⅲ：肩鎖靱帯は断裂し，肩鎖関節は完全に外れている
（文献 25 より引用）

2 肩鎖関節脱臼

(1) メカニズム

スポーツ活動中の肩からの転倒または腕を伸ばしての転倒にて生じる．

(2) 病態

転倒により肩鎖靱帯や烏口鎖骨靱帯が損傷することで鎖骨が上方へ変位する．靱帯の損傷の程度によって 3 段階に分類された Tossy の報告が引用されることが多い[25]（図 14-29）．

(3) 評価

鎖骨の外側端を押し下げると整復され，離すと脱臼するピアノキーサインが検査に用いられる．

(4) 一般的な予後

損傷の程度や競技により異なるが，軽度の場合は三角巾による固定で経過を観察する．重度の場合は手術が適応される場合がある[26]．

3 腱板損傷

(1) メカニズム

投球動作の反復による慢性的なメカニズムに加え，上肢挙上位での転倒のような 1 回の外傷で起こる場合もある．

(2) 病態

肩峰下でのインピンジメント（上腕骨頭と関節窩周囲での軟部組織の衝突）によって棘上筋腱と棘下筋腱に損傷が加わる障害である（図 14-30）．就寝中の痛み（夜間痛）の訴えが多いことが特徴である．

(3) 評価

腱板付着部である上腕骨頭大結節部の圧痛，エンプティカン・フルカンテストの確認が必要となる．ホーキンス・ニアーズなどのインピンジメントテストも用いられる．

(4) 補足事項

一般的には加齢による退行性変化により中高

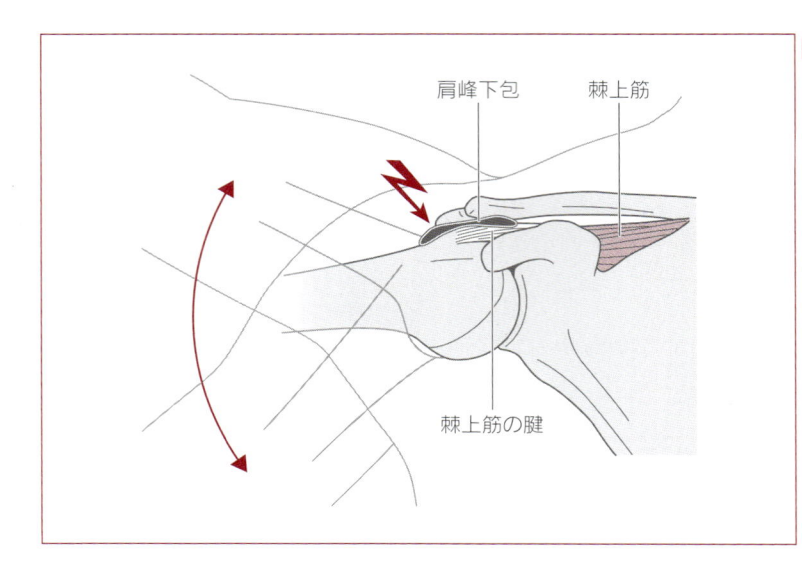

図 14-30 肩峰下インピンジメント
のメカニズム

（文献 27 より引用）

肩峰下包　　棘上筋

棘上筋の腱

年に多く発生するとされており，スポーツにおいては野球・テニス・バレーボールなど，オーバーヘッド動作を含む競技での発生率が高い．疫学的な報告の多くは腱炎や部分損傷であり，若年層で腱板断裂に至る例は少ないとされている[28]．

4 関節唇損傷

(1) メカニズム

腱板損傷と同様に急性または慢性のどちらのメカニズムによっても発生し得るとされている．

(2) 病態

関節唇が肩関節のインピンジメントによって摩耗・剥離する障害である．上方関節唇の損傷はSLAP (superior labrum anterior and posterior) 病変とよばれ，損傷の形態により4つに分類される（図 14-31）[29]．特定の肢位での肩関節の痛みや引っ掛かりを訴えることが多い．

(3) 評価

オブライアンテストやクランクテストの検査が必要である．

5 投球障害肩

(1) メカニズム

投球動作を機序として発生する肩関節の障害は投球障害肩とよばれ，発生メカニズムにより肩峰下インピンジメント，インターナルインピンジメントの2つに大きく分けられる（図 14-32）[30]．肩峰下インピンジメントは投球動作のテイクバック期やフォロースルー期にて肩関節内旋位で起きることが多く，インターナルインピンジメントはコッキング期や加速期にて肩関節水平伸展位で起きるとされている（図 14-33）．

(2) 病態

投球障害肩は問題の生じる組織としては，回旋筋腱板や上腕二頭筋長頭腱，関節唇，肩峰下滑液包などがある．

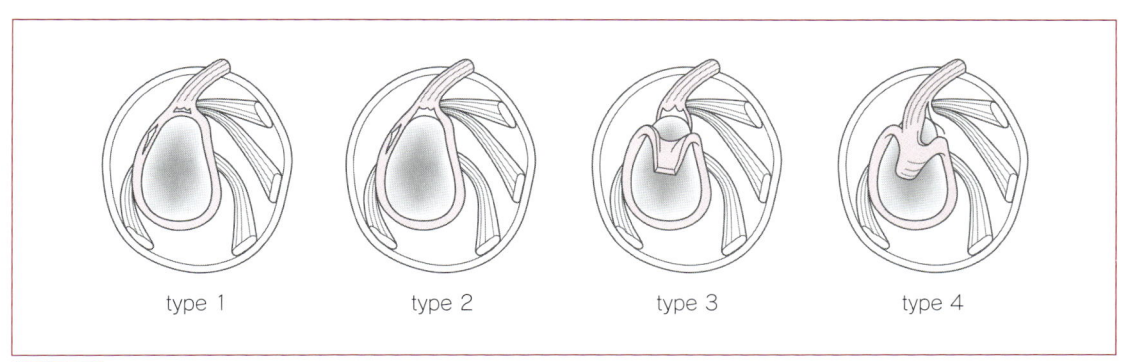

図 14-31　SLAP 病変の分類

type 1：関節唇の変性，type 2：関節唇の剥離，type 3：関節唇のバケツ柄様断裂，type 4：上腕二頭筋長頭腱の部分断裂に至る垂直断裂
（文献 29 より引用）

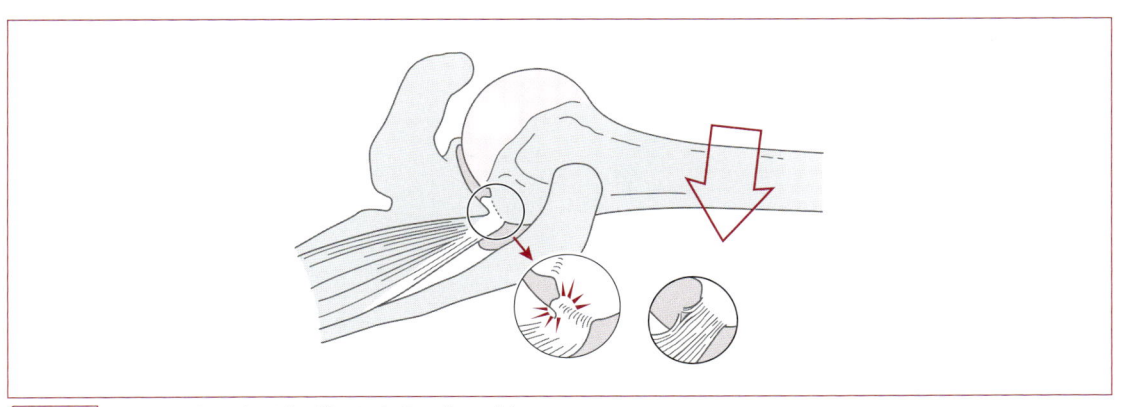

図 14-32　インターナルインピンジメントのメカニズム

肩関節外転外旋位での水平伸展方向への運動により上腕骨頭が前方へ変位するストレスが加わり，肩後方にて棘上筋腱のインピンジメントが発生する
（文献 30 より引用）

(3) 評価

　上肢挙上時の引っ掛かり感の訴えや，インピンジメントテスト，アプリヘンションテスト時の後方の詰まりなどを確認する必要がある．

4　リハビリテーション

　リハビリテーションを 3 つに期分けして紹介する．まず，炎症や疼痛の改善を図り，日常生活動作を獲得するまでを目標とした時期をメディカルリハビリテーション期とした．競技の専門動作を行うための準備段階となる時期をアスレティックリハビリテーション前期，スロー

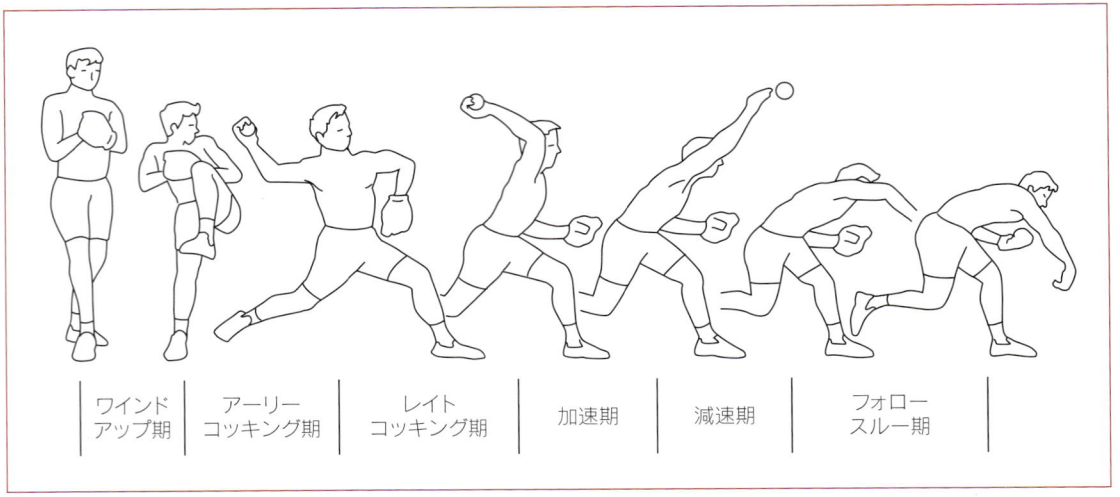

図 14-33 投球の期分け

| ワインド
アップ期 | アーリー
コッキング期 | レイト
コッキング期 | 加速期 | 減速期 | フォロー
スルー期 |

（文献 31 より引用）

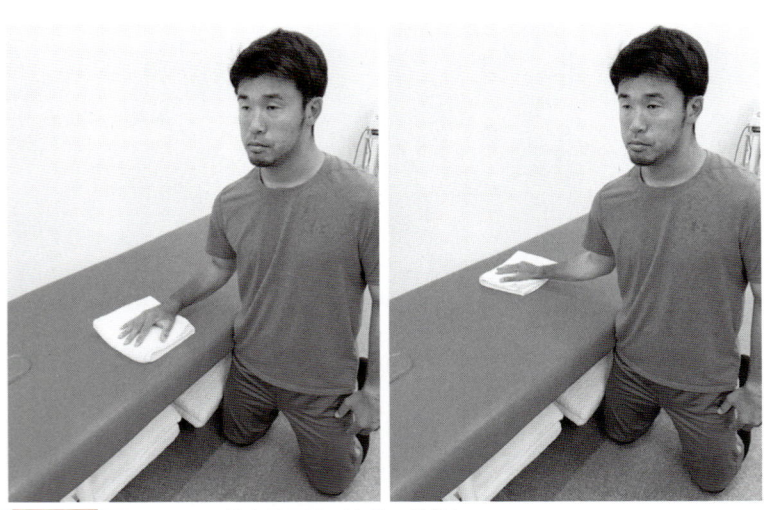

図 14-34 肩 ROM Ex. ① 自動運動（内旋 / 外旋）

イングやタックルなどの競技専門動作の導入時期をアスレティックリハビリテーション後期とした.

1 急性期の患部対応

受傷後の炎症や疼痛の改善を図るための対応は他の部位と共通するものであり，アイシングやマイクロカレント，非温熱での超音波などの物理刺激を活用して組織修復に適した体内環境

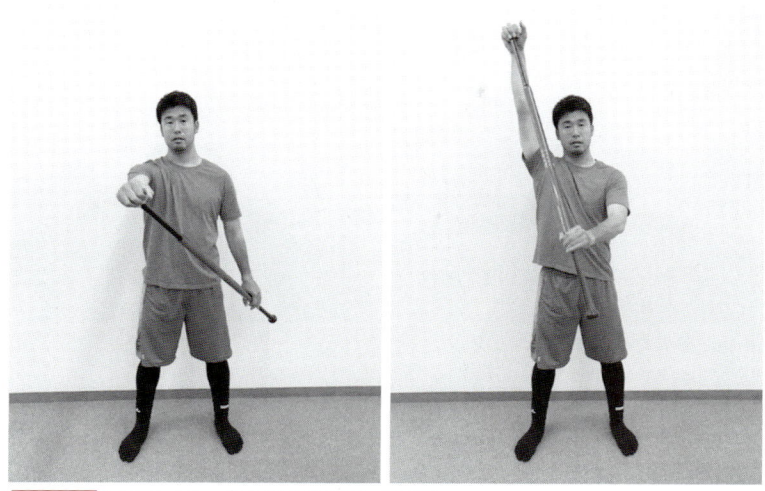

図 14-35 肩 ROM Ex. ②自動介助運動（屈曲）

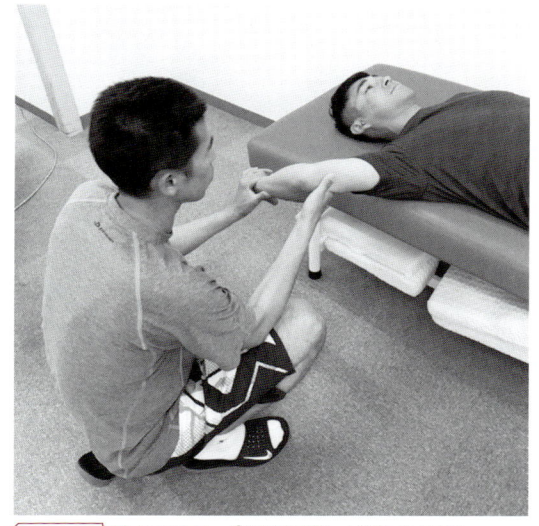

図 14-36 肩 ROM Ex. ③他動運動（外転位外旋）

づくりを行う（第8章参照）[32].

2 可動域改善

　可動域の獲得のための運動は，自身で行う自動運動，棒などの用具を用いて行う自動介助運動，パートナーストレッチなどを含めた他動運動の3つに大きく分けられる（図 14-34〜14-36）[33]．肩関節周囲筋の拘縮を改善する目的ではセルフリリースや静的ストレッチ（図 14-37）が用いられる．

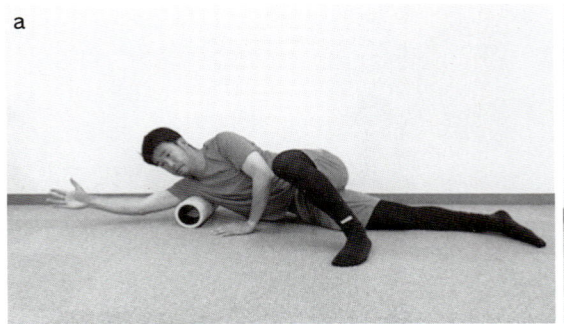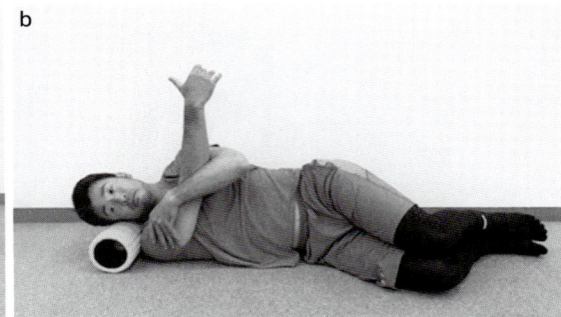

図 14-37 肩周囲筋拘縮改善のためのエクササイズ

a：広背筋セルフリリース，b：クロスアームストレッチ

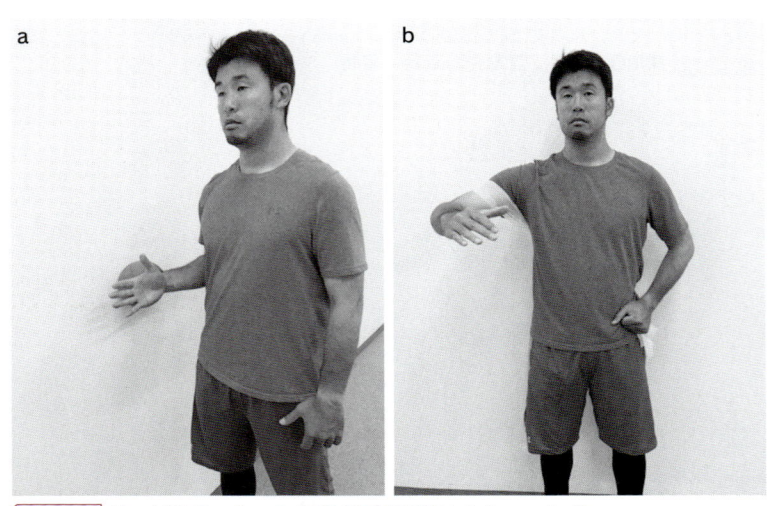

図 14-38 リハビリテーション初期の肩関節筋力トレーニング

a：アイソメトリック下垂位外旋，b：コンセントリック近位抵抗外転

③ 筋力向上

　筋力トレーニングは疼痛に注意しながら上肢下垂位の種目より開始し，可動域の改善に伴い徐々に外転挙上位へと進めていくことが安全である．運動の様式としてはアイソメトリック収縮のエクササイズから開始して，コンセントリック収縮の種目へと移行していく（**図 14-38**）[34]．

④ リハビリテーション前期

　炎症が消失して可動域が獲得された後，肩関節の機能改善・向上のためのトレーニングを積極的に開始する．肩複合体としての特性を踏まえた運動処方が必要であり，肩関節や肩甲帯に加えて胸椎や股関節を含めたリハビリテーションが必要であるとされている（**図 14-39**）．し

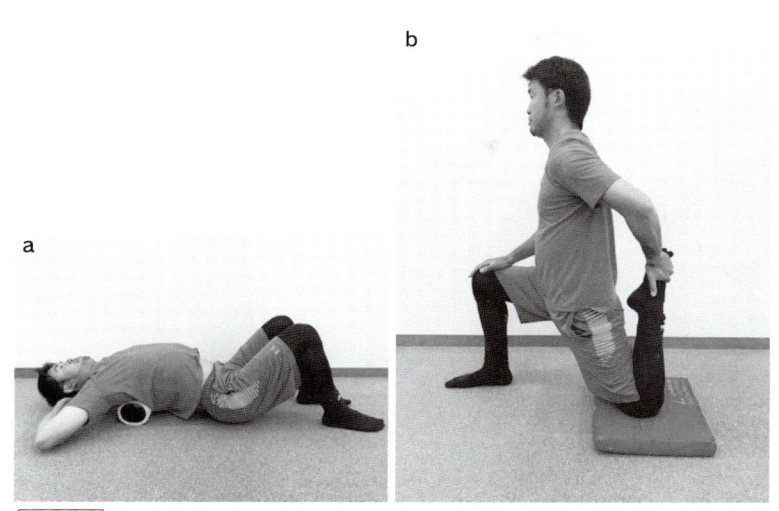

図 14-39 肩関節機能と関連の深い周囲関節のエクササイズ

a. 胸椎伸展 w/ ストレッチポール，大腿四頭筋ストレッチ

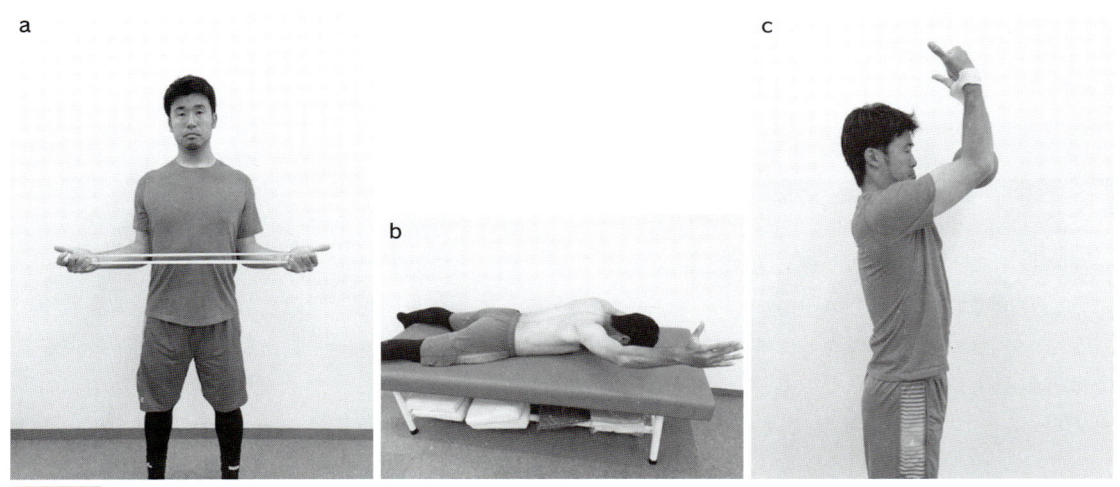

図 14-40 リハビリテーション初期の肩複合体エクササイズ

a：ボザー（肩甲帯内転筋群と肩関節外旋筋群を対象とした両側での肩関節外旋運動），b：135°アームレイズ（肩甲帯内転筋群を対象とした上肢挙上位での屈曲運動），c：フロントボールレイズ（前鋸筋を対象とした水平内転および外旋を加えた上肢屈曲運動）

かし，第１優先として障害を有する肩関節の機能改善を図り，その後に周囲の関節へと続く順序であることを留意する必要がある．肩関節の正常な運動のためには肩甲帯を固定した肢位で回旋筋腱板の出力を発揮できることが重要である（図 14-40）[35].

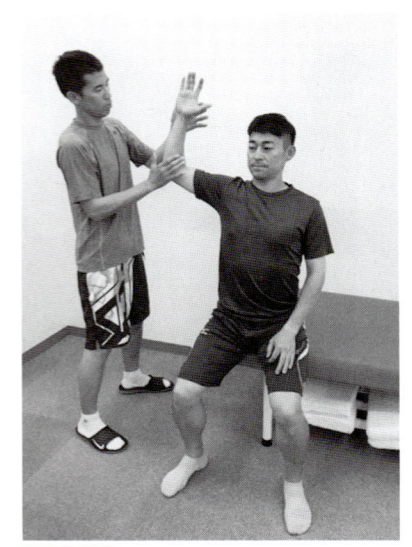

図 14-41 リズミックスタビライゼーション

選手に対して仰臥位もしくは座位にて上肢を
固定するように指示. 肘や前腕に対して多方
向からリズミカルに抵抗を加え, 不規則な刺
激に対しての肩の安定を図る

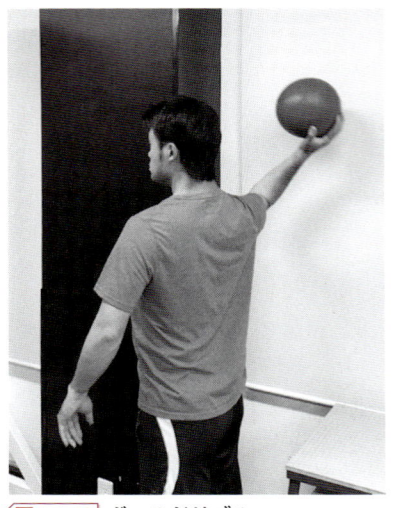

図 14-42 ボールドリブル

外転90°肢位での内外旋動作にてボールを壁
に叩きつける. 肘は固定して, 大きく外旋す
る意識で行う

5 リハビリテーション後期

競技専門動作導入への準備として, 競技動作
に近い肢位や収縮様式でのトレーニングが必要
になる. スローイングやタックル動作導入の例
では外転挙上位にてエキセントリック収縮を含
んだトレーニングが重要である (図 14-41,
14-42).

スローイング開始に向けては下肢・体幹との
協調を意識した真下投げや, シャドーピッチン
グでの確認が必要である[36].

タックル開始に向けては, 脱臼の受傷肢位で
ある外転・外旋を「脇を締めた」タックルが推
奨されている. また, 再脱臼を防ぐためにコン
タクトプレー時にはテーピングなどを用いる必
要がある[37].

▶ 文献

1) 坂井建雄ほか:プロメテウス解剖学アトラス　解剖
学総論/運動器系. 医学書院, 東京, 256, 2007
2) DONALD AN, et al:筋骨格系のキネシオロジー.
医歯薬出版, 東京, 117, 2005
3) 坂井建雄ほか:プロメテウス解剖学アトラス　解剖
学総論/運動器系. 医学書院, 東京, 328-329,
2007
4) 坂井建雄ほか:プロメテウス解剖学アトラス　解剖
学総論/運動器系. 医学書院, 東京, 324-325,
2007
5) 青木隆明ほか:機能解剖学的触診技術—上肢. メジ
カルビュー, 東京, 119-189, 2007
6) 坂井建雄ほか:プロメテウス解剖学アトラス　解剖
学総論/運動器系. 医学書院, 東京, 261, 2007
7) 国分正一ほか:標準整形外科学. 医学書院, 東京,
427, 2008
8) 坂井建雄ほか:プロメテウス解剖学アトラス　解剖
学総論/運動器系. 医学書院, 東京, 384, 2007
9) 坂井建雄ほか:プロメテウス解剖学アトラス　解剖
学総論/運動器系. 医学書院, 東京, 356, 2007

10) 福林 徹ほか：肩のリハビリテーションの科学的基礎. ナップ, 東京, 27, 2009

11) 坂井建雄ほか：プロメテウス解剖学アトラス　解剖学総論/運動器系, 医学書院, 東京, 269, 2007

12) 坂井建雄ほか：プロメテウス解剖学アトラス　解剖学総論/運動器系, 医学書院, 東京, 269, 2007

13) TS エレンベッカーほか：エレンベッカー肩関節検査法. 西村書店, 東京, 13, 2008

14) 渡部賢一ほか：ファンクショナルトレーニング—機能向上と障害予防のためのパフォーマンストレーニング, 文光堂, 東京, 59-61, 2010

15) Hoppenfeld, et al：図解　四肢と脊椎の診かた. 医歯薬出版, 東京, 9, 1984

16) 日本体育協会：公認アスレティックトレーナー専門科目テキスト5—検査・測定と評価, 東京, 47, 2007

17) 日本体育協会：公認アスレティックトレーナー専門科目テキスト5—検査・測定と評価, 東京, 39, 2007

18) Hoppenfeld, et al：図解　四肢と脊椎の診かた. 医歯薬出版, 東京, 23-28, 1984

19) TS エレンベッカーほか：エレンベッカー肩関節検査法. 西村書店, 東京, 26, 2008

20) Chad Starkey, et al：スポーツ外傷・障害評価ハンドブック, ナップ, 東京, 250-268, 2007

21) TS エレンベッカーほか：エレンベッカー肩関節検査法. 西村書店, 東京, 55-117, 2008

22) 福林 徹ほか：肩のリハビリテーションの科学的基礎. ナップ, 東京, 65, 2009

23) 黒澤 尚ほか：スポーツ外傷学Ⅲ 上肢. 医歯薬出版, 東京, 42-57, 2000

24) Chalidis B, et al：Has the management of shoulder dislocation changed over time ？ Int Orthop 31：385-389, 2007

25) 坂井建雄ほか：プロメテウス解剖学アトラス　解剖学総論/運動器系. 医学書院, 東京, 258, 2007

26) 黒澤 尚ほか：スポーツ外傷学Ⅲ 上肢. 医歯薬出版, 東京, 26-29, 2000

27) 福林 徹ほか：肩のリハビリテーションの科学的基礎. ナップ, 東京, 104, 2009

28) 青木隆明ほか：機能解剖学的触診技術—上肢, メジカルビュー, 東京, 178, 2007

29) 坂井建雄ほか：プロメテウス解剖学アトラス　解剖学総論/運動器系, 医学書院, 東京, 264, 2007

30) TS エレンベッカーほか：エレンベッカー肩関節検査法. 西村書店, 東京, 73, 2008

31) Andrews JR et al：Biomechanics of Pitching with pmphasis upon shoulder kinematics. J Orthop Sports Phys Ther 18：402-408, 1993

32) 日本体育協会：公認アスレティックトレーナー専門科目テキスト7—アスレティックリハビリテーション, 東京, 133-134, 2007

33) 臨床スポーツ医学 30（臨増）, 文光堂, 東京, 242-244

34) 臨床スポーツ医学 30（臨増）, 文光堂, 東京, 235-237

35) 渡部賢一ほか：ファンクショナルトレーニング-機能向上と障害予防のためのパフォーマンストレーニング, 文光堂, 東京, 61-85, 2010

36) 福林 徹ほか：肩のリハビリテーションの科学的基礎, ナップ, 東京, 161-163, 2009

37) 日本体育協会：公認アスレティックトレーナー専門科目テキスト7—アスレティックリハビリテーション, 東京, 140-142, 2007

（中原啓吾）

1 機能解剖

1 骨

(1) 上腕部

①上腕骨（図15-1）

ⓐ中央から近位端

骨頭，体部，頸部で構成されている．上腕骨体長軸と約135°の角をなしており，骨頭は内外上顆を結ぶ平面に対して約30°捻転している．これは後捻といわれている[1]．

ⓑ中央から遠位端

上腕骨滑車は肘頭と腕尺関節を構成する．滑車は中央に滑車溝があり，顆間軸に対して5～8°内下方に傾斜し，外側に比べ内側径が大きく，滑車溝の螺旋構造という特徴がある．これらにより，肘関節の生理的外反が形成される（carrying angle）[2]．

(2) 前腕部

前腕は，尺骨と橈骨により形成される．

①尺骨（図15-2）

近位端の後面に大きな突起のある形状をしている肘頭があり，前面には鉤状突起が隆起している．

②橈骨（図15-2）

近位端は橈骨頭という円板状の構造をしている．関節軟骨で覆われ，橈骨頭は尺骨の頭骨切痕と近位橈尺関節を形成している．また橈骨背側結節をリスター結節という．

(3) 肘関節

肘関節は腕尺関節と腕橈関節，近位橈尺関節で構成される．腕尺関節は滑車切痕と上腕骨滑車で構成される．上腕骨滑車は，中央に滑車溝があり，顆間軸に対して5～8°内下方に傾斜している，外側に比べ内側径が大きい，滑車溝の螺旋構造という特徴がある．そのため，肘伸展位で5～20°の外反を示す．これは外反角（carrying angle）よばれている．腕橈関節は上腕骨小頭と橈骨頭で構成される球関節である[2,3]．

(4) 前腕（近位および遠位橈尺関節）

橈骨と尺骨は，骨間膜，近位および遠位橈尺関節によって連結されている．この構造によって，前腕の回内・回外運動が可能となっている．

(5) 手部

手部は，図15-3にあるとおり11個の手指骨，8個の手根骨により形成される．手根骨は，近位手根骨列（舟状骨，月状骨，三角骨，豆状骨），遠位手根骨列（大菱形骨，小菱形骨，有頭骨，有鉤骨）を形成している．

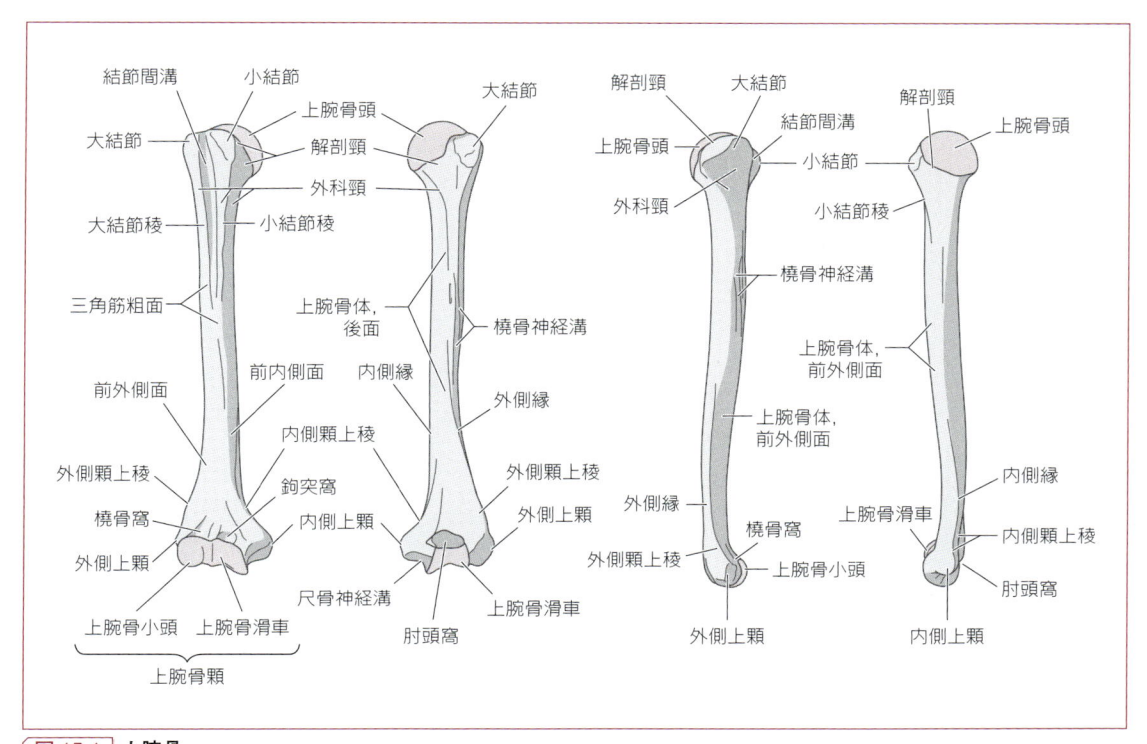

図 15-1 上腕骨

（文献 4 より引用）

2 軟部組織

(1) 筋

①上腕部, 前腕部, 手部の筋 (図15-4〜15-6)

　肘関節の屈筋群は, 3つの異なる神経（橈骨神経, 正中神経, 筋皮神経）で支配されている. また伸筋群は橈骨神経で支配されている. そのため, 肘関節の完全な運動麻痺は, 3つの神経が損傷された際に起こる. 前腕の回内筋群は前腕内側, 回外筋群は前腕外側に多くが存在している. 手指の運動に関わる筋は, 手内在筋, 手外在筋に分類される. 手内在筋は付着部が手の内部にあり, 手外在筋は, 起始が前腕または一部の筋は上腕の内・外側上顆にある.

(2) 靱帯・その他

①肘関節

　図 15-7 にあるとおり内側側副靱帯（MCL）（前部線維束, 後部線維束, 横走線維束）は, 前部, 後部, 横走の線維束によって構成される. 前部線維束は MCL の中で1番強度が強いといわれている[5]. 靱帯の緊張が高まる運動は表 15-1 のとおりである.

②手根管 (屈筋支帯)[4, 6]

　手根骨の掌側は, 凹状となっている. この凹を覆うように屈筋支帯（横手根靱帯）が存在している. 手根管は, 正中神経や手の外側筋腱などが図 15-8 の矢印を通過する

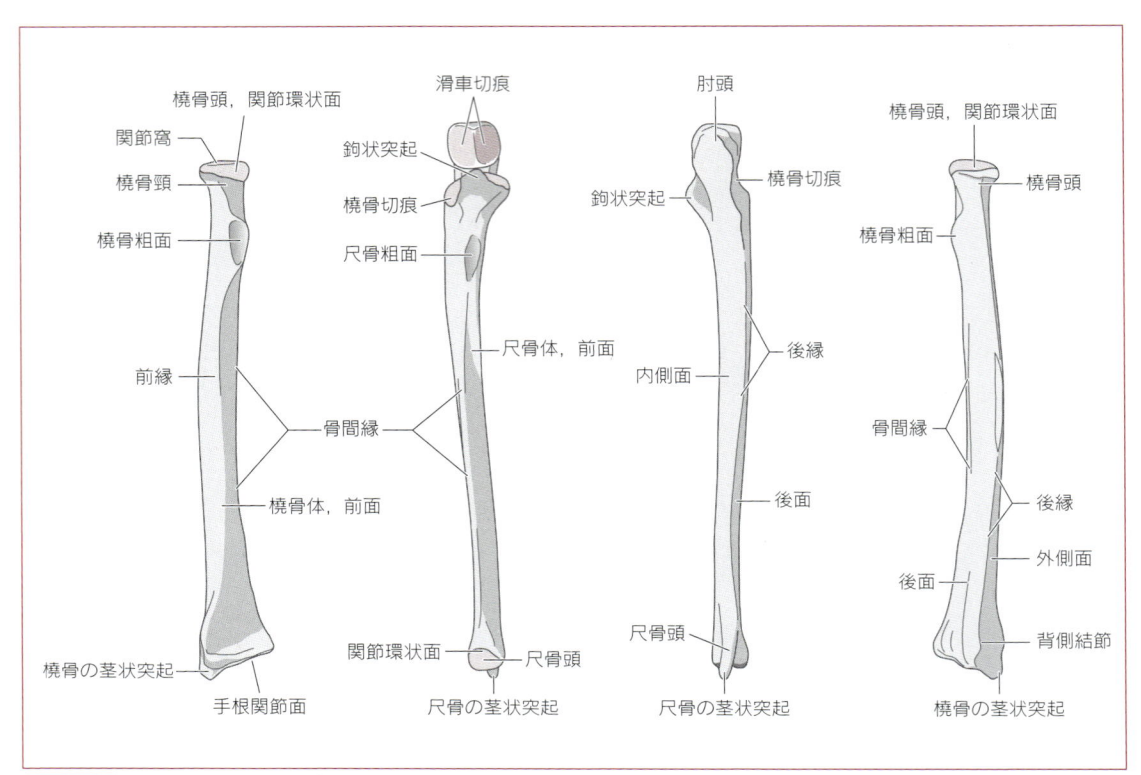

図 15-2 橈骨・尺骨

（文献 4 より引用）

③ギオン管

尺骨神経，尺骨動静脈が通過している．

④肘部管[7]

肘部管とは，尺骨神経が上腕骨内上顆の後方，尺側手根屈筋の上腕骨頭と尺骨頭の間に張っている Osborne 靱帯の深部をとおり，尺骨手根屈筋内に入るまでの区間といわれている．

⑤三角線維軟骨複合体（TFCC）

手関節三角線維軟骨複合体（triangular fibro-cartilage complex：TFCC）は手関節尺側で尺骨と手根骨の間にある靱帯・線維軟骨複合体のことである．三角線維軟骨，橈尺靱帯，尺骨手根伸筋腱鞘床とその掌側の関節包によって構成され，図 15-9 のような構造をしている．尺側

手根間関節および遠位橈尺関節の安定と尺骨手根間の荷重の緩衝の役割をしている[8]．

(3) 神経

腕神経叢は第 5 頸髄神経根から第 1 胸髄神経根までの前枝によって形成されている．合流と分枝を繰り返し，図 15-10 のように各神経を形成していく．

(4) 血管

上肢の栄養動脈は，鎖骨下動脈，腋窩動脈，上腕動脈から各動脈へと枝分かれし，図 15-11 のようになる．また静脈は，図 15-12 のようになる．

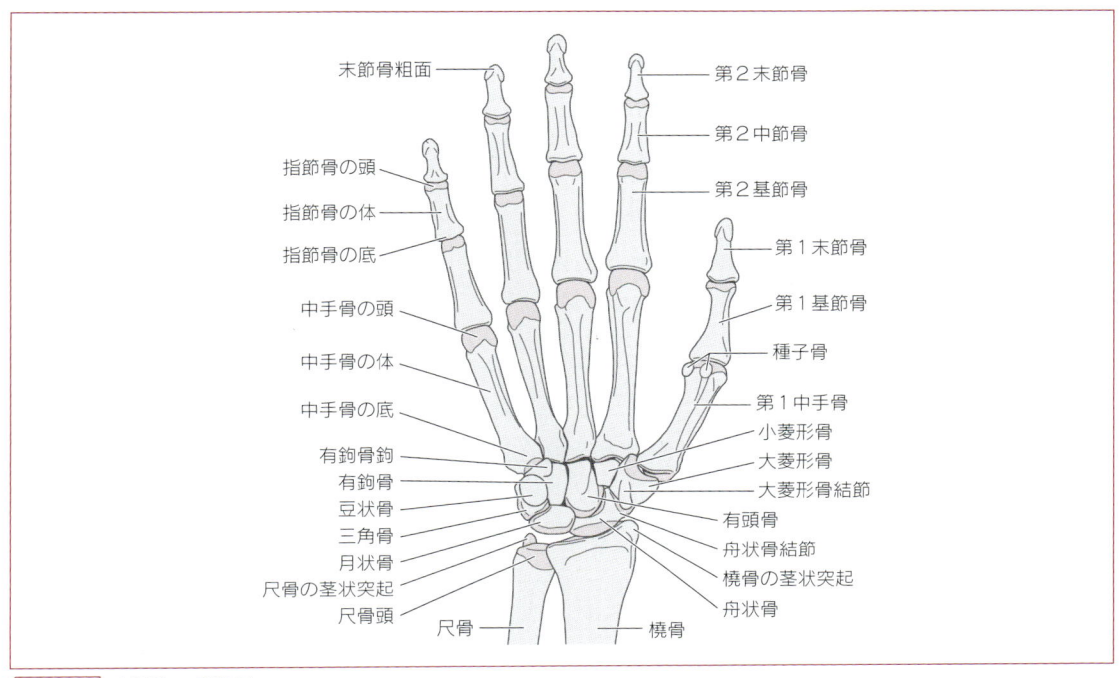

図 15-3 手指骨・手根骨

（文献 4 より引用）

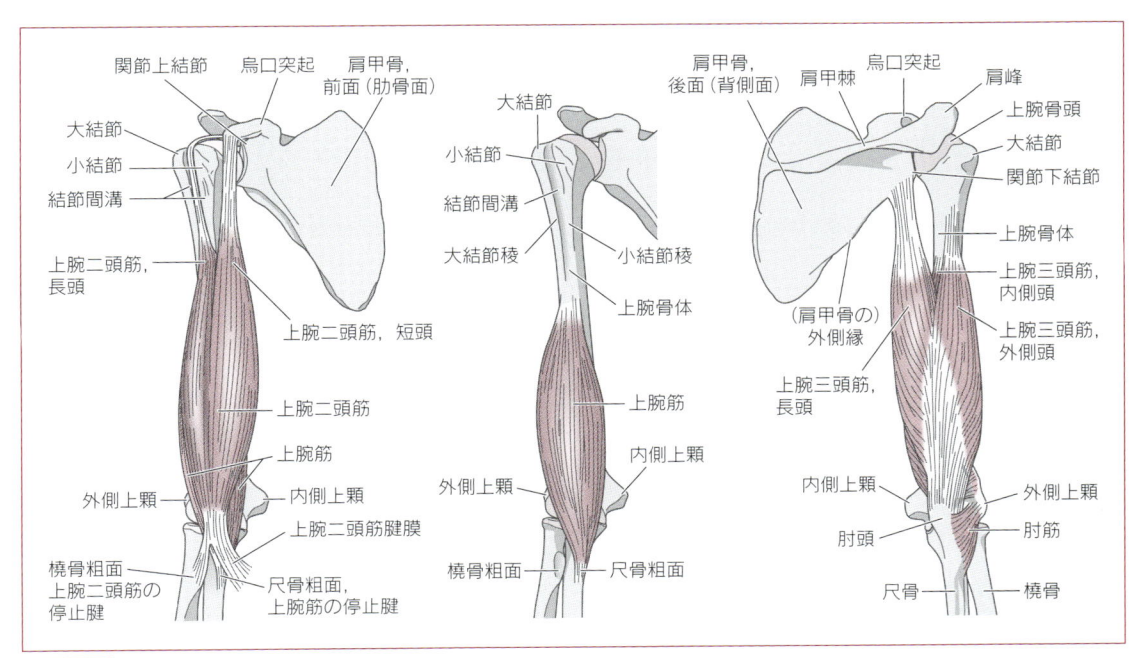

図 15-4 上腕部の筋

（文献 4 より引用）

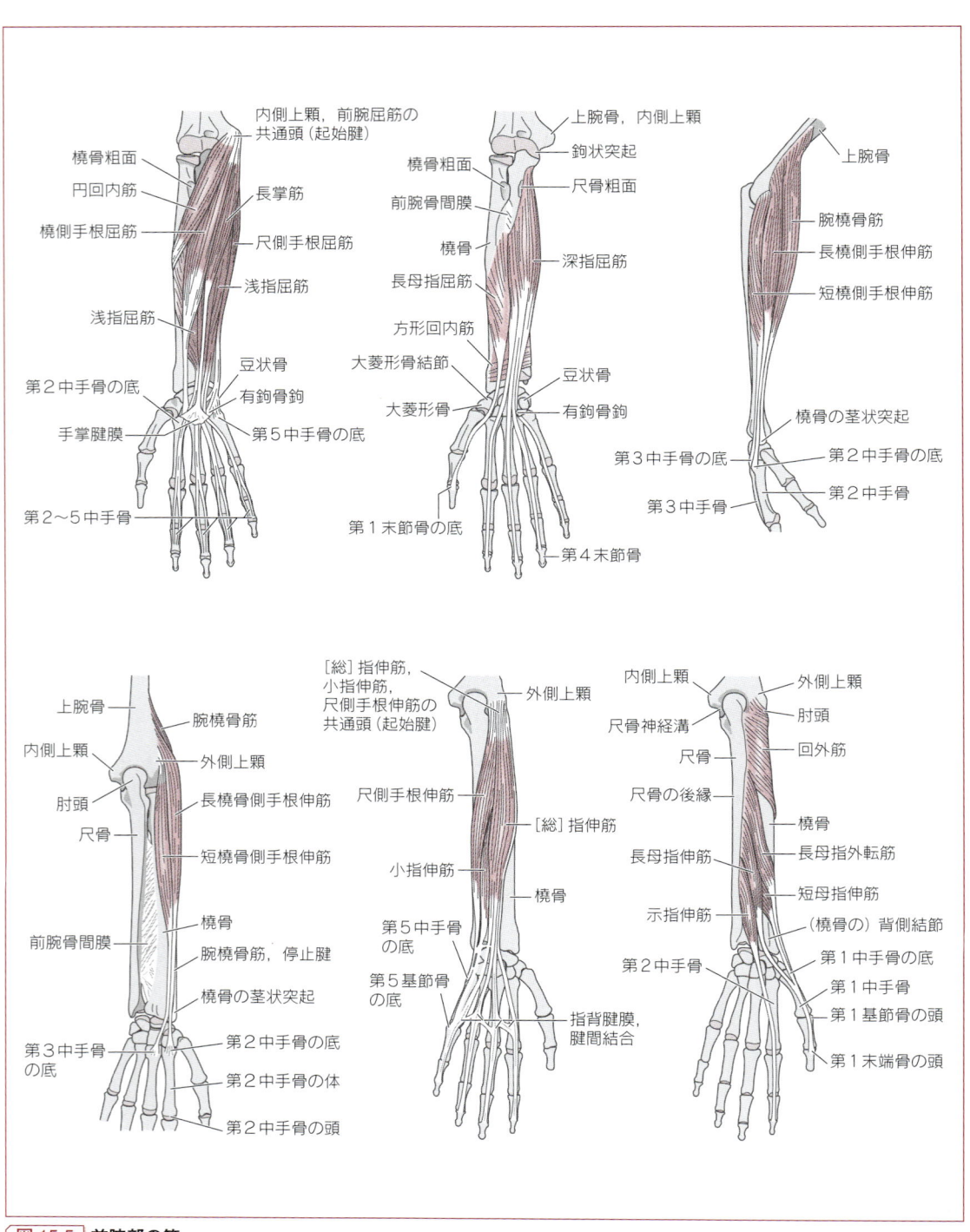

図 15-5 前腕部の筋

（文献 4 より引用）

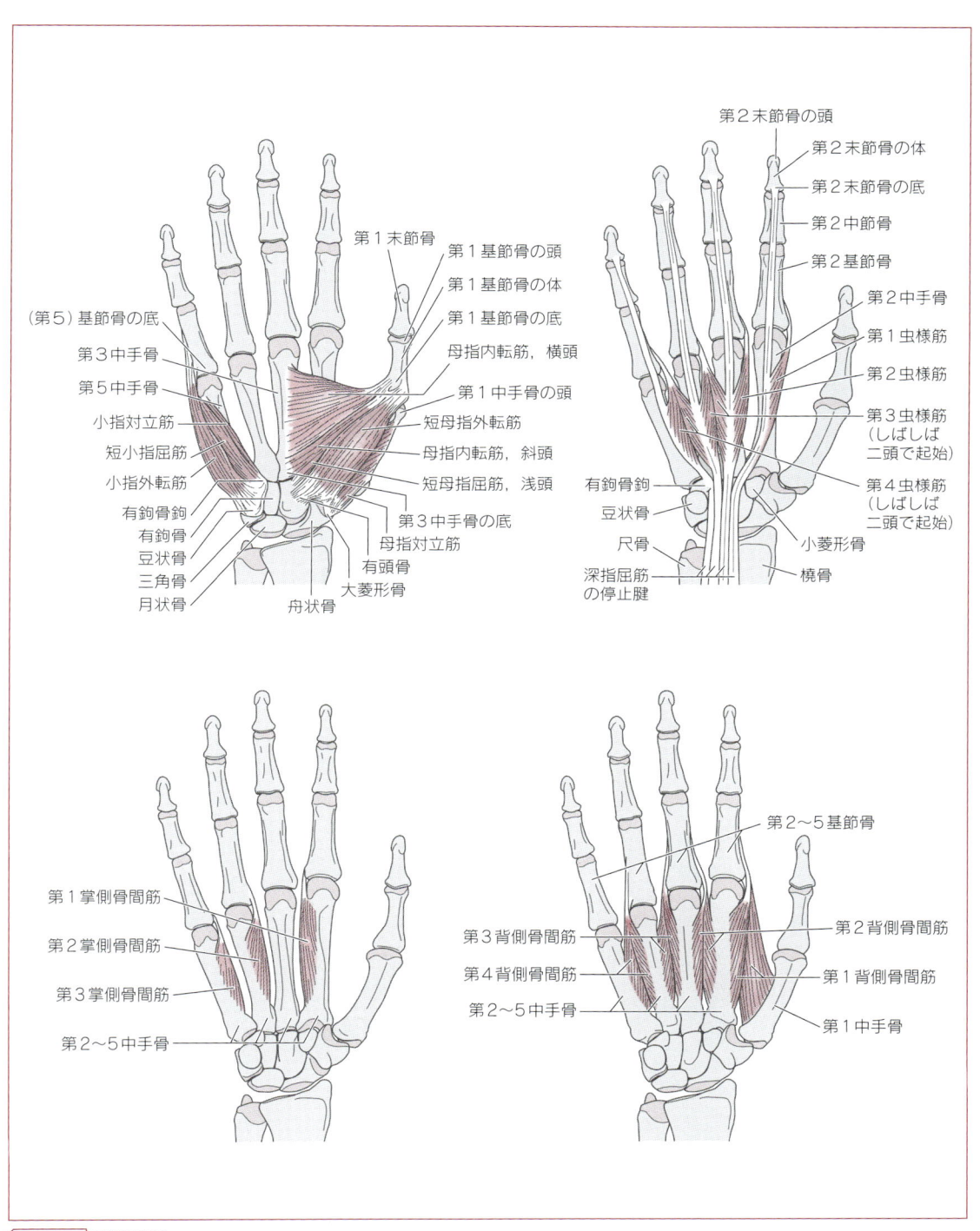

図 15-6 手部の筋

（文献 4 より引用）

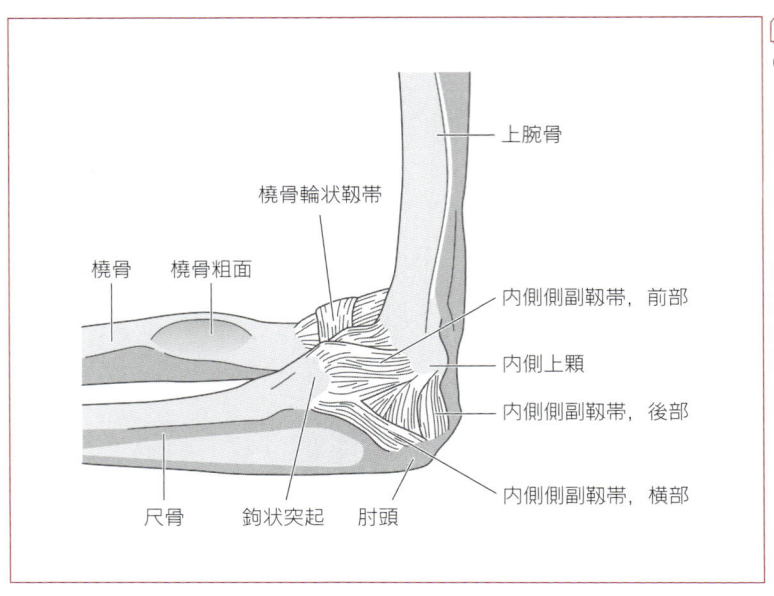

図 15-7 肘関節内側側副靱帯

（文献 4 より引用）

上腕骨

橈骨輪状靱帯

橈骨　橈骨粗面

内側側副靱帯，前部

内側上顆

内側側副靱帯，後部

内側側副靱帯，横部

尺骨　鉤状突起　肘頭

表 15-1 肘関節周囲の靱帯と緊張が高まる運動

MCL	運動
前部線維束	外反，伸展と屈曲
後部線維束	外反，屈曲
横走線維束	特になし(肘頭から尺骨鉤上突起へ走行)

（文献 2 より引用）

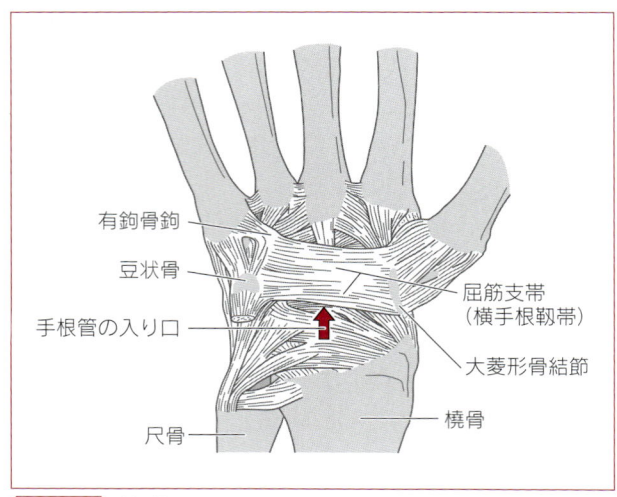

有鉤骨鉤

豆状骨

手根管の入り口

屈筋支帯
（横手根靱帯）

大菱形骨結節

尺骨　　橈骨

図 15-8 手根管

（文献 4 より引用）

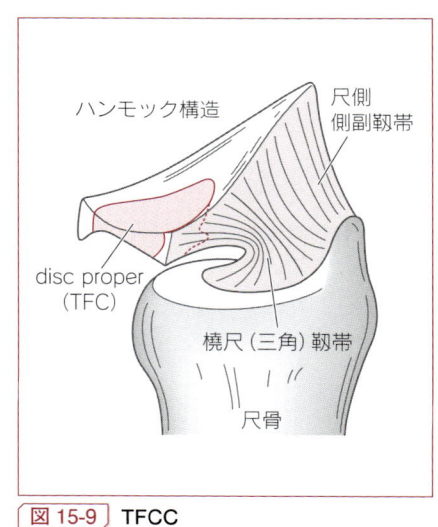

ハンモック構造

尺側
側副靱帯

disc proper
(TFC)

橈尺（三角）靱帯

尺骨

図 15-9 TFCC

（文献 9 より引用）

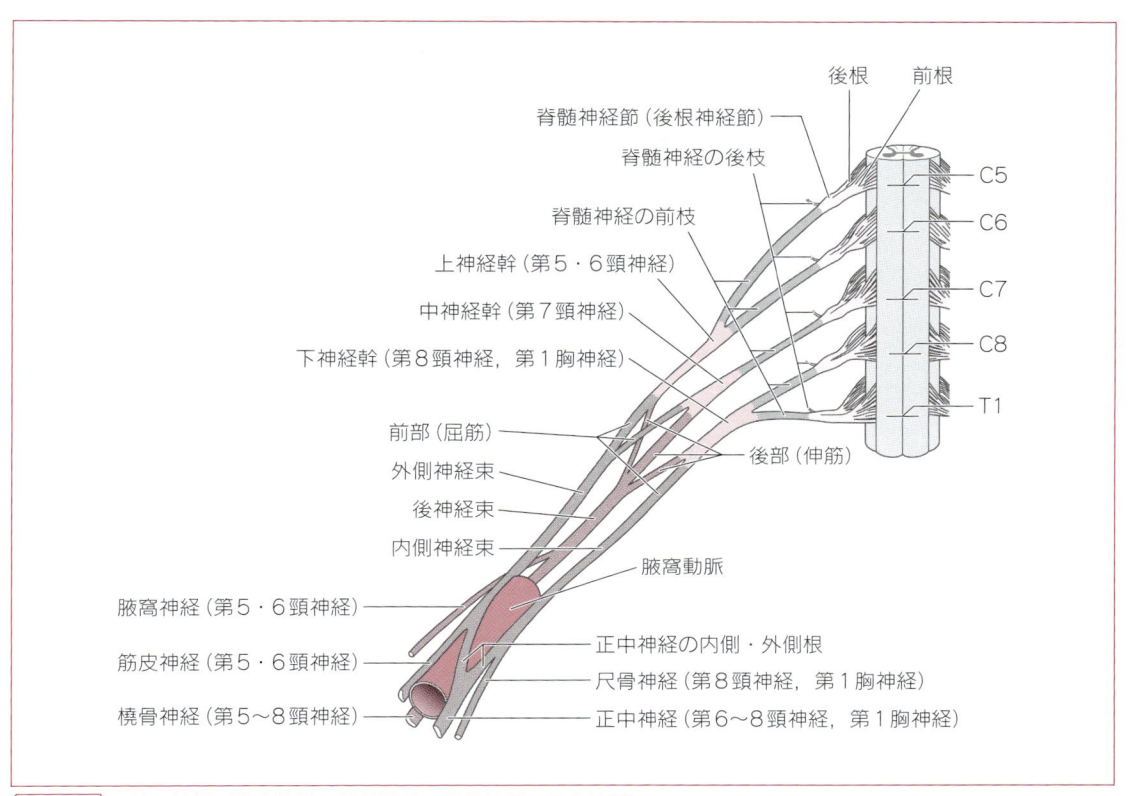

後根　前根

脊髄神経節（後根神経節）

脊髄神経の後枝

脊髄神経の前枝

上神経幹（第5・6頸神経）

中神経幹（第7頸神経）

下神経幹（第8頸神経，第1胸神経）

前部（屈筋）

外側神経束

後神経束

内側神経束

後部（伸筋）

腋窩動脈

腋窩神経（第5・6頸神経）

筋皮神経（第5・6頸神経）

橈骨神経（第5〜8頸神経）

正中神経の内側・外側根

尺骨神経（第8頸神経，第1胸神経）

正中神経（第6〜8頸神経，第1胸神経）

C5
C6
C7
C8
T1

図 15-10　上肢の神経（筋皮神経，橈骨神経，尺骨神経，正中神経）

（文献4より引用）

3　アライメント

(1) 外反角（carrying angle）

　前述したが，上腕骨滑車には滑車溝の螺旋構造といった特徴があるため，肘伸展位で5〜20°の外反を示す．これは外反角（carrying angle）と呼ばれている．

2　評価

　アスレティックトレーナーが行う評価は，受傷時の状況確認や身体的機能の確認，受傷後の機能障害レベル，身体的機能の確認が中心となる．それらを評価手法ごとに説明する．

1　問診

　具体的な問診（情報収集）の方法については，第2章に記載されているが，アスレティックリハビリテーションを進める上では，選手自身だ

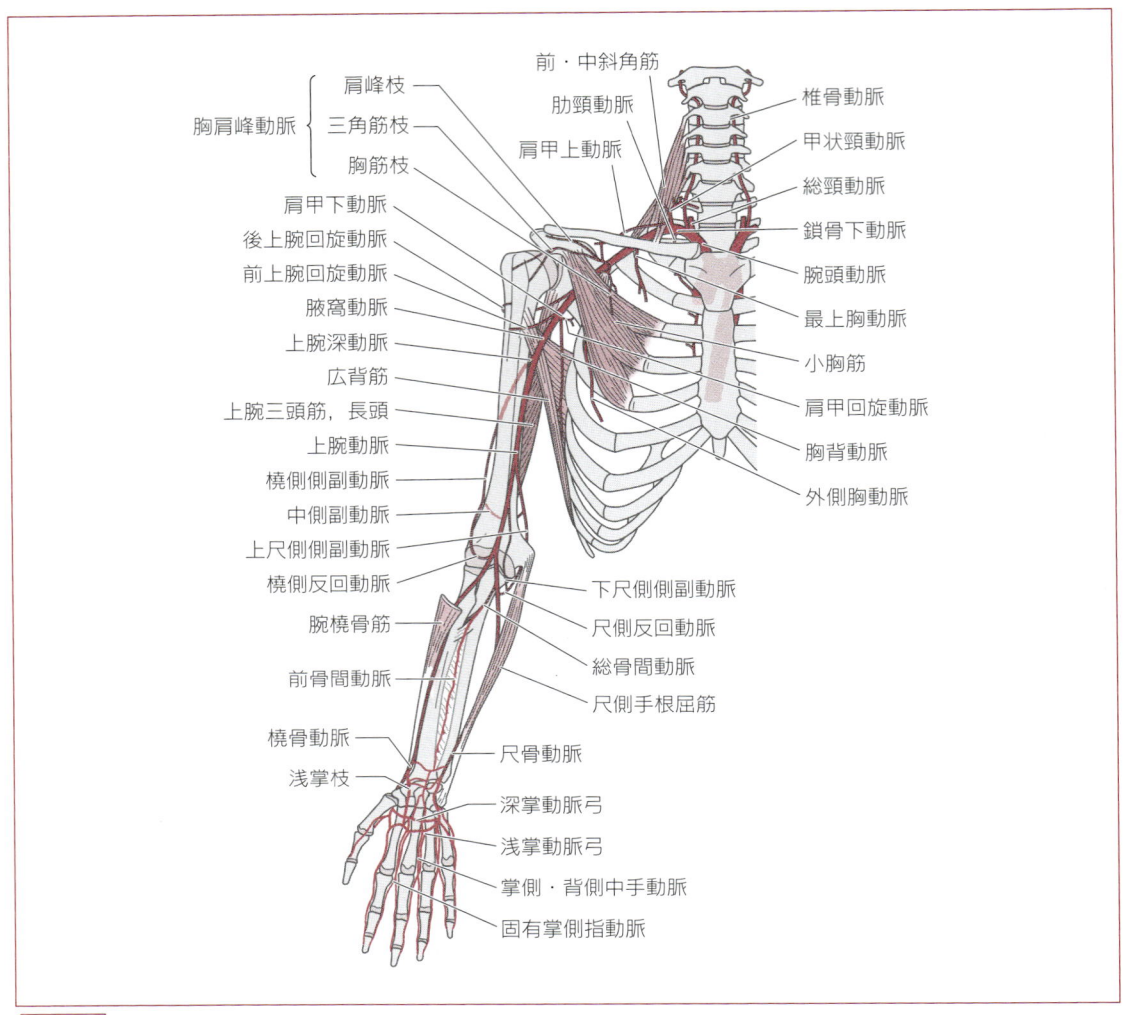

図 15-11 上肢動脈系
（文献 4 より引用）

図中ラベル：

胸肩峰動脈
　肩峰枝
　三角筋枝
　胸筋枝
肩甲下動脈
後上腕回旋動脈
前上腕回旋動脈
腋窩動脈
上腕深動脈
広背筋
上腕三頭筋，長頭
上腕動脈
橈側側副動脈
中側副動脈
上尺側側副動脈
橈側反回動脈
腕橈骨筋
前骨間動脈
橈骨動脈
浅掌枝

前・中斜角筋
肋頸動脈
肩甲上動脈

下尺側側副動脈
尺側反回動脈
総骨間動脈
尺側手根屈筋
尺骨動脈
深掌動脈弓
浅掌動脈弓
掌側・背側中手動脈
固有掌側指動脈

椎骨動脈
甲状頸動脈
総頸動脈
鎖骨下動脈
腕頭動脈
最上胸動脈
小胸筋
肩甲回旋動脈
胸背動脈
外側胸動脈

けではなく，関わる他職種からも情報収集を行うことを忘れてはならない．メディカルチームでサポートを行うことが円滑なリハビリテーション，リハビリテーションの成功へとつながるからである．

2 視診

　まず上肢全体のアライメントを確認する．外反肘，内反肘，明らかな変形や肩甲帯から手指までの筋群で萎縮はないか確認する．萎縮がある場合は周囲径を確認しておくとよい．また，アライメントに左右差がある場合は皮皺も確認するとよい場合がある．皮皺は，皮膚にみられ

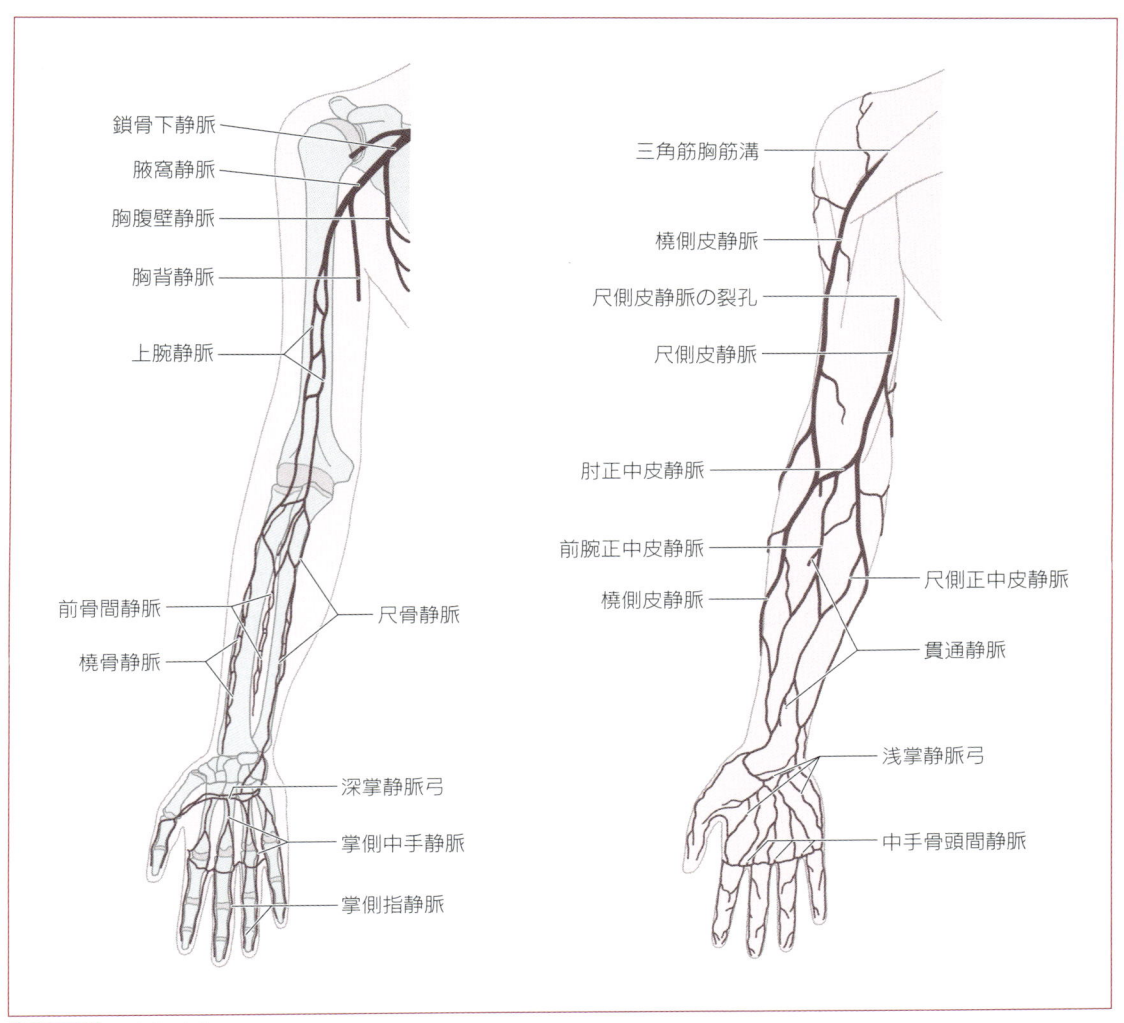

図 15-12 上肢静脈系

（文献 4 より引用）

る皺のことであるが，関節にみられる皮皺の観
察が関節の位置関係を推測する際に有効となる
場合がある．手関節，肘関節ともに橈側，尺側
に直線的に皮皺が観察されるが，どちらかの運
動に偏っている場合，偏っている側の皮皺が強
調されていたり，途中から皮皺の線の方向が変
わっていることがある[10]．

　また手は神経麻痺が生じると変形が生じるこ

とがある．それを表にまとめると**表 15-2** のよ
うになる．

3 触診

　評価を行う上で正確に触診できた方が望まし
い組織を挙げる．なお，触診方法については，
既出の文献を参考にされたい．また圧痛点につ

表 15-2	手のかたちと神経麻痺
神経麻痺	手のかたち
橈骨神経麻痺	下垂手
正中神経麻痺	猿手
尺骨神経麻痺	かぎ（鉤）手（鷲手）

いては，評価を進める上で大変有用であるため，
代表的なものを挙げる．

(1) 骨

①**肘関節**：内側上顆，肘頭，肘頭窩，外側上
顆，上腕骨小頭，橈骨頭

②**手関節・手部**：橈骨茎状突起，タバコ窩，リ
スター結節（橈骨結節），尺骨茎状突起，舟状
骨，大菱形骨，月状骨，豆状骨，有鉤骨鉤，中
手骨

(2) 軟部組織

①**肘関節**

尺骨神経，手関節屈筋・回内筋群（円回内筋，
橈側手根屈筋，長掌筋，尺側手根屈筋），内側
側副靱帯，肘頭滑液包，上腕三頭筋，手関節新
筋群（腕橈骨筋，長橈側手根伸筋，短橈手根伸
筋），外側側副靱帯，輪状靱帯，上腕二頭筋腱

②**手関節・手部**

短母指伸筋・長母指外転筋腱（タバコ窩の橈
側縁），長母指伸筋腱（タバコ窩の尺側縁），尺
側手根伸筋腱，ギヨン管（尺骨管）（豆状骨と有
鉤骨鉤の間の陥没は豆鉤靱帯，よってギヨン管
とよばれている），長掌筋，手根管，橈側手根
屈筋

(3) 圧痛点

①**肘関節**

MCL（MCL 損傷），外側上顆（外側上顆炎），
短橈手根伸筋（外側上顆炎），内側上顆（内側上
顆炎），関節裂隙（滑膜ひだ障害），

②**手関節**

ⓐ背側

ⓐ-1　橈側　舟状骨骨折，橈骨遠位端骨折，
De Quervain 病

ⓐ-2　中央　キーンベック病，ガングリオン

ⓐ-3　尺側　TFCC 損傷，尺側手根伸筋腱脱臼，
遠位橈尺関節障害

ⓑ掌側

ⓑ-1　橈側　舟状骨骨折，橈骨遠位端骨折，
ガングリオン

ⓑ-2　中央　屈筋群腱鞘炎，手根管症候群

ⓑ-3　尺側　有鉤骨骨折，豆状骨骨折，ギヨ
ン管症候群，TFCC 損傷

サイドノート

圧痛評価の際に参考になる概念：エンテーシス・オーガン（enthesis organ）[11~13]

腱・靱帯付着部の構造や機能を評価するときには，その周囲組織も含めて1つの器官として捉えると
いう概念をエンテーシス・オーガン（enthesis organ）という．MCL 損傷の評価で，前斜走靱帯の付着部に
圧痛を認めることが多いが，それと同時に周囲の前腕屈筋群，回内筋にも圧痛を認めることが多い．ま
たこのような選手の MRI 検査が行われると前斜走靱帯だけではなく，周囲にある筋・腱や骨髄内に異常
信号が認められることがある．このような現象から，靱帯や腱だけではなく，周囲組織に起こる変化も
含めて病態を観察することが重要だと考えられる．腱・靱帯付着部自体が力学的ストレスを分散・緩衝
するが，その周囲組織も同様の働きをしていると考えるとイメージしやすいだろう[12~14]．

ⓒその他：解剖学的嗅ぎタバコ入れ（舟状骨骨折），舟状骨結節（舟状骨骨折）

4 スペシャルテスト

(1) 肘関節外反ストレステスト

検査方法：肘頭と肘頭窩が離れる肢位である肘屈曲30°，肘屈曲90°で上腕を把持し，前腕を外反させる（図15-13）.

陽性所見：疼痛の誘発もしくは不安定性の誘発

臨床的意味：内側側副靱帯損傷，不安定症の可能性

(2) 肘関節内反ストレステスト

検査方法：上腕骨を最大内旋させ，肘軽度屈曲位で上腕を把持し，前腕を内反させる.

陽性所見：疼痛の誘発もしくは，不安定性の誘発

臨床的意味：外側側副靱帯損傷，不安定症の可能性

(3) 肘関節外反・内反ストレステスト

不安定性が大きい場合や新鮮例では判別しやすいが，上腕骨の回旋が生じることがあるため，陳旧性の例では難しい場合がある．そのため，外反方向の不安定性のテストには milking test が有用といわれている．また医療機関での実施となるがストレスX線検査や超音波画像診断装置を用いた gravity test が有用といわれている.

(4) milking test

検査方法：母指を把持し，外側へ牽引しながら肘を最大屈曲させる（図15-14）.

陽性所見：疼痛の誘発（肘内側）

臨床的意味：内側側副靱帯損傷の可能性

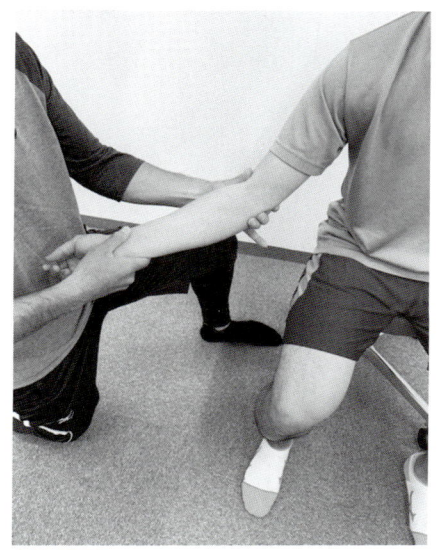

図15-13 肘関節外反ストレステスト

(5) moving valgus stress test[14]

検査方法：上腕遠位部を把持し，もう一方の手で手関節を把持する．肘関節に外反ストレスを加えながら伸展させる.

陽性所見：疼痛の誘発（肘内側）

臨床的意味：内側側副靱帯損傷の可能性

(6) 肘過伸展テスト

検査方法：肘関節を過伸展させる.

陽性所見：疼痛の誘発

臨床的意味：疼痛が内側に生じた場合，内側側副靱帯損傷の可能性がある．後方に生じた場合は，肘頭での滑膜ひだ障害，肘頭での骨棘障害，肘頭疲労骨折の可能性がある.

(7) 外反伸展ストレステスト（valgus extension overload test）

検査方法：肘外反位に保持しながら，最大伸展位にする.

陽性所見：疼痛の誘発（肘後内側部）

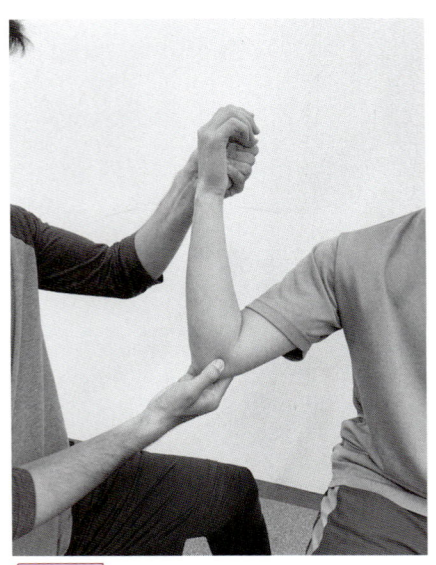

図 15-14 milking test

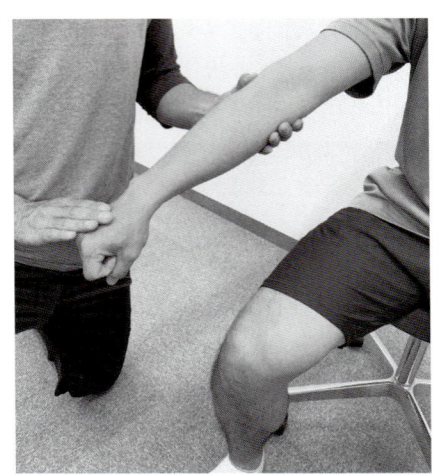

図 15-15 Thomsen テスト

臨床的意味：変形性関節症，インピンジメント症候群，肘頭骨棘骨折の可能性がある．

(8) chair テスト

検査方法：前腕回内，肘伸展位で椅子を持ち上げる．

陽性所見：疼痛の誘発（外側上顆）

臨床的意味：外側上顆炎の可能性

(9) Thomsen テスト

検査方法：前腕回内，肘伸展位，手指屈曲位させた状態で手関節を背屈させる．その際，検者が掌屈方向に抵抗を加える（図 15-15）．

陽性所見：外側上顆に疼痛が生じる．

臨床的意味：外側上顆炎の可能性

(10) fovea 徴候（fovea sign）

検査方法：尺骨茎状突起掌側部と尺側手根屈筋腱の間の圧痛を確認する．

陽性所見：疼痛の誘発

臨床的意味：TFCC 損傷の可能性

(11) 有鉤骨鉤 pull test

検査方法：手関節尺屈位で小指・環指の DIP 関節屈曲運動に抵抗を加え，深指屈筋腱に緊張を加える．

陽性所見：疼痛の誘発

臨床的意味：有鉤骨鉤骨折の可能性（有鉤骨鉤骨折部に転位ストレスが加わる）

(12) 中指伸展テスト

検査方法：前腕回内位，肘関節伸展位，手関節伸展位で，中指 MP 関節伸展させる．その際，検者が中指 MP 関節屈曲方向に抵抗を加える（図 15-16）．

陽性所見：疼痛の誘発（外側上顆）

臨床的意味：外側上顆炎の可能性

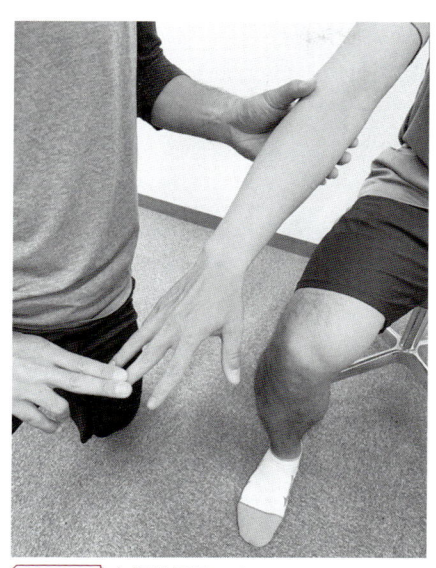

図 15-16 中指伸展テスト

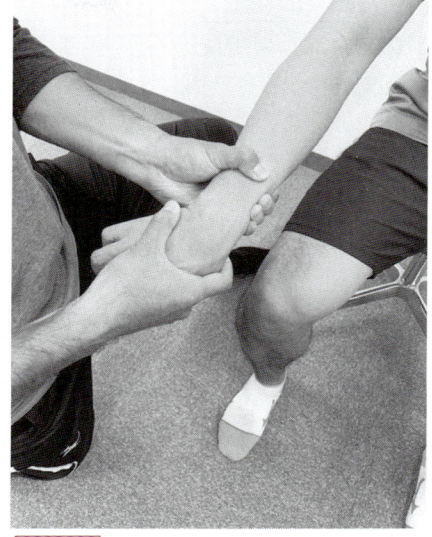

図 15-17 TFCC ストレステスト

(13) TFCC ストレステスト (ulnocarpal stress test)

検査方法：手関節尺屈させ，軸方向へ圧を加える．また最大回外位で尺屈させる（図 15-17）．
陽性所見：疼痛の誘発
臨床的意味：TFCC 損傷の可能性

(14) Morley test

検査方法：前斜角筋を圧迫する．
陽性所見：疼痛の誘発
臨床的意味：胸郭出口症候群の可能性

(15) Wright test

検査方法：座位で肩関節外転 90°で外旋位，肘関節屈曲 90°の姿勢で手関節で橈骨動脈の拍動を触診する．
陽性所見：拍動の減弱もしくは消失
臨床的意味：胸郭出口症候群の可能性

(16) Adson test

検査方法：座位で約 15°外転させた腕を把持する．この時，手関節で橈骨動脈の拍動を確認しておく．患者に検査側を向くように指示し，頭部を後屈させる．この時の橈骨動脈の拍動の変化を触診する．
陽性所見：拍動の減弱もしくは消失
臨床的意味：胸郭出口症候群の可能性（斜角筋による鎖骨下動脈の圧迫の可能性）

(17) Eden test

検査方法：下垂させた上肢の手関節で橈骨動脈の拍動を確認しながら，座位で胸を張らせ，肩関節伸展させる．
陽性所見：拍動の減弱もしくは消失
臨床的意味：胸郭出口症候群の可能性

(18) Roos test

検査方法：座位で肩関節外転 90°で外旋位，肘関節屈曲 90°の姿勢で両手指を 3 分間屈伸させる．

陽性所見：手指のしびれ，前腕のだるさのため持続ができない．腕を下ろしてしまう．

臨床的意味：胸郭出口症候群の可能性

(19) Allen test

検査方法：約 15°外転させた腕を把持する．この時，手関節で橈骨動脈の拍動を確認しておく．患者に検査側の反対を向くように指示し，頭部を後屈させる．この時の橈骨動脈の拍動の変化を触診する．

陽性所見：拍動の減弱もしくは消失

臨床的意味：胸郭出口症候群の可能性

(20) Tinel サイン

検査方法：神経走行部を体表から叩打する．

陽性所見：末梢に放散痛が生じる．

臨床的意味：末梢神経が何らかの障害を受けている可能性がある．また放散痛の変化から末梢神経の修復過程を確認する．

5 関節可動域測定，徒手筋力検査

関節可動域測定については，第 2 章を参照されたい．また筋力に関する評価は，第 2 章にあるとおり，徒手筋力検査や各種測定機器にて行うことが多い．しかし，それらを用いることが何らかの事情で難しい場合，スクリーニングテスト，実施しているエクササイズなどを用いて評価する．

3 好発する外傷・障害

公益財団法人スポーツ安全協会の統計[15]では，スポーツ傷害発生状況を部位別にみると，手・指が傷害全体の 21％と最も多く，次いで膝，足関節，頭頸部，足・指の順であった．この手・指に手関節，肘・前腕を加えると 30％を超えていた．このような状況から，上腕，肘関節，前腕，手の傷害は，アスレティックトレーナーがスポーツ現場などで対応する可能性が高いことが想像できる．

本項では，上肢，上腕，肘関節，手関節，手指に関して，好発する外傷・障害について解説する．なお，ページ数の関係で取り上げる外傷・障害，治療やリハビリテーションに関する解説は限られてしまうことを了承いただきたい．

1 上肢の神経障害

(1) 胸郭出口症候群[16]

概論：胸郭出口を通る血管や神経がさまざまな圧迫されることで生じる．腕神経叢と鎖骨下静脈，鎖骨下動脈，腋窩動脈が，前・中斜角筋の間，鎖骨や第 1 肋骨の間，小胸筋などで圧迫されることが多い．原因となる部位で出現する症状は異なるが，肩から上肢にかけてのチクチクするような痛み，しびれ，冷感，皮膚の蒼白などが症状として現れる．

評価：Morley test，Wright test，Adson test，Eden test，Roos test，Allen test など

(2) 肩甲上神経障害[17]

概論：肩外側から後方に生じる疼痛，筋力低下（外転，外旋），棘上筋・棘下筋の萎縮がみられる．ガングリオンや競技動作などが原因として考えられている．肩関節水平屈曲により，肩甲上神経の緊張が高まり，肩甲切痕部で神経が絞扼されるといわれている．バレーボール，野球，テニス，ハンドボールなどでみられる．

評価：視診，筋力検査，表在感覚検査

(3) 肘部管症候群[7]

概論：肘部管とは，尺骨神経が上腕骨内上顆の後方，尺側手根屈筋の上腕骨頭と尺骨頭の間に張っている Osborne 靱帯の深部を通り，尺骨手根屈筋内に入るまでの区間といわれている．

肘部管にて，尺骨神経が何らかの原因で圧迫や牽引ストレスを加えられて発生する．小指や環指，手掌，手背尺側の知覚鈍麻，しびれ握力の低下がみられる．またかぎ爪指変形がみられることがある．主な原因として肘屈伸運動に伴う尺骨神経の脱臼・亜脱臼，外傷後の瘢痕による固定などが挙げられる．野球，テニス，バドミントン，ゴルフなどに発生することが多いといわれている．

評価：視診，筋力検査，表在感覚検査

補足事項：肘部管とは，尺骨神経が上腕骨内上顆の後方，尺側手根屈筋の上腕骨頭と尺骨頭の間に張っている Osborne 靱帯の深部をとおり，尺骨手根屈筋内に入るまでの区間と言われている．

(4) 絞扼性神経障害[18]
①ギヨン管症候群

概論：尺骨神経がギヨン管内で何らかのストレスを受けることで生じる．小指と環指橈側の尺骨神経領域での知覚障害と巧緻運動障害が生じる．母指内転筋，第1背側骨間筋の障害でピ

ンチ力低下が生じる．

評価：視診，筋力検査，表在感覚検査，Tinel サイン

②手根管症候群

概論：正中神経が手根管内で何らかのストレスを受けることで生じる．母指から環指尺側の正中神経領域での知覚障害と短母指外転筋，母指対立筋などの母指球周囲の筋萎縮などの症状がみられる．

評価：視診，筋力検査，表在感覚検査，Tinel サイン

2 上腕骨骨折[19]

概論：コンタクトスポーツなどで，直達外力により受傷する場合，腕相撲や野球やソフトボールの投球時に自己筋力で受傷する場合がある．野球・ソフトボールで発生する骨折を投球骨折とよぶことがある．投球骨折では，投球動作時の回旋で螺旋状の骨折が生じる．

評価：問診，視診，各種疼痛誘発検査

3 肘関節内側側副靱帯（MCL）損傷

概論：外反強制を伴う脱臼などの急性外傷により生じる場合と投球などの繰り返しのストレスによって生じる場合がある．外傷性の場合，肘関節伸展位での転倒や柔道などの格闘技での肘への技で，捻挫・脱臼を生じ，MCL が断裂する場合がある．慢性障害の場合，投球動作などの繰り返される肘外反ストレスが原因で損傷が生じる．なお，投球動作でも徐々に疼痛が生じる場合と1球で疼痛が生じる場合がある．

評価：肘関節外反ストレステスト，milking test，moving valgus stress test，肘過伸展テスト

処置・リハビリテーション：保存療法の場

合，肘関節屈曲90°で3〜4週間ギプス固定する[20]．手術療法となる場合は，脱臼整復位が保持できない場合や整復位を保持できる場合でも，ラグビーやアメフトなどコンタクト時に不安定性を感じ，プレーに支障がある場合は手術療法を行うこともある．また疼痛を伴う動揺性がある場合は，手術療法を行う．

手術療法は，新しい術式や成績を報告した文献は多いが，系統立てて書かれた論文やテキストはほとんどない．柏口によると大きく2つに分類される[21]と報告されている．再建術（re-construction）と修復術（repair/reattachment）である．このうち，再建術は全層再建術（all layer reconstruction）と深層再建術（partial re-construction, augmentation）の2つに分けることができる．現在，行われている手術の多くは深層再建術で，術者によって骨孔の位置や再建靱帯の走行，固定方法が異なっている[21]．

前述のとおり，行われている手術療法ではいくつかの術式がある．術後のリハビリテーションについては，プロトコルに違いはあるが，術後4週間前後のギプス固定を行うことがほとんどである．野球では術後4か月ほどで投球再開し，全力投球は術後8か月から許可されることが多い．野球における術後リハビリテーションのプログラムを表15-3[22]に示す．

表15-3に術後プログラムを紹介したが，靱帯損傷・再建術後のリハビリテーションでは，靱帯の修復過程[23]（表15-4）を忘れてはならない．プログラムが順調に進行しても靱帯の修復過程を考慮した上での対応が望ましい．

また，競技復帰直前のリハビリテーションの例として，投球練習のプログラムの例[24]（表15-5）を紹介する．この他にもインターバル投球プログラムがMichaelら[25]によって発表されている．

非外傷性の場合，受傷機転から，関連する身体的機能などを明らかにし，それらに対するアプローチも重要である．関連する身体的機能として，競技におけるフォームなどの技術的な問題，前腕機能，手・手関節機能，肩関節機能などが挙げられる．野球を例に挙げると，肩甲上腕関節のコンディショニング不良，回内屈筋群のコンディショニング不良が有名である．肩甲上腕関節においては，後下方タイトネスにより外転内旋可動域の減少は，GIRD（glenohumeral internal rotation deficit）[26]とよばれ，投球時の肘関節内側へのストレスを増大させている[27]といわれている．後下方タイトネスが上腕骨頭を後上方化させ，大結節が肩峰下を通過することができず，正常な外旋可動域が制限されることで生じている．回内屈筋群は，尺側手根屈筋，浅指屈筋が肘関節内側の動的支持機構の役割をしている[28]ため，それらの筋のコンディションが肘関節内側へのストレスと関連する．

4 上腕骨外側上果炎（テニス肘）[29, 30]

概論：肘関節外側に痛みが生じる．主にテニス選手がバックハンドストローク，バックハンドボレーを打つときに肘外側に痛みを訴える．また日常生活でもポットを持ち上げる動作や雑巾を絞る動作などで痛みが生じる場合がある．長橈側手根伸筋，短橈側手根伸筋といった前腕伸筋・腱に1度の強い負荷や繰り返されるストレスで微細損傷や炎症が生じることが原因と考えられている．

評価：Thomsenテスト，中指伸展テスト

処置・リハビリテーション[30〜32]：手関節伸筋群の腱付着部症と紹介されるテニス肘は，手術療法はまれで保存療法で多くは治癒する．保存療法では，局所の安静，投薬が主に行われる．難治例には，ステロイド局所注入が行われることもある．また，繰り返し加わるストレス以外

表15-3 内側側副靱帯再建術後投球復帰までのプログラム

a. 非投球期			b. 投球期				
経過	プログラム	その他	経過	プログラム	スピード	中学生	高校生以上
4週	ギプス除去 肘・手関節の自動運動開始 ウォーキングによる腕の振りを指導	肘関節の他動運動禁止 ランニング禁止	4か月	投球：ネットスロー 打撃：ティーバッティング，トスバッティング 守備：捕球のみ	山なり	5～20m	5～25m
5週	リストカール，アームカールを0.5kgからフレンチプレスはセラバンドで実施	棘下筋強化禁止	5か月	投球：キャッチボール 打撃：フリーバッティング	5割以下	20～35m	25～40m
8週	追加メニュー：肩甲骨周囲筋の練習		6か月	5か月と同様	6～7割	35～45m	40～50m
10週	追加メニュー：腱板筋強化開始		7か月	投手：3週目からマウンドで立ち投げ 捕手：セカンドまで送球 内野手：ノックに入り送球 外野手：ノックに入りカットマンまで送球	7～9割	45～50m	50～70m
12週	追加メニュー：ライスバケツ 投球：シャドウピッチング，真下投げ開始 打撃：素振り，軽いティーバッティング，トスバッティング		8か月	投手：キャッチャーを座らせ投球開始 野手：実戦復帰	全力許可	遠投	遠投

（文献22より引用）

に，筋力低下や柔軟性低下が発生に関係することが多く，安静だけではなく，筋力や柔軟性といった筋機能の改善も行う必要がある．また，上腕骨外側上顆炎（テニス肘）の症状の多くは，手関節伸筋群を収縮させた際に生じる．プレー時はバックハンドストローク時に疼痛を訴える．これはボールインパクトの際の衝撃が伸筋群の起始部にストレスを加えるためである．そこで伸筋群起始部への牽引ストレスを軽減させるために，サポーターやテーピングを行い，プレーを継続することもある．

上腕骨外側上顆炎は手関節伸筋群の付着部症

と紹介したが，リハビリテーションを行う際は，患部へのアプローチ以外に，以下のような点に注意することが必要である．発生要因とされている，加齢による筋腱の変性，オーバーユース，ウォーミングアップ不足，道具の問題，技術的な問題などについて，確認を行い，発生要因となっている場合は，そちらへのアプローチも忘れてはならない．

急性期では，疼痛自制内で可能な範囲でストレッチングを行う．主に前腕伸筋群に対してストレッチングを行う．慢性例では，低周波やマイクロカレント，ホットパック，超音波などの

表15-4 靭帯の修復過程

期間	組織変化
断裂	断裂部への血餅の充填
～3日	組織瘢痕形成
3日～6週	断裂部への血液新生 コラーゲンが同一方向へ配列
2～12か月	組織・血管成分の減少 コラーゲンが長軸方向へ配列 力学的に強度が増加

（文献23より引用）

表15-5 4か月以降　投球プログラム

4か月以降	段階1：シャドーピッチング
	段階2：ネットスロー（5～10m）
	段階3：キャッチボール（10m）
	段階4：キャッチボール（15～20m）
5か月以降	段階5：キャッチボール（20～30m）
	段階6：キャッチボール（30～40m）
6か月以降	段階7：40m以上の遠投
	段階8：投手はブルペンでの投球，野手は守備からの送球
8か月以降	段階9：変化球を交えた投球
	段階10：全力投球

＊投球動作および身体機能評価を実施し，患者の社会背景を考慮しながら進めていく
＊原則として，疼痛や違和感が出現した場合は，安静をとらせ愁訴が軽減した後再開する
（文献24より引用）

物理療法を患部の病態や状態を評価した上で選択して使用することもある．急性期症状が消失してから，筋力トレーニングを開始する．等尺性収縮から開始し，等張性収縮へと負荷を増大させる．求心性収縮から開始し，遠心性収縮へと負荷を上げる．このとき，疼痛発生と関連があるのが手関節背屈であるため，手関節背屈のトレーニング導入には注意することが必要である．各種疼痛誘発テストで疼痛を評価しながら，手関節背屈・掌屈・回内・回外，肘関節屈曲・伸展のトレーニングを行う．競技動作のトレーニング導入では，ラケットへの衝撃をコントロールするために，スポンジボールを用いてフォームの習得を行うことも患部のリスク管理のためには必要な視点である．

5 滑膜ひだ障害

概論：野球選手では投球時やバッティング時において，肘伸展運動で引っかかりと疼痛を訴える．バスケットボールにおいてもシュートを打つ際の肘伸展運動で引っかかりと疼痛を訴える．関節裂隙に圧痛を訴える．腕橈関節または腕尺関節の後方において，肘関節屈曲伸展時に滑膜ひだが陥入するため，疼痛が生じる．重症になると弾発を来すこともあり，弾発肘といわれることもある．

評価：肘過伸展テスト

6 離断性骨軟骨炎[33, 34]

概論：肘関節の離断性骨軟骨炎は10〜15歳に好発するといわれている．野球だけではなく，バレーボールや体操競技など上肢の運動が主となるスポーツで生じることが多い．動作時に肘関節に加わるストレスによって，骨化過程にある骨端軟骨部に壊死性病変を生じるものである．投球動作を例に挙げると，加速期からフォロースロー期に，肘関節に加わる外反ストレスが増加する．これにより，まず肘内側障害が発生し，その後，肘外側障害が発生することが多い．野球選手の病巣は，上腕小頭関節面の前外側にあり，腕頭関節屈曲45°での関節接触面を中心に広がっている．体操選手では小頭の遠位端に存在するが，これは肘伸展位での荷重負荷によって発症するためである．

7 TFCC 損傷[8]

概論：手関節三角線維軟骨複合体（triangular fibrocartilage complex：TFCC）損傷は，手関節尺側部に疼痛が生じる外傷である．手関節伸展位で手をついたり，回内外を強制されたとき

に生じるが，反復する負荷で生じることもある．スポーツではプレー中の転倒，体操競技などで手関節を捻った際に受傷することが多く，野球やテニスのスイングなどの繰り返しで生じることもある．

評価：TFCC ストレステスト，fovea sign

処置・リハビリテーション[35, 36]：競技特有のストレスや手をついたときなどに生じる．競技特有のストレスとして，ラケットやバットなどの道具を使用する競技，体操など手関節にストレスが過度に加わる競技にみられる．

急性期は安静と繰り返しのストレスが加わらないように装具を使用し，保存療法を行う．テーピングや関節内ステロイド注入で復帰可能な場合もあるが，保存療法が無効の場合は尺骨短縮術や遠位等尺靱帯再建術を行う．また三角線維軟骨の橈側と尺側の連結部分の裂傷の場合は，縫合を行い癒合する可能性があるので，縫合術を行う．

急性期は炎症所見のコントロールを中心に行う．具体的には，装具による固定，安静，薬物治療，RICE 処置などを行う．炎症所見の確認や疼痛誘発テスト（スペシャルテスト）を行い，疼痛などの炎症所見の消失が確認されたら，関節の可動性に対してアプローチを行う．ラケットやバットなどの道具を操るために必要な手指・手関節の可動性，体操など手を床などにつくために必要な背屈方向の可動性の獲得が重要となる．また受傷や固定により生じた筋力低下に対するアプローチも競技復帰へ向け，進めていくことが大切である．TFCC 損傷でみられる尺骨の不安定性に対して，尺側手根屈筋，手指屈筋の筋力強化が重要である．手関節の外傷であるが，手指の機能は，パフォーマンス発揮と直結することもあるため，注意が必要である．具体的には，ラケットなどの道具を使用するスポーツが挙げられる．テニスラケットでは，尺

側手根屈筋と手指屈筋を同時に収縮させ，第4・5指で強く握ることで手関節の剛性を高め，前腕の尺側軸と安定する．もしこの機能が低下するとフォアハンドストロークでは，外反ストレスにより肘関節内側側副靭帯損傷のリスクが高くなり，バックハンドストロークでは，上腕骨外側上顆炎のリスクが高まる．手指の機能について筋力強化を考える際，把持動作，対立動作，つまみ動作といった役割・運動についても考えながら，筋力強化を進める必要がある．

8 橈骨遠位端骨折[37]

概論：中年の女性が転倒時に手をついた際に生じることが多い．スポーツではランニング時の転倒など強い外力が加わったときに生じることがある．コレス骨折，スミス骨折とよばれることがある．転倒時などに手をついて強い疼痛や腫脹，変形（フォーク状変形）が生じる．合併症として，変形治癒，手根不安定症，橈骨手根間関節症，尺骨茎状突起骨折，TFCC 損傷，コンパートメント症候群，手根管症候群などが生じることがあるので注意が必要である．

9 舟状骨骨折[38]

概論：手をついたときなど（手関節背屈強制）に発生したり，サッカーやラグビーなどのスポーツ中の転倒時などに発生する．また体操競技ではあん馬などで手関節伸展位で大きな荷重負荷を受けるため，舟状骨疲労骨折が発生することがある．発生する手根骨骨折の中でも頻度は高いといわれている．解剖学的嗅ぎタバコ入れに圧痛が生じる．

10 有鉤骨鉤骨折[35, 39]

概論：有鉤骨は掌側に鉤が突出している．野球では，バットを握るとグリップエンドがその部分に当たる位置であるため，バッティングの際に衝撃で骨折することがある．ゴルフやテニスなどの道具を使用する競技で生じるが，手をついて転倒した際に骨折することもある．急性期には強い疼痛が生じるが時間の経過で疼痛が消失してしまい，症状がなくなることがある．そういった場合，放置され偽関節や偽関節による合併症が発生することがある．

評価：有鉤骨鉤 pull test

11 手指の血行障害[35, 39]

概論：手指の動脈が衝撃や圧迫で，萎縮，狭窄，閉塞することによって血行障害が発生することがある．野球でみられることが多い障害で，捕球動作，投球動作の繰り返しで発生することが多い．捕球動作では，捕球動作時の衝撃の繰り返しで生じるといわれている．投球動作ではリリース時の PIP 関節過伸展動作の繰り返しで発生するといわれている．指の冷感，しびれ，疼痛，蒼白などが症状として現れる．

▶ 文献

1) Donald A. Neumann：筋骨格系のキネシオロジー，嶋田智明ほか監訳，第1版，医歯薬出版，東京，103-105，2005
2) Donald A. Neumann：筋骨格系のキネシオロジー，嶋田智明ほか監訳，第1版，医歯薬出版，東京，142-152，2005
3) 楠瀬浩一：スポーツ外傷学Ⅲ上肢，第1版，黒澤尚ほか編，医歯薬出版，東京，142-144，2000
4) Michael S. et al：プロメテウス解剖学アトラス　解剖学総論/運動器系，第1版，坂井建夫ほか監訳，医学書院，東京，2007.
5) Regan WD, et al：Biomechanical study of ligaments around the elbow joint. Clin Orthop Relat Res. 271：170-179, 1991

6) Donald A. Neumann：筋骨格系のキネシオロジー，嶋田智明ほか監訳，第1版. 医歯薬出版，東京，187-192，2005.

7) 中川種一：スポーツ外傷学Ⅲ上肢，第1版. 黒澤尚ほか編，医歯薬出版，東京，172-175，2000.

8) 西脇正夫：疾患別治療・リハビリ・スポーツ復帰 TFCC損傷. 臨スポーツ医 35：254-257，2018

9) 中村俊康：尺骨突き上げ症候群の診断と治療. MB Orthop 18：61-68，2005

10) 山口光國ほか：公認アスレティックトレーナー専門科目テキスト7 アスレティックリハビリテーション，第1版，日本体育協会編，日本体育協会，東京，162-163，2007

11) 篠原靖司ほか：肘実践講座 よくわかる野球肘 肘の内側部障害—病態と対応—，第1版，山崎哲也ほか編，全日本病院出版会，東京，18-25，2018

12) Benjamin M, et al：The anatomical basis for disease localization in seronegative spondyloarthropathy at enthesis and related sites. J Anat 199：503-526，2001

13) Benjamin M, et al：The enthesis organ concept and its relevance to the spondyloarthropathies. Adv Exp Med Biol 649：57-70，2009

14) O'Driscoll SW, et al：The "moving valgus stress test" for medial collateral ligament tears of the elbow. Am J Sports Med 33：231-239，2005

15) スポーツ安全協会：第1章 スポーツ傷害の発生状況 スポーツ安全保険 全体の傾向. スポーツ傷害統計データ集，スポーツ安全協会，東京，9-16，2017

16) 重松 宏：スポーツ外傷学Ⅲ上肢，第1版，黒澤 尚ほか編，医歯薬出版，東京，118-121，2000

17) 三上容司：スポーツ外傷学Ⅲ上肢，第1版，黒澤尚ほか編，医歯薬出版，東京，122-125，2000

18) 鈴木正孝：スポーツ外傷学Ⅲ上肢，第1版，黒澤尚ほか編，医歯薬出版，東京，226-227，2000

19) 三木英之：スポーツ外傷学Ⅲ上肢，第1版，黒澤尚ほか編，医歯薬出版，東京，126-134，2000.

20) 楠瀬浩一：スポーツ外傷学Ⅲ上肢，第1版，黒澤尚ほか編，医歯薬出版，東京，152-154，2000

21) 柏口新二：肘実践講座 よくわかる野球肘 肘の内側部障害—病態と対応—，第1版，山崎哲也ほか編，全日本病院出版会，東京，218-222，2018

22) 伊藤恵康ほか：肘実践講座 よくわかる野球肘 肘の内側部障害—病態と対応—，第1版，山崎哲也ほか編，全日本病院出版会，東京，223-231，2018

23) 山口光國ほか：公認アスレティックトレーナー専門科目テキスト7 アスレティックリハビリテーション，第1版，日本体育協会編，日本体育協会，東京，157-158，2007

24) 木元貴之ほか：肘実践講座 よくわかる野球肘 肘の内側部障害—病態と対応—，第1版，山崎哲也ほか編，全日本病院出版会，東京，340，2018

25) Michael M, et al：Interval sport programs：guidelines for baseball, tennis, and golf. J Orthop Sports Phys Ther 32：293-298，2002

26) Burkhart S, et al：The disabled throwing shoulder：Spectrum of pathology Part I：Pathoanatomy and biomechanics. Arthroscopy 19：404-420，2003

27) 坂田 淳ほか：内側型野球肘患者の疼痛出現相における投球フォームの違いと理学所見について. 日整外スポーツ医会誌 32：259-265，2012

28) 大蔵憲一ほか：肘実践講座 よくわかる野球肘 肘の内側部障害—病態と対応—，第1版，山崎哲也ほか編，全日本病院出版会，東京，32-38，2018

29) 栗山節郎：テニス肘. MB Orthop 9：71-78，1996

30) 石井 斉ほか：テニス肘の理学療法における臨床推論. 理学療法 33：713-721，2016

31) 福岡重雄：スポーツ外傷学Ⅲ上肢，第1版. 黒澤尚ほか編，医歯薬出版，東京，182-185，2000

32) 辻野昭人：投球障害のリハビリテーションとリコンディショニング，第1版，山口光國編，文光堂，東京，73-75，2010

33) 古賀良生ほか：スポーツ外傷学Ⅲ上肢，第1版，黒澤 尚ほか編，医歯薬出版，東京，158-164，2000

34) 原田幹生ほか：野球肘外側障害. 臨床スポーツ医学 32（臨時増刊号）：147-152，2015

35) 光井康博ほか：手関節痛—有鉤骨骨折，TFCC損傷と腱鞘炎の鑑別—. 臨スポーツ医 32（臨時増刊号）：197-200，2015

36) 西出義明：投球障害のリハビリテーションとリコンディショニング，第1版，山口光國編，文光堂，東京，233-248，2010

37) 高畑智嗣：疾患別治療・リハビリ・スポーツ復帰 橈骨遠位端骨折. 臨スポーツ医 35：242-247，2018

38) 藤岡宏幸ほか：疾患別治療・リハビリ・スポーツ復帰 手舟状骨骨折. 臨スポーツ医 35：248-253，2018

39) 西浦康正：競技特性別アプローチ 野球-有鉤骨鉤骨折・手指血行障害. 臨スポーツ医 35：292-296，2018

（篠塚信行）

1 頭部・顔面外傷

『スポーツ安全協会要覧2018▶2019』によると頭部は全事故発生の2.5％，目は2.6％，歯は1.4％と報告されている[1]．頭部・顔面に起こる外傷の発生頻度は，それほど多くない．しかしながら，重篤な外傷が発生することもあるため，素早く対応できるように準備しておく必要がある．

頭部で好発する外傷としては，挫創や挫傷，頭蓋骨の骨折，脳挫傷や硬膜下・外血腫などの脳損傷，脳振盪などが挙げられる[2]．一方，顔面に好発する外傷[3~5]としては，皮膚軟部組織の損傷，すなわち，切り傷や擦過傷，刺傷（歯の貫通）が挙げられる．また，前頭骨（額）や眼窩，鼻骨，頬骨，上顎骨，下顎骨などの骨折も挙げられる．さらに，耳では，迷路振盪症（めまい，耳鳴り），耳介血種（カリフラワー耳），外傷性鼓膜穿孔，鼻では鼻出血，歯では脱臼や破折，眼では眼球打撲，咽頭や喉頭については，野球のボールによる打撲や剣道の突きによる閉鎖性喉頭外傷（気道損傷）などが挙げられる．

2 好発する外傷

1 頭部・顔面の皮膚損傷（挫創，挫傷）

頭部・顔面の皮膚損傷への対応に関しては，その他の部位同様，第3章の皮膚の外傷への対応に記載されているとおりである．特筆する点としては，頭部・顔面は血管が豊富で，出血が多くなる傾向があること，骨折や神経損傷など重篤な外傷を見逃さないように注意が必要であることが挙げられる．特に顔面の傷は，顔面神経損傷や眼瞼の傷が角膜障害に進行することもあるため注意が必要である．

2 骨折

頭部・顔面は，頭蓋骨（前頭骨，蝶形骨，頭頂骨，側頭骨，後頭骨）と顔面骨（下顎骨，上顎骨，鼻骨，口蓋骨，涙骨，頬骨，篩骨）で形成される（図16-1）．頭部・顔面に関係する主な骨折としては，頭蓋骨，眼窩（吹き抜け骨折），鼻骨，頬骨，上下顎骨が挙げられる．骨折が疑われる場合は，全身状態，意識レベルを確認し，患部の固定とアイシングを実施し，医療機関へ搬送する．それぞれの骨折の特徴は，以下のとおりである．

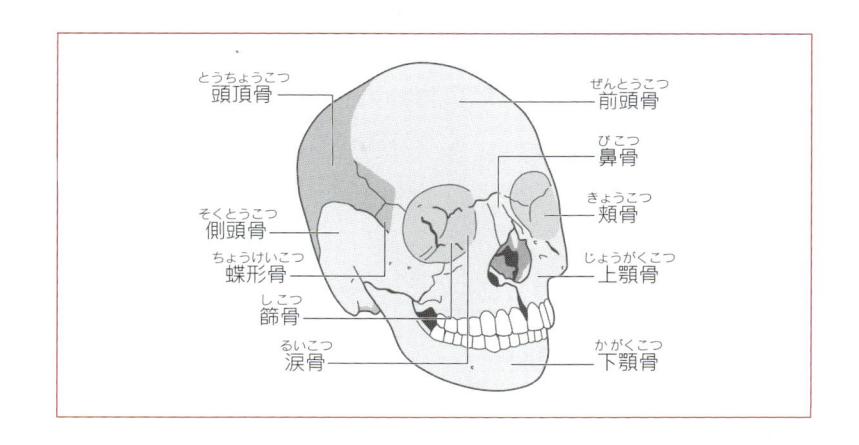

図 16-1 頭蓋骨と顔面骨

とうちょうこつ
頭頂骨

ぜんとうこつ
前頭骨

びこつ
鼻骨

きょうこつ
頬骨

じょうがくこつ
上顎骨

かがくこつ
下顎骨

るいこつ
涙骨

しこつ
篩骨

ちょうけいこつ
蝶形骨

そくとうこつ
側頭骨

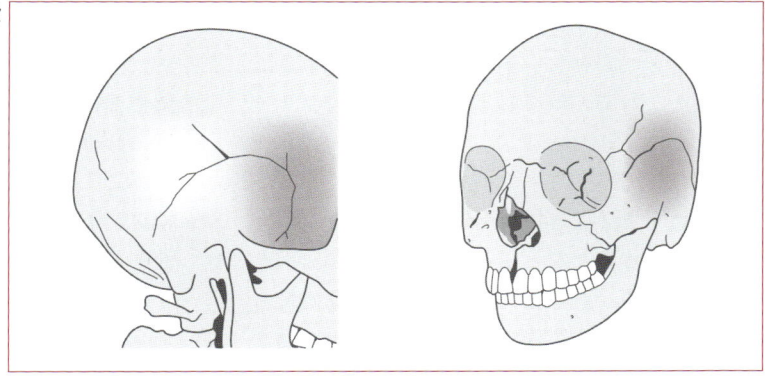

図 16-2 頭蓋骨の線状骨折と陥没骨折

左：線状骨折, 右：陥没骨折

(1) 頭蓋骨骨折

　頭蓋骨骨折は，硬い平面に頭部全体をぶつけた際や強力な外力が局所的に加わった際に発生する．頭蓋骨骨折は，線状骨折と陥没骨折の2つが特徴的である（図16-2）．線状骨折では，硬い平面に頭部全体をぶつけるなどして，頭蓋骨に外力が加わることで頭蓋骨が線状に割れる．線状骨折の場合，頭蓋骨のひどい変位や陥没はしていないことが多いが，広範囲に及ぶこともある．一方，陥没骨折は，頭蓋骨と比較して小さな対象物と衝突することで，強力な外力が局所的に加わり，頭蓋骨の一部が陥没する．陥没した骨片は，頭蓋骨の下にある硬膜とくも膜に囲まれた脳組織を圧迫したり，傷つけたりする（脳挫傷）ことがある．頭蓋骨骨折は外見からの判断が難しく，基本的にはX線撮像やCT撮像によって確認する必要がある[2]．

　線状骨折，陥没骨折のどちらにおいても，骨折部からの出血が継続することや，骨片が頭蓋骨の下に位置する硬膜上の動脈を傷つけてしまうことによる出血によって，頭蓋骨内面と硬膜との間に血腫が形成される急性硬膜外血腫が続発することがある．続発性の急性硬膜外血腫は，受傷後初期は自覚症状がないため，見落とされる可能性が高い．血腫が十分に形成されると意識障害や片麻痺などが生じるが，症状が現れて

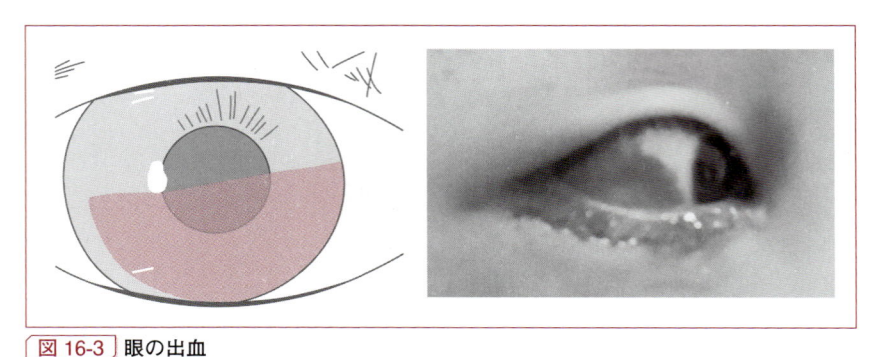

図 16-3 眼の出血
左：前房出血，右：眼窩底骨折に伴う結膜下出血

からの対応では手遅れになる可能性が高まることを理解し，疑わしい場合は病院へ搬送するような慎重な対応が望まれる．

(2) 眼窩骨折

眼窩底骨折（吹き抜け骨折）は，野球のボールが直撃することなどによる直達外力が原因となり発生する．直達外力によって，眼窩の最も弱い部分である眼窩底が骨折し，眼窩内容物が脱出する．眼窩周辺の腫脹や眼球の陥没，上方視における複視，頬のしびれなどが症状として挙げられる[3, 4]．また，結膜下出血や網膜振盪症，頬骨骨折，脳振盪などを併発している可能性もあるため，眼底骨折以外の外傷についても評価を行う必要がある．医療機関では，前房出血（図 16-3），水晶体脱臼，眼球破裂などの眼内損傷の可能性を除外するために詳細に診察が行われる．

(3) 鼻骨骨折

鼻は顔面の中でも突出しているため，前方や側方からの損傷を受けやすく，鼻骨骨折についても，ラケットやボールなどの道具，他選手の体の一部などによる直達外力によって発生する．また，鼻の構造上，皮膚，軟骨，骨のいずれも損傷する可能性がある（図 16-4）．受傷直後であれば変形が確認しやすいが，時間が経つにつれて腫脹により確認しづらくなる．また鼻骨骨折に合併して鼻中隔の骨折や脱臼が起こることもある．鼻の痛み，出血，腫脹，変形（斜鼻，鞍鼻）（図 16-5），可動性などの症状が現れる．変形（転位）がある場合は整復が必要となるが，それ以外では鼻腔が閉塞している場合と美容整形上問題がある場合に整復の適応が検討される．整復は鼻骨鉗子を用いて行われ，整復後は鼻の中にガーゼなどを詰める内固定と鼻の外からギプスを当てる外固定を行い，鼻を上下から固定する．内固定は3日〜1週間程度，外固定は1〜2週間程度実施する[3, 4]．

また，鼻の外傷で最もよく起こるのは鼻出血であり，鼻出血単独だけでなく，骨折などと併発する．そのため，鼻出血に対する対処方法をしっかりと身に着けておく必要がある．基本的な止血方法としては，出血している者を座らせ，軽く下を向かせる．外鼻を両側から挟むように指でつまんで，出血している血管を直接圧迫する（図 16-6）．その際，同時に鼻を冷やすと血管が収縮され，止血されやすくなる．もしも出血が止まらない場合は，医療機関を受診し，しかるべき処置を受ける．

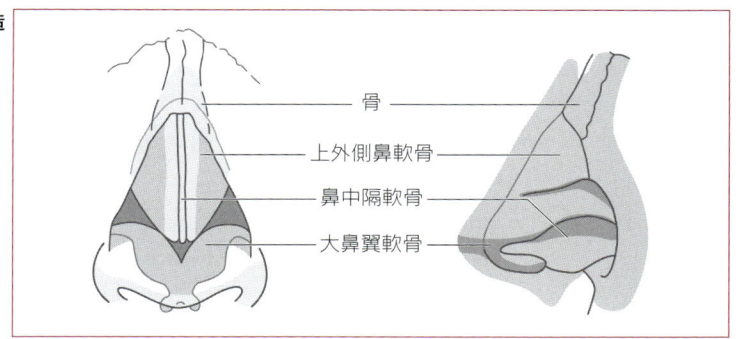

図 16-4 鼻の構造

骨
上外側鼻軟骨
鼻中隔軟骨
大鼻翼軟骨

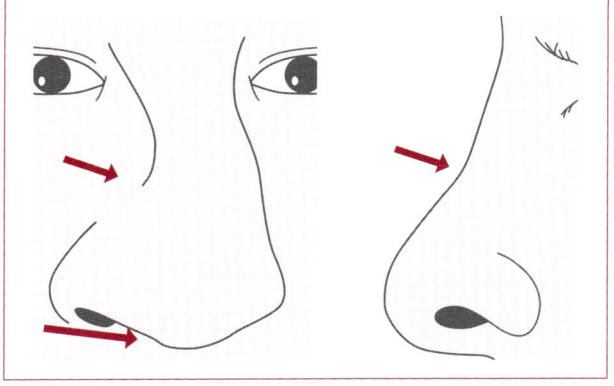

図 16-5 鼻の変形

左：斜鼻変形，右：鞍鼻変形

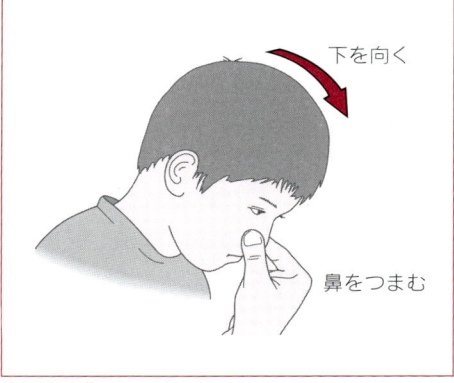

下を向く

鼻をつまむ

図 16-6 鼻出血の止血方法

鼻翼の圧迫による止血法：座位にて軽く下を向き，鼻翼を左右から広く圧迫する

(4) 頬骨骨折

頬骨骨折には，頬骨体部骨折と頬骨弓部骨折がある（図 16-7）．眼窩骨折と併発することが多いが，頬骨骨折単独の場合でも，頬骨骨折によって眼窩が広がるため，複視や眼球の陥没など眼窩骨折の際と同様の症状を呈することもある．頬骨骨折の主たる症状としては，出血，腫脹，変形（頬の平坦化），呼吸困難などの症状に加え，眼球運動障害（主に体部の骨折時）や開口障害（主に弓部の骨折時），頬部の感覚障害が挙げられる[3,4]．

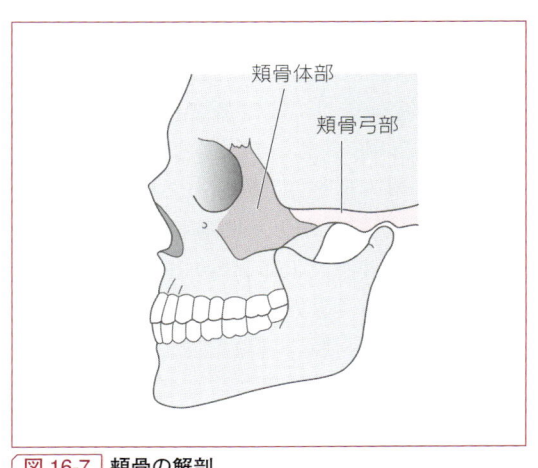

頬骨体部

頬骨弓部

図 16-7 頬骨の解剖

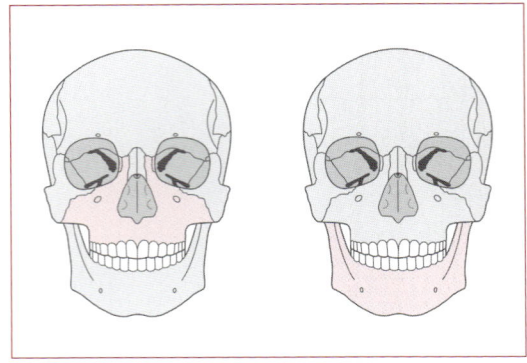

図 16-8 上顎骨と下顎骨

(5) 上顎骨・下顎骨骨折

上顎骨・下顎骨（図 16-8）が骨折した場合，開口障害が生じ，歯のかみ合わせが悪くなる咬合不全を生じる．上顎骨骨折の場合は，顔面の変形（顔面が平坦になる，顔が上下に伸びるなど）が生じることもある[3,4]．また，上顎骨・下顎骨の骨折により気道閉塞を起こすことがある．そのため，舌の位置異常，舌・口蓋・咽頭などの腫脹や浮腫，出血や嘔吐による気道閉鎖などに注意する必要がある．

上顎骨は，骨折しやすいといわれている顔面骨の中では，骨折しにくい骨の1つである．上顎骨骨折は単独で起こることは少なく，軟部組織の損傷，歯の脱臼や破折，周辺の骨（鼻骨，頬骨，眼窩など）の骨折などと併発することが多い．そのため，上顎骨骨折では鼻骨や頬骨まで骨折しているかどうかによって，le fort（ルフォー）I 型〜III 型に分類される[3]（図 16-9）．上顎骨骨折が起こると，頭蓋損傷，鼻気道閉塞，軟口蓋の浮腫，上顎洞への出血，眼窩内容物の障害を伴うことが多い．顔部の伸長や顔面中央部の可動性，咬合異常，眼窩周辺の内出血なども特徴的な所見である．また，頭蓋底骨折を伴う場合には脳脊髄液の漏出がみられることもあり，その際は早急に医療機関を受診する[3,4]．

3 脳損傷

脳損傷には，局所的に強い力が加わり，直接脳が損傷を受ける局所性脳損傷と脳が揺らされることによって脳の機能障害や解剖学的障害が起こるびまん性脳損傷に分けられる[2]．局所性脳損傷には，脳挫傷や脳内血腫，急性硬膜下血腫，急性硬膜外血腫などが，びまん性脳損傷には，脳振盪やクモ膜下出血などが挙げられる．

(1) 脳挫傷

脳挫傷は，頭蓋骨骨折の欄でも記載した強力な外力が加わった場合だけでなく，頭部へ急激な加速度が加わり，脳組織が移動する（揺れる）ことで頭蓋骨と衝突することによっても起こる．挫傷した脳は，腫れなどによる血液循環障害や損傷部の代謝障害などが起こる．その結果，二次的な出血を起こし，外傷性の脳内血腫が続発することもある．挫傷した脳の腫れにより頭蓋内の圧が上昇し，頭痛や吐き気，嘔吐などの自覚症状を訴える．また，脳組織を圧迫することで痙攣や片麻痺を生じる．さらに状態が進行すると脳ヘルニアとよばれる状態となり，意識障害や呼吸困難など生命の危険にさらされることとなる[2]．

(2) 急性硬膜下血腫

頭部が急激に揺れることによって脳が移動する．その際，静脈洞と脳の表面を連絡する架橋静脈に急激なストレスや張力が加わり損傷する[2]．損傷した架橋静脈からの出血により，硬膜と脳組織との間に血腫が形成され，急性硬膜下血腫とよばれる（図 16-10）．出血初期では無症状であり，血腫の増大に伴い頭痛，吐き気，嘔吐などの頭蓋内圧亢進症状や局所神経症状である片麻痺や痙攣を生じる．これらの症状は血腫が形成されるスピードによって異なるため，

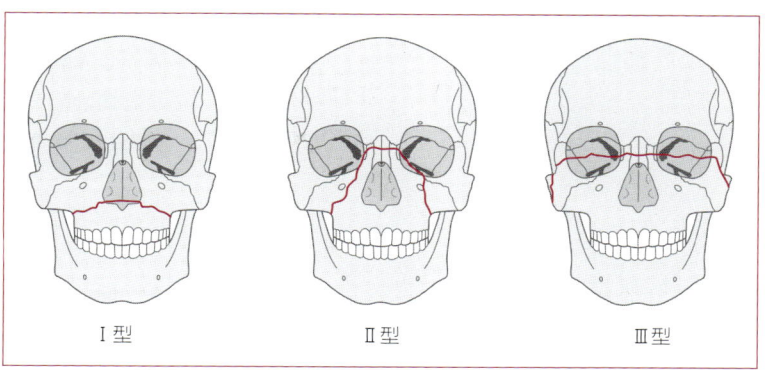

図 16-9 le fort Ⅰ型〜Ⅲ型骨折

le fortⅠ型：上顎骨の下半分が骨折したもの

le fortⅡ型：上顎骨が鼻骨も含めて骨折したもの（上顎骨と鼻骨が一緒に可動する）

le fortⅢ型：上顎骨が鼻骨，頬骨，眼窩も含めて骨折したもの（頭蓋骨と分離）

Ⅰ型　　　　　Ⅱ型　　　　　Ⅲ型

図 16-10 硬膜下血腫と硬膜外血腫のイメージ

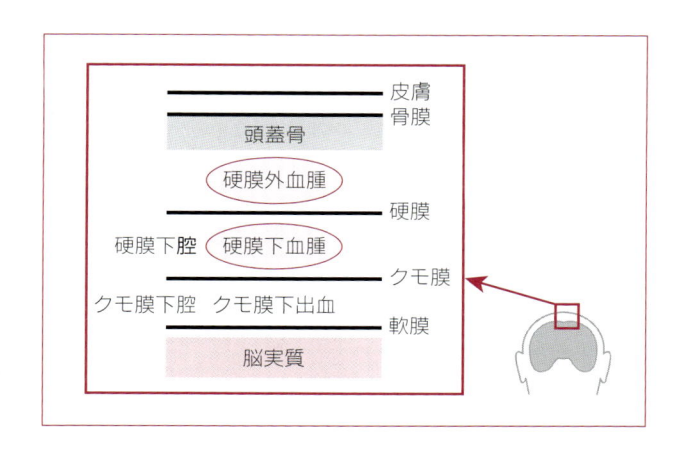

受傷後間もないときから受傷後24時間ごろまで発症する可能性があるため，注意が必要である．また，頭部をぶつけるというような衝突だけでなく，単なる軽い衝突や転倒で生じることもあるため，受傷機転の内容によってのみ判断すべきではない．さらに，脳挫傷や急性硬膜下血腫などの脳損傷は，医療機関でCTスキャンなどの精密検査を実施しなければ，血腫の有無やその進行度を判断することはできない[2]．そのため，軽度の頭部外傷で選手が異変なくプレーを継続したり，継続を希望する場合に急に症状を呈することがある．その際は，頭痛や吐き気などの自覚症状に注意し，これらの症状を見逃さないように注意深く観察する必要がある．

また，帰宅後に状態が急変することもあるため，受傷後24時間程度は，1人にならずに誰かと一緒にいる環境で生活するようになどの選手への指導も必要となる．

(3) 急性硬膜外血腫

急性硬膜外血腫が起こる主たる原因は，頭部外傷である．頭蓋骨骨折の欄にも記載したとおり，頭部に骨折を伴うような強力な外力や急激な加速度が加わった際に，硬膜上の血管（中硬膜動脈や硬膜静脈洞）が損傷することで出血が生じ[2]，時間経過とともに頭蓋骨と硬膜の間で血腫が形成される（図 16-10）．血腫形成初期では無症状のことが多く，血腫の増大に伴い頭

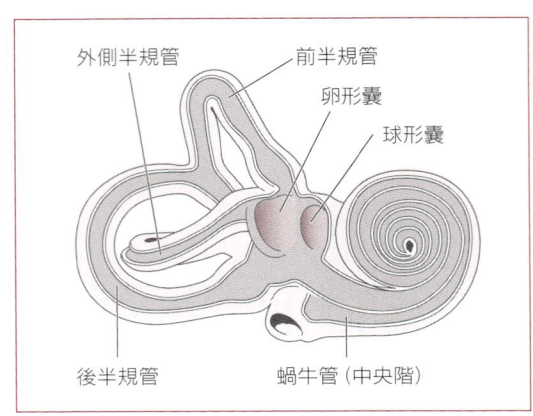

外側半規管　前半規管
卵形嚢
球形嚢
後半規管　　蝸牛管（中央階）

図 16-11　内耳

蓋内の圧が上昇することで頭痛や吐き気，嘔吐などの自覚症状が生じる．さらに症状が進行すると脳組織を圧迫し，意識障害や片麻痺（血腫形成部分の反対側），痙攣などが生じることとなる．最終的には脳挫傷の際と同様に脳ヘルニアとよばれる状態となり，意識障害や呼吸困難など生命の危険にさらされることとなる．血腫が形成されるスピードや症状が進行するスピードは個々によって異なるため，初期症状として現れる頭痛を手掛かりとし，適切な初期対応が重要となる[2]．

4　迷路振盪症

　内耳は，蝸牛・三半規管・耳石器から成り（図 16-11），迷路ともよばれる．蝸牛は聴覚器官として，三半規管と耳石器は合わせて前庭とされ，平衡器官として働く．三半規管は身体の回転や傾きを感知し，耳石器は水平・垂直方向の加速度を感知している．頭部に強い衝撃が加わることで蝸牛に急激な力が加わり，三半規管内に耳石由来の微粒子が剥離浮遊することで迷路振盪症が生じる．症状としては，めまい，高音が聞き取れない（難聴），耳鳴りがする，平

衡障害などである[3]．初期はめまいの出にくい体位で安静にする．症状の軽いものは安静により自然治癒する．競技復帰は，めまいが完全に消失してからとし，復帰初期には頭部に打撃を受けるような動作（ヘディングやタックルなど）は避ける[3]．

5　耳介血腫（カリフラワー耳）

　耳（外耳）の挫傷である耳介血種は，柔道やレスリング，ラグビーのスクラムなど耳介に物理的な強い刺激を受けることで発生する．軟骨膜と軟骨の間で出血が起き，血腫をつくる．再発を繰り返すことで慢性腫脹を引き起こし，耳介の変形が強くなる（図 16-12）．症状としては，耳の疼痛と腫脹である[3,4]．アイシングと圧迫を行い，医療機関で穿刺吸引により血腫除去の治療を受ける．吸引を行った後も腫脹を抑えるために患部の圧迫を行う[5]．コンタクトスポーツの場合は復帰の際に，ヘッドギアやヘルメットなどの使用を検討することも必要である．ヘッドギアなどの耳の保護具は予防としても有用となる．

6　歯牙脱臼・歯牙破折

　歯（図 16-13）の損傷の主たる原因は，コンタクトスポーツでの衝突である．その他にも野球のバットやホッケーのスティックなどによる直接打撃も原因となる[4]．歯牙脱臼では，見た目は問題なくみえるが動揺性のある外傷性歯根膜炎，歯牙が口腔内に留まっているが他の歯よりも延び出ている不完全脱臼，歯牙が完全に抜けている完全脱臼と程度差がある[3]．完全脱臼では，すぐに適切な処置を行えば整復することができるため，速やかな対応が望まれる．脱臼した歯を回収する際は，歯の根元にある歯根膜

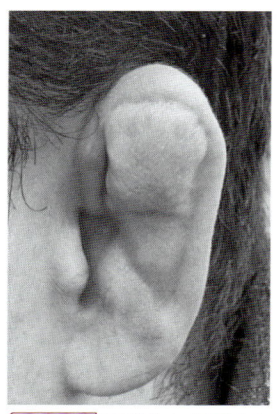

図 16-12 慢性化した耳介血種

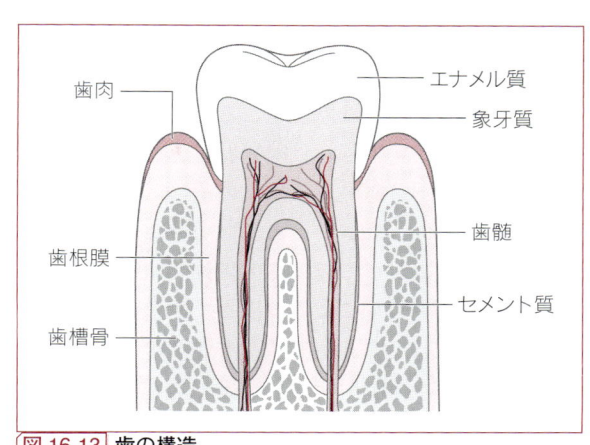

図 16-13 歯の構造

歯肉 — エナメル質
象牙質
歯根膜 — 歯髄
歯槽骨 — セメント質

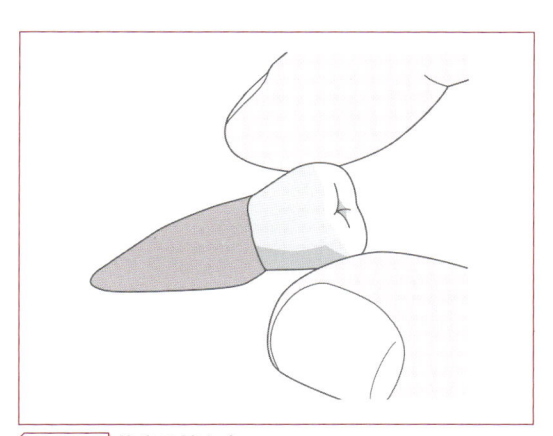

図 16-14 抜歯の持ち方

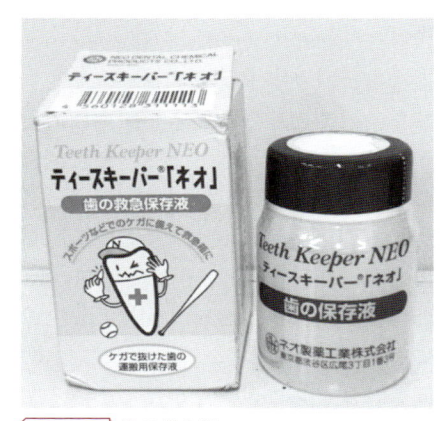

図 16-15 歯の保存液

が傷つかないよう歯冠部分を持つようにする（図16-14）．また，歯根膜は乾燥に弱いため，歯科医を受診するまでの間は，歯の保存液（図16-15）を利用し乾燥などを防ぐ．もしも保存液がない場合は，生理食塩水や牛乳で代用したり，口腔内（ほっぺたの内側や舌の下）で保管したりして，速やかに歯科医を受診する[4]．また，完全脱臼の場合だけでなく，不完全脱臼の場合でも速やかに歯科医を受診する．

歯牙破折では，エナメル質の破折は痛みがないことが多いが，象牙質が露出するほどの歯冠破折では空気にさらされると痛みが生じ，すぐに歯科医を受診する必要がある．歯髄まで露出する重度の歯冠破折でも同様に痛みが生じるため歯科医を受診する．その際，歯の破片は，脱臼時と同様に歯の保存液などを利用し，保存する．

7 喉頭外傷（気道損傷）

スポーツにおいて喉頭外傷が起こることはまれであるが，実際に発生し呼吸困難などの症状を呈した場合には，対応の遅れが命の危険につながる可能性が高い．スポーツにおいて起こる喉頭外傷は，外力によって起こる閉鎖性喉頭外傷であり，野球のボールによる打撲や，剣道の突きなどによって発生する．喉頭前方からの外力によって頸椎との間で甲状軟骨が圧迫され変形し，復元する際に声帯の損傷，軟骨膜の剝離と声帯筋内出血，甲状軟骨変位などが発生する（図 16-16）．症状としては，吸気性喘鳴，嗄声（声のかすれ），呼吸困難，喀血（気道からの出血），血痰，頸部腫脹，嚥下痛，嚥下障害などが挙げられる．その中でも，吸気性喘鳴や喀血，血痰がみられる場合は，重傷の可能性が高いため，注意が必要である．また，呼吸困難を受傷直後から訴えず，腫脹の増大とともに増悪することも多いため，時間経過とともに症状が変化することにも注意が必要となる．

3 脳振盪の評価と競技復帰

脳振盪はコンタクトスポーツで好発し，頭部に衝撃を受けることで起こる．頭部に直接的な衝撃が加わった場合だけでなく，間接的に衝撃が加わった場合（頭部が強く揺さぶられた場合）でも生じる．第 5 回スポーツにおける脳振盪に関する国際会議[6]では，スポーツ関連脳振盪（sports-related concussion：SRC）は生体力学的力によって引き起こされる外傷性脳損傷とし，一般的な特徴として以下を挙げている．

① SRC は，頭部・顔面・頸部への直接的な衝撃または身体の他部位への衝撃が頭部へ伝わることで生じる．

② SRC は，短時間の神経機能障害が急速に発生し，通常は短時間で軽快する．しかしながら，場合によっては数分から数時間かけて進行することもある．

③ SRC は，急性の機能障害によるものであり，一般的な画像検査おいて形態的な異常所見を認めない．

④ SRC は，意識消失を伴う場合もあれば伴わない場合もあり，さまざまな臨床症状を呈する．臨床症状や認知機能は，典型的には一連の流れに沿って軽快するが，場合によっては長引くこともある．臨床症状は，薬物，アルコール，薬の服用，他の傷害や合併症によって説明することはできない．

以下では，第 5 回スポーツにおける脳振盪に関する国際会議で提言された内容を基にスポーツ現場における評価と競技復帰について記載する．

1 評価

SRC は，診断，評価，管理することが複雑で難しい傷害の 1 つである．症状が急速に変化する進行性の損傷であり，脳の生理学的損傷が影響している可能性があることに注意する必要がある．また SRC の多くは，明らかな意識消失や神経症状なしに起こることを理解しておく必要がある．なお，現時点ではスポーツ現場で脳振盪だと判断するための完璧な評価テストや基準はないため，脳振盪の疑いがある場合には速やかに専門医を受診するべきである．そのため，サイドラインでの評価は，脳振盪かどうか

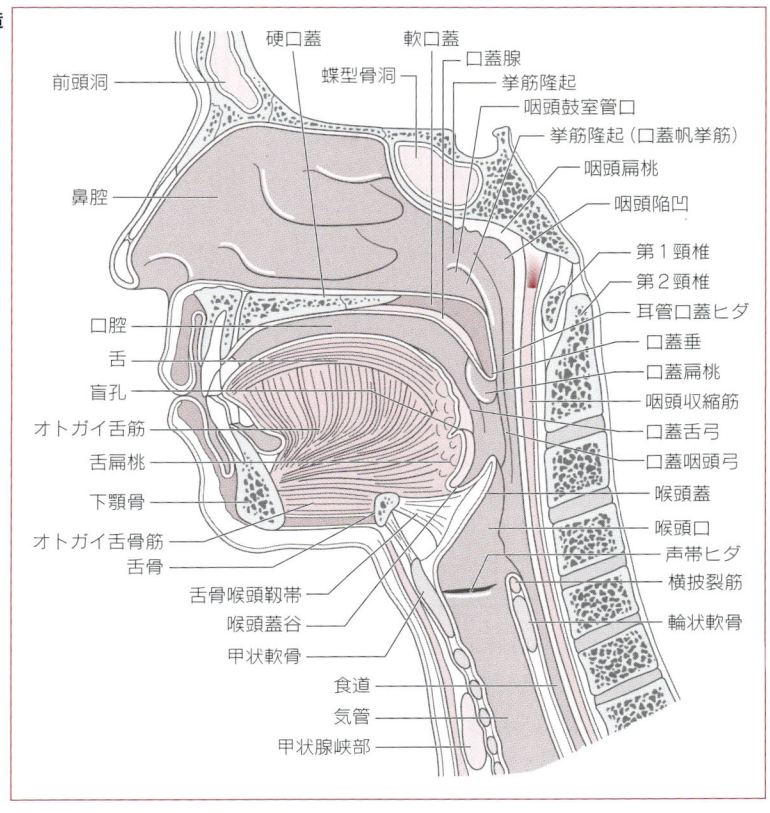

図 16-16　咽頭・喉頭の構造

前頭洞
鼻腔
口腔
舌
盲孔
オトガイ舌筋
舌扁桃
下顎骨
オトガイ舌骨筋
舌骨
舌骨喉頭靱帯
喉頭蓋谷
甲状軟骨
食道
気管
甲状腺峡部

硬口蓋
蝶型骨洞
軟口蓋
口蓋腺
挙筋隆起
咽頭鼓室管口
挙筋隆起（口蓋帆挙筋）
咽頭扁桃
咽頭陥凹
第1頸椎
第2頸椎
耳管口蓋ヒダ
口蓋垂
口蓋扁桃
咽頭収縮筋
口蓋舌弓
口蓋咽頭弓
喉頭蓋
喉頭口
声帯ヒダ
横披裂筋
輪状軟骨

を判断するのではなく，脳振盪が疑われるかどうかを迅速にスクリーニングすることが目的となる（表 16-1）．明らかな SRC の症状（意識消失，緊張状態，バランス障害など）を示している選手は，速やかにスポーツ参加を止め，また SRC の疑いのある選手についても SCAT 5（sports concussion assessment tool 5）[7]などの適切な評価ツールを使用したスクリーニングがサイドラインではなく更衣室や医務室で実施されるべきである[6]．さらに，早期に評価した際は異常が認められない場合でもその後に症状を訴えることもあるため，時間を空けて継続的に評価を実施する必要がある．

現時点で SRC の評価において推奨されてい

表 16-1　脳振盪が疑われる症状

頭痛，認知機能低下，倦怠感
バランス障害（歩行時のふらつき）
認知障害（反応時間の遅れ）
意識消失，健忘症，神経障害
行動の変化（過敏性）
睡眠／覚醒障害（傾眠，眠気）

る評価ツールは SCAT 5 である[6]．受傷 3～5 日後の評価では有用性が低下するようであるというような課題はあるものの，受傷直後の評価においてはとても有用である．なお，ベースラインと比較することができればさらに有用性が増すと思われる．SCAT 5 は，on-field assess-

表 16-2	red flags（警告症状）

- 頸部の痛みまたは圧痛
- 複視（ものが二重にダブって見える）
- 手足に力が入りにくい・チクチク，ジンジンするような / 燃えるような感覚
- 激しい頭痛またはひどくなる
- てんかん，痙攣
- 意識喪失
- 意識状態の悪化（意識レベルの低下）
- 嘔吐
- 落ち着かない，興奮気味，攻撃的（けんか腰）になる

ment, off-field assessment, instructions, concussion information の 4 パートから構成されている．スポーツ現場では，on-field assessment のパートを用いて"red flags"，"observable signs"，"memory assessment"（maddocks questions），"examination"（glasgow coma scale, cervical spine assessment）の項目について評価を行うことが推奨されている．特に"red flags"（表 16-2）で挙げられている症状が認められた場合は迅速かつ安全に医療機関を受診することを勧める．また小児（5〜12 歳）においては，child-SCAT 5[8] を使用することが推奨されている．child-SCAT 5 の特徴としては，小児本人に申告してもらう child report と保護者に申告してもらう parent report を併用することである．小児が脳振盪を発症した場合は成人が脳振盪を発症した場合よりも神経心理学的検査における異常が遷延することが指摘されているため，より慎重な対応や管理が必要となる[9]．

SRC が疑われる選手がいた場合の流れは，以下のとおりである．
① 現場に医師がいる場合は，医師が対応に当たる．不在の場合は，アスレティックトレーナーやその他医療従事者など認可された者が評価を行う．この時，頸椎損傷の疑いの有無を判断する．
② 選手の状態評価は，認可された者（医師・アスレティックトレーナーなど）が行い，認可された者が不在の場合は，速やかに競技参加を中止し，専門医を受診する．
③ 応急処置が完了したら，SCAT 5 やその他のサイドライン評価ツールを用いて，脳振盪の評価を行う．脳振盪が疑われる場合は，専門医を受診する．
④ SRC の疑いのある選手は，評価結果に問題がない場合においても 1 人にせず，受傷後 24 時間程度は，周りに誰かがいる環境で過ごすようにする．
⑤ SRC と診断された（疑われた）選手は，当日の競技復帰は不可とする．

一般的な脳振盪の症状を 表 16-3 に示した．症状の多くは，7〜14 日で改善する[6, 10, 11] とされているが，長期間症状が続く脳振盪後症候群（post-concussion syndrome：PCS）[12, 13] を発症する場合もある．また，1 度脳振盪を発症した後にその症状が完全に消失しないうちに，または消失した直後に競技復帰し，2 度目の損傷を受けることで症状が重症化するセカンドインパクト症候群[14, 15] への注意も必要であり，症状が消失したから大丈夫という認識は危険である．このような点から，脳振盪後の競技復帰は慎重に進められるべきである．

2 競技復帰

脳振盪からの競技復帰は慎重に対応すべきである．現在のところ SRC が疑われた選手の当日の試合への復帰は原則認められていない[6]．そのため，SRC と疑われた選手は，段階的な競技復帰が推奨されている．また，最終的な競技復帰の許可に関しては，医師と現場トレー

表 16-3 一般的な脳振盪の症状

頭痛	「頭がしめつけられる」頸部痛
吐き気，嘔吐	めまい
視界がぼやける	バランス障害（足もとがふらつく）
光に過敏	音に過敏
動作を鈍く感じる（反応が遅い）	「霧の中にいる」ような感じ
「何かおかしい」と感じる	集中しづらい
思い出しづらい	疲れている，やる気が出ない
混乱	眠気，傾眠
いつもより感情的	イライラする（怒りっぽい）
悲しくなる	神経質，心配になる，不安になる

表 16-4 SRC からの段階的競技復帰

段階	目的（許可される活動）	活動内容	活動目標
0	休息期間	安静（24 ～ 48 時間程度）	身体的・精神的回復 脳の回復
1	症状限界活動	症状が悪化しない範囲での日常生活（仕事や学業活動含む）	仕事 / 学校活動への段階的参加
2	軽い有酸素運動	低～中程度のペースでのウォーキングやステーショナリーバイク ※レジスタンストレーニングはなし	心拍数を上げる
3	スポーツに特化した運動	ランニングやスケーティング 頭部衝突なしの活動	動作の追加や活動量の増加
4	コンタクトなしの練習	パスドリルなど強度が高めのトレーニング 積極的なレジスタンストレーニングの開始	身体活動，協調性，思考活動の増加
5	フルコンタクトの練習	メディカルチェック（医師の確認・許可）後に問題なければ，通常の練習への完全参加	自信の回復とコーチングスタッフによる技術的レベルの評価
6	競技復帰	試合・練習への完全参加	再発予防

（文献 6 より引用）

ナーとの連携が重要になると考える．

SRC における段階的競技復帰プロセス[6]について，表 16-4 に示した．まず受傷後初期は，24～48 時間の休息期間を復帰プログラム開始前に設けることが推奨されている．この時，運動の中止だけでなく，テレビやテレビゲーム，インターネットやスマートフォンの使用など集中力や注意を要するような活動もできるだけ避け，脳をしっかりと休ませることがポイントとなる．その後，①症状限界活動（症状が悪化しない範囲での日常生活：仕事や学業活動含む），②軽い有酸素運動，③スポーツに特化した運動，④コンタクトなしの練習，⑤フルコンタクトの練習，⑥競技復帰と段階的に進めていく．その際，症状が悪化しないことに注意し，症状の状態および活動基準（活動内容や心拍数，運動量

表 16-5	SRC からの段階的学業復帰		
段階	目的（許可される活動）	活動内容	活動目標
1	症状が悪化しない範囲での家での日常生活	症状が悪化しない範囲での一般的な生活（読書，スマートフォン，テレビなど）5 ～ 15 分程度から開始し，徐々に時間を延長する	一般的な活動に徐々に戻る
2	学校での活動	教室外での宿題，読書などの認知活動	認知作業に対する耐性を高める
3	学校生活に部分復帰	段階的な授業参加休憩時間の延長や登校日数の制限など	学校生活の増加
4	学校生活に完全復帰	1 日問題なく生活できるように注意しながら学校生活に参加	学校生活に戻り，休んでいた分の課題に取り組む

（文献 6 より引用）

など）を満たしていれば次の段階に進むが，各段階は 24 時間以上かけることが望ましい．したがって，すべての復帰プロセスを遂行するためには，最低でも約 1 週間は必要となる．また，運動中に症状が悪化した場合は，24 時間の休息を挟み，前の段階に戻り，再度リハビリテーションを再開する[6]．また運動時には，頭部への衝撃だけでなく，頭部の回転を伴うような運動（頭部が揺れるような運動）にも注意を払う必要がある．さらに学生においては，段階的学業復帰プロセス（表 16-5）をクリアすることも推奨されている[6]．段階的競技復帰プロセスで

は段階 1 に当たり，学校活動への段階的参加の詳細が示されていると考えられる．

　脳振盪からの競技復帰では，脳振盪の症状は速やかに改善していき，医療機関での画像検査でも異常がみられないことが多い．そのため，選手はすぐに競技復帰が可能であるように感じ，復帰しようとする．しかしながら，アスレティックトレーナーは早期復帰の危険性を十分に説明し，時間はかかるかもしれないが，医師と連携して段階的なプロトコールに基づき復帰させるべきである．

▶ 文献

1) 公益財団法人スポーツ安全協会：スポーツ安全協会要覧 2018▶2019．公益財団法人スポーツ安全協会，東京，1-16，2018

2) 谷 諭：重篤な外傷．公認アスレティックトレーナー専門科目テキスト 3 スポーツ外傷・障害の基礎知識．日本スポーツ協会，文光堂，東京，157-166，2007

3) 内田彰子ほか：その他の外傷．公認アスレティックトレーナー専門科目テキスト 3 スポーツ外傷・障害の基礎知識．日本スポーツ協会，文光堂，東京，177-198，2007

4) Brukner P, et al：顔面の外傷．臨床スポーツ医学，第 1 版．籾山日出樹ほか・中村大介，医学映像教育センター，東京，208-219，2009

5) Garrett WE Jr, et al：現場での救急処置．スポーツ

科学・医学大辞典 スポーツ医学プライマリケア―理論と実践―，第 1 版．宮永 豊ほか，西村書店，東京，22-29，2010

6) McCrory P, et al：Consensus statement on concussion in sport-the 5th, international conference on concussion in sport held in Berlin, October 2016. Br J Sports Med 51：838-847, 2017

7) Echemendia RJ, et al：Sport concussion assessment tool-5th, edition. Br J Sports Med 51：851-858, 2017

8) Davis GA, et al：Sport concussion assessment tool for childrens age 5 to 12 years. Br J Sports Med 51：862-869, 2017

9) 中山晴雄ほか：脳振盪・スポーツ頭部外傷の検査と

対応. 脳外誌 27：4-8, 2018

10) McCrea M, et al：Effects of a symptom-free waiting period on clinical outcome and risk of reinjury after sport-related concussion. Neurosurgery 65：876-883, 2009

11) Putukian M：The acute symptoms of sport-related concussion：Diagnosis and on-field management. Clin Sports Med 30：49-61, 2011

12) Johnson K, et al：Evidence-based review of sport-related concussion：clinical science. Clin J Sports Med 11：150-159, 2001

13) Tator CH, et al：Postconcussion syndrome：demographics and predictors in 221 patients. J Neurosurg 125：1206-1216, 2016

14) Bey T, et al：Second impact syndrome. West J Emerg Med 10：6-10, 2009

15) Saunders RL, et al：The second impact in catastrophic contact sports head trauma. JAMA 252：538-539, 1984

（福田　崇・山元勇樹）

第17章

胸部・腹部の外傷・障害

1 胸部・腹部外傷

　スポーツ中の活動により発生する胸部と腹部の外傷・障害の頻度は四肢に比較して少ない[1]．それは，胸部が胸骨，肋骨，肩甲骨，鎖骨，胸椎による骨性胸郭で囲まれ，加えて腹部も含め緊急時に上肢や下肢によって前・側方が防御され直接的な外力を受けにくいからである．

　しかしながら，胸部には呼吸と循環に直接関与する臓器が集中し，腹部にも消化に直接関与する臓器が集中しており，特に外傷による受傷においては主要臓器の損傷や胸腔，腹腔内の出血などによって生命に関わる危険性があるため外傷発生時の対応には注意が必要である．

2 機能解剖

1 骨

　胸部の骨は胸郭（図 17-1）を構成し前方の1個の胸骨，後方の脊柱を兼ねる12個の胸椎とそれを側方でつなぐ12対の肋骨からなる．胸郭は下方がいびつで広がり，前後にややつぶれた樽型を呈しており，上方を胸郭上口，下方を胸郭下口という．

　腹部には後方の脊柱の腰椎と下方の下肢の骨盤の骨がある．

　胸骨（図 17-2）は前方にある1個の「笏」状の扁平骨で，上から胸骨柄，胸骨体，剣状突起からなる．柄と体との結合部（胸骨柄結合）は前方に突き出て胸骨角といわれる．胸骨角の左右には第2肋骨が結合し，肋骨の番号を知る指標となる．胸骨角を通る水平面（胸骨角平面）は後方で第4～第5胸椎位を通り，胸腔内における境界線として重要である．胸骨柄の上端左右

には鎖骨切痕があり，鎖骨胸骨端が乗り，胸鎖関節を形成する．胸鎖関節内には関節腔を2分する関節円板がみられる．胸骨の側面には肋骨が連結する肋骨切痕が7対あり，2番目は胸骨柄結合部に位置する．剣状突起の形はさまざまで，成人まで骨化が完了しないのが通常である．体表からはみぞおちに位置する．

　肋骨（図 17-2）は弓なりの扁平骨で左右12対ある．表層の緻密質は薄く骨折を起こしやすい．上下の肋骨の間は肋間隙という．前方は軟骨で肋軟骨とよばれ胸骨と連結する．上位の7対は直接胸骨とつながり真肋とよばれるが，8番目以下は上位の肋軟骨につながることにより間接的に胸骨につき仮肋といわれる．特に11と12肋骨は遊離した状態で終わり浮遊肋ともいわれる．下位の肋軟骨が上位の肋軟骨に融合する結果，左右に肋軟骨の弓なりのつながり（肋骨弓）が形成される．肋骨は後端を肋骨頭とよ

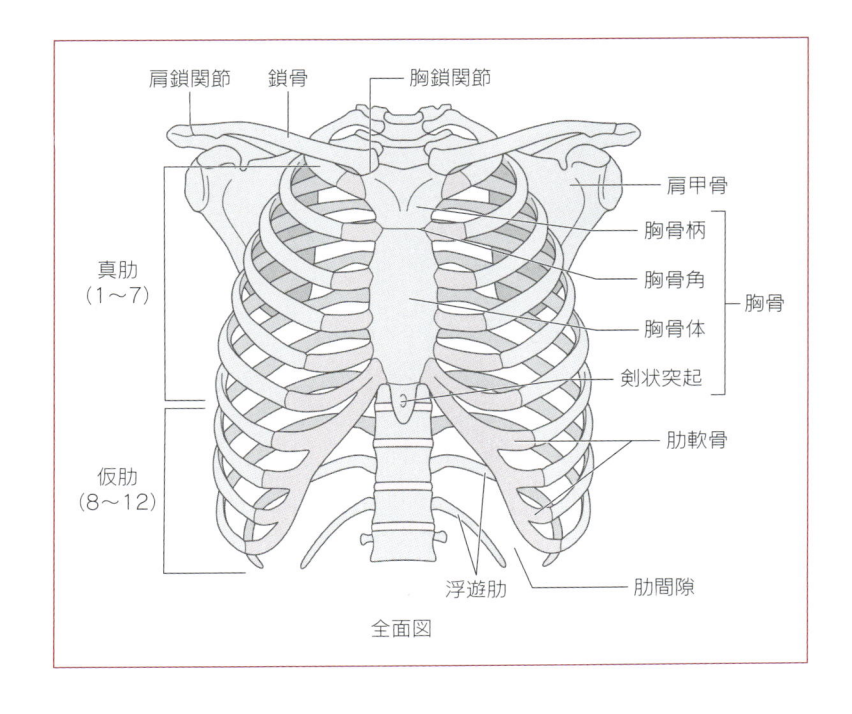

図 17-1 骨性胸郭全景
（文献2より引用）

肩鎖関節　鎖骨　胸鎖関節

肩甲骨

胸骨柄

胸骨角

胸骨体　胸骨

剣状突起

肋軟骨

真肋
（1〜7）

仮肋
（8〜12）

浮遊肋　肋間隙

全面図

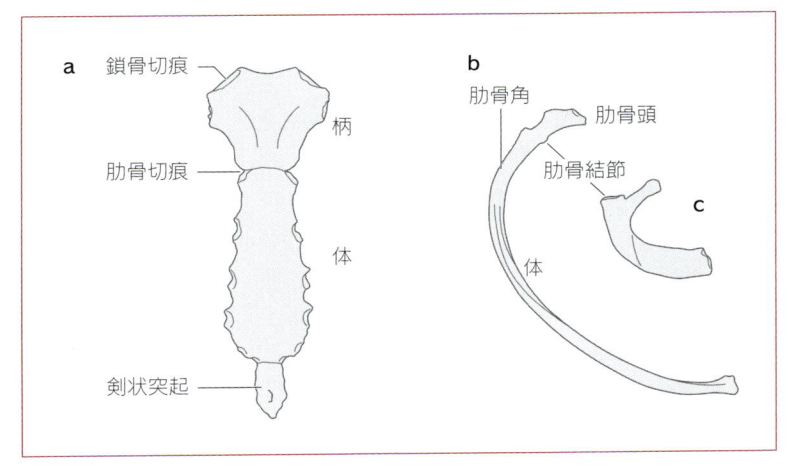

図 17-2 胸骨と肋骨

a：胸骨，b：第7肋骨，c：第1肋骨

a　鎖骨切痕

柄

肋骨切痕

体

剣状突起

b

肋骨角　肋骨頭

肋骨結節

c

体

び胸椎の肋骨窩に連結する．第1肋骨と第10〜12肋骨以外は上下の胸椎および間の椎間板にまたがって連結する．前方に向かい肋骨頸と続き肋骨結節（胸椎の横突肋骨窩と関節する）よりも前が長い肋骨体で肋軟骨へと続く．肋骨結節より少し前で肋骨は強く曲がり（肋骨角），

この角は上下に垂直に配列し脊柱の棘突起の両側に平行に触れることができる．肋骨の垂直断は上下に長い米の形をしており，下内側がややくぼんでいる（肋骨溝）．この溝に沿うように肋間動静脈と肋間神経が走る．

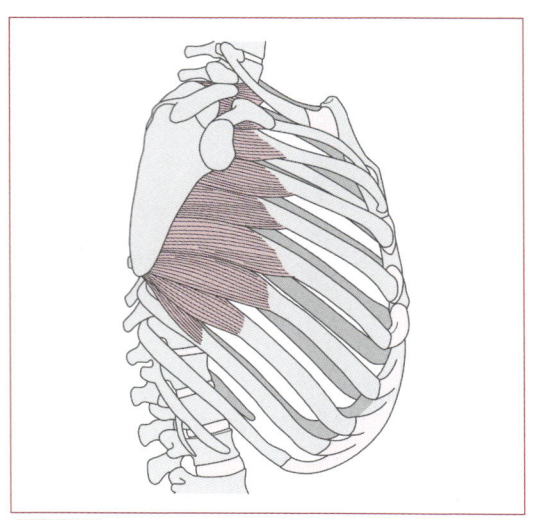

図 17-3 右胸壁外側　前鋸筋

（文献 3 より引用）

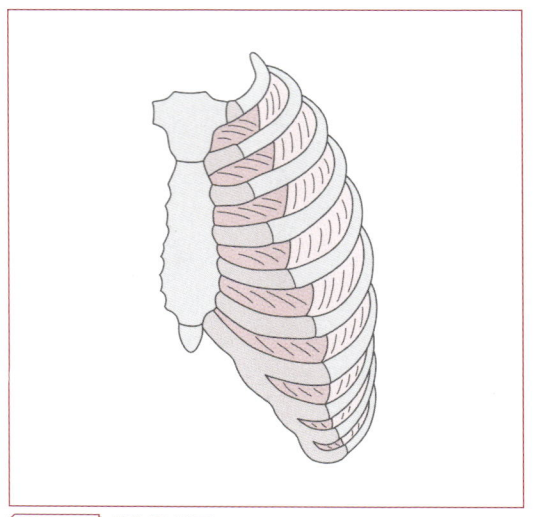

図 17-4 前胸壁外面

外肋間筋（薄色）と内肋間筋（濃色），肋間膜は外してある
（文献 4 より引用）

2 軟部組織

（1）筋

　胸部の筋は浅胸筋群と深胸筋群に分かれる．浅胸筋群（大胸筋，小胸筋，前鋸筋など）は上肢に停止があり上肢の運動に関わる．深胸筋群（肋間筋など）は肋骨に付着し胸郭の運動，すなわち呼吸運動に関わる．胸郭下口をふさぎ胸腔と腹腔を境する筋である横隔膜も胸部の筋に含めるのが一般であり，胸郭内の体積を増加させ吸気運動に関わる．

　前胸部の皮膚の下層には胸筋筋膜で覆われた大胸筋が前腋窩ヒダを形成し上腕骨へ，その下層には小胸筋が肩甲骨烏口突起へそれぞれ肋骨から進む．

　側胸部では前鋸筋（**図 17-3**）が肋骨から肩甲骨の前面に分け入り肩甲骨内側縁に向かう．

　内外の肋間筋は走行を逆向きにして肋間隙の間に走る．外肋間筋は後上方から前下方に走り前方では筋質を欠き前肋間膜といわれる．内肋間筋は後下方から前上方へ向かい背方は内肋間膜である（**図 17-4**）．内肋間筋は内部に肋間動静脈・神経が走ることにより，さらに内肋間筋と最内肋間筋に分けることがある．内外肋間筋はその方向が逆のため，外肋間筋は肋骨を持ち上げ胸腔を広げ吸気に，内肋間筋は反対に呼気に働く．

　肋骨には前胸壁内面に胸横筋（**図 17-5**），後胸壁内面に肋下筋，後胸壁外面に肋骨挙筋や上・下後鋸筋などもあり呼吸運動の補助をなす．

　横隔膜は胸郭下口周囲から内部に進み，中央の腱中心に集まる．ドーム状に盛り上がっているが収縮すると下方に下がり吸気に働く．腹筋が同時に収縮すると腹腔が狭まり腹圧を高める．

　腹部の筋は前腹筋群である腹直筋，側腹筋群である外腹斜筋，内腹斜筋，腹横筋，後腹筋である腰方形筋がある．脊柱の運動（前屈，側屈，回旋，後屈）や呼吸運動に関わるとともに，腹壁を構成する主役をなす．

　前腹部の腹直筋（**図 17-6**）は前正中線の両側

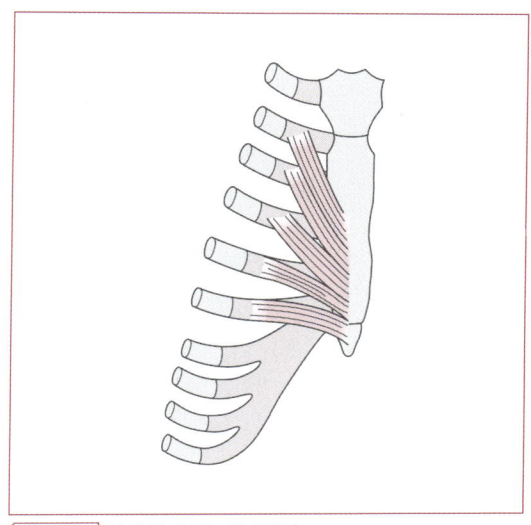

図 17-5 前胸壁内面（胸横筋）

（文献 4 より引用）

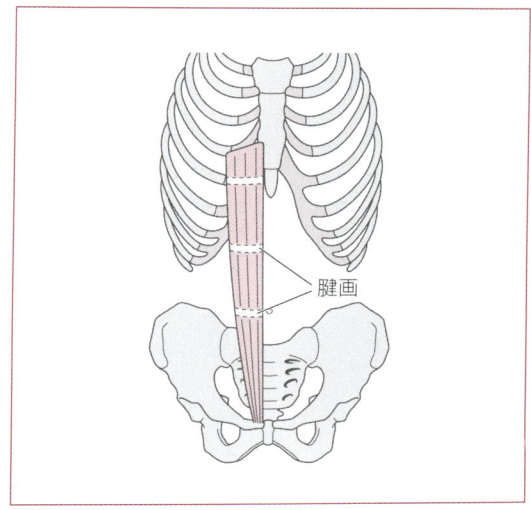

図 17-6 前腹部（腹直筋）

（文献 4 より引用）

に上下に走る多腹筋で中間腱（腱画）を 3 つほどもつ．側腹筋群の停止腱膜が腹直筋の前・後面を覆い腹直筋を包む腹直筋鞘を形成し腱画はここに強く付く．左右の腹直筋鞘は正中線でつながり白線を形成する．腹直筋の外側縁は半月線を形成する．これらは体表から見ることができる．

側腹筋群は表層から外腹斜筋・内腹斜筋・腹横筋の 3 層があり（**図 17-7**），それぞれ大まかに後上方→前下方・後下方→前上方・側方へと走る．外腹斜筋の停止腱膜最下端は上前腸骨棘と恥骨との間に張り鼠径靱帯をなす．鼠径靱帯のすぐ上方には精索などが通る鼠径管がある．内腹斜筋の一部は分かれて精巣挙筋として鼠径管を通り陰嚢へと進む．

背側では第 12 肋骨と腸骨との間に腰方形筋が走る．

(2) 神経

浅胸筋に向かい腕神経叢から枝（内側・外側

胸筋神経，長胸神経など）が進む．長胸神経は前鋸筋の表層を下方に向かう．

深胸筋には胸神経の前枝である肋間神経（1 〜11）が，肋間隙を肋間動静脈と並んで進む．下位の肋骨は前方で肋骨弓として上方へ進むため，肋間神経は肋間隙から離れ前下方へ進むことになる．臍周囲には第 10 肋間神経が分布する．前腹筋や側腹筋の上方は肋間神経が分布し，下方では肋下神経や腰神経叢の枝である腸骨下腹神経などが分布する．

(3) 血管

胸腔内には血液を送るポンプである心臓が胸骨の後方にやや左側に偏在して位置し，体循環の大動脈が出る．

大動脈からは全身に向かって枝が次々と分かれてくる．心臓から出る上行大動脈は上方に向かいやがてステッキの柄のように後左方に U ターン（大動脈弓）して下行大動脈になる．下行大動脈は初めは脊柱の左寄りを走るが下方に

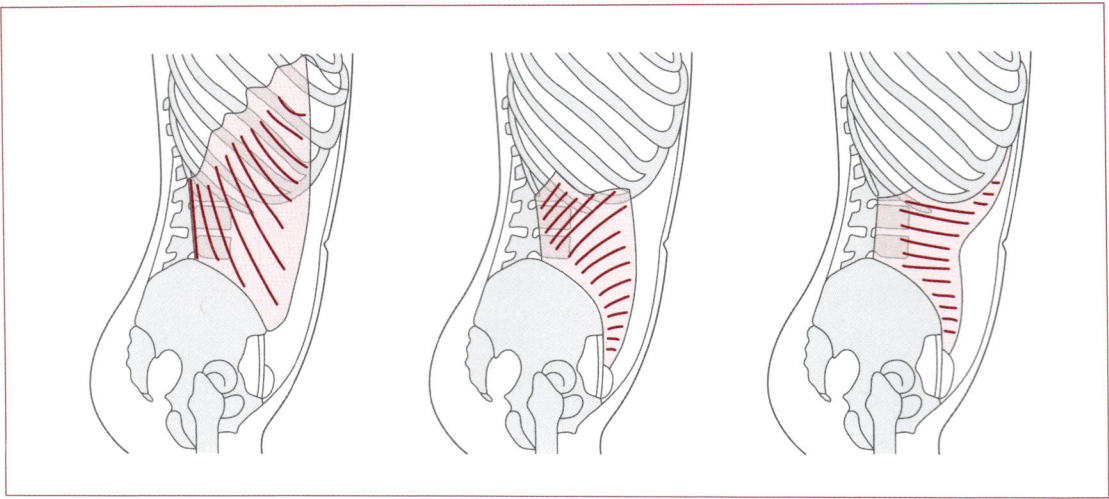

図 17-7 側腹部

左：外腹斜筋，中：内腹斜筋，右：腹横筋
（文献 4 より引用）

向かい脊柱の前方に位置するようになる．Uターン中に上肢に行く主幹である鎖骨下動脈や頭頸部に行く主幹である総頸動脈（ともに右は最初は腕頭動脈として）が出る．下行大動脈は胸部の間は胸大動脈，腹部では腹大動脈といわれ第4腰椎位で左右の総腸骨動脈に分かれる．

肋間動脈は胸大動脈の枝で肋間隙を肋間神経と並んで後方から前方に進み胸壁を養う．前方では鎖骨下動脈の枝である内胸動脈が肋軟骨の後面を下方に走り，その枝の前肋間枝が肋間隙を後方へ進む．後方からの肋間動脈と前方からの前肋間枝は前側方で吻合する（図 17-8）．肋骨より下では肋下動脈，腹大動脈の枝である4対の腰動脈が腹壁を養う．

内胸動脈は腹部では上腹壁動脈となり腹直筋の内面を下方へ進む．下方からは総腸骨動脈の枝の外腸骨動脈から下腹壁動脈が腹直筋の内面を上方へ進む．上下の腹壁動脈は臍周辺で吻合する．

3 内臓

胸腹部には食道，気管，胃，小腸，副腎など多くの器官が存在する．肋骨の骨折や腹壁への外圧などで損傷しやすい臓器には下記のようなものがある（図 17-9）．

肺：胸腔の左右に1対，胸膜腔の中に存在する．円錐を左右に切り分けて離した形状である．底面（肺底）は横隔膜の上に乗り，頂点（肺尖）は鎖骨の上（鎖骨上窩）2cm くらいまで達する．

心臓：胸腔で左右の肺に挟まれ心膜腔の中に存在する．胸骨の後ろに位置し，右は胸骨右縁，左は肋骨の後方まで伸び，正中線に対して2/3が左に位置する．

肝臓：ドーム状に盛り上がった横隔膜の下面に付着して，大部分は胸郭前面で右下位肋骨・肋軟骨・肋骨弓の後方に位置し，一部はみぞおちから左肋軟骨にまで及ぶ．

脾臓：左の後腹部に存在し左第10肋骨の前方に位置する（図 17-10）．

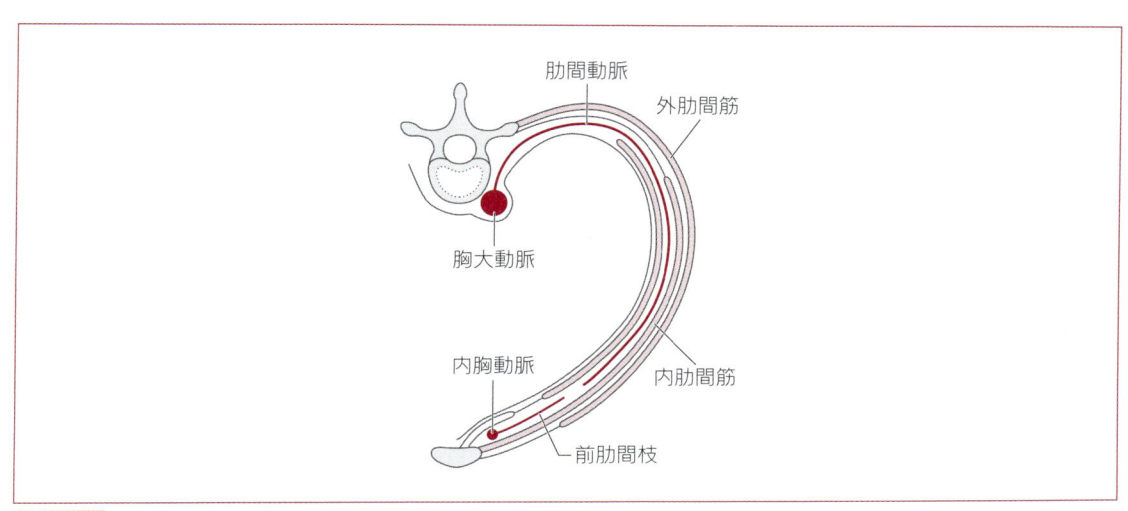

図 17-8 肋間動脈と内胸動脈・前肋間枝
（文献 4 より引用）

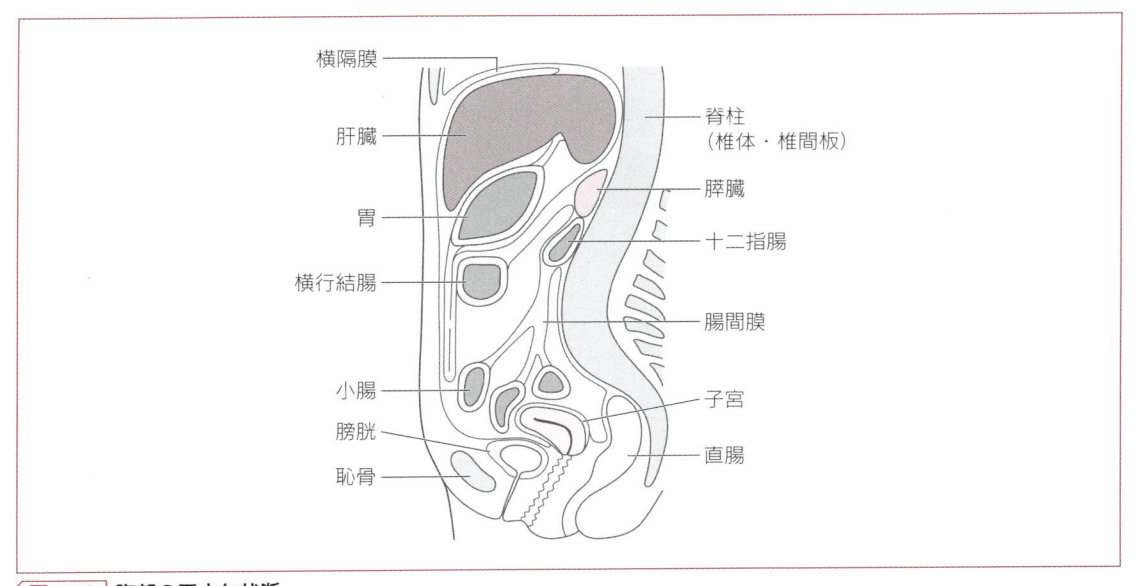

図 17-9 腹部の正中矢状断
（文献 4 より引用）

　腎臓：左右の後腹部に存在し第 12 肋骨の前方に位置する（図 17-10）.

　膀胱：空虚なときは恥骨の後方に守られるが，内容が満ちてくると上方に膨らみ，下腹部の腹直筋の後方に位置する.

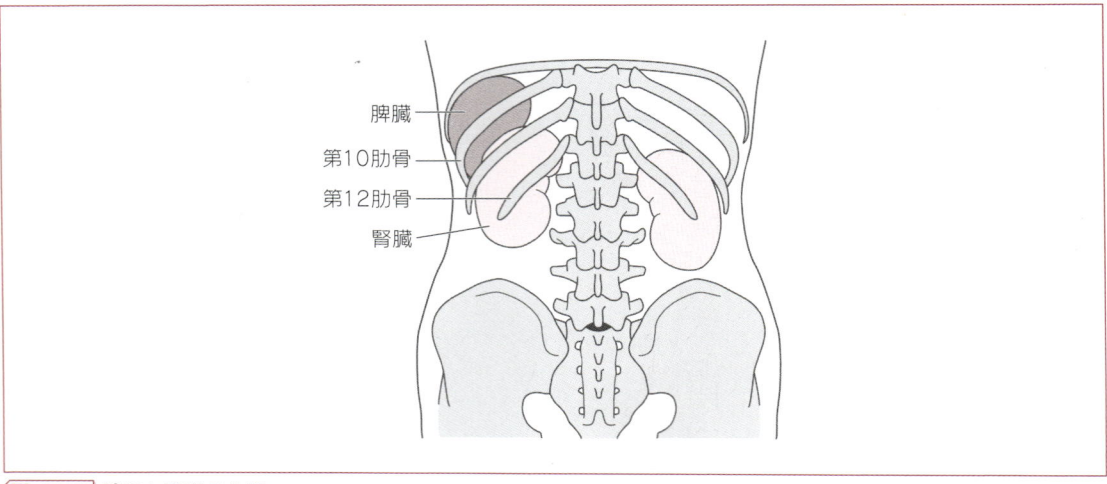

図 17-10 脾臓と腎臓の位置

（文献 5 より引用）

3 好発する外傷・障害

1 外力による肋骨骨折

(1) 病態

　直達的な 1 回の外力によって生じる骨折であることが圧倒的に多い．肋骨骨折端が直接胸腔内臓器を損傷させる危険性があるので注意しなければならない．

　骨折部位は，上位の肋骨は鎖骨と肩甲骨で保護され，第 11・第 12 肋骨は浮遊性肋骨のため第 4〜第 9 肋骨で多くみられる[6]．また，胸郭を前後から圧迫され介達外力によって生じた骨折の場合は，直達的外力が加わった部位より離れた箇所で骨折し，骨折端は体表へ向かう．

　高エネルギーを有する衝突があるラグビーやアメリカンフットボールなどのコンタクトスポーツやスキーやスノーボードなどのスピードスポーツ（**図 17-11**）に多く発生する．

(2) メカニズム

　肋骨の骨破断強度を超える直接打撲外力によって生じる．

(3) 症状と徴候

　呼吸時や咳嗽時，くしゃみ，運動時など骨折部に生じる局限的な疼痛がある．呼吸困難感や胸部苦悶などを訴える場合は，胸腔内臓損傷の可能性もつねに念頭に置かなければならない．また，骨折部を圧迫することで軋轢音があることがある．呼吸による正常な胸郭運動とは逆の吸気時に胸郭が陥没して呼気時に膨張する奇異呼吸（**図 17-12**）がみられた場合は，胸郭動揺（flail chest）の可能性があり，症状悪化に注意する．

　胸郭動揺とは，同一肋骨の骨折が 2 か所以上あり，それが 3 本以上連続して多発性肋骨骨折が生じて，その部位と他との骨による固定性が

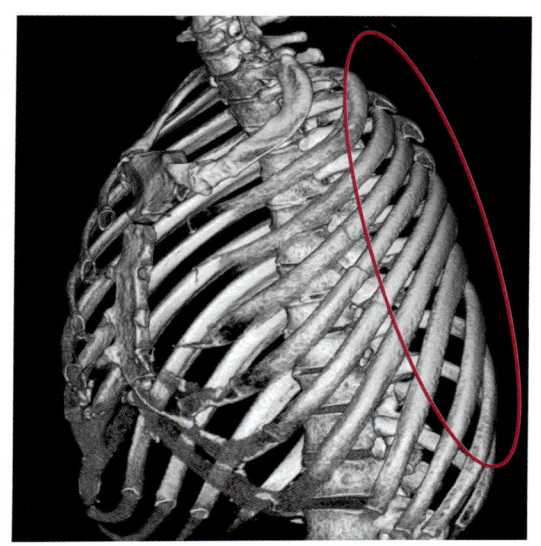

図 17-11 多発性肋骨骨折（症例）

43歳・男性：モーターレース中の転倒にて受傷．3D-CTにて左第3～9肋骨の多発性肋骨骨折が明らかになった．他に左鎖骨骨幹部骨折，左肩甲骨骨折，左多発肋骨骨折，血気胸などの多発外傷を伴っていた

（かみもとスポーツクリニック　上本宗唯先生より画像提供）

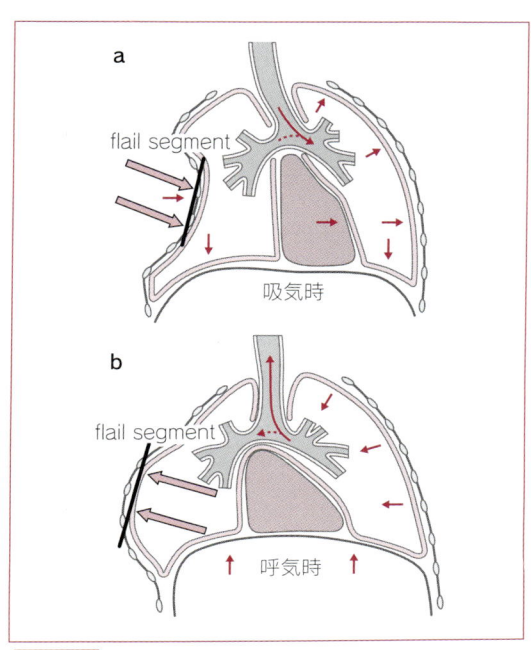

図 17-12 flail chest による奇異呼吸

（文献9より引用）

なくなり浮いた状態となっていることである[7]．

(4) 評価

肋骨圧迫テスト[8]（図 17-13）（rib compression test）

検査法：選手は背臥位でアスレティックトレーナーは胸郭の両側に手を当てて，圧迫して素早く圧迫を緩める．検査時は，患者に声を掛けながら，反応をよく確認しゆっくり愛護的に圧迫する．決して急激な圧迫操作を行ってはならない．

(5) 陽性所見

肋骨の限局する疼痛を確認できたとき陽性とする．

(6) 臨床的意味

肋骨骨折（肋軟骨骨折を含む）もしくは打撲の可能性を含む肋骨の損傷を疑う．微小な肋骨骨折は単純X線では確認できないことが多いので，陽性所見がみられたときは注意深い観察が重要である．

2 肋骨疲労骨折

(1) 病態

直達的な大きな外力を受けずにスポーツ活動中の繰り返し加わる微小負荷が同一部位に加わることによって生じる骨折である．肋骨疲労骨折は，全疲労骨折中の3.6～8.6％[10]とされ，骨折部位は中～下位肋骨に多く，太くて短く幅広い形態的特性をもつ第1肋骨でも発生する．

中～下位肋骨では，ゴルフでよくみられ，

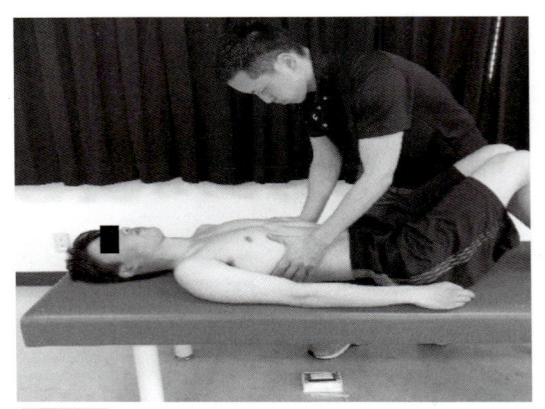

図 17-13 肋骨圧迫テスト （rib compression test）
処置：呼吸に支障を来さないような軽度の骨折を疑う場合，テープや幅の広い包帯やバンデージ，バストバンドなどで骨折部を圧迫固定する．骨折を疑う場合は，病院を受診させる

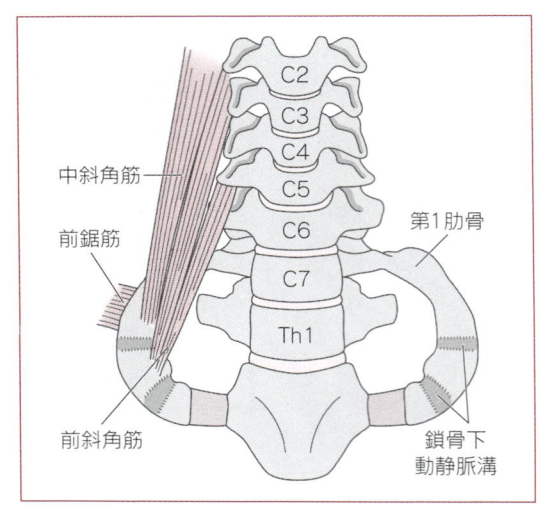

図 17-14 第 1 肋骨周辺の解剖
（文献 10 より引用）

リード側（右打ちであれば左側）に発生して第 4〜7 肋骨の前鋸筋の付着部である後外側の肋骨角周辺に多い[3]．その他，野球やボート競技などでも発生している．

第 1 肋骨では，年齢 13〜20 歳が中心で中・高校生における発生が多い[11]とされ，ウエイトリフティングや野球，ソフトボール，サッカー，弓道などさまざまなスポーツで発生している．

(2) メカニズム

中〜下位肋骨疲労骨折では，前鋸筋の遠心性収縮と肩甲骨の胸郭への固定に影響する大小菱形筋，僧帽筋の収縮と弛緩により発生する[6]．

第 1 肋骨疲労骨折では，第 1 肋骨に付着する前斜角筋と中斜角筋が上方へ，前鋸筋と内肋間筋が下方へ収縮牽引することにより生じる剪断力が作用する動作の繰り返しによって解剖学的に脆弱な鎖骨下動脈溝付近に骨折が生じやすい[12]（**図 17-14**）

(3) 症状と徴候

深呼吸時や咳嗽時，くしゃみ，運動時など骨折部に局限的な疼痛を訴える．

第 1 肋骨骨折では，肩甲部痛[13]や患部側の肩関節挙上時に放散する疼痛が増強する．

(4) 評価

外力による肋骨骨折と同様である．

(5) 処置

受傷原因と思われる競技動作は中止する．呼吸に支障を来さないような初期の骨折を疑う場合，テープや幅の広い包帯やバンデージ，バストバンドなどで骨折部を圧迫固定する．明らかな骨折を疑う場合は，病院を受診させる．

3 気胸

(1) 病態

何らかの原因で肺胞から漏れた空気が胸腔内部に貯留した状態である（**図 17-15**）．アスレ

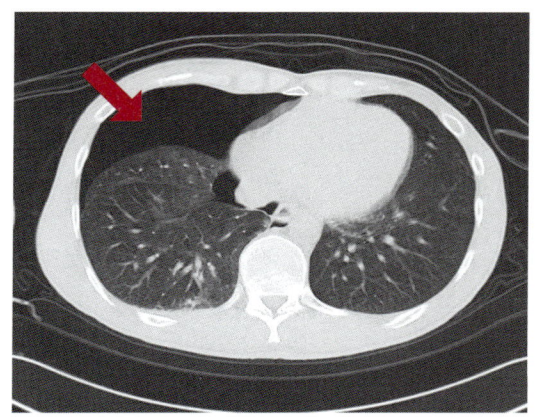

図 17-15 外傷性気胸（症例）

40歳・男性：モーターレース中の転倒にて受傷．CT横断像にて左の胸腔内部に空気の貯留が明らかである．救急搬送時，酸素分圧91％であった

（かみもとスポーツクリニック 上本宗唯先生より画像提供）

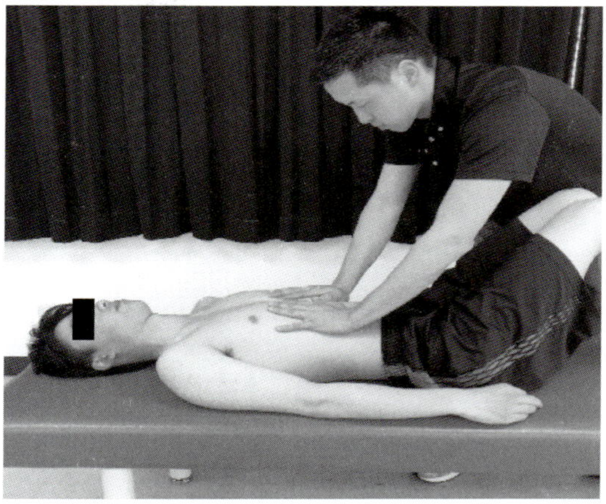

図 17-16 胸郭挙上の左右差の観察

両手掌部全体で空気感および膨満感を感じることが重要である

ティックトレーナーの立場からみると，外傷性気胸と自然気胸を知っておく必要がある．（特発性）自然気胸は，外的な要因ではなく，選手自身のもつ脆弱な肺胞（ブラ）の破裂によって突然生じるもので，10歳代後半から20歳代の若年者，やせて胸の薄い長身の男性に多い[14]．

(2) メカニズム

外傷性気胸では，外傷による開放性肋骨骨折や胸腔内臓器損傷部分から胸腔内に空気が入り込むことにより発生する．

自然気胸の違いでは，胸膜直下の気腫性肺囊胞（ブラ）の突然の破裂が原因であり，スポーツ中に発症することもある．

これら気胸では，胸腔の内部もしくは外部から侵入した空気により，胸腔内の圧が上昇して肺自体が圧迫され呼吸障害を生じる．

(3) 症状と徴候

時間経過とともに増強する胸痛や呼吸困難，頻呼吸，チアノーゼ，不整脈などの症状があり

進行すると血圧低下に伴いショック状態となる．また，胸郭に触れると皮下気腫（皮下に空気が漏れた状態）を触ることがあり，雪を握るような感触（握雪感）を感じることがある．肋骨骨折が合併している場合，奇異呼吸や呼吸時胸郭の挙上の左右差（図 17-16）などがみられる．

(4) 評価

臨床症状と客観的な他覚所見にて評価する．

(5) 処置

異常を確認した場合，早急に医療機関を受診もしくは救急車にて引き渡しを行う．時間の経過とともに症状が悪化することもあるため，選手の病態の注意深い観察が必要である．決して放置することがあってはならない．

4 血胸

(1) 病態

胸腔内に血液が貯留した状態をいう．同時に

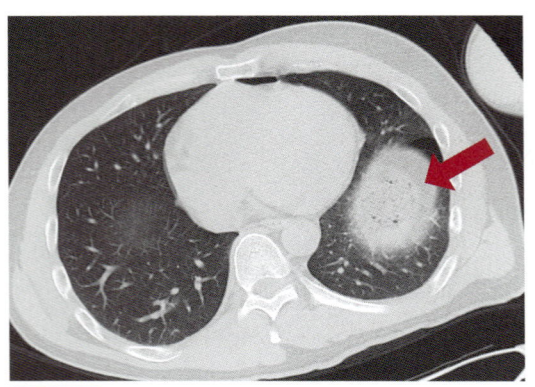

図 17-17　血気胸（症例）
43歳・男性：モーターレース中の転倒にて受傷．CT 横断像にて左血胸による血液貯留がみられる．左第3～9肋骨の多発性肋骨骨折を合併していた
（かみもとスポーツクリニック　上本宗唯先生より画像提供）

気胸を合併していることが多くその状態を血気胸（図 17-17）という．

(2) メカニズム

　骨折に伴う肋間動脈損傷や肺実質からの出血などによって生じる．胸腔内の出血により，内圧が上昇して胸腔内臓器を圧迫して呼吸・循環障害が生じることがある．肋間動静脈は1本の肋骨に1本ずつあり，肋骨骨折と同時に損傷しやすい．静脈損傷の方が多いが，この場合急激にショックに陥ることは少なく，数時間かけて血胸を生じることがある．ただし，肋間動脈損傷が数本起きると急激な血胸が起きてショックに陥ることもあるので注意を要する．

(3) 症状と徴候

　時間経過とともに増強する胸痛や呼吸困難，頻呼吸，チアノーゼ，不整脈などの症状があり進行すると血圧低下に伴いショック状態に陥る．また，肋骨骨折が合併している場合，呼吸時胸郭の挙上の左右差，奇異呼吸などがみられるこ

とがある．

(4) 評価

　臨床症状と客観的な他覚所見にて評価する．

(5) 処置

　異常所見を確認した場合，早急に医療機関の受診をすすめるかもしくは救急車を要請する．時間の経過とともに症状が悪化することもあるため注意深い選手の状態の観察が必要である．決して放置してはならない．

5　心臓振盪

(1) 病態

　心臓の動きの中のあるタイミングで前胸部表面に比較的弱い衝撃が加わり，心室細動を生じ，心停止を来す．健常な若年者の突然死の原因の1つとなっている．野球，ソフトボール，サッカー，フットサル，ラグビーなどのスポーツで発生している．

(2) メカニズム

　野球の守備練習の際のボール捕球時など，前胸部表面の場所に特定のタイミングで衝撃を受け，その衝撃が心筋に到達して心臓の鼓動に突然の乱れが生じて心室細動が生じる．

(3) 症状と徴候

　前胸部表面に比較的衝撃が加わった後，意識がなくなる．

(4) 評価

　1次救命処置（BLS：basic life support）の手順に基づいて，反応の確認と呼吸の確認を行う．傷病者の心停止の原因が電気ショック適応となる心室細動であるかは一般市民を含めたアスレ

ティックトレーナーには評価ができないため，AED（自動体外式除細動器）の自動解析が必要である．

(5) 処置

救命のためには電気的除細動が唯一の方法で直ちに一次救命処置を実施する．心室細動発生から除細動が1分遅れるたびに蘇生率は約10％ずつ低下する[15] ことからスポーツ現場ではあらかじめAEDの場所を確かめる，もしくは準備をしておくことが望ましい．素早い行動と適切な処置により，救命できる疾患であることを忘れてはならない．本疾患の知識の普及およびAED実施の啓蒙をスポーツ現場に浸透させていくことが必要である．

6 腹直筋肉離れ

(1) 病態

腹直筋の筋線維が部分または完全に断裂した状態である（図 17-18）．腹直筋は，恥骨と恥骨結合から第5～7肋軟骨に付着して筋自体が比較的長くテニスのサーブ[16]やバレーボールのスパイク[17]などの回旋を伴いながら体幹を短時間で大きく伸展・屈曲するスポーツで発生している．テニスでは，利き腕（ラケットを持つ側）とは対側の臍より下の部分に発生することが多い[16]．

(2) メカニズム

スポーツ活動中の瞬間的な動作による筋組織の遠心性収縮によって生じる．また，筋が強く収縮する力に反して，重力または介達外力により他動的に急激に引き伸ばされることで発生する．

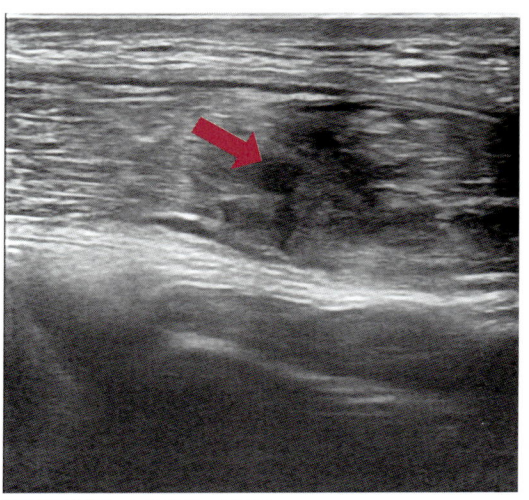

図 17-18 腹直筋損傷（症例）

28歳・男性：重りを持った腹筋のトレーニングで受傷．エコーによる腹直筋線維に沿った縦断像にて筋線維の連続性が失われ，その間隙に血腫がみられる
（かみもとスポーツクリニック 上本宗唯先生より画像提供）

(3) 症状と徴候

筋損傷部の疼痛や皮下出血斑，血腫や筋線維の不連続性をエコーやMRIで確認する．

(4) 評価

限局した圧痛，筋収縮時痛，筋伸張痛

(5) 処置

受傷原因と思われる競技動作は中止する．受傷直後には，体幹前屈位のリラックスした状態でRICE処置を実施する．

7 腹部外傷

(1) 病態

直達的な1回の外力によって生じる腹部の損傷臓器による出血と損傷がみられる．腹部外傷は，主に鈍的外傷と鋭的外傷に分けられる．スポーツの現場では，ほとんどが打撲または捻転

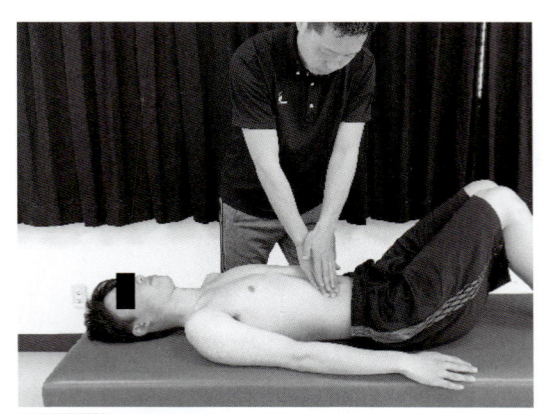
図 17-19 腹膜刺激症状の評価

による鈍的外傷である．高エネルギーを有する衝突があるコンタクトスポーツやスピードを伴うスポーツに発生する．

(2) メカニズム
腹部への直接打撲によって生じる．

(3) 症状と徴候
腹痛，腹腔内出血による腹部膨満などの腹膜刺激症状[18]（図 17-19）がみられる．

(4) 評価
腹膜刺激症状の評価

(5) 検査法
選手は背臥位で両膝屈曲をして，腹壁の緊張を取り除く．アスレティックトレーナーは腹部に手を当てて，圧迫して素早く圧迫を緩める．

(6) 陽性所見
圧迫したときよりも緩めたときに強い痛みを訴える腹膜反跳痛または触っても板状に硬くなっている腹壁を触れる筋性防御がある

(7) 臨床的意味
急性腹膜炎を疑う

(8) 処置
上記の症状や徴候または腹痛が増強した場合，直ちに医療機関を受診もしくは救急車による総合病院への救急搬送を行う．時間の経過とともに症状が悪化することもあるため定期的な選手の状態の観察が必要である．選手の生命に関わる病態であることを認識しておく必要がある．

4 リハビリテーション

胸部と腹部の外傷・障害により，姿勢が崩れ胸郭と胸椎の機能低下が生じることがある．特に，肋骨は胸椎との関節を有し，骨性に胸骨に連続して第 10 肋骨まで胸郭を形成しているため，骨折がある場合には，構造的な回復だけでなく，外傷に伴う胸郭と胸椎の機能低下がみられることから，その改善を意図したリハビリテーションが基本となる．

胸郭の機能に影響を与えている胸椎の可動域を広げるためには，胸椎の伸展（図 17-20）や回旋（図 17-21）の動きを行い，胸郭の機能改善と向上を目指す．

加えて，胸郭の動きに関与する筋のほとんどは呼吸に関与しているため，肋間筋を含めた胸郭周辺のストレッチを取り入れる．

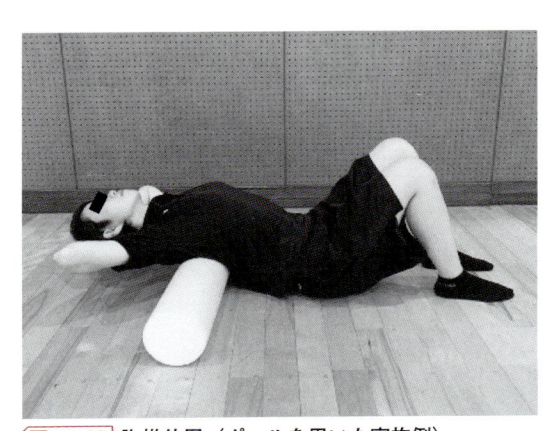

図 17-20 胸椎伸展（ポールを用いた実施例）
脇の下辺りにポールを置いて胸椎の伸展と屈曲動作を行う

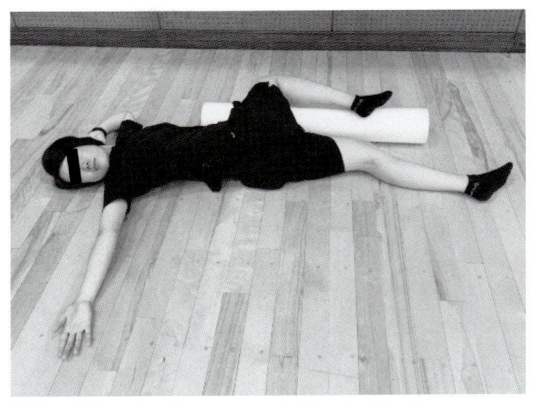

図 17-21 胸椎回旋（ポールを用いた実施例）
膝でポールを押さえつけながら，回旋動作を行う（図中：右）

▶文献

1) 独立行政法人日本スポーツ振興センター，学校管理下の災害―基本統計―（負傷・疾病の概況），2018

2) William E. Prentice, et al：胸部と腹部．トレーナーズ・バイブル，初版．岩崎由純監訳，医道の日本社，神奈川，460-477，2007

3) 酒井紀典ほか：肋骨疲労骨折．パーフェクト疲労骨折，初版．石橋恭之編，金芳堂，京都，131-134，2017

4) 伊藤 隆ほか：胸部，腹部．解剖学講義，第3版，南山堂，東京，245-407，2012

5) Moore KL, et al：胸郭，腹部．臨床のための解剖学，2版，佐藤達夫ほか監訳，メディカル・サイエンス・インターナショナル，東京，71-313，2016

6) 半澤 隆ほか：胸部外傷．スポーツ外傷学II頭頚部・体幹，初版，黒澤 尚ほか，医歯薬出版，東京，115-123，2000

7) 金子直之：胸部外傷．新プレホスピタル外傷学，初版，松本 尚，永井書店，大阪，261-277，2011

8) Chad Starkey, et al：胸部と腹部．スポーツ外傷・障害評価ハンドブック，2版．中里伸也監訳ほか，ナップ，東京，223-233，2007

9) 大槻穣治ほか：スポーツ外傷の疾患別処置の実際 胸部・腹部．競技スポーツ帯同時に役立つ外傷初期治療ガイド，臨床スポーツ医学編集委員会，文光堂，東京，159-165，2010

10) 一宮邦訓ほか：体幹の疲労骨折．臨スポーツ医27：405-409，2010

11) 内田繕博：スポーツ選手に発生した第1肋骨疲労骨折の2例．JOSKAS会誌38：789-793，2013

12) O'Neal M, et al：First Rib Stress Fracture and Pseudarthrosis in the Adolescent Athlete：The Role of Costosternal Anatomy. Clinical J Sport Med 19：65-67，2009

13) 五嶋謙一ほか：第1肋骨疲労骨折の臨床的特徴．日臨スポーツ医会誌24：24-28，2016

14) 伊達洋至：その他の気管支・肺疾患．新臨床外科学，第4版，武藤徹一郎監修ほか，医学書院，東京，889-893，2010

15) 中川儀英ほか：心肺蘇生の理論．心肺蘇生教本，初版．特別非営利活動法人日本ライフセービング協会，大修館書店，東京，8-12，2016

16) Maquirriain J et al：Rectus abdominis muscle strains in tennis players. Br J Sports Med 41：842-848，2007

17) 廣瀬方志ほか：女子バレーボール選手に生じた腹直筋損傷の2例．日整外スポーツ医会誌15：233，1995

18) 鈴木 忠：腹部外傷．スポーツ外傷学II頭頚部・体幹，初版，黒澤 尚ほか，医歯薬出版，東京，125-135，2000

（劔持佑起・川井一廣）
（医学監修：上本宗唯）

第18章

動作の観察と分析

1 姿勢および各種基礎運動評価

スポーツ動作において不良姿勢や不良動作がパフォーマンス低下やケガの発生に大きく関係していることは広く知られている．良い姿勢とは特定の身体部位のアライメントを良い状態に維持している状態であり，スポーツ活動中に好ましい姿勢を維持する術を知ることはアスレティックトレーナーとして必須である．一口に好ましい姿勢といっても，ベットサイドでの姿勢評価とスポーツ動作中の姿勢評価に分けて考える必要がある．

そこで，本章ではベットサイドにおける姿勢評価と基本的な各種スポーツ動作中における姿勢の評価方法について述べる．

2 ベットサイドでの静的な姿勢評価

立位姿勢は前方，後方，右側方，左側方の4方向からの合成アライメントとして捉えることができる．

重心を残し構える影響か，頭頸部が前方へ変位し円背傾向を立位時に示す選手も多い．このようにスポーツ活動は姿勢に多くの影響を与えることが明確である．

1 矢状面上の姿勢評価

重心線が耳垂，肩峰，大転子，膝関節前部（膝蓋骨後面），外果の2〜3cm前部を通る．不良姿勢の場合骨盤の前後方変位，ならびに前傾，後傾，脊椎の平坦化や過剰な弯曲，頭部の変位といった処々のマルアライメントが観察される[1]（図18-1）．矢上面からみたベッドサイドにおける姿勢は競技特性も生じやすい．臀部，大腿部後面の筋力を使って前方へ走る動作が多い陸上競技の選手においては骨盤の前傾および前方への変異が顕著にみられることが多く，キックボクシングなど格闘技の選手では後方に

2 前額面上の姿勢評価

重心線は後面からみて外後頭隆起，椎骨棘突起，臀裂，両膝関節内側の中心，両内果間の中心を通る．なお，前方からみた場合，胸骨下角が70〜90°程度の開大がみられると，腹斜筋群の弱化や伸張の可能性がある[2]．また膝関節のQ-angle は生理的に約5°の外反がみられ，偏平足障害や凸足にみられるような足部の変形，先天性股関節脱臼のような股関節部の病変など，隣接する関節の影響で膝関節のマルアライメントが生じる[2,3]．さらに，大腿筋膜張筋の短縮，

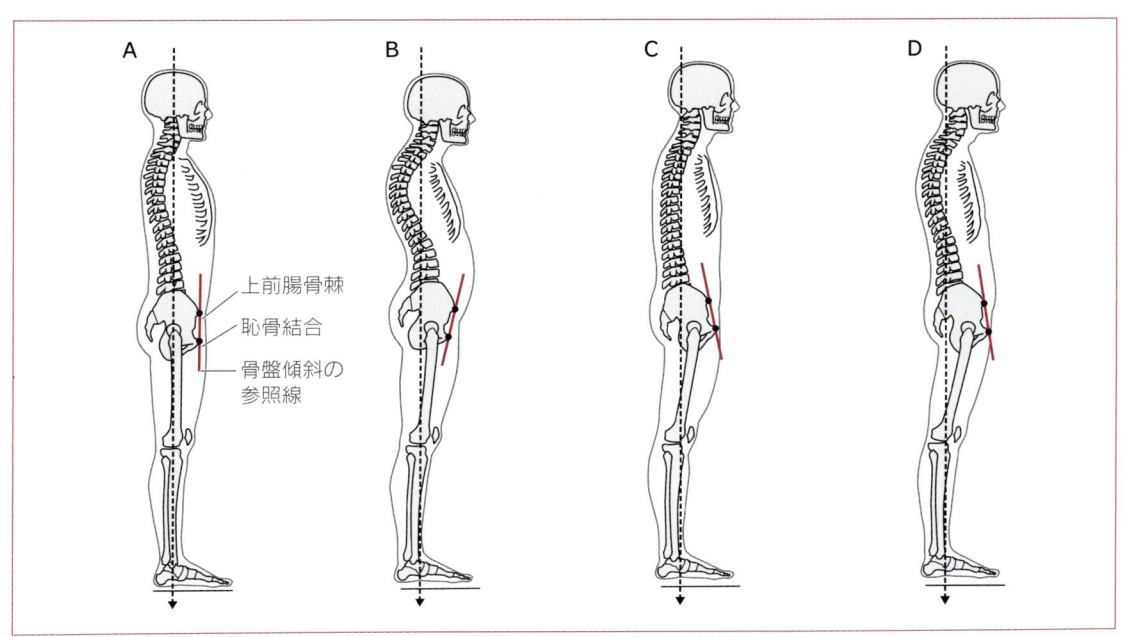

図 18-1 **4つの姿勢タイプ**

A：理想的アライメント，B：後弯‐前弯姿勢，C：平背姿勢，D：後弯平坦姿勢
（文献 1 より引用）

硬化，それに伴う大殿筋の伸張，筋力低下による股関節内旋・膝関節外反といった筋や軟部組織の影響によるアライメント異常や筋力低下を示す（**図 18-2**）．

　後面からみた場合，肩甲骨は第2〜7肋骨上に位置し，過度な前後傾は伴わない．肩甲骨内側縁は垂直であり胸椎棘突起との距離は成人男性で約7cm，成人女性で5〜6cmである．下肢については踵骨が約3.5°の外反を示す[2]．

　また，肩甲骨は前額面から前方へ約35°傾斜し，上腕骨頭は骨頭が肩峰内に位置して上腕骨は床に対して垂直である．手掌を体側に向けると肘頭は後方を向く[2]（**図 18-3**）．

3 肩関節，肩甲帯の正常なアライメント

　水平面では前方に約35°傾斜し，上腕骨頭は

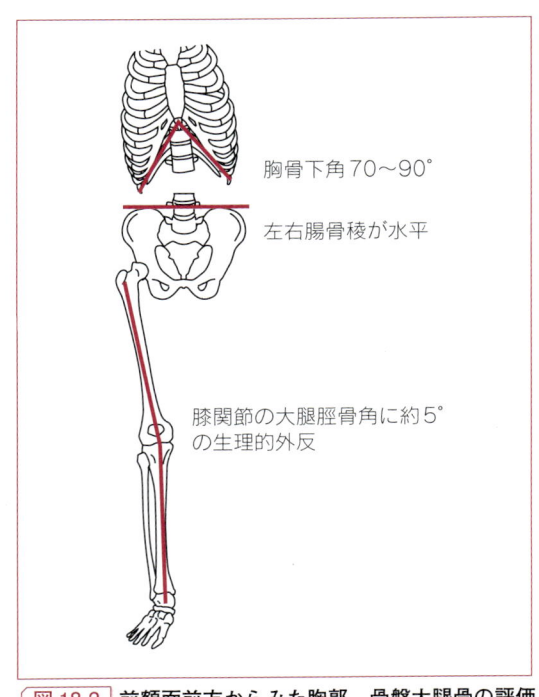

胸骨下角70〜90°

左右腸骨稜が水平

膝関節の大腿脛骨角に約5°
の生理的外反

図 18-2 **前額面前方からみた胸郭，骨盤大腿骨の評価方法**

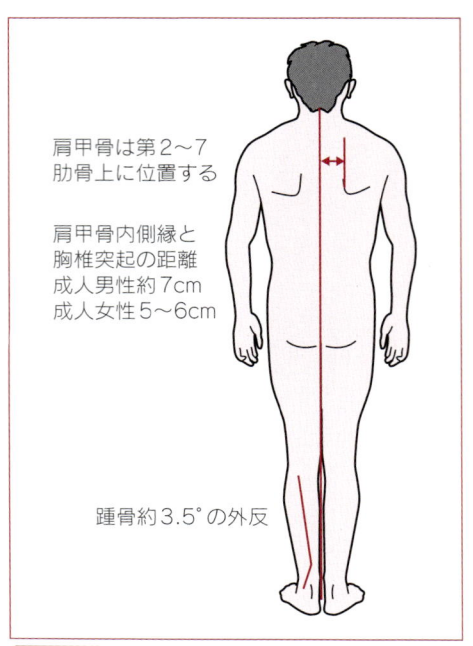

肩甲骨は第2～7肋骨上に位置する

肩甲骨内側縁と胸椎突起の距離
成人男性約7cm
成人女性5～6cm

踵骨約3.5°の外反

図 18-3 前額面後方からみた肩甲骨と脊柱の評価方法

（文献1より引用）

骨頭が肩峰内に位置して床に対して垂直線上に位置する．上腕骨頭の頸体角は135°後捻角は20°である[4]（図18-4）．

肩甲骨は第2～7肋骨頭上に位置し，胸郭上で平坦に位置し，過度な前後傾は伴わない．肩甲棘から下角までの肩甲骨内側縁は棘突起と平行である．各内側縁と胸椎棘突起の距離は成人男性において約7cmで，女性では5～6cmである[2]．上腕骨上面の大結節部は肩峰よりわずかに外側に位置し，肩関節は内・外旋中間位で，両上腕骨は胸郭に平行に位置している．肘関節は手掌を体側に向けると，肘頭が後方に向く[2]．

4 骨盤帯と下肢の正常なアライメント

(1) 矢状面

骨盤は上前腸骨棘と恥骨結合が同一垂直面上にあり，上前腸骨棘と上後腸骨棘を結ぶ線と水平面との成す角度は5°以内（上前腸骨棘が下方）との報告もある[1]．股関節は屈伸0°で腸骨稜頂点と大転子を結ぶ線が大腿長軸と一致し，膝関節は屈曲や過伸展がない中間位で，脛骨長軸は垂直である．足関節の長軸アーチと足指は中間位にあり，大腿骨頭の頸体角は125°，前捻角は15°である[2,5]（図18-5）．

(2) 前額面

骨盤は左右の腸骨稜が水平で，胸骨下角は70～90°である．膝関節の大腿脛骨角には約5°の生理的外反があり，踵骨は約3.5°の外反を呈する[2,3]．

3 ベットサイドでの動的な姿勢評価

この項では運動機能障害を引き起こす反復動作，持続的な好ましくない姿勢に付随する筋骨格系，神経系への影響について述べる．

1 座位での片膝自動伸展テスト

座位姿勢から膝を自動で伸展していくテストである[2]．

(1) 正常

膝が完全に伸展可能．

(2) 機能障害

①膝伸展−15°以下の場合ハムストリングス短

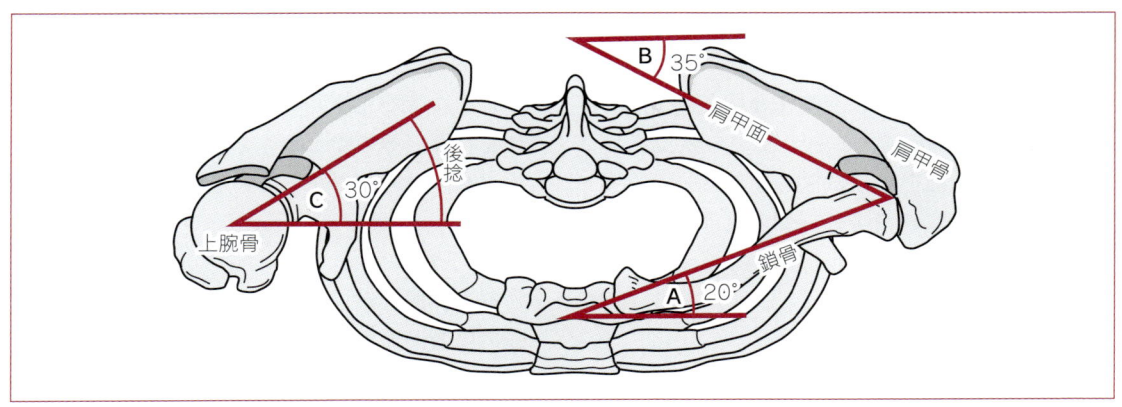

図 18-4 **甲骨と胸郭の適切な位置関係**

解剖学的肢位における両肩の上面像，角 A：鎖骨は前額面に対して約 20°後方を向く，角 B：肩甲骨は前額面に対して約 35°前方を向く，角 C：上腕骨の後捻は肘の内側・外側軸に対して約 30°である．右の肩甲上腕関節の上面を露出するために右の鎖骨と肩峰は除去してある
（文献 5 より引用）

図 18-5 **矢上面状での骨盤のアライメント評価方法**

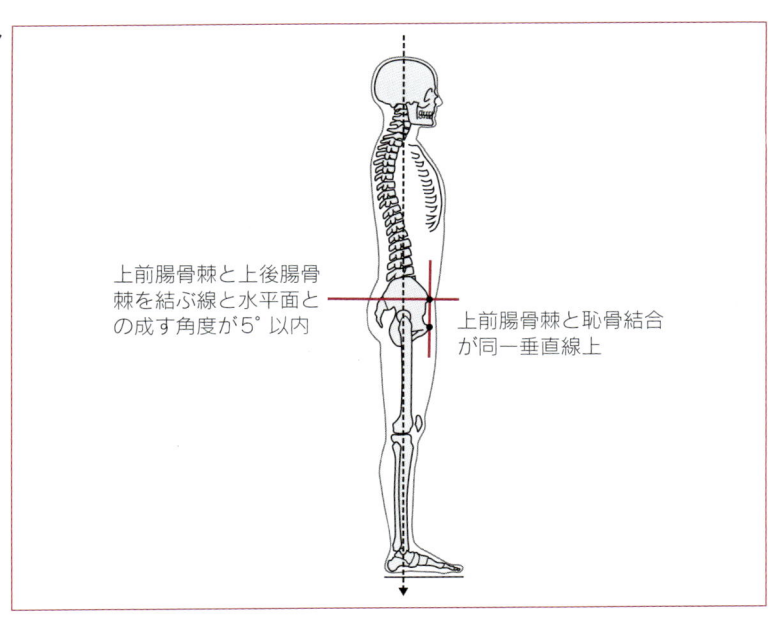

上前腸骨棘と上後腸骨棘を結ぶ線と水平面との成す角度が 5°以内

上前腸骨棘と恥骨結合が同一垂直線上

縮を示唆
②膝伸展に伴い骨盤後傾・腰椎屈曲が起こる場合，両側脊柱起立筋の伸張もしくは腰椎部に対してハムストリングスが相対的に硬化もしくは短縮
③膝伸展に伴い腰椎・骨盤帯の回旋が起こる場

合，一側の脊柱起立筋の延長もしくは腰椎部に対してハムストリングスが相対的に硬化もしくは短縮
④膝伸展に伴い股関節が内旋する場合，内側ハムストリングス硬化・短縮あるいは大腿筋膜張筋が優位に働いている．

② 股関節屈筋群のタイトネス検査

本テストはトーマス検査変法と称され，患者を両股関節屈曲位のまま端坐位から臥位とする[2]．腰椎，仙椎を平坦に保ちながら一側股関節を伸展する．この時非伸展側の足部を患者に軽く抱え込ませる．

(1) 正常

大腿後面は床につく．この時骨盤は約10°後傾している．膝関節は他動的に80°以上屈曲可能である．

(2) 機能障害

①股関節屈曲位となる場合，股関節屈筋群の短縮が疑われる．

縫工筋に短縮がある場合：股関節が屈曲・外転・外旋し，膝関節は屈曲する．

大腿筋膜張筋に短縮がある場合：大腿筋膜張筋の股関節への作用は屈曲・外転・内旋であることから股関節が屈曲・外転・内旋する．

大腿直筋に短縮がある場合：膝関節を伸展させると股関節伸展可動域が改善される．

②脛骨外旋位となる場合，大腿筋膜張筋の短縮が疑われる．

腸腰筋短縮か大腿直筋短縮かを鑑別する方法：仰臥位姿勢の際に大腿後面がベットから離れ，膝関節の屈曲が80°より小さくなっている状態である場合には腸腰筋か大腿直筋のどちらかの短縮が疑われる．この状態から膝関節を他動的に伸展させたとき，股関節の屈曲角度に変化がなければ腸腰筋の短縮が疑われ，股関節が伸展してくる場合だと2関節筋である大腿直筋の短縮が疑われる（図18-6）．

③ 前屈テスト

自然な形で立位姿勢を取り，自動での前屈動作を行う．その際の動作を観察することで現行の運動パターンになっている原因を探る[2]．

(1) 正常

軽度伸展位から開始し，腰椎屈曲動作の1/2以内に股関節屈曲動作が開始する．正常な腰椎の最大屈曲角度は約20〜25°である．

(2) 不良パターン

①股関節屈曲が開始される前に，腰椎の屈曲が半分以上終了してしまい，股関節の屈曲のタイミングが遅い．
②最大屈曲時に腰椎が過剰に屈曲する．
③脊柱弯曲の不連続性がある（分節間の運動にインバランスが認められる）．

■前屈からの復位（伸展）
(1) 正常

股関節伸展（骨盤後傾）から開始し，次に股関節・腰椎が平行して動く

(2) 不良パターン

①腰椎伸展から運動が開始される（股関節の動作開始が遅い）
②足関節背屈運動による過度の骨盤前方移動（股関節伸展運動の代償運動として）

④ 片脚立位テスト

両足立位姿勢から片脚をゆっくりと持ち上げさせ，その時の運動パターンの観察を行う[2]．

(1) 正常

骨盤の傾斜や回旋し，股関節の回旋運動は起

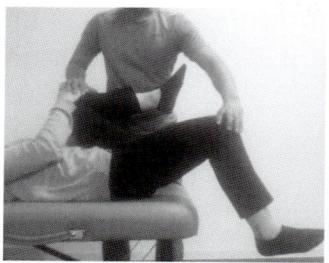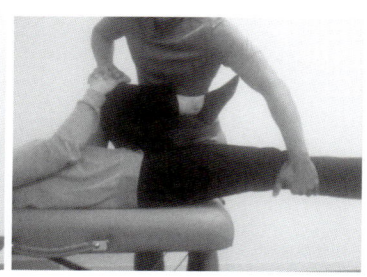

図 18-6

左：大腿後面がベットから離れ，膝関節が 80° より小さくなる．腸腰筋か大腿直筋どちらかの短縮が疑われる

右：膝関節を伸展させると股関節の屈曲角度に変化あり．大腿直筋の短縮が疑われる

こらない．

(2) 機能障害

①立脚側へ体幹が側屈する場合は，立脚側股関節外転筋の弱化が疑われ，腰椎の回旋を伴うことが多い．

②対側骨盤が下制する場合は，立脚側股関節外転筋の弱化が疑われる．立脚側の股関節は内転位となる．

③立脚側股関節が内旋する場合は，立脚側股関節外旋筋の弱化が疑われ，立脚側股関節は内旋位，足部の回内を伴った下腿内旋位をとることが多い．

④立脚側膝関節の過伸展が起こる場合．

⑤ スクワットテスト

両足立位姿勢より膝関節 45° 屈曲程度の深さのスクワットを自動で行い，その時の運動パターンを観察する．

(1) 正常

第 2 趾からの鉛直線上に膝関節中心が位置する．足部は若干の回内位となり内側縦アーチは退化する．

(2) 機能障害

①膝関節内側端が母趾よりも内側に位置する場合．股関節内旋に伴う下腿の内旋傾向が顕著である．

②膝関節外側端が第 4 趾よりも外側に位置する場合．股関節外旋傾向が顕著である．

③過剰な足部内側縦アーチの低下がみられる場合．偏平足障害や足関節の過回内などを疑う．

④内側縦アーチがほとんど低下しない場合．凸足，足関節の回外傾向が顕著である．

⑤踵が早期に挙がってきてしまう場合．足関節の背屈制限が認められる．

4 歩行・走動作

① 正常歩行動作

歩行動作を考える上で「正常とは何か」を捉える際には，多岐に渡る要素について考慮すべきである．例えば，年齢・性別，身長・体重・体格と質量分布，履物の種類，生活状況・環境，精神状態や気分，着用している衣服などがそれに当たる．歩行動作の観察をする上で大切なことは個々の状況により許される標準値からどの程度逸脱した動作であるか確認することで

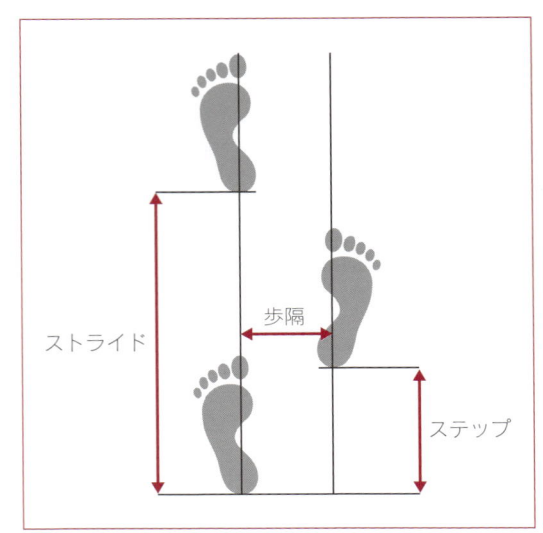

図 18-7 歩幅, 歩隔

ある. 個々に許された範囲を超えた逸脱運動がどこで起こっているのか. 歩行にとって機能的に重要な特徴がきちんと存在しているかどうか. 逸脱運動と回避運動, その原因となる機能不全が存在しているか否か観察することが重要である.

2 歩行周期, 歩幅, 歩隔

　足部が地面へ接地した時点を 0% とし同側の足部が再度地面に接地するまでを歩行周期と定義する. ストライドは片足の踵接地地点から同側の踵接地地点までの距離であり, ステップは片足の踵接地地点から反対側の踵接地地点までの距離である. 左右の歩幅を比べることは臨床ではよく行われる. 歩隔は左右の踵の中心間の幅である. 歩行時の歩隔は進行方向に対し直角に計測され, 標準値は 5〜13 cm である. 足部の長軸は進行方向に対してそれぞれ 7°外旋しており, こういった足部の軽度外旋は歩行時[6〜8]にもみられる (図 18-7, 18-8).

①第 1 相
　初期接地 (イニシャルコンタクト) 0%
　足部が地面に接地する瞬間.
　この相で評価すべきこと：続いて起こるヒールロッカーが適切に起こるようなポジションで接地をしているかどうか. 足部が前方へ接地し過ぎていたり, つま先が下がったままの接地などはこれを妨げる.
②第 2 相
　荷重応答期 (ローディングレスポンス) 0〜12%
　初期接地から反対脚が地面から離れるまで. 1 回目の両脚支持期.
　この相で評価すべきこと：衝撃を足部で適切に吸収しつつ, 安定して前方への移動を行えているかどうか. この期での過剰な後足部の回内や外側荷重などがあると前方方向への移動のみならず左右への動揺につながる可能性もある.
③第 3 相
　立脚中期 (ミッドスタンス) 12〜31%
　反対脚が地面から離れてから観察肢の踵が地面から離れるまで.
　この相で評価すべきこと：足関節を筋により制御しながら背屈していくことでアンクルロッカーが適切に機能する. 下腿三頭筋の筋機能に異常があると筋収縮が伴う背屈ではなく荷重を支えることができなくなり身体重心の過剰な低下や膝崩れなどが起こる.
④第 4 相
　立脚終期 (ターミナルスタンス) 31〜50%
　観察している下肢の踵が地面から離れた瞬間から反対脚の初期接地まで.
　この相で評価すべきこと：引き続き下腿後面部の筋収縮による足部剛性の向上と臀部, 大腿後面筋群による股関節伸展動作が適切に起こっているか. 臨床においては大腿後面筋群の活動はあっても臀筋群の筋収縮は不十分なケースが

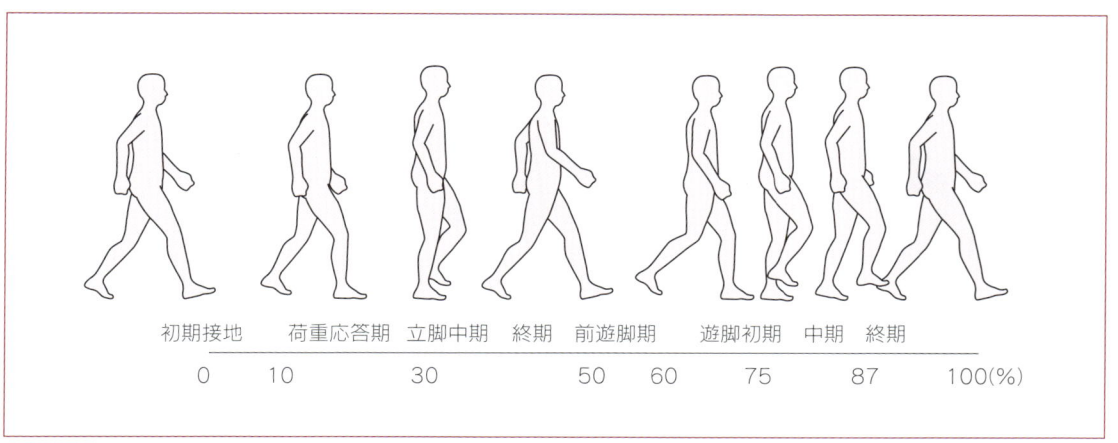

初期接地　荷重応答期　立脚中期　終期　前遊脚期　　遊脚初期　中期　終期

0　　　10　　　30　　　　50　60　　75　　87　　100(%)

図 18-8　8 つの歩行相

見受けられる．ターミナルスタンスが正常に行われるためには，足関節背屈 10°，踵離れ，股関節伸展 20°，骨盤約 5° 後方回旋が必要である．

⑤第 5 相

前遊脚期（プレスイング）50〜62％

反対側の初期接地から観察している下肢の足趾が床から離れた瞬間．

この相で評価すべきこと：この相になると移動に対しては積極的な関与はないため，遊脚の前方スイングへ切り替えがスムーズにできているかどうかを観察する．

⑥第 6 相

遊脚初期（イニシャルスイング）62〜75％

観察している下肢の足趾が地面から離れてから両側の下肢が矢状面で交差するまで．

この相で評価すべきこと：股関節屈曲筋群による前方へのスイングが適切な速度，スムーズさで行えているかどうか．股関節屈筋群の機能不全があると脚全体を引きずるような前方スイングや体幹を後傾させるといった代償動作がみられることもある．

⑦第 7 相

遊脚中期（ミッドスイング）75〜87％

両側の下肢が矢状面で交差してから遊脚肢が地面に対し直角になるまで．

この相で評価すべきこと：引き続き，十分な足関節背屈と足趾の挙上がなされ踵からの接地へとつながっていく準備ができているかどうか．

⑧第 8 相

遊脚終期（ターミナルスイング）87〜100％

遊脚肢の下腿が床に対して直角になってから観察している下肢の足部が床に触れるまで．

この相で評価すべきこと：膝関節が徐々に伸展され立脚の準備がなされているかどうか．この相が正常に行われるためには 20° 以下の股関節屈曲，5° 以下の膝関節軽度屈曲，5° 以下の骨盤前方回旋が必要である．

歩行中，下方へ向かっていこうとする身体重心を前方への動きに変換する役目はロッカーファンクションとよぶ「揺りてこ」のメカニズムに基づいている．筋活動がこの行程を制御し，3 つの相で身体重量の制御された転がりを可能にする．

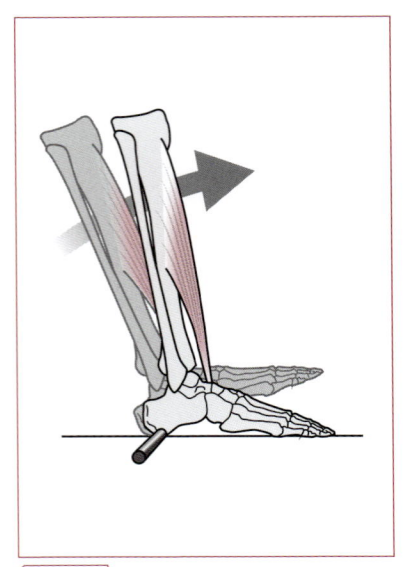

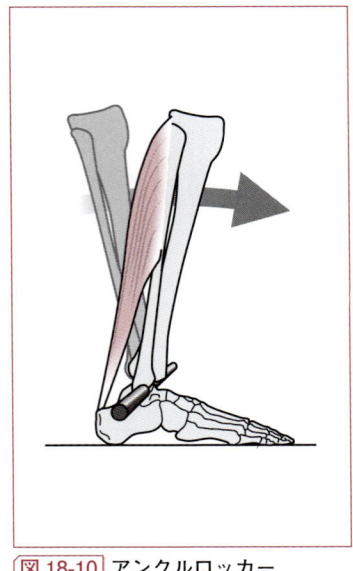

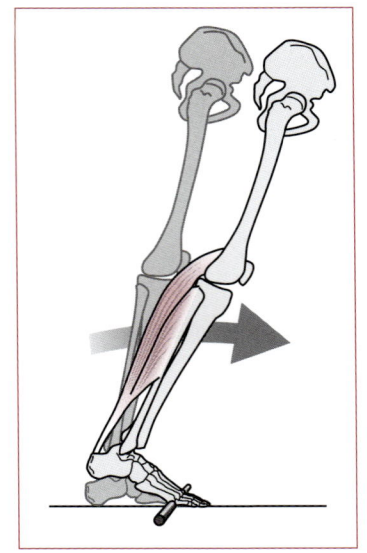

図 18-9　ヒールロッカー	図 18-10　アンクルロッカー	図 18-11　フォアフットロッカー
（文献 4 より引用）	（文献 4 より引用）	（文献 4 より引用）

(1) ヒールロッカーの機能（踵の揺りてこ）

荷重の受け継ぎの際，前方へ落ちていく身体重心によって生じる勢いは，ヒールロッカーの機能によって受け止められる．イニシャルコンタクトからローディングレスポンスで起こり，踵骨を中心とし衝撃緩衝の作用ももつ揺りてこ運動である（図 18-9）[6,8].

筋活動：前脛骨筋群の遠心性収縮により足部の落下にブレーキをかける．この時下腿は前方へ引っ張られることとなり，膝関節は 15° 屈曲する．大腿四頭筋も同様に遠心性収縮により膝関節屈曲を制御しつつ前方へ倒れていく下腿に大腿を引っ張り寄せていく．

(2) アンクルロッカーの機能（足関節の揺りてこ）

筋により制御された足関節背屈のことであり，ヒールロッカーに続いて起こる．すなわちミッドスタンスで起こり，足底が床に接地した時点から足関節は回転中心となる．足全体が床に固定された後，足関節は背屈し，下腿はそのときの勢いに相当した前方への動きを続ける（図 18-10）[4,8].

筋活動：ヒラメ筋が下腿の前方への動きを安定させ腓腹筋とともに遠心性収縮によって足関節の制御された背屈を生じさせる．

(3) フォアフットロッカーの機能（前足部の揺りてこ）

アンクルロッカーに続いてターミナルスタンスでみられ，踵が床から離れた際に起こる中足趾節関節を軸とした転がり運動である．ここまで継続して行われてきた背屈から，脚の前方への移動を可能とする（図 18-11）[4,8].

筋活動：腓腹筋とヒラメ筋が最大筋力の約 80 % の力で，足関節を背屈し下腿が前方へ倒れていく速度を減速するように働く．

3 歩容に影響する要因

①反対側の骨盤の側方傾斜
②水平面における骨盤の回旋
③骨盤の側方へのシフトと膝関節の生理的外反位
④足関節と膝関節の協調メカニズム
⑤ミッドスタンスにおける制御された足関節の背屈

⑥ターミナルスタンスの踵離れとイニシャルコンタクトの踵接地

　この6つの運動が次々と起こることで歩行効率が大きく改善される[8〜10].

- 身体重心の上昇の軽減
- 身体重心の下降の軽減
- 身体重心の左右動揺の軽減
- 身体重心の滑らかな方向転換

5 走動作

　アスレティックトレーナーは走動作を考えるに当たり，走運動実施者が置かれている環境や走運動条件が何であるのかをつねに考える必要がある．100mのような短距離走とマラソンでは当然求められる体力要素だけでなく，パフォーマンス向上のために必要とされる技術も異なる．また性別や年齢などによる内的要因にも依拠して『理想の走り』は変化していく[11]．ここでは定速走を中心に走動作のメカニズムについて述べる．

1 走動作の位相

　走動作の位相はサポート期，リカバリー期に分けられ，それぞれ3相に分けて考えることができる．

(1) サポート期

　足底が地面に接している期間である．
①フットストライク
　足底の一部が地面に接地する瞬間
②ミッドサポート
　足部が地面に接地し体重を支えて踵部が地面から離れる瞬間まで．

③テイクオフ
　踵部が地面から離れて足指が地面から離れるまで．

(2) リカバリー期

　足部が地面から離れている期間である．
①フォロースルー
　足底部が地面を離れて下肢の後方運動が前方運動へ変わる瞬間まで．
②フォワードスイング
　下肢が後方から前方に移動する期間をいう．
③フットディセント
　足底部が接地する直前をいう．

2 走動作中の筋活動

　中間疾走中の関節トルク，関節角速度と各局面において筋長変化とelectromyography（以下EMG）の変化から走運動中の筋活動について示す[12]．EMG活動が顕著な局面において筋の長さ変化を基に短縮性収縮，伸張性収縮あるいはSSC（stretch-shortening cycle）といった伸張性収縮から短縮性収縮へ瞬時な筋活動の切り替えが生じるため，アスレティックトレー

ナーが走運動中の筋活動を知るということは，筋収縮特性の理解を深めることにつながる．

(1) 股関節

腸腰筋と大腿直筋が大腿部の振り上げ動作のためにフォロースルー期からフォーワードスイング期までにかけて SSC 収縮の屈曲トルクを発揮する．フォロースルーとフォーワードスイング切り替え時の活動は"足が後ろへ流れる"ことを防ぐための活動と考えられ，素早い遊脚の前方スイングと疾走速度とに相関があることから極めて重要な筋活動といえる．また，大殿筋と大腿二頭筋はフットストライクからミッドサポートまでにかけて短縮性収縮による伸展トルクを発揮する．接地前よりこの活動が起こることで短い接地時間で後方へ脚全体をスイング可能とし，疾走速度の高低を決める要因として重要である．ミッドサポート中の股関節伸展トルクはキック動作の直接の原動力となる極めて重要な活動である．

(2) 膝関節

フォーワードスイング前半に膝関節は屈曲するが，その局面では大腿直筋が伸張性収縮による伸展トルクを発揮している．この局面における膝関節屈曲運動は屈曲筋力の作用ではなく他分節から伝達された関節力やその時点での分節自身がもっていた運動量などによるものである．

フォーワードスイング後半に入り膝関節伸展が起こるが，この局面では大腿二頭筋が SSC による屈曲トルクを発揮する．大腿二頭筋は同じ局面の股関節伸展トルクも発揮しており，膝関節屈曲トルクは副次的なものであると考えられる．この複雑な振る舞いが故に肉離れなどのランニング障害と密接に関わっていると考えられる．同局面では拮抗筋である外側広筋には短縮性筋収縮が起こっておりこれらの筋活動は相互に関連している．

大腿二頭筋がフォーワードスイング後期からフットディセントまでに起こる後方スイング時に強い収縮をすることで，副次的に生じた膝関節屈曲力も弱めることができないと，続いて起こるフットストライク時に膝関節が屈曲し過ぎてしまう．この時大腿二頭筋は近位部で起こる股関節伸展に対しては短縮性収縮，遠位部で起こる膝伸展力に抗するためには伸張性収縮を強いられる．この局面では他分節から伝達された関節間力などにより膝関節伸展力も作用している．それでも大腿二頭筋由来の膝関節屈曲力に対抗できないため，外側広筋が補助的に作用し，接地の瞬間の膝関節角度を適正なものに保つと考えられる[12]．

(3) 足関節

フォーワードスイング前半に前脛骨筋の活動がみられる．これは足関節の内返しなど底屈背屈以外のトルク発揮に関与していると考えられる．フォーワードスイング後半において腓腹筋，ヒラメ筋ともに接地準備のために筋活動を開始する．この際，前脛骨筋も働くことで足関節を適切な関節ポジションに調整している．後述のランニングスキルにおいて足関節，膝関節の支持期の関節角度の固定は大きな意味をもち，接地期の腓腹筋，ヒラメ筋の共同収縮での SSC 収縮による伸展トルクの発揮は高い疾走速度の獲得には必須である[12]．

3 スプリンターの走動作

走動作といっても，走速度によってランニングスキルは異なり，アスレティックトレーナーは高い疾走速度までサポートすることが求められる．そこでここでは高い疾走速度を獲得するためのランニングスキルについて述べる．

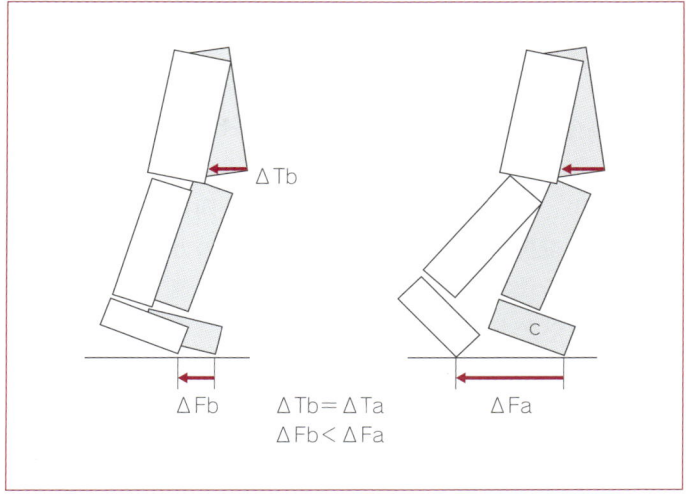

図 18-12 接地中の膝, 足関節角度の固定

（伊藤 章ほか：100m 中間疾走局面における疾走動作と速度の関係. 体育学研究 43：260-272 より引用改変）

ΔTb

ΔFb $\quad \Delta Tb = \Delta Ta$

$\Delta Fb < \Delta Fa$ $\quad \Delta Fa$

C

(1) スイング動作（フォーワードスイング時）

疾走速度が違う（約 12.0〜7.5 m/s）選手たちの動作を解析した結果, 疾走速度と下肢引き付け角度, 大腿部の振り上げ動作の高さには有意な相関関係が認められないことが知られている[12]. わずかに脚全体の後方へのスイング速度の最大値のみが疾走速度の高い選手ほど高くなる傾向を示すことから大腿部の振り上げ動作, 下腿の引き付け動作について過度に指導する必要はなく, 自然に起こる大腿部の振り上げ動作をすることが大切であると考えられている[13].

(2) キック動作（フットストライク〜フォロースルー期）

この期を通して股関節は伸展し, 膝関節や足関節はフットストライク時に屈曲しフットストライク後半にかけて伸展する. 全体を通して股関節の伸展変位と疾走速度とは有意な相関関係は認められないが, 前半局面での足関節の屈底位は疾走速度の高い選手ほど小さく, それに続く後半では膝関節と足関節の伸展変位は疾走速度の高い選手ほど小さい傾向を示す[12, 13]（図 18-12）.

股関節の最大伸展速度は疾走速度に関係なくほぼ一定で, 膝関節と足関節の最大伸展速度は疾走速度の高い選手ほど有意に低い傾向にある. このことは疾走速度の高い選手ほどキック動作時に膝関節の屈曲・伸展動作, 足関節の底屈背屈動作がともに少ないまま股関節を伸展していることを示す. キック期後半において股関節伸展速度を脚全体の後方スイングする速度へ効果的に変換するためには膝関節の伸展動作を極力少なくする必要があり, 足関節に関しても股関節から得た推進力を短時間で地面に伝えるため, 緩衝を少なくする必要がある[12, 14].

これらのスキルが疾走中の身体重心の上下動を抑えることにつながり水平方向への素早い移動を可能とする.

6 跳躍動作

跳躍動作は運動をしている主体を空中へ投射していく動作である．当然重力の影響を受けるものであり，下向きの牽引力より大きな上向きの推進力を発揮しなければならない．重心の方向や飛距離を決定する因子は，離地する際の速度（初速度ベクトル）によって決定され，空中に投げ出された体はその重心の軌跡を変えることはできない．このことから跳躍動作を考えるとき，地面から得られる力すなわち地面反力を測定しそれを時間積分することで重心の変位を算出することができる．つまり，地面反力をいかに巧みに跳躍へと結びつけることができるかどうかがパフォーマンスを決定する．さらに，映像分析から算出された重心変位を時間微分することで速度，加速度を求めることも可能である．

一口に跳躍動作といっても高跳びのように水平方向から垂直方向への変換，垂直跳びのような制止姿勢から垂直方向，立ち幅跳びのような制止姿勢から水平方向への跳躍など，さまざまなものがあり踏切の初速度ベクトルの違いにより似て非なる動作となることが知られている[15, 16]．

パフォーマンスの高い跳躍動作を行うためには前述のとおり，踏切時に目的方向への身体重心速度が必要である．下肢の関節は適切なタイミングで適切な関節を使用し，同時に各関節内でも角速度を大きくしながらさらに大きな力を発揮し続ける必要がある．これは筋だけの仕事では不十分なことが知られ，筋・腱複合体として捉えることで跳躍動作の本質がみえてくる．すなわち筋で発生した力のみならず腱で蓄えられた弾性エネルギーを効率よく，順次関節間で力の伝達を行いながら最終的な跳躍へとつなげ

ることが必須となる．

1 垂直跳び

垂直跳びは動作として重力に対して垂直方向への運動のみで構成されているため，筋腱複合体の振る舞いの観察とそのメカニズムの解明を目的として研究対象となることが多い．

筋腱複合体に存在する弾性要素の働きや，二関節筋の働きについて筋腱複合体モデルを用いた研究によると腱の弾性的変形なしに現実運動を説明することは困難であることが示唆されている[17, 18]．

また，超音波を用いた筋束長の実測により実際に運動中の観察によるスクワット・反動・ドロップジャンプの各踏切動作までの腓腹筋の「力-長さ関係」はいずれのジャンプにおいても腓腹筋のサルコメアは最適部分を用いて跳躍を行っていることが明らかとされている．「力-速度関係」において筋が低い速度の短縮性収縮局面で短時間に大きな力を発揮していることから，腓腹筋全体の動きは腱の伸張が主として行われており筋は最適な力-速度関係部で力を発生し，腱がその力を流す・伝える役目を果たしていることが実証されている（図18-13）[17, 19]．

また，リバウンドジャンプといった素早い切り返しを伴うジャンプにおいては接地前から筋が予備緊張を行い，接地時には予備緊張において発生した弾性エネルギーを利用し跳躍していることが明らかにされている．このことから熟練者によるジャンプ動作では接地前の段階から筋活動様式が違うといえる（図18-14）[15, 20]．

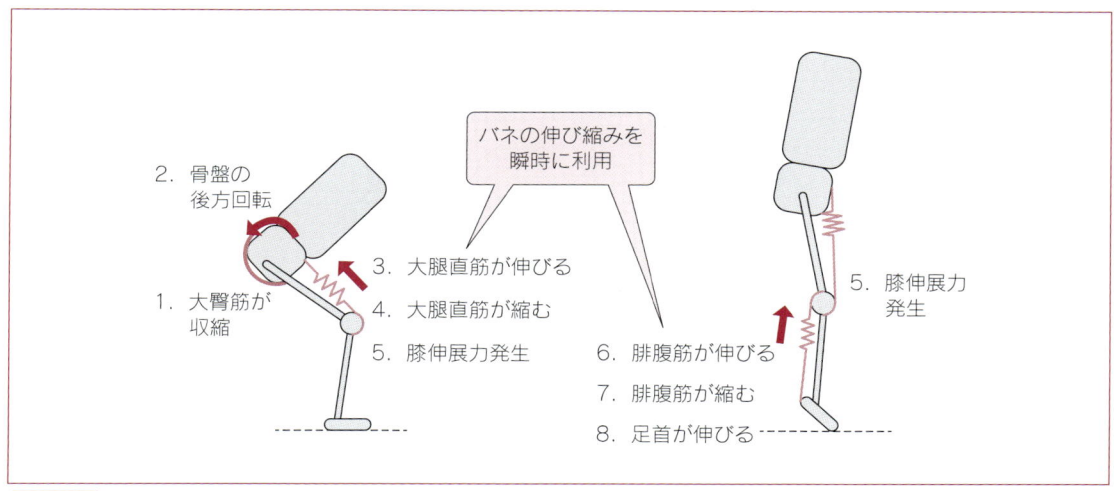

図 18-13 垂直跳びにおける運動連鎖

（眞鍋（2017）の仮説をもとに作図）

2 走り幅跳び

　走り幅跳びは助走で得た速度を，踏み切り動作から，着地動作へとつなげどれだけ遠くへ跳べたか，を競う種目である．すなわち①助走②踏み切り準備〜踏み切り③空中動作④着地という4つの観点から評価をすることができる（図18-15）．

(1) 助走

　助走速度と記録との間には有意な相関関係があり，パウエルが8m95cmの世界記録を樹立したときの助走速度は11.0m/sであり世界レベルの選手たちは高いスプリント力を有していることが知られている．しかしいくら速度が高くても，助走の正確性がなければ踏み切り準備へとつなげることができない．ここでいう正確性とは1歩ごとの接地位置および助走中のピッチのことであり，いかにして風や天候などの外的環境および体調などの内的環境の両面に影響されずに再現性・正確性を高めていくことができるか，が重要である．

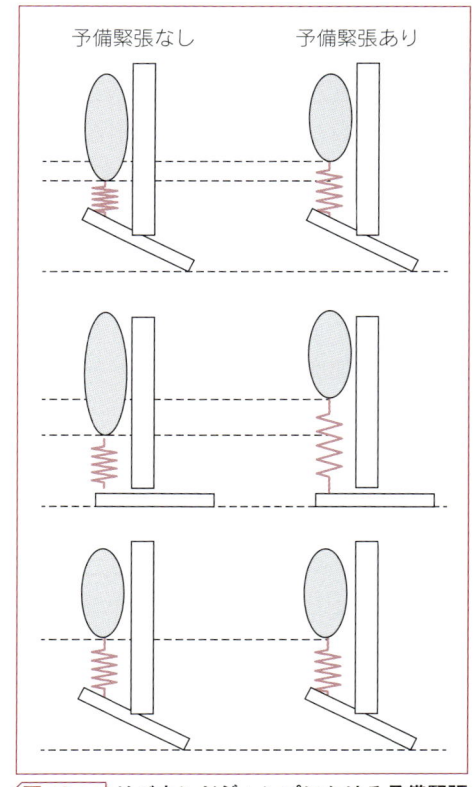

図 18-14 リバウンドジャンプにおける予備緊張の有無

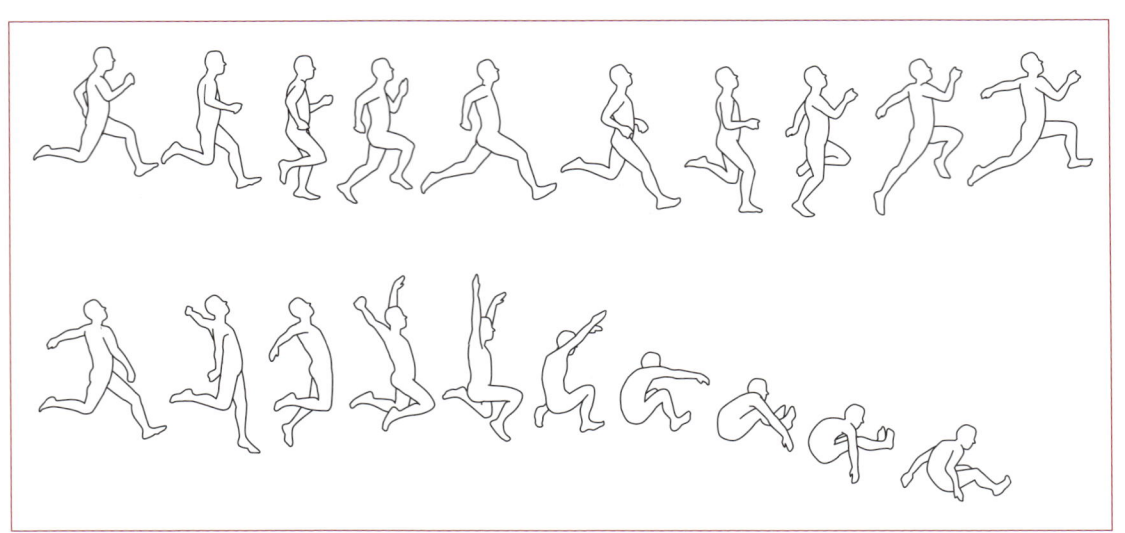

図 18-15 走り幅跳びの局面ごとの動き

(2) 踏み切り準備〜踏み切り

助走で得られた水平速度をなるべく維持しながら前傾していた上体を起こしながら身体重心を下げ，大きな水平速度で踏み切る必要がある．踏み切り1歩前での助走速度を大きく低下させる要因として，支持脚の膝関節を屈曲させながら重心を下げるタイミングが遅れることや，上体を起こすタイミングが早過ぎることなどが考えられ，高い速度になればなるほどその技術は難しくなる．

踏み切りにおける脚筋群の関節トルク，パワーをみると走り幅跳びで大きな跳躍速度を得るには膝伸展筋群がエキセントリック収縮により大きなトルクやパワーを発揮することが重要である．このことからストップ動作を伴うジャンプのような大きなエキセントリックな筋収縮が必要とされるトレーニングを取り入れている選手は多い．

(3) 空中動作

走り幅跳びの空中動作にはリード脚の引き上げに合わせて腕と脚を回転させながら行う「はさみ跳び」と体を大きく空中で反らせる「反り跳び」がある．このうち「はさみ跳び」は長い空中での滞空時間が必要とされるため，一流競技者に多い跳び方である．

(4) 着地

どのような空中動作を選択したとしても着地時には両脚を揃えて前に放り出すような動作が必要となる．この時，上体を前に倒して踵を前に出すような着地よりも上体をやや後ろに倒して腕を腰の位置におくような「伸展着地」の方が有利であるといわれている．

3 バスケットにおけるジャンプ動作

バスケットボールにおいてジャンプ動作は頻回に行われ，障害につながりやすい．リバウンドジャンプはゴール下での競り合いの中で行われるため，身体接触も多く，着地時に他選手の足の上に乗ってしまうこともある．安全にリバ

ウンドジャンプを行うためにはボールに対して相手より内側にポジションをとり，有利にボールを取れる位置を確保する技術を身に着ける必要がある．他競技のジャンプと同様に空中にいる時点で大腿・下腿の筋は準備的な筋活動が始まり，姿勢コントロールおよび着地時における脊柱・体幹の安定化のために，着地に先立って体幹筋活動，腹腔内圧の上昇がみられる．地面への接地時は股関節の屈曲・外転角度を大きくし両足で安定した着地を目指す．接地時点ですでに膝関節は軽度屈曲位をとり，それに伴い膝外反角度が増加する．床反力の増加に対応するため，下肢関節は屈曲し，膝は70～80°程度の屈曲位となる．衝撃の緩衝のために下肢の伸展筋活動は著しくなり，同時に腹腔内圧も上昇する．接触などにより片脚着地となった場合，両脚着地と比して膝外反角度は増加し，膝屈曲角度が減少する．

レイアップシュートは主に速攻など速い展開時に使用する技術であり1歩目の減速動作で膝関節に大きなストレスがかかる．2歩目の脚で上方へ踏み切り同時に片手を伸ばし，ジャンプの最高点でボールをリングへリリースする．この他ドリブル➡ストライドストップ➡ジャンプシュートといった動作においても，1歩目の着地から股関節・膝関節を十分に曲げて重心を低くし2歩目で確実に止まりシュートへと移行する．低い姿勢で確実に止まることが身体へのストレス減少やシュートの成功率向上につながる．

4 バレーボールにおけるジャンプ動作

スパイクの助走は，トスされたボールを確実に打つために踏み切り位置まで移動し，高くジャンプする動作である[21]．スパイクの助走には2歩と3歩の場合があるが，基本的には3歩である．助走時の歩幅は徐々に広くなり，最後の進行方向側の足の移動距離が一番広くなる．

1歩目は助走の開始ステップであり，下腿と体幹を前方へ傾斜させ重心を下げながら前方移動する．

2歩目は助走の推進力を増加させる重要なステップであり，両上肢を後方へ引き，前方へ大きく踏み込む．この際，十分に足関節の背屈を行い踵部からの接地とすることでスムーズな下腿の前傾が行われ前方への重心移動へとつながる．

3歩目は助走による水平方向への推進力を制動しながら垂直方向へ切り替えるステップである．後ろ足を軸とし，骨盤を回旋させて股関節内旋位で進行方向側の足は接地し，上肢を振り上げながら上方へと運動方向の切り替えを行い体幹を伸展させる．前方への移動も大きく片脚での体重支持をしながら大きく前に脚を踏み出すため外傷・障害は2歩目と3歩目で発生しやすいとされる．

踏み切りは両脚踏み切りが基本であり，股関節および膝関節伸展，足関節底屈を連動させることで高い跳躍が可能となる．

7 投球動作

1 野球における投球動作

投球動作といってもさまざまなものがあるが，ここではわが国においてポピュラーなスポーツである野球における投手の投球動作を中心に述べる．投球動作は全身運動であるため，身体各部位が効率よく連動することで局所的な部位に過度な負担をかけないことを可能とする．しか

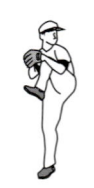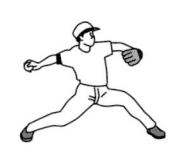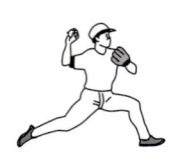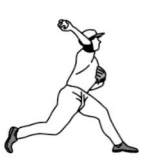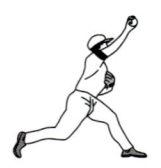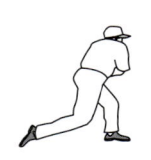

| ワインドアップ期 | 早期コッキング期 | 後期コッキング期 | 加速期 | フォロースルー期 |

図 18-16 投球動作の位相

しながら，どこかに不具合が生じ，各部位の連動すなわち運動連鎖が乱れることにより特定の部位に負担が増大し，その動作を繰り返すことによる結果として肩・肘のスポーツ障害へとつながる．したがって，投球動作特有の肩・肘のスポーツ障害を予防するためには，投球フェイズの特徴を的確に捉えることが必要である．投球フェイズの分け方は一般的にワインドアップ期，早期コッキング期，後期コッキング期，加速期，フォロースルー期に分けられる．ここでは，複数ある各投球フェイズにおける代表的な問題点について紹介する（図 18-16）[16]．

2 投球動作の位相

(1) ワインドアップ期

投球動作開始からステップ脚の膝関節が最大屈曲するまでのことを示し，この後に続く投球動作のために支持脚で体重を支えながら下肢・体幹・上肢へつなげる並進運動から回転運動へエネルギーを作り出す準備をする．ここで必要な要素は安定した支持脚の片脚立位力，支持脚を支点とした骨盤・胸郭を含めた体幹支持能力である．この局面において支持脚ハムストリングスの柔軟性の低下や腹筋群のインバランスなどにより骨盤の中間位の維持ができていないこ

とで後の動作に影響を及ぼすことがある．

(2) 早期コッキング期

膝関節を最大屈曲させたステップ脚最大屈曲させたステップ脚を投球方法へ踏み出し地面に接地するまでのことを示す．ワインドアップ期で獲得した位置エネルギーに運動エネルギーが加わる局面であり，投球方向への身体重心の並進移動を行いながらその後の回転運動につなげる支点を作るためのステップ脚が地面に接地した際の固定力が求められる．体幹の捻転動作の結果，体幹・上肢は投球方向と逆の運動を行う．

具体的には非投球側上肢は肩甲胸郭関節の上方回旋から肩甲骨内転位での固定，肩関節外転・内旋，肘関節屈曲，前腕回内，投球側上肢は肩甲胸郭関節の上方回旋から肩甲骨内転位での固定，肩関節外転と挙上が生じる．なお，投球側下肢においては，支持脚局面からの蹴りだしとステップ脚の股関節屈曲・内旋による体重移動が行われる．この動作に不良があるとトップポジションへと腕が移行していく中で肩関節の過度な水平伸展（外転）を引き起こし，その結果として肩関節内にインピンジメントが生じるとともに，その後の動作時において手指と頭部までの距離が離れることにでモーメントアー

ムが長くなり肘関節の負担を増加させる.

(3) 後期コッキング期

ステップ脚が地面に接地してから投球側肩関節最大外旋位になるまでのことを示す. 肩甲上腕関節の外旋のみならず肩甲骨の後傾, 胸郭開大と胸椎伸展も同時に起こり, 肩甲複合体として機能的な振る舞いが必要とされる. なお, 後期コッキング期では肩関節に大きな負荷が加わり, 肩甲骨関節窩と上腕骨との間における求心位が逸脱しやすくなるため, 上腕骨と肩甲骨をつなぐ回旋筋腱板のみならず, 僧帽筋, 菱形筋, 前鋸筋といった肩甲骨周囲筋のフォースカップルが重要となる (図 18-17)[4]. そのためいずれかの機能に制限が生じている場合, 代償的に過可動・過使用せざるを得ない動きが起こり, 肩峰下インピンジメント症候群や回旋筋腱板の損傷, 肩峰下滑液包炎などの投球障害につながる. また, 肩関節最大外旋に伴い上腕骨頭が前方へ偏位しようとするため, 肩関節前方部の大胸筋・肩甲下筋・三角筋前部線維, 上・前方関節唇や関節包複合体に多大な張力が加わる.

(4) 加速期

コッキング期が終了し投球側上肢が加速しながらボールをリリースするまでのことを示す.

ここまでの下肢の並進運動に体幹から上肢にかけての回転運動も加わり, 下半身の運動エネルギーが上半身に転移する局面となる. 金子らは「身体の基幹部から末端部に向かって力学的エネルギーが順次伝達されるようにみえる現象」のことを「むち動作 (whip-like action)」と定義しており投球動作においてこの局面でみられる[22].

この局面においては肘関節内側へ牽引力が発生し, 過度なものであると内側側副靱帯損傷や内上顆部の障害が生じる原因となる. なお, 肘

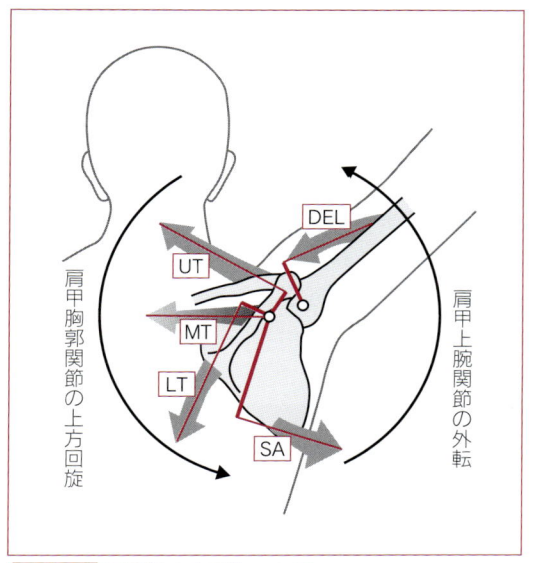

図 18-17 | 肩関節上方回旋に必要
(文献 1 より引用)

関節への牽引力に伴い, 外反ストレスも増大するため, 外側での圧迫力も生じ, 特に小学生から中学生にかけての成長期には剪断力により上腕骨小頭の離断性骨軟骨炎が生じることもある.

肩関節においても肩関節最大外旋位からの内旋運動が急激に起こるため, 前方関節内インピンジメント症候群や SLAP 損傷が発生しやすくなり, 前方関節包の弛緩などの前方不安定性を有することもある[23].

ボールリリース時に上腕から手指にかけたラインが両肩峰を結んだラインよりも下がっていることがこれらの障害の原因となり得る.

(5) フォロースルー期

ボールをリリース時から投球動作終了までを示す. 特に上肢に頼った投球フォームの場合には, フォロースルー期において上肢の急速な減速動作が必要とされるため, 小円筋, 棘下筋, 三角筋後部線維など肩関節後方へのエキセント

リック収縮が生じやすくなる[22, 24]．本来であれば上肢のみならず，下肢・体幹も含めて原則動作に寄与するものの，むち動作の破綻がみられるような例においては，肘関節や肩関節後方に過大な機械的ストレスをかけてしまう要因となる．その結果として，リリースからフォロースルーの繰り返されるストレスにより肩甲骨後方筋群の疲労性伸張低下，腱炎，後方関節包損傷やSLAP損傷，Benett損傷へとつながる[25, 26]．

③ やり投げにおける投球動作

男子は約800g，女子は約600gの重量のやりを定められた投擲場から助走をつけて投げ，その飛距離を競う競技である．やり投げの一連の動作は準備動作と主動作に分けられ，さらに準備動作は助走とクロスステップ，主動作は投げとリカバリーに分けられる．助走は30m程度許されており，助走速度が速いほど飛距離は長くなるがいかにスムーズにクロスステップに移行するかが重要であることから，移行できる速度が望ましい．

(1) クロスステップ～投げ

助走から投げへの準備動作として，クロスステップと投げの構えがある．助走により身体は加速するが，踏み込み脚接地による助走速度の減速が大きいほど，体幹の屈曲速度が高くなる．投擲時の踏み込み脚が運動量を急激に減少させることで運動エネルギーを体幹，上腕・前腕，

やりへと伝え，初速度を高めることができる．このことは下肢から順に体幹の回旋，上腕・前腕を止めてエネルギーをやりに伝えていくには，それに耐え得る下肢筋力が非常に重要になることを意味する．

クロスステップには引っかき型と突っ張り型があり，引っかき方の場合，前膝を軽く曲げた状態で接地し，投げ出しとともに強く蹴ることで自分の身体も大きく前方へ投げ出す方法であり助走速度を維持したまま投げる方法である．突っ張り型は前膝を伸ばしたまま接地し身体の進行を止めることで上体を前方へ素早く倒す方法である．脚筋力に優れた選手に合った投げ方といわれる．

やりの構えは投擲方向真後ろに引いてそのまま投げ出すリニア型とやりがやや横を向くように斜めに引いて，体幹の捻りを使って投げるローテーショナル型がある．肩関節の可動域と体幹伸展可動性の大きい選手はリニア型がよいとされ，体幹の回旋筋力と回旋可動性の大きい選手はローテーショナル型を選択することが多い．

(2) リカバリー

やりを投げた後は体幹が前方回転しているため，前足を重心よりも前に踏み出し，身体全体の水平方向への移動にブレーキをかける必要がある．ファウルラインを越えないように助走速度の減速からストップへとつなげる．

▶文献

1) 栢森良二監訳：ケンダルKENDALL 筋：機能とテスト－姿勢と痛み－．西村書店，76-81，2006
2) Sahrmann SA：Dignosis and Treatment of Movement Impairment syndromes, Mosby（竹井 仁ほか監訳：運動機能障害症候群のマネジメント，医歯薬出版，2005）58-61，70，125-139，194-197，308-309，403，2002
3) Sahrmann SA：Movement System Impairment Syndromes of the Extremities, Cervical and Thoracic Spines, Mosby（竹井 仁ほか監訳：続運動機能障害症候群のマネジメント，医歯薬出版，2013）423-426，522-528，2010
4) Donald A：Neumann：kinesiology of the musculoskeletal system, 嶋田智明ほか監訳：筋骨格系のキ

ネシオロジー．医歯薬出，101，134，412-414，2000

5) Reese NB, et al：関節可動域・筋長検査法．医歯薬出版，309-327，2005

6) Gehen V：Ganganalyse in der physiotherapie, 2003（月城慶一ほか訳：観察による歩行分析．医学書院，9-16，27-30，2005）

7) Mann RA, et al：Biomechanics of walking, running and aprinting. Am J Sports Med 8：345-350, 1980

8) Perry J, et al 監訳：ペリー歩行分析 原著第2版，医歯薬出版，2-4，2012

9) Sekiya N, et al：Reproducibility of the walking patterns of normal young adults：testretest reliability of the walk ratio (step-length/step-rate). Gate&Posture 7：225-227, 1998

10) 武田 功監修：基本動作の評価と治療アプローチ，メジカルビュー社，176，2015

11) 天野義裕：走動作の習熟．体育の科学 35：115-121，1985

12) 金子公宥ほか編：バイオメカニクス身体運動の科学的基礎．杏林書院，197-207，217-222，2004

13) 阿江通良ほか：世界一流陸上競技者のパフォーマンスと技術．財団法人日本陸上競技連，5-17，2010

14) 阿江通良ほか：疾走中の地面反力の変化-疾走速度の増大による影響．日本体育学会第35回大会，1984

15) 深代千之：瞬発性運動における発揮パワーの評価．jpn J Sports Sci 11：176-187，1992

16) 笠原政志：投球動作における関節内インピンジメントに対する予防的トレーニング．臨スポーツ医 36：214-225，2019

17) Kurokawa S, et al：Behavior of fascicles and ten-dinous structures of human gastrocnemius during vertical jumping. J Appl Physiol 90：1349-1358, 2001

18) Nagano A, et al：A reliability analysis of the calculation of mechanical output through inverse dynamics：A Computer simulation study. J Biomech 33：1313-1318, 2000

19) Bobbert MF, et al：A model of the human triceps surae muscletendon complex applied to jumping. J Biomech 19：887-898, 1986

20) 河端将司ほか：ドロップジャンプ動作における体幹の筋活動および腹腔内圧の変化．体力科学 57：225-234，2008

21) 日本バレーボール学会編：バレーボール百科事典 バレーペディア．日本文化出版，30，2010

22) Werner SL, et al：Relationship between throwing mechanics and shoulder distraction in professional baseball pitchers. Am J Sports Med 29, 354-358, 2001

23) Reagan KM, et al：Humeral retroversion and its relationship to glenohumeral rotation in the shoulder of college baseball player. Am J Sports Med 30：354-360, 2002

24) 橘内基純ほか：投球動作における肩甲骨周囲筋群の筋活動特性．スポーツ科学研究 8，166-175，2011

25) 筒井廣明ほか：投球障害肩 こうみてこう治せ，メジカルビュー社，2004

26) Burkhart SS, et al：The disabled throwing shoulder：spectrum of pathology Part Ⅰ：pathoanatomy and biomechanics. Arthroscopy 19：404-420, 2003

（五味宏生）

1 アスレティックトレーニング学における研究の位置付け

　アスレティックトレーニング学は，「スポーツ現場の安全管理」，「スポーツ傷害の予防」や「安全かつ効率的な競技復帰」，そして「パフォーマンスを向上させるための適切なトレーニング方法」などを扱う複合的な学問領域である．

　アスレティックトレーニング学の最終的な目標は，アスレティックトレーナーや指導者がアスリートに対して行うケア，リハビリテーション，トレーニングなどの指導が最良の効果をもたらすことである．それを知るためには，指導による変化をできるだけ数値化して，客観的に説明できる必要がある．さらに得られた情報をルールに則って分析し，変化や法則を示すのが科学的根拠＝研究である．

　「evidence-based practice（EBP）：科学的根拠に基づく実践」は，「evidence-based medicine（EBM）：科学的根拠に基づく医療」から派生した概念である．研究結果による判断だけではなく，臨床家の専門性に沿った知識や技術による判断，患者の意志や価値観を踏まえた上で最良の介入が何かを模索し，実践されるべきで

あるとしている（図1-1）[1]．例えば，ある選手が足関節の捻挫をした場合，組織の治癒のみに着目した研究で2週間の安静をとるのが最良であったとする．しかしながら，アスリートにとっては安静によって体力や筋力が落ちたり，競技の感覚が鈍ったりするなど負の影響を考慮する必要もある．また，同じ程度の捻挫であっても，パフォーマンスに及ぼす影響は競技やポジションによって異なる．そして，アスレティックトレーナーの知識や技術によって治癒を促進させる手立てを施すこともでき，テーピングやサポーターなどで保護することも有効である．さらに，その選手の立場の違い，ケガをした時期などによって，損傷した靱帯の状態が同じであっても競技に復帰するか否かの判断が異なることがある．

　アスレティックトレーニングの分野が扱うさまざまな指導や介入は，研究による科学的根拠の重要性を踏まえつつも，何をどういう理由で取捨選択するかが鍵となる．

2 アスレティックトレーニング学における研究の流れ

　図1-2は van Mechelen らが1987年に提唱した傷害予防のプロセスであり，アスレティックトレーニング学に関わる多くの研究で参考と

なる考え方である[2]．

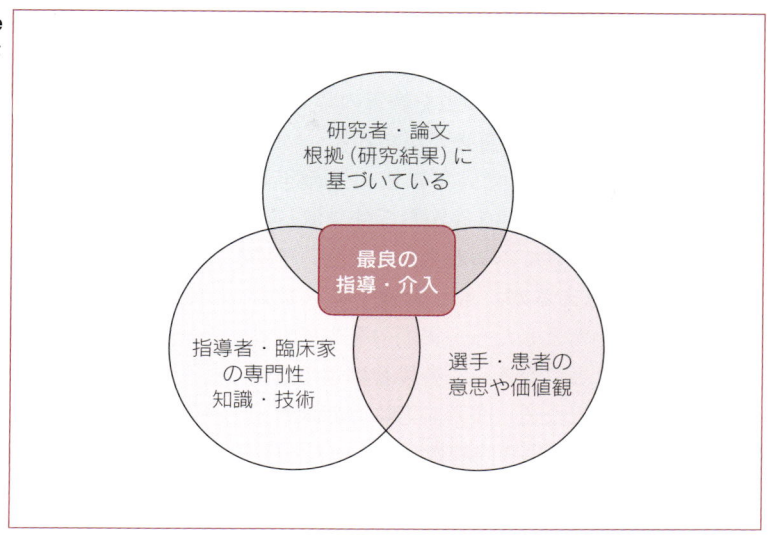

図 1-1　evidence-based practice を達成するために必要な要素と考え方

（文献 1 より作図）

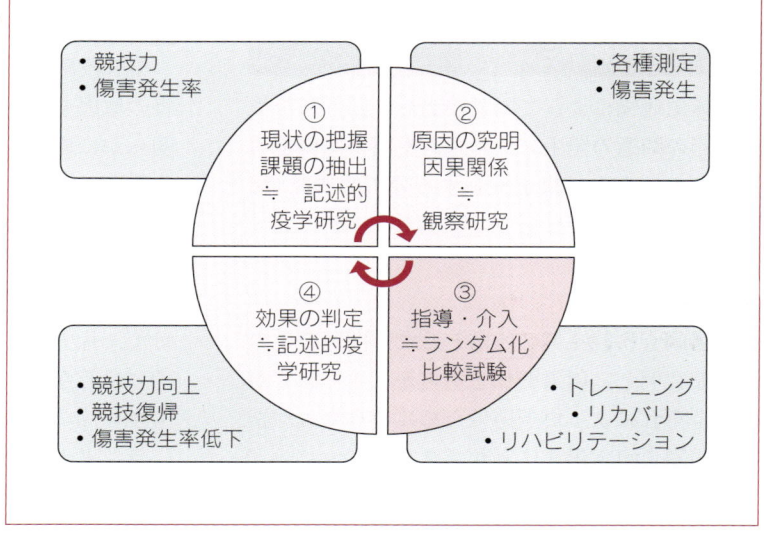

図 1-2　傷害予防のプロセスとアスレティックトレーニングにおける実際

（文献 2 より一部改変）

1 記述的疫学研究（傷害調査）

第1段階として解決すべき問題の現状をありのまま把握し，問題を浮き彫りにする必要がある．ある集団で，どんな傷害がどのくらい発生したかを記録し，まとめる研究を記述的疫学研究という[3]．

傷害予防に関する研究をするためには，予防のアプローチをする前後で，同じ基準でケガの発生を比較する必要がある．そのため図 1-2 の①と④は基本的に同じ手法でデータを記録する必要がある．そして，真のケガの増減を知る

ためには，単純にケガが起こった人数や件数を数えるだけでなく，そのケガが起こる可能性やリスクに「暴露」された人の数や練習の時間（暴露：exposure）を考慮する必要がある[4]．

　例えば，あるチームで去年に比べて今年起こった脳振盪の件数が10件から5件に減ったとする．発生数だけでみると半分になり，予防されたように思えるが，もしも選手の人数が1/3に減っていたとしたら，実際の発生率は高くなっていることになる．この場合は選手数による補正が必要となる．また，週に6回練習するチームに対し，週に3回練習するチームでは，ケガのリスクに曝される機会が半分であるため，リスクは軽減する．この場合は練習の頻度や時間によって補正をすることで比較が可能となる．

2 分析的研究

　記述的研究によって問題が明らかにされた後は，その問題の発生メカニズムや因果関係を明らかにし，介入効果を検証する分析的研究（図1-3）に移行する[5]．

(1) 観察的研究

　傷害調査に続く第2段階として，問題発生の原因を究明し，因果関係を明らかにする必要がある．それによって予防のために行う介入や指導の根拠を導き出すことができる．

①横断研究

　ある時点での集団を調査し，調査した値の関連性を分析する（例：腰痛の有無で柔軟性に差があるか）．ただし，現在の状態がケガの原因であったのか，もしくはケガによって生じた結果なのかは分からない．つまり，因果関係を特定することはできないため，解釈には注意が必要である．

②コホート研究（縦断研究）

　対象者を一定期間継続して観察・調査することで因果関係を明らかにしようとする研究方法である．さらにコホート研究には2つのタイプがある．

ⓐ前向き研究：これから発生する現象を観察して記録し，観察終了後にケガが起こった集団とそうでない集団でどのような違いがあるかを比較する．

ⓑ後ろ向き研究：過去のデータと現在の状態との関連性を観察する．現在ケガが起こっている人が過去にどのような状態（測定値など）だったかを遡って調査し，そうでない人と比較する．

③ケースコントロール研究

　既応歴や疾病など共通の項目がある人を集めて，それに対応する集団との比較を行う．

(2) 介入研究

　第3段階として，観察的研究で特定された傷害の原因を解決するような介入を行い，変化を明らかにする．介入するかしないかの決定が無作為（ランダム）に行われたかどうかが重要であり，ランダム化比較試験は最も優れた研究デザインとされる[3]．しかしながら，現実的な問題として，同じチームの選手を無作為に振り分けて，片方にトレーニングをし，もう片方の集団にはしない，というような介入は困難な場合も多い．

①ランダム化比較研究（RCT）

　介入するかしないかを無作為に決定して群分けする．

②非ランダム化比較試験

　介入が無作為に群分けされていない（例：希望者のみに介入する，チームごとに介入するなど）．

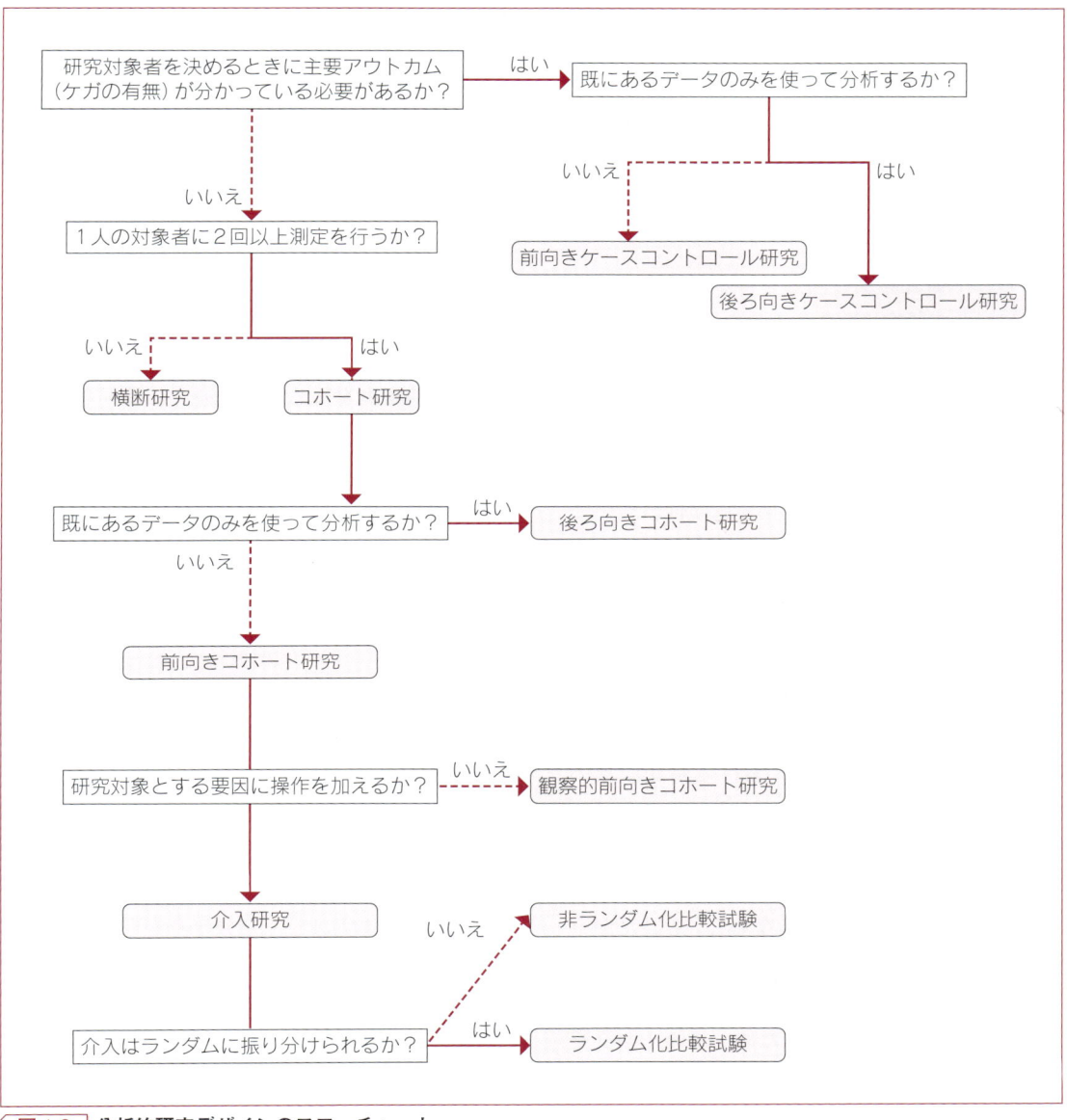

図 1-3　分析的研究デザインのフローチャート

（文献 5 より一部改変）

③　研究を実施する際の倫理的配慮

　研究を実施するためには，対象となるヒト（または動物）に対して倫理的配慮がなされている

かが重要となる．例えば，設定したトレーニングプログラムが対象者に著しい苦痛を与えていないか，この研究に参加することへの強制力が働いていないか，など対象者への不利益が生じ

ないようにする.

そして，研究に取りかかる前に，研究内容が「ヘルシンキ宣言」の趣旨に沿って計画されているかどうかを確認する．現在はそれを専門的に審査する機関として「倫理審査委員会」とよばれる組織があり，研究を行う前に研究計画書の審査と承認が必要となる.

さらに，研究参加の同意を得るためには，対象者に対して研究に関する十分な情報を開示（インフォームドコンセント）する必要がある．一般的には，説明・同意書に以下の項目を記載し，対象者の署名によって同意を得る[3].

①研究概要の説明
②研究方法と予測される成果・危険性について
③その他の検査あるいは治療法について
④研究の参加・不参加，または途中リタイアの自由の保証について
⑤研究計画書の開示について
⑥個人情報の保護について
⑦研究に対する質問，苦情，結果の返却について
⑧研究から生じる知的財産権の帰属について
⑨研究成果の公表について
⑩研究担当者の氏名，連絡先について

科学的根拠を得るために研究は重要な活動であるが，そのために研究対象者が不利益を被らないよう，十分な配慮をした上で計画を立てる必要がある.

3　研究論文・学術雑誌

1　研究論文とは

現代において日常生活における情報収集のツールとしてインターネットを介したウェブやSNSは頻繁に用いられる．しかしながら，インターネット上の情報は書き換えが可能であったり（トラックバックできない），発信元が不明であったりと，不確かな情報が含まれることも多い．一方で，紙媒体の情報は，書き換え不能な状態で情報が残されるため，書籍や論文を入手すれば誰もが同じ情報を参照することができる.

さらに学術雑誌に掲載される研究論文は，その研究分野の専門家や有識者が内容を厳密に審査（査読）し，科学的根拠を示すに値するかどうかを決定する．そのため，執筆者の主観や経験や興味で発信されることはなく，確かな情報として受け取ることができる．それに対して一般書籍や商業誌では，発信される情報が査読されずに掲載されるため，執筆者の個人的な意見や経験による情報が比較的自由に発信される.

学術雑誌に掲載される文章にはいくつかの種類がある[3].

(1) 原著論文

研究仮説を実証し，自分自身が取得したデータを分析して完結している論文．一般的な構成として，要旨・緒言（研究背景）・方法・結果・考察・結論・参考文献からなる.

(2) 総説・レビュー

先行研究の内容をまとめ，現在まで明らかになっていることの整理と今後の課題を明らかにする批評的な論文.

(3) 事例研究・症例報告

特殊な事例（例：オリンピック金メダリストのトレーニング方法，特殊なケガの治療やリハ

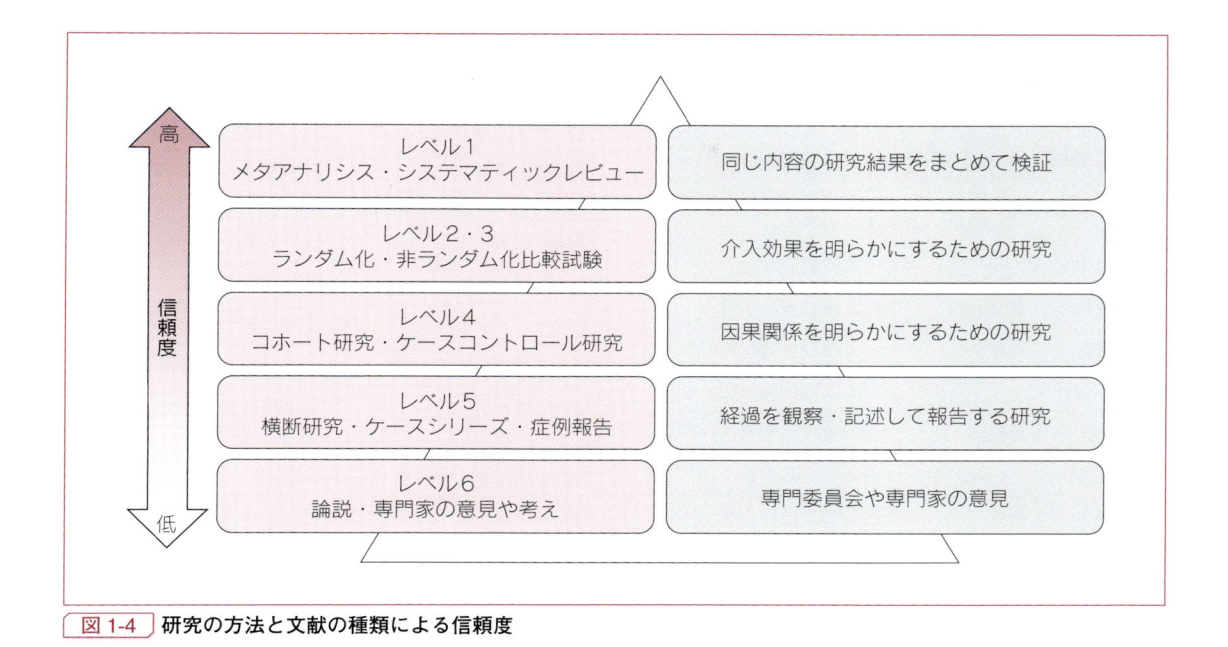

ビリテーションの成果など）に関する具体的な記述による報告．アスレティックトレーニング学の領域においては，個人に対するアプローチの成否が参考になることも多いため，多くの事例研究や症例報告によって効果的な指導・介入方法について情報共有されることが望ましい．

(4) 研究資料

原著論文とほぼ同じ体裁で記述されるが，仮説検証や論理的な説明よりも，結果を主体とした報告であることが多い．

(5) 学会抄録

学術雑誌を刊行する母体となる学会がおおむね年に１回開催する学術集会・学会大会への発表に際して提出する短い文章．査読がされておらず科学的根拠が担保されていない．そのため参照する際には注意が必要である．

研究デザインや論文の種類による信頼度につ

いて図 1-4 に示した．

2 学術雑誌の例

日本語で書かれた学術雑誌の中で，アスレティックトレーニング関連領域の雑誌とその母体団体の例一覧を表 1-1 に示した．

また，英語で書かれた学術雑誌の中で，アスレティックトレーニング関連領域の雑誌を表 1-2 にて紹介した．さらに学術雑誌の重要性または影響度を定量化した指標の１つであるインパクトファクター（IF）を表記した．IF は主に自然科学，社会科学分野の学術雑誌について，掲載論文の年間の被引用回数から求められる．

3 論文検索の仕方

実践・研究活動に必要な論文を探すためにはインターネット上の検索エンジンを用いるのが

表 1-1 アスレティックトレーニング関連領域の和文学術雑誌一覧と母体学会例

和文雑誌名	母体学会	和文雑誌名	母体学会
日本アスレティックトレーニング学会誌	日本アスレティックトレーニング学会	スポーツ心理学研究	日本スポーツ心理学会
アダプテッド・スポーツ科学	日本アダプテッド体育・スポーツ学会	日本整形外科スポーツ医学会雑誌	日本整形外科スポーツ医学会
運動疫学研究	日本運動疫学会	体育学研究	日本体育学会
日本運動器科学会誌	日本運動器科学会	体力科学	日本体力医学会
日本運動生理学雑誌	日本運動生理学会	トレーニング科学	日本トレーニング科学会
学校保健研究	日本学校保健学会	バイオメカニクス研究	日本バイオメカニクス学会
日本救急医学会雑誌	日本救急医学会	発育発達研究	日本発育発達学会
教育医学	日本教育医学会	The Japanese Journal of Rehabilitation Medicine	日本リハビリテーション医学会
コーチング学研究	日本コーチング学会	日本臨床スポーツ医学会誌	日本臨床スポーツ医学会

表 1-2 アスレティックトレーニング関連領域の英文学術雑誌一覧とインパクトファクター

英文雑誌名	2018年 IF	英文雑誌名	2018年 IF
British Journal of Sports Medicine	11.645	Clinical Journal of Sports Medicine	2.702
Sports Medicine	7.583	Gait and Posture	2.414
American Journal of Sports Medicine	6.093	Journal of Athletic Training	2.253
Journal of Physiology	4.950	Clinics in Sports Medicine	2.178
Medicine and Science in Sports and Exercise	4.478	International Journal of Sports Medicine	2.132
Scandinavian Journal of Sports Medicine	3.631	Physical Therapy in Sports	2.000
Journal of Science and Medicine in Sports	3.623	Human Movement Science	1.928
Journal of Applied Physiology	3.140	American Journal of Physical Medicine and Rehabilitation	1.908
Journal of Orthopedics and Sports physical Therapy	3.058	Journal of Sports Science and Medicine	1.774
European Journal of Applied Physiology	3.055	Journal of Sports Medicine and Physical Fitness	1.302
Journal of Strength and Conditioning Research	3.017	Current Sports Medicine Reports	1.137
Journal of Sports Sciences	2.811	Strength and Conditioning Journal	0.986
		Journal of Sports Rehabilitation	0.530

便利である.

　さまざまな検索エンジンがあるが，和文論文の代表的な検索サイトとして J-STAGE など，英文論文では PubMed などが挙げられる．それぞれの検索エンジンで自分が調べたいキーワードを入力し，ヒットした情報から論文タイトル，抄録の内容，著者，発表年代，雑誌名などの基本情報を読み取り，必要な論文かどうかを判断する.

　これらの検索エンジンから論文を入手できる場合もあるが，購読契約を結んでいないと全文を読むことができない論文も多い．その場合には図書館などに依頼し，複写された本文を取り寄せることも可能である.

　アスレティックトレーニングの効果的な実践のためにも，日頃から論文検索を試み，より確かな情報と自らの経験を基にすることで「科学的根拠に基づいた実践：EBP」が達成される.

▶ 文献

1) Steves R, et al：Evidence-Based Medicine：What Is It and How Does It Apply to Athletic Training? J Athl Train 39：83-87, 2004

2) van Mechelen W, et al：Incidence, severity, aetiology and prevention of sports injuries. A review of concepts. Sports Med 14：82-99, 1992

3) 出村慎一：第 1 部 第 1 章研究にとりかかる．健康・スポーツ科学のための研究方法，第 1 版，杏林書院，東京，2-26，2007

4) 砂川憲彦：傷害発生率を算出する．スポーツ現場の傷害調査，第 1 版，ブックハウス・エイチディ，東京，34-40，2015

5) 新谷 歩：疫学研究のデザイン．みんなの医療統計 12 日間で基礎理論と EZR を完全マスター！，第 1 版，講談社，東京，35-52，2016

（倉持梨恵子）

AT ルームの設計・管理・運営

昨今，さまざまな現場でアスレティックトレーナーが活躍する中で，その活動の拠点となるアスレティックトレーニングルーム（AT ルーム）を併設する大学やスポーツチームも少しずつ増えてきている（図2-1：AT ルームの例）．また，アスレティックトレーナーを目指す学生で将来自分自身の AT ルームをもちたいと思っている方も多くいるかもしれない．もしあなたが AT ルームを設計するとしたらどのようなものを思い浮かべるだろうか．また，その AT ルームを管理・運営するために何を考慮するべきだろうか．このトピックスでは AT ルームの具体的な役割について考えながら，その設計・管理・運営について記述する．

1 スポーツ医学の専門施設

AT ルームはアスレティックトレーナーの通常業務，つまりアスリートの健康状態の評価，応急処置，傷害予防，リハビリテーションなどを行えるスポーツ医学の専門施設として円滑に機能する必要がある．そのため AT ルームの設計・管理時には評価や治療台，治療機器，運動機器，水道，照明・電源，換気・空調，衛生管理などが正しく機能するように注意しておく．その中で利用者の安全，室内の混雑の緩和に注意し，AT ルーム利用時のルール作成とその注意喚起・掲示をすることで快適性を向上させることができる．また，傷害予防や健康促進に関して教育の場として AT ルームを活用することで利用者の健康意識向上にもつながる．さら

に，AT ルームがスポーツ活動中の緊急連絡先として適切に機能しているかを確認しておく（表2-1：スポーツ医学の専門施設としての注意点）．また，AT ルーム内で利用者に提供する情報はつねに最新のものとなるよう改訂を怠らないようにする．

2 備品など（テープなど）の保管・管理

アスレティックトレーナーが使用する備品の保管場所として本来は空調・換気が行き届いた個別の倉庫をもつことが望ましいが，スペースや予算の制限がある場合は AT ルーム自体を備品の保管場所として有効利用することになる．また，普段よく利用する道具や備品は物の利便性を考えて治療台近くの棚や引き出しなどに保管しておく．そのため，室内で保管に不向きな場所を把握することは大切である．例えば，渦流浴槽の近くなど湿気の多い場所に備品を保存する場合換気に不備があると備品にカビが生えてしまうこともあり得る．その他に，日当たりの強過ぎる場所では紫外線防護策も考えておく．また，アスレティックトレーナーの業務を円滑に行うために保管された備品の管理は重要である．備品の管理として，定期的な棚卸しを行うことで無駄なスペースや備品の使用期限切れを極力減らすことができる．また，棚にラベルを貼るなどして備品の位置を正確に把握しておくことも大切である．

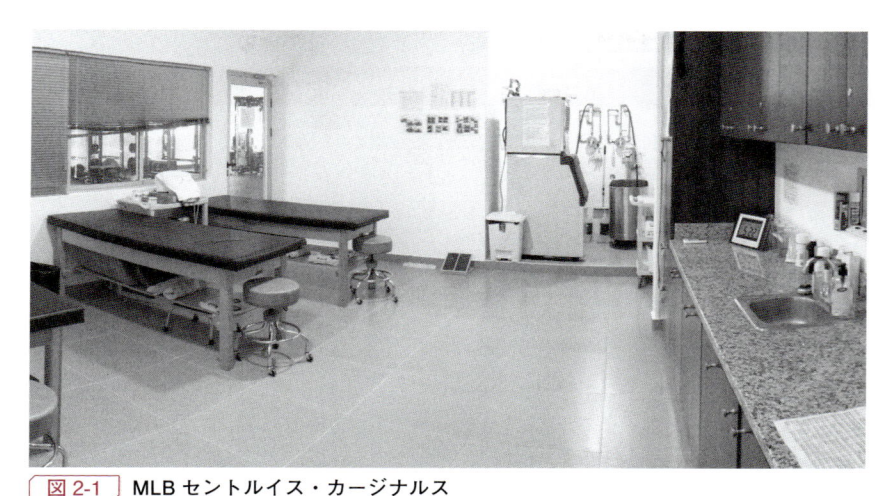

図 2-1 MLB セントルイス・カージナルス
ドミニカ共和国野球アカデミー AT ルーム

③ アスレティックトレーナーの事務室

　アスレティックトレーナーは業務の中で利用者情報（例：SOAP ノート）や業務レポートなど多くの文書や電子情報を作成する機会があるが，AT ルームはそれらを適切に処理する事務室としても機能できる．その時，AT ルーム内に設置する机，情報端末，文書保存用キャビネットなどはベッドの利用や運動指導の邪魔にならない配置にしておく．また，机や情報端末は第三者が容易に個人情報をみることができないように配置する．そして，事務書類は施錠管理を徹底し，書類破棄の際はシュレッダーを活用するべきである．電子情報を扱う場合はコンピュータウイルスや不正アクセスなどによる記録情報の漏えいや改ざんを防ぐ必要もある．さらに，AT ルーム内で取り扱う情報を適切に運用するために，医療法や個人情報保護法など医療情報記録の管理・破棄に関する法律について確認しておくことも大切である．

④ 理想的な AT ルームのため

　待合室，更衣室，トイレといった基本的な設備から，リカバリー専用エリア，評価や治療に用いるための個室，仮眠室など，理想的な AT ルームをつくるためのアイデアは多くある．それらを予算や起こり得る問題点と照らし合わせながら AT ルームの設計計画を進めていくことになる．例えば，私がドミニカ共和国にプロ野球チームの選手育成施設を新たに設計したとき，スポーツ医学が発展しておらずインフラ（質の悪い水道や多発する停電など）の面でも問題の多かった同国で高水準の AT ルームをつくるためには，アイデアと問題点を全てリスト化し，AT ルームがチームの運営方針に沿ったものにできるよう，作成したレイアウトをテーブルの位置からコンセントの位置まで細かく確認していかなければならなかった．実際に AT ルームを設計し適切に管理・運営していくためには，所属する団体のスタッフやアスレティックトレーナーだけでなく，建築士やデザイナー，

表 2-1	スポーツ医学の専門施設としての注意点
項目	**具体例項目**
ベッド	台ごとの間隔，テープ類などの保管位置との距離，プライバシーの確保のための仕切りや別室などの設置，別途テーピング台の必要性の有無
治療機器	円滑に治療を行うための治療台との距離，専用スペースの確保（例：渦流浴槽専用スペース），治療機器利用中に看視しやすい配置
運動機器	安全に運動を行えるスペースおよびフロアリング，運動エリアの見通しの良さ
水道	手指・器具衛生のためのシンク，水を大量に必要とする製氷機や渦流浴槽のための給水・排水，AT ルーム内での飲料水へのアクセス
電源	治療機器などの利用や水場における感電防止を考慮したコンセントの位置，停電時の対策（非常灯や非常用電源の設置など）
照明	JIS 照明基準総則などを参考とした医療施設としてふさわしい照明の明るさの確保
空調・換気	利用者の快適性への考慮，備品や設備へのダメージを避けるための室温・湿度管理への考慮，衛生管理のため必要に応じた換気設備の確保
衛生管理	通常用と感染性医療廃棄物用のごみ箱の区別，掃除用具入れの設置，掃除のしやすさへの配慮，下駄箱の設置，手指消毒用品の設置
安全性	緩衝材や防滑床の使用，必要に応じたバリアフリー化，可視性の確保（渦流浴槽のエリアなどを別室につくる場合は窓をつけて AT ルームから監視できるようにするなど），機器・用具の点検，施錠
混雑の緩和	テーピング台など利用時間が少ないエリアを入り口側に設置，待合室の設置，両開き戸で必要に応じて広く使える入口，1 度に利用できる人数の設定
利用時のルールの設定・掲示	携帯電話使用の制限，飲食の制限，治療機器の使用制限，開放時間の設定，整理整頓の喚起，写真や絵を利用した分かりやすい掲示によるルール周知の徹底
健康教育	熱中症予防や感染症予防の啓蒙（手洗い場の近くにポスターの設置），人体解剖図や運動の図解・解説，ペインスケールの表示，心肺蘇生法や AED 利用方法の掲示
緊急・救命	AED やスパインボードの設置，エマージェンシー・アクション・プランの掲示，利用者の医療情報・緊急連絡先の把握，災害時の避難経路の確保・掲示
その他	スポーツ種目に応じた利便性への配慮（足関節テーピングの利用が多いスポーツなど），障害者への配慮（ユニバーサルデザイン），利用者の性別や年齢への配慮

現場の作業員，また建物の管理に携わる技術者や職人などスポーツ医学専門職以外の業種の方々との綿密なコミュニケーションが必要不可欠である．AT ルームが完成した後も，自身の活動内容と室内の設備が本当に適合しているかを考え，必要に応じて思い切ってレイアウトを変更することも大切である（例：運動療法が徒手療法よりも多くなった場合，治療スペースの代わりに運動スペースを拡大する）．

AT ルームは今はまだ日本国内で一般的に広く知られているとはいえないかもしれないが，今後アスレティックトレーナーの職域拡大とともにさらに普及していくものと考えられる．その時，スポーツをより安全にするための重要な拠点として AT ルームが機能できるように，計画的な設計・管理・運営を行っていく必要がある．

（金村幸治）

Topics 3 アスレティックトレーナーの実際1：代表チームの例

1 セブンズ日本代表について

　7人制ラグビーは15人制と全く同じフィールドを使用する．一方で，スプリントや方向転換に加え，タックルやスクラムなどのコンタクトプレーは15人制と同様に行うため身体的負担が大きい[1]．大会は2日間で5〜6試合が行われ，試合間の休息は2時間程度になることが多く，限られた時間でのコンディショニングが勝敗のカギを握る．大会，合宿を含めると年間活動日数は200日以上に及ぶ．

　アスレティックトレーナーは，外傷評価やリハビリテーション，外傷予防などに加え，選手の所属チームとの連携，遠征時のコンディショニングやマネジメントを担う．

2 業務内容

(1) 事前準備

①所属チームのメディカルスタッフと連絡をとり，選手のコンディションについて確認をする．情報を代表チームスタッフと共有する．
②帯同中に必要な物品を準備する．海外遠征の場合，航空会社から荷物の超過料金を請求されることがあるので，必要最小限にまとめる．
③衛生管理上の問題で現地の料理を口にしない場合に備え，日本食を準備する．

(2) 帯同中

　強化合宿中のチームおよびアスレティックトレーナーのスケジュール例を表3-1に示す．

①ラグビーに集中するための環境整備に注力する．海外遠征の場合，時差ぼけ予防のための睡眠や食事[2]，感染症予防のために水や生ものの摂取を制限，現地の食材を使用した補食の準備，食事管理など役割は多岐に渡る．
②アプリを利用して個々の選手の体調やコンディションを可視化して練習メニューに反映し，チーム強化およびケガの予防につなげる．
③ケガの予防はアスレティックトレーナーにとって最も重要な役割であり，特に代表チームの場合，活動期間外に所属チームで自身のスポーツ傷害を予防し管理する文化を根付かせる必要がある．
④選手に適した"アクティベーション"（運動前エクササイズ），運動前後の体重管理[3]，リカバリーフード[4]，リカバリーメニュー（アイスバス[5]，交代浴[6]，ストレッチング，セルフケア）を徹底する．
⑤ケガ予防のため，選手情報の共有や運動強度・時間の設定など，コーチやストレングス＆コンディショニングコーチとの連携は欠かせない．選手のコンディション情報は，適時所属チームへ報告する．

(3) 帯同終了後

①日本協会への報告書類（活動内容や使用物品）を作成する．
②各所属チームへ報告する際は，迅速に正確性をもって対応する．その行為が信頼関係を築く．
③帯同中に生じた外傷は診察を受け，リハビリテーションの計画を立てる．

表 3-1

	チーム スケジュール	AT スケジュール
5:00		
		ATルーム準備、コンディションアプリ確認
6:00	S&Cトレーニング	リハビリテーション/ケア
7:00		
8:00	朝食	朝食
	朝食	スタッフミーティング（コンディション報告）
9:00		練習準備
10:00		テーピング/アクティベーション/体重チェック
11:00	ラグビー	水分補給/外傷評価/アスレティックリハビリテーション
12:00		リカバリー（アイスバス、ストレッチング、補食）/体重チェック
13:00	昼食	昼食
14:00	昼食	外傷評価/ケア
15:00		テーピング/アクティベーション/体重チェック
16:00	ラグビー	水分補給/外傷評価/アスレティックリハビリテーション
		リカバリー（アイスバス、ストレッチング、補食）/体重チェック
17:00		外傷評価
18:00	夕食	夕食/スタッフミーティング
19:00		
20:00	スキルトレーニング	トレーニングカバー/交代浴準備/ケア
21:00		ケア
22:00	就寝	片付け
23:00		リハビリテーションメニュー作成/報告業務

3 女性チーム特有の業

月経にコンディションが左右される選手は多く，月経困難症や月経前困難症に早期に対応する[7]．前述したアプリにて月経周期を管理し，女性ホルモンの変動によるトレーニング反応や

スポーツ障害予防に向き合い，パフォーマンス向上につなげる．

女性は着地やカッティング動作時の動的安定性に必要な神経筋コントロールが劣る傾向にあり[8]，膝前十字靱帯損傷などの外傷に対する予防プログラムを実施している[9]．

▶ 文献

1) Williams S, et al：Modelling the HRV Response to Training Loads in Elite Rugby Sevens Players. J Sports Sci Med 17：402-408, 2018

2) Waterhouse J, et al：Identifying some determinants of "jet lag" and its symptoms：a study of athletes and other travellers. British journal of sports medicine 36：54-60, 2002

3) 伊藤静夫：高温環境がパフォーマンスに及ぼす影響．臨スポーツ医 19：749-756, 2002

4) Beck KL, et al：Role of nutrition in performance enhancement and postexercise recovery. Open Access J Sports Med 6：259-67, 2015

5) Vaile J, et al：Effect of hydrotherapy on recovery from fatigue. International Journal of Sports Medi-cine 29：539-544, 2008

6) Cochrane DJ, et al：Alternating hot and cold water immersion for athlete recovery：a review. Physical Therapy in Sport 5：26-32, 2004

7) 土肥美智子：女性アスリートの特徴と課題．女性心身医 22：141-144, 2017

8) Harty CM, et al：Intertask comparison of frontal plane knee position and moment in female athletes during three distinct movement tasks. Scand J Med Sci Sports 21：98-105, 2011

9) 平井晴子ほか：7人制ラグビー女子日本代表における膝前十字靱帯損傷の発生調査．臨整外 52：397-401, 2017

（平井晴子）

アスレティックトレーナーの実際 2：
クラブチームの例

1 クラブチームにおけるスタッフの構成

(1) クラブチームの目指すもの

　各スポーツにおけるどのプロチームも"チームの勝利"が最大の目標である．その目標を達成するため，多くのサポートスタッフが存在する．ここでいうサポートスタッフは幅広く存在するため，それぞれの役割別に図4-1に示す．なお競技やクラブの方針で各役割の呼称に違いがあることもある．

　本項ではコンディションとは選手の身体的，心理的な状態のことを指す．このコンディションをある試合に向けて調整する取り組み，または日常的なトレーニングをより良い状態で継続するための取り組みをコンディショニングという．

　スタッフの中で特に選手のコンディションに関わるスタッフをコンディショニングスタッフと総称する．ここにはフィジカルコーチ，ストレングス＆コンディショニングコーチに代表されるトレーニングスタッフやドクター，理学療法士（PT），アスレティックトレーナー（AT），栄養士が含まれるメディカルスタッフなどが挙げられる．

2 コンディショニングスタッフとしての主な業務

(1) コンディション管理

　コンディションを管理するということはすなわち各選手のフィジカルパフォーマンスを向上させ，年間を通して高いパフォーマンスを維持することである．

　例としてプロサッカーリーグの年間スケジュールをみると，1月上旬にシーズンインし，リーグ戦は年間で34試合に加えカップ戦なども加えると1週間に2試合することも多くあり，チームレベルによって試合数がさらに増加する．いかに長丁場のシーズンの中で高いパフォーマンスを維持することができるかが重要となる．

　コンディション管理の取り組みの考え方を大きく2つに分けると：

①コンディションを向上させるための取り組み

　さまざまなトレーニングにより負荷をかけ段階的にパフォーマンスを向上させること

②コンディションを低下させるリスクを取り除く取り組み

　練習や試合を重ね，疲労が蓄積していく中で慢性的な障害や体調不良のリスクが高まる．このリスクをいち早く察知し慢性障害を未然に防ぐことに分けることができる．

　この2つの取り組みに共通するのが，**適切な計画の立案**とその**計画実行に必要な情報の管理**である．

　計画の目的の具体例としては，

①チーム全体のトレーニング量と強度の決定

②個別の身体特徴に沿ったエクササイズの立案・管理が挙げられる．

　この2点から身体の使い過ぎ（オーバーユース）を防ぎ，不適切な身体の使い方（ミスユース）を改善していくことでケガのリスクを減らしつつ段階的にパフォーマンスを向上させる．

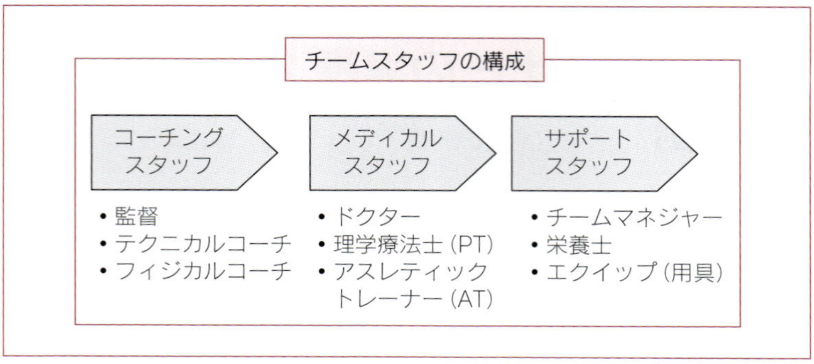

図 4-1　チームスタッフの構成

チームスタッフの構成

コーチング スタッフ	メディカル スタッフ	サポート スタッフ
・監督 ・テクニカルコーチ ・フィジカルコーチ	・ドクター ・理学療法士（PT） ・アスレティック 　トレーナー（AT）	・チームマネジャー ・栄養士 ・エクイップ（用具）

この計画実行には客観的データと主観的データの2つを活用する.

客観的データとは体重，体脂肪，睡眠時間や起床時心拍などの数値に表れるものを指す.

また近年ではウェアラブル端末（GPSなど）の活用も増えている．これらの端末を用い走行距離や総トレーニング量などを可視化することでトレーニングの過負荷によるケガを未然に防ぐだけでなく計画的なトレーニングの進行のサポートの一端を担う．これらの数値を継時的に追っていき変化をいち早く察知し各選手のコンディションに応じたサポートを行う．加えて身体的な特徴を把握するために動作，姿勢評価を用いて筋の状態や各部位の可動性や安定性の評価も行う.

これらの客観的評価とともに選手の主観的な評価，例として RPE（主観的疲労度）なども活用し選手の身体状況を総合的に評価する.

（2）ウォーミングアップ・クールダウンの管理

ウォーミングアップではその後のトレーニングにベストな状態で入ること，加えて週末の試合から逆算し，考慮した内容で実施する．そのため日によって目的も異なり，さらには気候やチーム状況も鑑みた構成にする必要がある．また練習後，試合後の疲労をいち早く取り除くために選手の疲労状態に合わせたリカバリーの管理も行う.

（3）試合時の対応

①試合前日・当日の流れ

前泊時は選手の体調管理にはよりいっそう気を配るとともにホテル会場での食事内容の確認や選手の身体のケアなどを実施する.

試合当日は選手の身体の準備のサポートとチーム全体の準備を並行して行う．また試合時に起こり得る突発的なケガなどへの対応も重要な役割である．ベンチ入りするメディカルスタッフは試合中，選手が異常を来した場合はチームドクターと連携し選手の状態をいち早く把握，評価し，監督に競技続行の可否の伝達を行う必要がある．競技の流れを左右する場面だけに，より迅速な対応ができるようにさまざまな部分に目を配ることが求められる.

（4）リハビリテーション

長期間要するリハビリテーションにおいては各セクションの連携が重要になる．図 4-2 に復帰までのプロセスの1例を示した．各チームによりセクションごとの役割の線引きに差はある可能性もある.

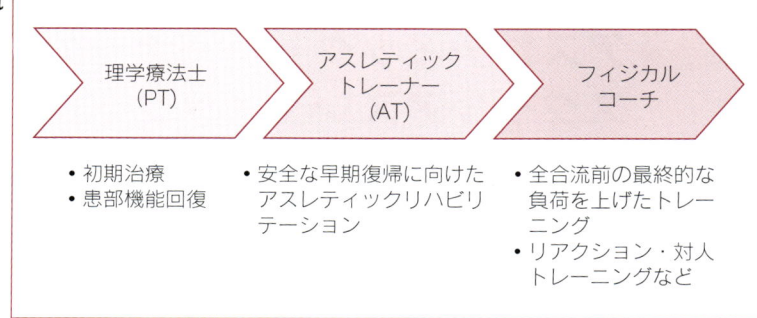

図 4-2 リハビリテーションの流れ

理学療法士（PT）	アスレティックトレーナー（AT）	フィジカルコーチ
• 初期治療 • 患部機能回復	• 安全な早期復帰に向けたアスレティックリハビリテーション	• 全合流前の最終的な負荷を上げたトレーニング • リアクション・対人トレーニングなど

表 4-1

監督とコーチとの連携	チーム内の最終的な意思決定は監督である．その上で各セクションから必要な情報を共有する （例）メディカル部門：選手のケガの状況，リハビリ選手の復帰時期 これらの情報を基に監督・コーチが練習内容，選手選考を決定 →報告内容や仕方も監督が必要としている情報をいかに適切に伝えることができるかが重要
ドクターとの連携	基本的に選手の健康管理における診断などは全てドクターによってなされる．すなわち現場で起きた外傷や内科的疾患の初期対応をATが実施した場合もあくまで確実な診断はドクターが行う．そのためドクターの判断を基に治療，リハビリテーションの計画が練られる
フィジオセラピスト（PT）との連携	疼痛の軽減を最優先したアプローチおよび長期のリハビリテーションの各部位の機能回復を任される場合が多い．早期復帰のためにも初期対応がその後の進捗状況を大きく左右するため慎重かつ積極的な治療，機能回復が求められる
アスレティックトレーナーとの連携	初期のリハビリテーションから最終的にフィジカルコーチに受け渡すまでの筋機能，持久力，筋力的にケガをしていない選手に近い基準をクリアするまでサポート．チームに複数いる場合が多いことから横の連携として選手の情報共有を欠かさないことが重要
フィジカルコーチとの連携	リハビリ終盤，チーム全体練習に合流前の確認を行う．合流後に再受傷もしくは別部位の障害を生まないためにも実際の場面でケガが起きやすい場面，強度を想定した確認が求められる． どの段階での引き継ぎにおいてもリハビリテーションの過程における状況の把握に漏れがないことが何より早期復帰，再受傷防止に必要な要素である

3 各担当スタッフとの役割および連携

表 4-1 に各担当スタッフとの役割および連携を示す．

これら多くのスタッフがそれぞれの専門性を駆使しチームをサポートする．しかしここで重要なのはあくまでここに記した役割というのは責任の所在を明確にすることが目的であり，必ずしもその役割だけを担えばよいというわけではない．チームをつくり上げるに当たり，求められるさまざまな仕事をチームの勝利のために全員が関わってサポートしていくことが何よりチームサポートの重要なカギといえる．

（柳下幸太郎）

アスレティックトレーナーの実際3：
スクールアスレティックトレーナーの例

早稲田実業学校では2005年から学校専任の
アスレティックトレーナーを配置している．教
員として採用されているが，通常の授業は担当
せずに放課後や週末のクラブ活動を行う生徒
（中・高校生）の対応が主な業務となっている．
専用のアスレティックトレーナールーム（以下，
ATルーム）があり，応急処置，傷害評価，リ
ハビリテーションやトレーニング指導をしてい
る（図5-1）．典型的なアメリカの学校のAT
ルームを参考にしながらも，多様なクラブの生
徒たちが利用できるよう現場のニーズに基づい
て運営している．本校では体育系のクラブだけ
でも中・高各28クラブほどあり，合計1,400
名ほどのアスリートへの対応を1人のアスレ
ティックトレーナーで行っている．練習試合や
公式戦，合宿などは依頼があるチームに帯同し
て試合中に発生する傷害に対応したり，試合前
後のコンディショニングサポートも行っている．
公式戦などが重なってしまった場合には，コン
タクトスポーツなど危険なスポーツを優先して
サポートしている．また，コンタクトスポーツ
でない場合でも，全国大会や関東大会などの上
位大会は優先順位の基準としている．

1 学校内の安全管理と啓蒙活動

業務の中で最も重要視していることはクラブ
活動中の生徒の安全管理である．緊急時に適切
な対応がとれるように学内のエマージェンシー
アクションプラン（EAP）の作成，傷害予防や
応急処置のガイドラインを周知させる啓蒙活動

を行っている．特に頭頸部外傷，熱中症，心肺
停止，落雷，ショック症状など生命に関わる重
症傷害に関しては生徒だけでなく顧問やコーチ
など指導者への講習会などを行い，最新の知識
を共有し訓練している（図5-2）．この安全講
習会は新任教職員の受講を義務付けしているが，
今後は全教職員や外部コーチなどが定期的に受
講するルールを構築するべきと考えている．

脳振盪に関して，コンタクトスポーツのチー
ムには毎年度，クラブ単位でのベースラインテ
スト（図5-3）や講習会を実施して予防や対応
について啓蒙をしている．脳振盪の発生件数は
生徒や教員の理解も増えてきていることもあり，
発見する事例が増え総数も年々増加している（図
5-4）．また競技復帰に関しては学内ルールを
作成し，脳神経外科医の診断結果と指導も踏ま
えながらアスレティックトレーナーの管理下で
段階的復帰を実施している．

2 スポーツ医科学チームとしての選手サポート

ATルームでは傷害評価をして医師の診察が
必要性の有無を判断する．傷害の種類や部位，
競技種目によって適切な医療機関や専門医を紹
介することもあり，診察や手術後も医師や理学
療法士と連携しながら競技復帰までのリハビリ
テーションやコンディショニング指導をしてい
る．リハビリテーションやセルフケアに関しては
生徒が自分たちでどこでも，また専門器具がな
くても毎日実践できるようなエクササイズを中

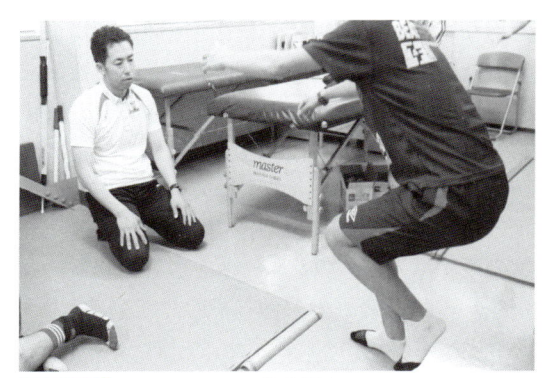

図 5-1　AT ルームでの傷害評価

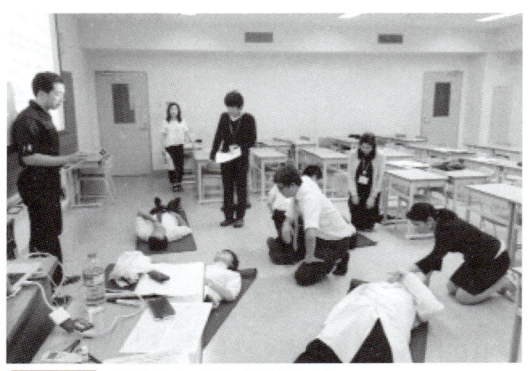

図 5-2　教職員向けの安全講習会

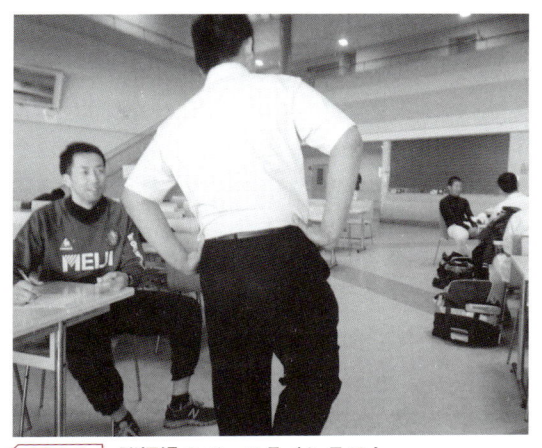

図 5-3　脳振盪のベースラインテスト

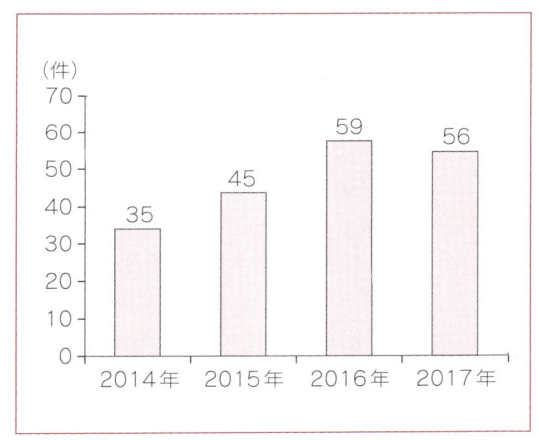

図 5-4　脳振盪の発生件数の推移

心に指導している．基本的には傷害発生時に AT ルームに来て相談するかどうかはクラブや生徒の判断に任せているが，クラブによってはアスレティックトレーナーの許可がないと競技復帰できないルールをつくっているチームもある．これらのチームは段階的なリハビリテーション指導ができるため，再受傷率が低下している．

　学内では養護教諭やスクールカウンセラー，学校医とも連携して生徒に必要なサポートを判断してチームとして動く場合がある．傷害統計や傷害対応のガイドラインなどを一緒に作成し

たり，運動会やマラソン大会などの学校行事などでは共同の救護チームとして活動する（図5-5）．養護教諭とは日常的に連携をとり合い，傷害評価で難しい場合などには AT ルームに連絡があり対応する場合もある．脳振盪や熱中症などの評価方法や対応に関しても，統一して同じ内容で生徒に対応したり情報共有できるようにしている．

3　中・高生の傷害の傾向と予防

　クラブによってはストレングスコーチや管理

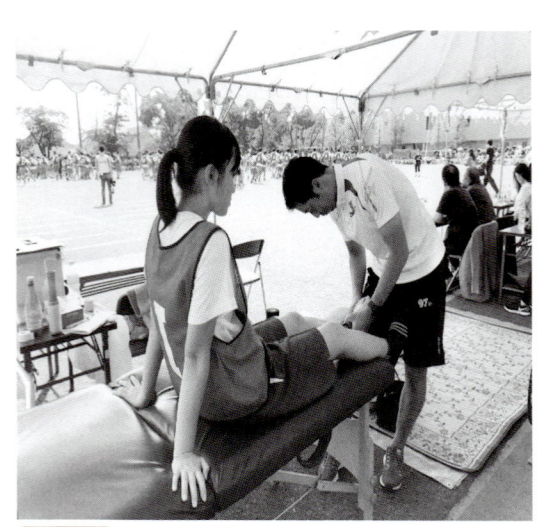

図 5-5 運動会でのテーピング

栄養士の定期的な指導を受けている場合がある．この場合は役割分担を明確にして情報を共有しながら，生徒に対しての医科学的サポートを行っている．ストレングスコーチがいないクラブからはフィジカルトレーニングやウォームアップ，クールダウン，セルフケアなどのプログラム作成や指導を求められることが多々あり，各競技に適したプログラムを考えて指導しなければならない．学校専属アスレティックトレーナーとして働きたいと思っている場合にはストレングス＆コンディショニング（以下 SC）の知識や指導力があると役に立つものと考えられる．傷害予防の観点からみると中高生は正しい身体の使い方や神経筋の制御ができていない，姿勢や体幹の保持力が低く，筋量や筋力が低く代償作用が多くみられ傷害が多発している印象を受ける．そのため，ケガをする前の段階でフィジカルトレーニング，傷害予防プログラム，ウォームアップなどで基礎的な姿勢を保持したり，正しい動作を指導する機会を増やしたことで，傷害予防の成果が出ていると考えられる．指導者によっては練習の運動時間や強度の調節，

適切なスケジューリングができていない場合も多いため，指導者とのコミュケーションをとって適切な負荷調整方法をアドバイスできる関係構築が重要と考えられる．その他にも，傷害予防方法としてシューズの選び方や正しい紐の結び方などを指導することも多い．特に室内スポーツの選手は大きめのシューズを履いていることが多く，足部傷害の要因にもなっている．AT ルームでは足のサイズ測定やインソールの推薦，足底エクササイズ指導なども行っている．

学内の設備や備品の管理もアスレティックトレーナーの重要な役割である．AED や担架，冷却用プールなどの応急処置備品や WBGT 測定器，EAP マップ（図 5-6）などの設置もアスレティックトレーナーが主導で行っている．ウエイトトレーニングルームや AT ルームの備品のメンテナンスや購入などにもアスレティックトレーナーが関与して，生徒が安全かつ効果的にトレーニングを行えるようにしている．指導者や学校には安全配慮義務があるため，適切な傷害対応をすることも大切だが，安全なスポーツ環境を事前に整え，危険因子を排除していくことが最も重要であると伝えている．

4 学校専属アスレティックトレーナーでなければできないことを見つけ価値を高める

その他の業務として，アスレティックトレーナーが対応した傷害データの統計をとっている（図 5-7）．また大学の研究室とも連携して熱中症や傷害研究，栄養調査，栄養指導などもしている．年に数回だが，教員会議で傷害の発生状況や傾向，対応のガイドライン，研究結果などを報告する場を設けており，アスレティックトレーナーの役割や考え方，科学的なエビデンスを伝えることができる貴重な機会となっている．アスレティックトレーナーや SC コーチが介入

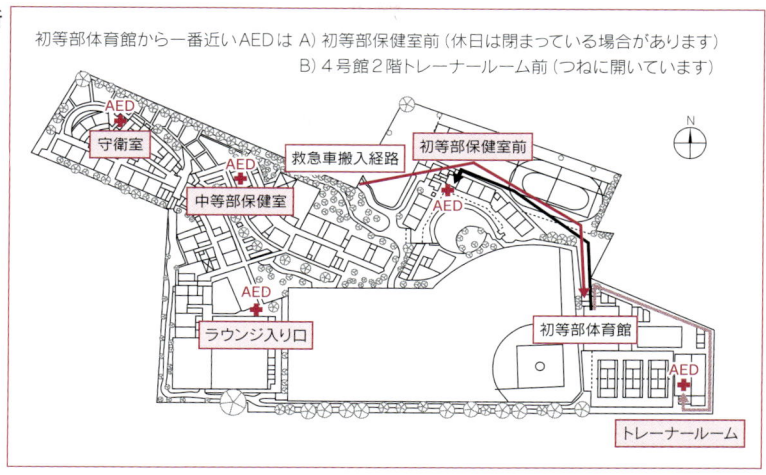

図 5-6　EAP：地図（AED の場所と救急車の搬送経路）

初等部体育館から一番近い AED は A) 初等部保健室前（休日は閉まっている場合があります）

B) 4 号館 2 階トレーナールーム前（つねに開いています）

傷害別件数

傷害名	捻挫	打撲	筋損傷	筋痙攣	筋膜炎	腱炎	腱断裂	靱帯断裂	関節炎	インピンジメント
傷害数	154	76	9	18	143	42	3	4	42	12

傷害名	骨折	疲労骨折	骨障害	脱臼	軟骨損傷	神経障害	脳震盪	熱中症	その他
傷害数	37	9	5	18	9	10	56	25	8

部位別件数

部位	頭	顔	首	胸・背中	肩	腕	肘	手首	手指
傷害数	59	14	22	10	74	11	15	23	30

部位	腰	臀部	股関節	大腿	膝	下腿	アキレス腱	足関節	足
傷害数	61	12	13	52	69	50	5	94	30

図 5-7　傷害別，部位別件数（年間）

することによって傷害の発生件数や再発率は確実に下がることを，アスレティックトレーナー業務を理解していない人にもアピールする場でもある．このように学校専属アスレティックトレーナーでなければできない仕事をどんどん生み出して，学内でのアスレティックトレーナーの価値や評価を高めるような活動も重要である．

スクールアスレティックトレーナーの業務は多岐にわたり，クラブの数も生徒数も多く，現場のニーズもさまざまであるため，アスレティックトレーナーの枠に捉われずにスポーツ医科学の専門家として，さまざまなサポートをしていかなければならない．

（小出敦也）

アスレティックトレーナーの実際 4：
パーソナルトレーナーの例

アスレティックトレーナーの活動領域は，年々拡大する傾向にある．アスレティックトレーニングの発祥の地であり，アスレティックトレーナー教育が確立されているアメリカのNational Athletic Trainers' Association (NATA)は，ビジョンステートメントの中で，「アスレティックトレーナーが，ヘルスケアの供給や発展に重要な役割をもつ実践者としてグローバルに認知され，熱意をもって独自のサービスを提供し，アスレティックトレーナーは異業種で構成されるヘルスケアチームになくてはならない存在となる」と掲げている[1]．現在ではアスレティックトレーナーが，プロスポーツや大学スポーツ，整形外科などの医療現場から，中学・高校の教育機関，アメリカ航空宇宙局 (NASA)，航空宇宙機器開発製造会社であるボーイング社をはじめとする工業・産業労働従事者など，身体を動かす環境下にいる全ての人の障害予防，ヘルスケアサポートの役割を実践している．

健康をサポートする職種は多様に存在するが，ヘルスケアチームの一員として，5つのエリアに重点を置いたアスレティックトレーナー教育プログラムで，①人体解剖学，人体生理学，運動力学など人体と生命に関する基礎学問，②整形外科的疾患に関する基礎知識と整形外科的評価技法，③応急処置，救命救急法など障害や疾病に関する初期対応，④予防も含めたリハビリの基礎知識と実践，⑤整形外科領域以外に，栄養，トレーニング法，一般疾病などの知識と実践を学んでいる．そのためアスレティックトレーナーは医療機関にかかるほどではないが，日常活動や健康状態に不安をもつ人たちの相談窓口となり，必要に応じて医療の専門家とつなげる役割を担っており，上記の領域に関連した業務で，アスレティックトレーナーがパーソナルトレーナーとして社会に貢献できるエリアであると考えられる．

1 パーソナルトレーナーとしての関わるステージと内容

人の心身の状態を，疾病状態 (−) から高度なパフォーマンス状態 (+) と考えると，アスレティックトレーナーは急性，慢性疾病に関わらず (−) 期の状態から，健康状態を取り戻し，より高い活動を行うための (+) 期まで全ての介入が可能ではあるが，その中でもパーソナルトレーナーとして 0 期に近い医療機関対象外の (−) 期の対象者の (+) 期への橋渡しとしての役割を担える．

パーソナルトレーナー活動は，年齢，症状，対象者が幅広く，専門性だけでなく一般的な健康や医療に関する知識と経験も必要となる．その中でも主に，以下のような対象者の支援が可能であると考えられるため，パーソナルトレーナーとしての活動には関連する幅広い知識と技術を身に付けておく必要がある．

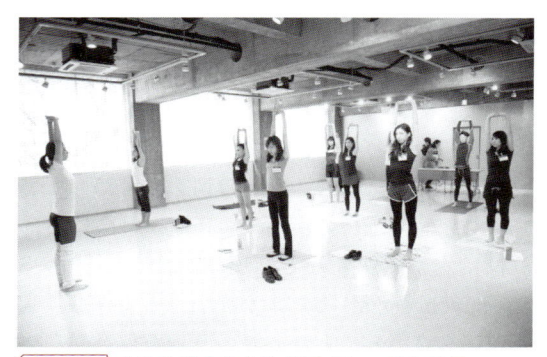

図6-1 心身を整えるためのヨガレッスン風景

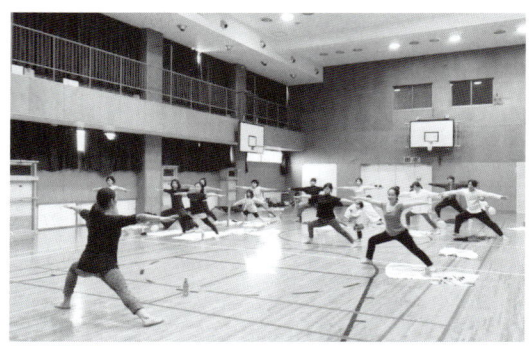

図6-2 予防・健康増進をテーマとしたレッスンの開催

2 慢性疾患（整形外科，外科的術後）患者の生活の質の向上，動作機能改善を目的としたトレーニング指導

姿勢や関節の可動性などを含めた現状の身体機能評価を行い，改善のために必要な運動を処方し実践，再評価を繰り返しながら日常生活動作を快適に過ごせる状態まで導く．

3 予防・健康増進のための運動提案と指導

呼吸をベースとしたトレーニング，簡易運動器具を用いたトレーニング提案，ヨガ，ピラティスなど日々の精神的ストレスや疾病予防のためのトレーニング指導を行う（図6-1，6-2）

4 神経発達症児を含めた幼児から中高生への運動指導

運動を介した子供の発育発達サポートが可能（図6-3）．アスレティックトレーナーとして動作の阻害要素，起こり得る傷害の可能性を評価し，運動器への的確な介入を行うことができる．

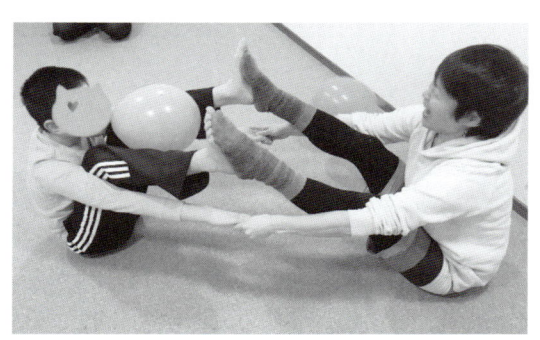

図6-3 子供の発育発達をサポートする運動指導

5 ジュニアアスリート，プロフェッショナルアスリートなど幅広い年齢層，競技レベルへ，障害予防の観点を入れたトレーニングサポート

各年齢層の発育発達段階，アスリート特有の問題を理解した上で，各種競技に必要な要素を取り入れた障害予防も兼ねた運動処方と精神的サポート（図6-4）ジュニアアスリートに関しては，保護者の方への情報提供，教育活動も重要な役割となる．

上述したエリアが，アスレティックトレーナーがパーソナルトレーナーとして特異性と専門性を生かして活動できる分野であり，これか

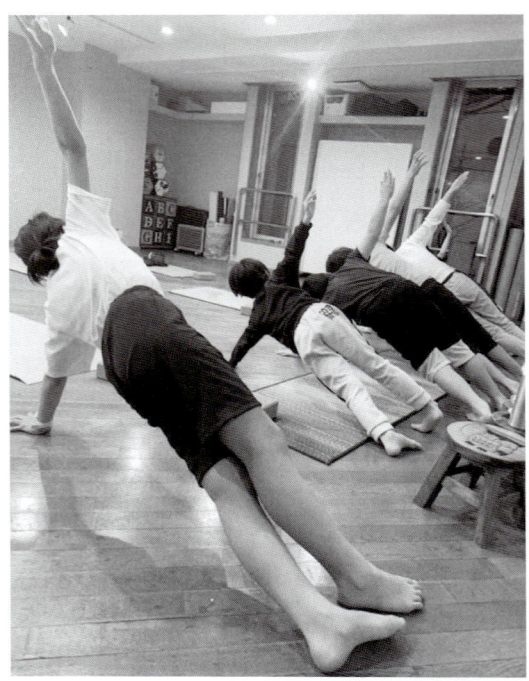

図 6-4 ジュニアアスリートへの基礎体力，動作獲得レッスンの指導

らますます需要は高まると考える．また教育的役割として，エビデンスに基づく実践の情報を基に対象者に合わせた健康セミナーなどの開催

も，地域の健康へのリテラシーを高める上で大切な役割となる．

筆者個人がパーソナルトレーナーとして活動をする上で，近隣の医師との情報共有はもとより，対象者の過去の疾病・手術歴，社会における役割，家族関係など健康増進のために BPS（biopsychosocial）モデルが提唱するような，個の理解を高めることが心身の改善を促進し，快適な日常を手に入れるために重要な鍵となることを実感している[2,3]．今後，社会の健康と成熟に寄与するために，アスレティックトレーニングの専門知識に加え，現代社会特有の問題に着目をおきながら，健康増進に関わる栄養，疲労回復などの基礎知識と実践の学習，各専門領域の専門家との連携を発展させ，ヘルスケアチームの一員として運動を介して個と向き合い導く環境をつくることでアスレティックトレーナーの活動場所が「セルフケアができる人を増やすための健康教育ステーション」となり，より質の高い健康生活を送る社会の力になっていくであろう．

▶ **文献**

1) National Athletic Trainers' Association website. https://www.nata.org/about

2) George L. Engel：The clinical application of the biopsychosocial model. The Journal of Medicine and Philosophy 6：101-123. 1981

3) Borrell-Carrio F, et al：The biopsychosocial model 25 years later：Principles, practice and scientific inquiry. Annuals of family medicine 2：576-582, 2004

（山本邦子）

和文索引

欧文索引

検印省略

アスレティックトレーニング学

アスリート支援に必要なクリニカル・エビデンス

定価（本体 5,500 円＋税）

2019年12月15日　第1版　第1刷発行
2022年1月20日　　同　　第2刷発行

| 編　者 | 広瀬 統一・泉　重樹 |
| | 上松 大輔・笠原 政志 |

発行者　浅井 麻紀
発行所　株式会社 文 光 堂
　　　　〒113-0033　東京都文京区本郷7-2-7
　　　　TEL （03）3813-5478（営業）
　　　　　　（03）3813-5411（編集）

© 広瀬統一・泉　重樹・上松大輔・笠原政志, 2019　　　印刷・製本：広研印刷

ISBN 978-4-8306-5191-5　　　　　　　　　　Printed in Japan